Michael Klöpper (Hrsg.)

Emotional – Reflexiv – Implizit

Wie wir in psychodynamischen Prozessen wirksam werden

Mit Beiträgen von Chris Jaenicke, Michael Klöpper, Theo Piegler, Elke Reinken, Georg Teßmann und Johannes Warneboldt

Klett-Cotta

Klett-Cotta
www.klett-cotta.de

Cover: Bettina Herrmann, Stuttgart
unter Verwendung einer Abbildung von ViktorCap/iStock by Getty Images
Gesetzt von Eberl & Koesel Studio, Kempten
Gedruckt und gebunden von Friedrich Pustet GmbH & Co. KG, Regensburg
Lektorat: Thomas Reichert
ISBN 978-3-608-98708-9
E-Book ISBN 978-3-608-12005-9
PDF-E-Book ISBN 978-3-608-20607-4

Bibliografische Information der Deutschen Nationalbibliothek
Die Deutsche Nationalbibliothek verzeichnet diese Publikation in der Deutschen Nationalbibliografie; detaillierte bibliografische Daten sind im Internet über http://dnb.d-nb.de abrufbar.

Inhalt

Vorwort

Liebe Leserin, lieber Leser!

Bevor Sie mit der Lektüre beginnen, möchte ich dieses Buch zunächst für Sie in die große Vielfalt der Literatur zur Psychoanalyse und psychodynamischen Psychotherapie einordnen. Ich hoffe, dass damit besser verständlich wird, was wir, die AutorInnen, damit zu erreichen beabsichtigen.

Wir legen Ihnen hiermit kein weiteres Buch zu den Theorien unseres Faches vor, sondern eines für die *Behandlungspraxis*. Wir möchten Sie dazu anregen, gemeinsam mit uns darüber nachzudenken, wie wir in unseren Psychotherapien und Psychoanalysen *therapeutisch* wirksam werden. Das heißt, wir beschäftigen uns bei dieser Thematik vor allem mit der Frage, *welche Art von Arbeit* wir selbst leisten (müssen), um in der Weise psychisch verändernd wirksam zu werden, dass dabei eine therapeutische Wirkung entsteht. Diese Frage beschäftigt nach unserer Erfahrung jede Therapeutin und jeden Therapeuten immer mal wieder und immer anders. Und natürlich wird sie in Seminaren von den TeilnehmerInnen der Ausbildungsinstitute ebenso gestellt.

In der Geschichte der Psychoanalyse ist im Laufe der Jahre deutlich geworden, dass die *Deutung* der grundlegenden triebhaften Natur des Menschen allein noch keine therapeutische Wirkung entfaltet. Zugleich wurde immer offensichtlicher, dass die *Beziehung* des therapeutischen Paares verändernd wirksam ist. Sie stand historisch betrachtet zunehmend im Mittelpunkt der Aufmerksamkeit psychodynamischer PsychotherapeutInnen aller Schulrichtungen, die sich im ersten Jahrhundert der Psychoanalyse entwickelt haben. *Psychodynamik* wurde in dem Sinne ein wichtiger Begriff der Methode, dass er zweierlei zugleich in den Blick nimmt: die Entwicklung der Dynamik in den prägenden Beziehungen, mit denen wir Menschen vom Säuglingsalter an groß werden, und die Entfaltung der Beziehungsdynamik im therapeutischen Paar.

Aus diesem Grund schulen wir ›alten‹ KollegInnen unsere ›jungen‹ KandidatInnen heute ausführlich und sorgfältig in der Fähigkeit, wahrzunehmen und zu verstehen, welche individuell spezifische *Psychodynamik* die bisherige Beziehungserfahrung des Patienten durchdrungen und geprägt hat und welche ebenso individuelle *Dynamik des Psychischen* im therapeutischen Paar die gemeinsame Arbeit prägt. Wir lehren, wie das Vergangenheitsunbewusste als Gegenwartsunbewusstes im Hier und Jetzt der Beziehung wieder auftaucht.

Lange Zeit bestand die Hoffnung, dass die vielfältigen psychodynamischen Psychotherapieverfahren dadurch wirksam sind, dass die unbewussten, bis in die Gegenwart reichenden Muster maladaptiver Anpassung, in denen das originär Eigene verleugnet oder verdrängt, also *abgewehrt* ist, nur gedeutet, also bewusstgemacht werden müssten, um therapeutische Effekte zu erzielen. Aber es zeigte sich, dass diese Methode nicht ausreicht, um therapeutisch, d. h. symptom-befreiend zu wirken. In der Folge dieser Erkenntnis galt es zunehmend, in der therapeutischen Beziehung ein ›Klima‹ zu entfalten, das es erlaubt, die abgewehrten Gefühle, Affekte und Impulse emotional intensiv zu erleben und anschließend reflexiv zu erfassen, in welchen biografisch bedingten Beziehungszusammenhängen diese ursprünglich einmal entstanden sind. Mithilfe dieses Verständnisses psychotherapeutischer Arbeit gelangen tatsächlich teilweise sehr befreiend wirksame Prozesse psychischen Wandels, die auch von Dauer waren. Aber dieses – im Prinzip noch recht grobe – Verständnismodell der Wirksamkeit psychodynamischer Psychotherapiearbeit erwies sich als nicht genügend differenziert, um die ganze Vielfalt psychischer Störungen, wie sie mit der Zeit zunehmend besser verständlich wurden, angemessen behandeln zu können.

Aus diesem Grund entstand etwa seit der Mitte des 20. Jahrhunderts eine zunehmend breite Palette psychoanalytischer/psychodynamischer Literatur, die sich dem Thema der Wirksamkeit der Methode aus sehr unterschiedlichen Richtungen anzunähern versuchte. So wurde beispielsweise in der Perspektive der Objektbeziehungstheorie zunehmend verständlich, wie sehr das Kind die Beziehung zur Mutter ebenso wie die zum Vater braucht, damit seine psychische Struktur in gesunder Weise reifen kann. Genau diesem Thema der psychischen Reifung widmet sich auch die in den 70er Jahren des letzten Jahrhunderts entstandene Säuglingsforschung. Sie ist in der Lage, ein zunehmend differenziertes Verständnis von der Reifungsentwicklung der kindlichen Psyche zu entwerfen, und lässt mit ihren Befunden vor allem verständlich werden, welche große Bedeutung die Beziehungserfahrung der ersten Lebensjahre für die Entwicklung der kindlichen Psyche hat. Vor dem Hintergrund der Entfaltung dieser Forschungsergebnisse entstand noch vor der Jahrtausendwende ein neuer Blick auf die Triebtheorie. Andere Modelle des motivationalen Antriebs entstanden, und mit ihnen trat die

Dominanz des Denkens in Triebzusammenhängen in den Hintergrund, freilich ohne dass deren Aussagen gänzlich obsolet geworden wären. Zugleich ging mit dem zunehmend differenzierten Verständnis der Reifungsentwicklung des Kindes ein immer komplexer werdendes Bild vom ›Selbst‹ einher. Der Begriff *Selbst* wurde zur allgemein gebräuchlichen Bezeichnung der Psyche des Menschen. Er benennt ein nur in der Abstraktion des Denkens existentes Konstrukt, das gleichwohl so gehandhabt wird, als gäbe es das tatsächlich. In Anlehnung an den von Freud geprägten Begriff »psychischer Apparat« einst noch gleichsam dinglich gedacht, wird das Selbst heute in unterschiedlichen, komplexen *System-Modellen* konzipiert, allerdings ohne dass sich dafür bereits ein einziges allgemein anerkanntes Denkmodell etabliert hätte. Zunehmender Konsens hingegen besteht darin, dass das Selbst in seiner Entwicklung, seiner individuellen Prägung und inneren Struktur nur noch im intersubjektiven Kontext gedacht werden kann. Das Selbst des Individuums braucht den Anderen als Gegenüber, um reifen und existieren zu können. In diesen Zusammenhängen wurzelt letztlich das Beziehungsmodell der *Intersubjektivität* und prägt das zeitgemäße Denken psychodynamischer Zusammenhänge.

Wir sind heute mit diesem nur sehr knapp skizzierten Pluralismus psychoanalytischer und psychodynamischer Theorien und dessen wissenschaftshistorischer Entwicklung konfrontiert und es gilt, damit in der Praxis einen Weg des Umgangs zu finden. Das galt auch für uns während der Entwicklung unserer Texte. Wir verfolgen ja nicht das Ziel, die Entwicklung dieses Pluralismus zu vertiefen oder deren Theorien einer Exegese bezüglich ihrer Anwendbarkeit in der Praxis zu unterziehen. Aber wir kommen auch nicht umhin festzustellen, dass psychodynamische Psychotherapiearbeit nur mit Hilfe einer soliden Theorie im Hintergrund des Denkens möglich ist.

Um unserem Anliegen gerecht zu werden und der Frage nachzugehen, wie und wodurch wir als PsychodynamikerInnen therapeutisch wirksam werden, *strukturieren* wir unseren Umgang mit der Theorie. Als Leser begegnen Sie der von uns gewählten Struktur dieser Theorienvielfalt in Gestalt einer Zweiteilung unserer Texte.

In Teil 1 des Buches wird der Versuch unternommen, aus der schwer zu überblickenden Vielzahl der Theorien gleichsam all das ›herauszudestillieren‹, was darin an *Gemeinsamkeiten* zu entdecken ist. Auf die Weise sind vier Kapitel entstanden, die zeigen, dass es in den pluralen Hintergrundtheorien der Reflexion und in der Praxis der Anwendung der psychodynamischen Methode eine große Schnittmenge an Gemeinsamem im Fühlen, Denken, Fantasieren und Handeln gibt, nämlich *Basics der psychodynamischen Methode.* Damit können Psychotherapeuten, gleich welcher schulischen Prägung sie sind, therapeutisch wirksam werden. Und dabei zeigt sich vor allem, dass erst eine mikroszenische Arbeitsweise im Verbund mit der kontinuierlichen, stillen emotional-mentalen Arbeit des Therapeuten das Veränderungspotential des Patienten mobilisiert. Das geschieht, indem sich im therapeutischen Prozess kontinuierlich implizite und explizite Dialogmomente miteinander abwechseln und einander ergänzen.

In Teil 2 des Buches haben wir Texte versammelt, in denen deutlich wird, dass wir bei unserer Fallarbeit viel mehr als die in Teil 1 beschriebenen Basics benötigen, wenn wir gemeinsam mit unseren Patienten Veränderungen erreichen wollen, die sich für sie als therapeutisch wirksam erweisen. In ausführlichen Fallbeispielen zeigen wir, wie wir mit unseren Patienten in subtile Verwicklungen geraten und dass wir genau das als Potential verstehen, aus dem heraus sich erst langsam Veränderungsprozesse entwickeln. Bei dieser Arbeit ist es unerlässlich, auf einzelne Theorien aus deren Pluralismus zugreifen zu können, um darin diejenigen Anregungen zu finden, die im individuellen Fall hilfreich sein können.

In diesem Verständnis benötigen wir während unserer Arbeit stets die in beiden Teilen des Buches beschriebenen Dimensionen der Arbeit: die Arbeit mit den Basics ergänzt mit einem spielerisch suchenden Umgang mit dem Theorienpluralismus, der in jedem einzelnen Fall erst Lösungswege eröffnet.

Wir wissen, dass wir Ihnen mit unserem Buch keine leichten Texte zumuten. Vielmehr werden Sie bei der Lektüre häufiger mit der Komplexität der Inhalte kollidieren. Aber lassen Sie sich schon jetzt trösten: Die Komplexität, mit der Sie in den Behandlungen Ihrer PatientInnen sicher häufiger zu kämpfen haben, wird von unseren Texten nicht erreicht. Hier wie da lohnt es sich, sich auf die Herausforderung einzulassen. Und: Wir haben mit dieser Komplexität selbst gerungen.

Im Sommer 2018 haben wir damit begonnen, uns in einer Projektgruppe unter dem Arbeitstitel *Die Arbeit mit der Gegenübertragung* auf die Texte dieses Buches vorzubereiten. Lange, anregende, kontroverse und zeitweise aussichtslos anmutende Diskussionen liegen hinter uns, ebenso wie immer von Neuem die Neugier und die Lust, die Nuss mit der Gegenübertragung zu knacken. Die alten Vorstellungen des Konzeptes wollten uns nicht mehr passen. Und die neuen, die mit den Ideen der Intersubjektivität in unsere Behandlungen getreten waren, wollten uns noch nicht passen. Und außerdem sahen wir alle alles viel zu unterschiedlich, als dass lange Zeit vorstellbar gewesen wäre, daraus jemals eine gemeinsame Buchidee zu kreieren. Zumal auch die Zeit der Pandemie unsere Arbeit als Gruppe sehr erschwert hat. Das Buch in Ihren Händen zeigt Ihnen aber, dass uns der Kreationsprozess am Ende doch gelungen ist.

Wir möchten an dieser Stelle nicht auf den Schaffensprozess zurückblicken, ohne diejenigen zu erwähnen, die daran mitgewirkt haben, aber doch aus verschiedenen Gründen aus der Gruppe ausgeschieden sind. Demet Dingoyan, Nina Hirsch-Gips, Sybille Hirschberg, Ricarda Rudert und Wolfgang Kämmerer haben wertvolle Beiträge zu unserer Arbeit geleistet und die Ideenentwicklung in der Gruppe mit vorangetrieben. Dafür sind wir ihnen sehr dankbar.

Dieses Buch darf nicht veröffentlicht werden, ohne an die Patientinnen und Patienten zu denken, die uns auf sehr unterschiedliche Weise dabei geholfen haben, dass unsere Texte entstehen konnten. Sich als leidender Mensch anzuvertrauen und eine Psychotherapie zu durchleben, erfordert den Wagemut, sich ins Offene und Unvertraute hineinzubewegen, und die Bereitschaft, Altes und Vertrautes in Frage zu stellen, vielleicht sogar aufzugeben. Die PatientInnen, von denen wir berichten, haben sich das getraut. Und nicht nur das! Sie haben zugestimmt, dass wir über diesen Weg, den wir mit ihnen gegangen sind, berichten; das war ein großer innerer Schritt! Und dafür sind wir ihnen sehr dankbar.

An den Gruppenprozess hat sich eine lange Zeit des Schreibens angeschlossen. Wenn man als LeserIn Texte wie unsere hier liest, kann man sich vermutlich kaum vorstellen, wie herausfordernd es ist, die enorme Komplexität von psychotherapeutischen Behandlungsprozessen mit deren vielfältigen Gefühlen, Fantasien und Verwicklungen, die oftmals verwirrende Vielgestaltigkeit der zu reflektierenden Beziehungsgestalten und die darin wiederum erkennbaren Versatzstücke von Theorien so in einen Text zu bringen, dass der Leser erfassen kann, was beschrieben oder gemeint ist. Da wir inzwischen um die Schwierigkeit wissen, solche Texte lesbar werden zu lassen, sind wir unseren Lektoren, Herrn Dr. Heinz Beyer und Herrn Thomas Reichert, äußerst dankbar für die phänomenale Aufmerksamkeit, Geduld und vor allem für das differenzierte Mitdenken in unseren Texten. Ohne ihre Arbeit und ohne die zahlreichen wertvollen Anregungen der beiden wäre wohl manches, was wir ausdrücken wollten, nur schwer verständlich oder gar unverständlich geblieben.

Wir möchten aber auch unseren Partnerinnen und Partnern sehr danken. Denn sie haben uns unsere endlosen Stunden in der Gruppe und später am Schreibtisch geschenkt, haben manch sonnigen Nachmittag allein verbracht oder uns vermisst, wenn wir, ins Buchprojekt versunken, neben ihnen auf dem Sofa gesessen haben. Danke, dass ihr uns in unserer inneren Abwesenheit ertragen habt!

Zum Schluss geht noch ein großer Dank an den Verlag Klett-Cotta und insbesondere an Frau Colagrossi als dessen Repräsentantin. Man könnte denken, das ist doch deren Job und die verdienen damit schließlich ihr Geld. Aber das trifft nicht die Erfahrung, die wir mit dem Verlag gemacht haben, der uns AutorInnen mit so großer Sorgfalt, Aufmerksamkeit, kritischer Anregung und Wertschätzung im Prozess des Buch-Werdens begleitet hat.

Michael Klöpper
und die Gruppe der Co-AutorInnen *Hamburg, den 31.10.2022*

KAPITEL 1

Einführung in das Thema des Buches

MICHAEL KLÖPPER

> *»Was ist psychoanalytische Psychotherapie?«, fragt der englische Analytiker Harry Guntrip (1975) in einem Beitrag für das* International Review of Psycho-Analysis. *Und er antwortet: »Wie ich sehe, versorgt sie uns mit einer verläßlichen und verstehenden menschlichen Beziehung in einer Weise, die Kontakt zu dem tief verdrängten traumatisierten Kind in uns erlaubt und die uns befähigt, trotz der Traumata der frühen prägenden Jahre, welche aus dem Unbewußten durchsickern oder ins Bewußtsein dringen, in der Sicherheit einer erneuten Beziehung lebendiger zu werden […]. Es ist ein Interaktionsprozess, eine Funktion mit zwei Variablen, zwei Persönlichkeiten, die zusammenarbeiten in Richtung eines freien spontanen Wachstums. Der Analytiker wächst ebenso wie der Analysand. Bleibt ein Analytiker im Umgang mit solch persönlichen Erfahrungen starr, ist etwas nicht in Ordnung«*
>
> *(Guntrip 1997, S. 696 ff.).*

In diesem Buch gehen wir der Frage nach, wie PsychotherapeutInnen in psychodynamischen Psychotherapien wirksam werden. Das ist nur auf den ersten Blick eine leicht zu beantwortende Frage. Die Beschäftigung damit zeigt bald, dass sie in ein komplexes Thema führt. Diese Einführung soll Ihnen diese Komplexität etwas näherbringen, ehe die einzelnen Kapitel des Buches Sie in die Details einführen. Dort werden dann Antworten auf unsere Eingangsfrage in vielfältigen Facetten auftauchen.

Warum psychodynamische Psychotherapie?

Zunächst sei vorweg betont, dass wir uns nicht mit Fragen der Differenzierung von Psychoanalyse, analytischer und tiefenpsychologischer Psychotherapie auseinandersetzen wollen. Vielmehr verstehen wir den Begriff *psychodynamische Psychotherapie* als übergreifende Bezeichnung all jener Behandlungsformen, die sich im Laufe der über 100-jährigen Geschichte der Psychoanalyse entwickelt und etabliert haben. Indem nämlich der Begriff *Psychoanalyse* eine Methode der Behandlung ebenso wie eine komplexe Vielfalt von Theorien bezeichnet, wohnt ihm eine Unschärfe inne, die wir vermeiden wollen.

Als psychodynamische Psychotherapie bezeichnen wir alle verbal-dialogischen Methoden, bei denen unbewusste Prozesse und Zusammenhänge als ursächlich für psychische Probleme betrachtet werden, die von den Betroffenen als unlösbar angesehen oder als nicht zu bewältigen erlebt werden. Damit stellen wir Unbewusstes in den Mittelpunkt unserer Betrachtung und weisen sogleich darauf hin, dass sich zeigen wird, dass auch unserem zentralen Punkt, den wirksamen Faktoren einer Psychotherapie, unbewusste und vorbewusste Prozesse zugrunde liegen.

Psychodynamische Psychotherapie ist ein prozesshaftes Geschehen, d.h., es entfalten und entwickeln sich in ihr Prozesse verschiedener Art, die von uns zum Teil nebeneinander, zum Teil nacheinander beschrieben und reflektiert werden. Das erfordert von Ihnen, unseren LeserInnen, dass Sie immer mal wieder vor der Aufgabe stehen werden zu erkennen, dass die aktuell beschriebenen Details nur ein Teil des Ganzen mit seinen komplexen therapeutischen Prozessen sind. Erst wenn es gelingt, diese Form der Psychotherapie in ihrer inneren Vielgestaltigkeit *im Ganzen* zu erfassen, wird es möglich zu begreifen, welche vielfältigen Facetten des Geschehens ihren Anteil daran haben, dass diesem Verfahren eine transformative Wirkung innewohnt. Und – um es zu betonen – es ist nicht das Verfahren, das diese Wirksamkeit entfaltet, sondern es sind die daran beteiligten Menschen, denen dies mit ein wenig Glück gelingen kann. Dies zu sagen, soll betonen, dass nicht das Verfahren, nicht bestimmte Methoden (tiefenpsychologisch fundierte Psychotherapie, analytische Psychotherapie und Psychoanalyse), nicht einzelne Techniken, auch nicht Deutungen die entscheidenden Veränderungen bewirken. *Vielmehr ist es die spezifische Beziehung der Beteiligten und ihr prozesshaftes Miteinander in der gemeinsamen Arbeit,* die das Potential birgt, dass sich darin eine transformative Wirkung entwickelt und entfaltet.

Beziehung und Arbeit ...

... sind die Stichworte, denen wir uns im Laufe unserer Texte immer wieder zuwenden. Um diese beiden prozesshaften Geschehen lebendig werden zu lassen, stellen wir verschiedene Behandlungsgeschichten und Fallskizzen vor, anhand derer wir die gemeinsame Arbeit mit den Patienten und die Beziehungen mit ihnen beschreiben. Sie werden bei der Lektüre entdecken, dass wir zwischen der *dialogischen* Arbeit auf der einen und unserer *stillen, inneren, mentalen** Arbeit auf der anderen Seite unterscheiden. Dieser mentalen Arbeit widmen wir unsere Aufmerksamkeit darum in besonderer Weise, weil wir meinen, dass diesen Prozessen, die über lange Zeit im stillen Inneren von uns PsychotherapeutInnen ablaufen, häufig zu wenig Aufmerksamkeit und Reflexion gewidmet wird, die aber gerade dabei helfen, die darin enthaltene strukturierte Ordnung zu erkennen. Allzu leicht wird angenommen, dass bei dieser Arbeit nur in theoretischer Weise über den Patienten nachgedacht wird. Demgegenüber zeigen wir auf, dass dabei eine reichhaltige Vernetzungsarbeit geleistet wird. Und dabei wird das umfangreiche und differenzierte Erleben der Gegenübertragung nicht einfach mit den so unterschiedlichen Facetten des Theoriewissens zu verknüpfen versucht, sondern dabei wird das reiche Erfahrungswissen der TherapeutInnen ebenso wie deren gesamtes kreatives Potential in *höchst subjektiver* Weise zu Rate gezogen, um unbewusste Zusammenhänge zu entschlüsseln. In diesem Vorgehen sind einzelne Prozessschritte erkennbar, die zu gehen für den Verlauf und das Gelingen der Behandlung von großer Bedeutung sind.

Wir gehen davon aus, dass die still im Therapeuten ablaufenden Prozesse vom Patienten erfasst und teilweise auch wahrgenommen werden, selbst wenn dieser daran keinen unmittelbaren Anteil hat! Denn diese mentalen Arbeitsschritte erfolgen in enger Resonanz auf den Patienten. Sie sind Ausdruck der *intersubjektiven* Beziehung, in der beide miteinander stehen. Dessen werden PatientInnen *in impliziter Weise* gewahr! Sie erfassen, dass ihre Therapeuten sich in deren Innenwelt mit ihrem seelischen Geschehen auseinandersetzen. Und davon gelangt

---

* Wir verwenden den Begriff *mentale Arbeit* wohl wissend, dass er zunächst irreführend wirken mag. Gern denkt man bei ›mental‹ an geistig, intellektuell, den Verstand betreffend. Aber dem Ursprung des Wortes kommt eher nahe, was bereits das Sprichwort der Römer wusste: Mens sana in corpore sano. Nur in einem gesunden Körper lebe auch ein gesunder Geist. Auf einen solchen *gesunden Geist = Seele* möchten wir uns beziehen, wenn wir von mentaler Arbeit als *geistig-seelischer Arbeit* sprechen.

ständig *etwas* in die dialogische Arbeit, während parallel dazu die beständige subliminale Wahrnehmung des Patienten vom Wahrgenommen-Sein aktiv ist. Mit diesen Zusammenhängen befassen wir uns ausführlich unter verschiedenen Blickwinkeln und zeigen, wie klar sich TherapeutInnen bei dieser Arbeit in ihrem subjektiven Sein zeigen und sich damit zur Verfügung stellen.

Es darf angenommen werden, dass alle Patienten ihrerseits im Stillen eine intensive *mentale* Arbeit leisten, während sie mit ihren Therapeuten sprechen. Doch entzieht sich diese Arbeit in der Regel unserer Wahrnehmung. Wir können über sie spekulieren, Vermutungen und Ideen dazu entwickeln. Aber für deren systematische Darstellung fehlt uns verlässliches Wissen bzw. Datenmaterial. Im letzten Kapitel des Buches wird in einem kurzen Beitrag darauf sowie auf die Schwierigkeit zu erfassen, was an Ungesagtem im Patienten vorgeht, eingegangen. – Dieser stille Beitrag des Patienten zu seiner Therapie wird allerdings nur kurz in unsere Überlegungen einbezogen (Kap. 11).

Intersubjektive Beziehung und implizites Beziehungswissen

Die dialogische Arbeit steht der mentalen nur scheinbar gegenüber. In der Realität geht die eine Arbeit aus der anderen hervor und die andere wieder in die eine Arbeit ein. Mentale und dialogische Arbeit befinden sich in beständigen zirkulären Austauschprozessen, die häufig nur eine Dauer von Sekunden haben. Gelingt es beiden Beteiligten, sich diesen Kreislaufprozessen des dialogischen Miteinanders zu überlassen, sich darauf emotional, empathisch und in Resonanz einzulassen, so entsteht in der therapeutischen Dyade Schritt für Schritt eine intersubjektive Beziehung, in der zunehmendes Vertrauen in deren Verlässlichkeit, Bindungssicherheit und emotionale Intimität zu entstehen vermag. Damit wird die Grundlage für die therapeutische Beziehung und Arbeit gelegt. Das ist weit mehr als ein ›therapeutisches Bündnis‹.

Um erfassen zu können, auf welch verschiedene Weise das Miteinander wirkt, das den psychotherapeutischen Prozess prägt, ist es wichtig zu erkennen, dass die mentale Arbeit des Psychotherapeuten von seinen PatientInnen auf subtile Art anders als die dialogische Arbeit der beiden aufgenommen und erlebt wird. Während das eine, die mentale Arbeit des Therapeuten und wie er diese in den Dialog einführt, vom Patienten zunächst und vordergründig im *expliziten Modus* der Verarbeitung erfasst und abgespeichert wird, tauchen im wellenförmigen Verlauf der dialogischen Arbeit »Momente« (Stern et al.

2002*) auf, die in einem *implizit-prozeduralen Modus* des Miteinander erfolgen. Das Wechselspiel dieser beiden Modi der Verarbeitung hat einen großen Einfluss darauf, ob der Verlauf einer Psychotherapie in einem transformatorisch wirksamen Prozess einmünden kann.

Der Unterscheidung von expliziten und implizit-prozeduralen Modi des Miteinander und deren Verarbeitung wurde seit dem Beginn der wissenschaftlichen Säuglingsforschung gegen Ende des 20. Jahrhunderts und der Entdeckung von deren Bedeutung für die psychoanalytische Theoriebildung besondere Aufmerksamkeit geschenkt (z. B. Köhler 1990, Lichtenberg 1991a, Dornes 1993a, Dornes 1993b). Es wurde zu dieser Zeit zunehmend verständlich und evident, dass Säuglinge und Kleinkinder den größten Teil ihrer psychischen Funktionen und ihrer körperlichen Fähigkeiten im implizit-prozeduralen Modus erwerben. Das heißt, sie sind im Laufe ihrer Entwicklung ständig zunehmend in der Lage, in handlungsdialogischer Kommunikation Bedeutung zu erfassen und aus diesen Bedeutungen einen Fundus von Wissen zu entwickeln. Im Zuge solcherart handlungsdialogischer Kommunikation sind es vor allem Gefühls- und Affektzustände, die mit Handlungen verknüpft sind, welche miteinander ausgetauscht werden. Dabei bedeutet Handlung nicht unbedingt ausgeführte Aktion; vielmehr findet die Kommunikation über das gesamte Repertoire körpersprachlicher Ausdrucksformen statt. Das ›lesen‹ und erfassen zu können ermöglicht dem Kind immer differenzierter zu erkennen, in welchen wechselnden Zuständen seine wichtigen Pflegepersonen sind. Der auf diese Weise per Beziehungserfahrung beständig wachsende Wissensfundus des Kindes umfasst schließlich ein komplexes implizit-prozedural erworbenes Wissen über seine wichtigen Beziehungspersonen und über sich selbst in der Beziehung mit ihnen. So entsteht *implizites Beziehungswissen* (Lyons-Ruth et al. 1998), ein nicht kognitiv entstandenes Erfahrungswissen, das »in einer nicht-symbolischen Form in Repräsentationen interpersonaler Ereignisse gespeichert« (Stern et al. 2002, S. 978) wird und das weitgehend nicht bewusst ist. Aber »ein großer Bereich des impliziten Wissens über die zahlreichen Möglichkeiten des Zusammenseins mit Anderen kommt lebenslang zum

* Stern et al. (2002, S. 986) beschreiben, wie im therapeutischen Prozess im Zuge seines »moving along« »subjektive Einheiten [auftauchen], die die kleinen Richtungsveränderungen im Prozess des Vorangehens markieren«. Stern nennt diese kleinen Einheiten »present moments«, Gegenwartsmomente, die sich manchmal affektiv aufladen »und zum Brennpunkt für den therapeutischen Prozess [werden]. Diese Augenblicke bezeichnen wir als ›now moments‹. Wenn ein solcher ›plötzlicher Moment‹ ergriffen wird, das heißt, wenn beide Partner mit einer authentischen, spezifischen, persönlichen Reaktion auf ihn reagieren, wird er zum ›Moment der Begegnung‹ [moment of meeting]« (ebd.).

Tragen, denken wir nur an die zahlreichen Formen des Zusammenseins-mit-dem Therapeuten, die wir als Übertragung bezeichnen« (ebd., S. 978).

PatientInnen bringen ebenso wie ihre PsychotherapeutInnen ihr individuelles implizites Beziehungswissen mit in die therapeutische Beziehung. Aber nicht nur das! Beide bringen auch ihre lebenslang erhalten bleibende Fähigkeit mit, im implizit-prozeduralen Modus erfassen und verarbeiten zu können. Das heißt, das in der Kindheit erworbene implizite Beziehungswissen ist keine statische Größe, sondern *lebenslang präsent und wandelbar*. Und in ebendieser Eigenschaft steckt ein Teil der Antwort auf die Frage, der wir mit diesem Buch nachgehen möchten. Wie kann es gelingen, implizites Beziehungswissen zu modifizieren? Die Arbeitsgruppe um Daniel Stern, die Boston Process of Change Study Group (Stern et al. 2002), hat das 2002 so formuliert:

> »Ein für unsere Untersuchung relevanter Aspekt der Theorie dynamischer Systeme ist das *Prinzip der Selbstorganisation*. Wenn wir dieses Prinzip auf die mentale Organisation des Menschen anwenden, können wir die These formulieren, dass die Psyche in Abwesenheit einer entgegenwirkenden Dynamik dazu tendiert, sämtliche Verlagerungen und Veränderungen der intersubjektiven Umwelt dazu zu benutzen, ein zunehmend kohärentes implizites Beziehungswissen zu erzeugen. In der Behandlung betrifft dieses implizite Wissen beispielsweise das Verständnis des eigenen Beziehungserlebens und das des anderen, *selbst wenn die intersubjektive Beziehung an sich nicht therapeutisch untersucht wird, sondern implizit bleibt*. So wie eine Deutung den therapeutischen Vorgang darstellt, der das bewusste deklarative Wissen des Patienten neu arrangiert, verstehen wir den von uns so genannten ›Moment der Begegnung‹ als denjenigen Vorgang, der das implizite Beziehungswissen für den Patienten wie auch für die Analytiker neu arrangiert. Unter eben diesem Blickwinkel gewinnt der ›Moment‹ eine zentrale Bedeutung als Grundeinheit subjektiver Veränderung im Bereich des ›impliziten Beziehungswissens‹. [...] Die Beziehung, die [bis dahin schon] implizit gewusst wurde, hat sich [durch den ›Moment‹] verändert und verändert nun mentale Vorgänge sowie Verhaltensweisen, die sich in diesem neuen Kontext konfigurieren« (ebd., S. 979, Hervorhebung und Einfügungen M. K.).

In diesem Text findet sich in gleichsam kondensierter Form beschrieben, wie wir uns nach derzeitigem Stand des Wissens die »mentale Organisation« der Spezies Mensch vorstellen müssen, nämlich als ein »dynamisches System«, das nach dem

»Prinzip der Selbstorganisation« zeitlebens dem Wandel seiner selbst durch kontinuierliche Entwicklung seiner Fähigkeiten unterliegt. In der Terminologie digitaler Computersysteme kann man vergleichsweise an lebenslange Updates der Software denken, die es der Hardware erst ermöglichen, kontinuierlich ›up-to-date‹ zu bleiben. Im Unterschied dazu ›transkribiert‹ das System Selbst seine ›Software‹ ständig selbst! Jedoch benötigt die selbstregulative mentale Organisation des Menschen kontinuierlich neue Anstöße und Anregungen im Außen, um sich weiterentwickeln zu können.

Damit dem System Selbst diese Entwicklung möglich ist, benötigt es den kontinuierlichen Austausch in *intersubjektiven Beziehungen*. Ausgehend von Analytikern unterschiedlicher Herkunft begann bereits vor der Jahrtausendwende eine zunehmend umfangreiche Erforschung der Intersubjektivität in dyadischen Beziehungen und eine immer umfangreicher werdende Aktivität von deren Veröffentlichung (z. B. Baranger & Baranger 2018, Beebe & Lachmann 2006, Jaenicke 2006, Orange et al. 2001, Stern 2005). In Deutschland machten Altmeyer und Thomä (2006) nachdrücklich auf diese Entwicklung aufmerksam; sie sprechen von der »intersubjektiven Wende in der Psychoanalyse«. Altmeyer und Thomä schreiben darin der Säuglingsforschung eine »Pionierrolle« bei der Erforschung und Beschreibung der »primären Intersubjektivität« zu. Diese in der Mutter-Kind-Dyade gegründete Beziehungsqualität münde ein in ein spezifisches implizites Beziehungswissen beider und sei für beide lebenslang grundlegend.

In vielen Veröffentlichungen ist ein Konsens erkennbar, nach dem die intersubjektive Beziehung und das implizite Beziehungswissen in Dyaden einander bedingen. Und das gilt in beide Richtungen und vor allem lebenslang. Die Theoriebildung zu diesen Zusammenhängen hat seit dem Aufkommen des Themas eine plurale, unterschiedliche Entwicklung genommen. Der genannte Grundkonsens jedoch ist in den meisten theoretischen Richtungen, die sich inzwischen mit unterschiedlichen Schwerpunkten herausgebildet haben, weiterhin erkennbar. – In unserem Buch wird diese Unterschiedlichkeit besonders im zweiten Teil für Sie, unsere LeserInnen,* erkennbar.

---

* Wir handhaben das Gendern in diesem Buch flexibel. Überall, wo wir unsere Leserinnen und Leser direkt ansprechen, achten wir behutsam darauf, dies respektvoll zu tun. Sobald jedoch der Text allgemein beschreibend wird, nutzen wir männlichen Autoren das generische Maskulinum, Frau Reinken hingegen in ihrem Text das generische Femininum.

Die Pluralität in der Theorie und Handhabung der Intersubjektivität

In der Theoriebildung zur *Arbeit mit der Intersubjektivität* ist heute ein Spannungsbogen sehr unterschiedlicher Positionen erkennbar, der von einem quasi ›klassisch-traditionellen‹ Pol der therapeutischen Haltung bis zu einem ›progressiv-modernen‹ Gegenpol reicht. Unter diesem Spannungsbogen, der die ›psychoanalytische Landschaft‹ wie ein Regenbogen überspannt, sind zahlreiche weitere Positionen der psychotherapeutischen Haltung zu finden. Auf der einen Seite des Bogens ist eine traditionell geprägte Konsens-Haltung zu finden, die in Deutschland den Therapeuten darauf verpflichtet, sich bei seiner Arbeit gemäß dem Kommentar der Psychotherapie-Richtlinien daran zu orientieren, dass er die unbewusste Psychodynamik seines Patienten und dessen psychische Struktur zu beachten und zu behandeln hat sowie dass er dabei in oder mit den unbewussten Dimensionen der Beziehungsgestaltung des Patienten arbeiten möge. Auf der anderen Seite des Spannungsbogens findet sich eine in der Literatur zur Intersubjektivität beschriebene Haltung, die auf psychodynamische, strukturbezogene und übertragungsbezogene Therapiearbeit weitgehend verzichtet; stattdessen vertraut sie ganz auf die Phänomene spontaner Emergenz im intersubjektiven Gefüge, indem darin, angestoßen durch die Reverie des Einen, das kreative Unbewusste des Anderen mobilisiert wird und die selbstregulative Kraft beider Selbstsysteme psychisch *Neues* weitgehend spontan entstehen lässt.

Im ersten Teil unseres Buches stelle ich in vier Kapiteln dar, wie psychodynamische Psychotherapie in einer intersubjektiven Haltung durchgeführt werden kann und wie dabei auch die traditionellen Ansprüche und Gegebenheiten, niedergelegt im Kommentar der Psychotherapie-Richtlinien, weitgehend erfüllt werden können. Im zweiten Teil des Buches beschreiben meine Co-AutorInnen, mit welchen unterschiedlichen therapeutischen Haltungen sie sich unter dem Spannungsbogen des intersubjektiven Verständnisses bewegen und wie unterschiedlich die weiteren Theorien sind, mit deren Hilfe sie während ihrer Arbeit die Komplexität ihrer Behandlungsfälle zu verstehen suchen.

In diesem Kontext gibt die Sichtweise von Wolfgang Kämmerer (2021) eine Orientierung im Pluralismus der Theorien und ihrer Handhabung. Er stellt dar, welche Bedeutung die »Intersubjektivität« für die Gestaltung des therapeutischen Bündnisses und die Effektivität der Behandlung hat. Dazu nimmt er eine Differenzierung von Theorie und Praxis der Psychotherapie vor. Und dabei wird eine Trias verschiedener Herangehensweisen erkennbar, mit deren Hilfe die therapeutische Aufgabe thematisch angegangen und bewältigt werden kann. Er unterscheidet einen *naturwissenschaftlichen* von einem *hermeneutischen* Aspekt therapeutischer Arbeit, ergänzt um einen dritten, *intersubjektiven* Aspekt. Kämmerer macht seinem Leser deutlich,

- dass der *naturwissenschaftlich und evidenz-basierte Blick* auf den leidenden Menschen immer nur das erfassen kann, was mit einem objektivierenden, generalisierenden und statistisch messbaren Verfahren erkenn- und beschreibbar ist;
- dass der *hermeneutische Zugang* zum Patienten dagegen diesen erst in seiner einzigartigen Individualität zu erfassen in der Lage ist, indem auf eine (Zusammenhänge erschließende) Weise untersucht und begriffen wird, aus welchen biografischen und relationalen Kontexten heraus das Individuum zu der einzigartigen Person geworden ist, als die er dem Behandler gegenübertritt;
- und dass das Selbsterleben des Patienten sowie die diesem Erleben zugrunde liegenden relationalen Kontexte erst dann in ihrer einzigartig subjektiven Wirklichkeit zu begreifen sind, wenn sich der Behandler *bedingungslos* dem *relationalen (= intersubjektiven) Feld* mit all seinen möglichen Verwicklungen überlässt, wie es sich in der therapeutischen (genauso wie in jeder anderen) Beziehung spontan und unbewusst entfaltet.

Diese Trias ist gleichermaßen prägnant wie verblüffend. Verblüffend insofern, als dass darin eigentlich etwas in der psychodynamischen Psychotherapie Altbekanntes und vollkommen Selbstverständliches beschrieben wird:

Der Patient kommt mit diagnostizierbaren (= wissenschaftlich basiert zu erfassenden) Symptomen und strukturellen Störungen zum Therapeuten; dieser versucht die Symptome in triebpsychologischen und psychodynamisch-relationalen Zusammenhängen hermeneutisch zu erfassen; dazu nutzt er die (irgendwie immer intersubjektive) Übertragung; und aus dem erschlossenen Verständniszusammenhang entspringt die Deutung. Genau so haben Generationen von Analytikern und Psychotherapeuten ihr Handwerk gelernt.

Das Besondere an Kämmerers Überlegungen ist aber, dass er diese an sich bekannten Zusammenhänge neu untersucht, sie infrage stellt, sie mit neuen Forschungsbefunden verknüpft und dass er schließlich mit dem unverzichtbaren Eintritt des Behandlers in das intersubjektive Feld eine viel radikalere Beziehungsposition beschreibt, als sie mit dem Begriff der Übertragung erfasst werden kann. Und er geht noch einen Schritt weiter. Es ist nicht mehr die Deutung, der er eine transformative Wirkung zuschreibt, sondern es ist die *Erfahrung des Patienten*, dass sein Behandler sich mit ihm *gemeinsam in eine Verwicklung* der Beziehung und nicht nur in ein Gefüge von Übertragung samt Gegenübertragung begibt. Während die Übertragung ja doch weitgehend einseitig (aufseiten des Patienten) ist und bleiben soll, ist die intersubjektive Verwicklung *immer beidseitig bedingt*. Und die Erfahrung dieser gemeinsam hergestellten wie auch geteilten neuen emotionalen Welt, eben die Erfahrung eines gemeinsamen Dritten in der Beziehung, ist es, die dem Patienten schließlich ermöglicht, dass er auch in sich etwas emotional Neues entstehen lassen kann.

Kämmerers Text macht in prägnanter Weise deutlich: Analytiker und psychodynamische Psychotherapeuten benötigen unverzichtbar Wissen und Kompetenz in allen drei oben beschriebenen Bereichen. Oder, anders formuliert: Die enorme Theorienvielfalt, der häufig beklagte Pluralismus des Urwalds der Theorien in unserem Fach rührt daher, dass jeder Psychoanalytiker/Psychodynamiker nicht nur mit einem breiten Fundus wissenschaftlich abgesicherter Theorien arbeiten muss, sondern dass diese Theorien auch einer schnellen Weiterentwicklung unterliegen. Und davon muss er Gebrauch machen, wenn er nicht den Boden der wissenschaftlich und sozial anerkannten Konsens-Psychotherapie verlassen und im Graubereich der Scharlatanerie landen will. Oder, noch einmal anders formuliert: Die anerkannte »Bona-Fide-Psychotherapie« (Fonagy 2010) psychodynamisch-psychoanalytischer Prägung vereint jenseits allen Schulenstreits in ihrem Theoriekorpus unverzichtbar (!) Zuflüsse aus den drei so verschiedenen Bereichen der *Naturwissenschaften*, der *Hermeneutik* und der *Sozialwissenschaften*. Und das Arbeitsfeld in unserem Fach, d.i. die Vielfalt psychischer Krankheitsbilder und der zu ihnen gehörigen differenzierbaren Formen struktureller Beeinträchtigungen, ist so umfangreich, dass die Variationsbreite an Theorien unvermeidlich und notwendig zugleich ist. Glücklicherweise lässt sich diese Vielfalt so ordnen, wie Kämmerer es mit seiner Trias vorschlägt.

Implizites Beziehungswissen in der psychodynamischen Psychotherapie

Im ersten Teil des Buches beschreibe ich die Arbeit an und mit der Psychodynamik (Kap. 5) sowie die Arbeit an und mit der Struktur des Selbst (Kap. 6). Dies geschieht in der Überzeugung, dass psychodynamische Psychotherapie über sehr unterschiedliche Ansätze wirksam ist. Bezogen auf die beiden Herangehensweisen Psychodynamik und Struktur wird traditionell angenommen, dass es die Deutungsarbeit ist, die es ermöglicht, dass strukturell oder verdrängt Unbewusstes dem deklarativen Bewusstsein zugänglich wird und auf diese Weise psychisch heilsam wirkt. Ich vertrete demgegenüber die Auffassung, dass dieser Effekt deklarativer Therapiearbeit zwar existiert und wirksam ist, dass er jedoch in seiner Wirksamkeit hinter dem impliziten Effekt dieser Arbeit rangiert. Selbst wenn treffende Deutungen das deklarative Wissen und Können eines Patienten zu reorganisieren vermögen, bleibt dieser Effekt oft genug nur punktuell und gerät über die Zeit erneut in Vergessenheit. Wenn allerdings größere narrative Zusammenhänge (z. B. Konflikt-Zusammenhänge, grundsätzliche Wesenszüge bedeutsamer Menschen, kontinuierlich Erlittenes u. Ä.) aus dem bis dahin unbewussten Beziehungswissen auftauchen, entwickelt sich daraus eine gewisse kurative Wirkung.

Demgegenüber hat die kontinuierliche, an Mikroprozessen des Beziehungsgeschehens und des Selbsterlebens ansetzende gemeinsame Strukturarbeit des therapeutischen Paares eine nicht hoch genug einzuschätzende Veränderung des impliziten Beziehungswissens zur Folge. Durch die bei dieser Arbeit unablässig erfolgenden kleinschrittigen Austauschprozesse beider entwickeln beide einen gemeinsamen Arbeits- und Bewältigungsmodus psychischer Phänomene und Probleme. Davon profitiert der Patient im Verlauf meist mehr als der Therapeut, indem sich seine Bewältigungs- und Arbeitsmodi (das sind die psychischen/die Ich-Funktionen) im Zuge der gemeinsamen Therapiearbeit kontinuierlich und nachhaltig ändern. Diese Abläufe werden in den Kapiteln 5 und 6 detailliert an Fallmaterial dargestellt. Hier soll zunächst nur hervorgehoben werden, was häufig übersehen wird, dass nämlich bei dieser Art der psychodynamischen Psychotherapiearbeit kontinuierlich *neues implizites Beziehungswissen* entsteht und dass sich damit die *Organisation des Selbstsystem* der beiden Beteiligten kontinuierlich in einem progressiven Sinn verändert.

Zusammenfassend lässt sich feststellen, dass das kontinuierliche Wechselspiel der permanenten stillen, emotionalen und mentalen Arbeit beider auf der einen und ihrer dialogischen Arbeit miteinander auf der anderen Seite im Prozess der psychodynamischen Psychotherapie zwei einander parallel verlaufende weitgehend unbemerkte Effekte entstehen lässt:

Der wellenförmig zwischen hoch aufgeladenen Affekten und Phasen entspannter Gelassenheit hin und her pendelnde Verlauf des voranschreitenden Prozesses der beiden im intersubjektiven Miteinander Verbundenen lässt immer wieder Erfahrungsmomente entstehen, die im Laufe der Zeit nicht nur die Qualität der

Verbundenheit vertiefen, sondern die darüber hinaus in einem gleichsam gemeinsam geöffneten dritten Raum, einem Raum der authentischen Begegnung, Empfindungen und Entdeckungen ermöglichen, in denen bis dahin unbekanntes Neues emergiert. Die in diesem Geschehen auftauchende Phänomene entstehen ohne jede wie auch immer gesteuerte Absicht und *sie verändern die Struktur des Systems Selbst mikroprozesshaft*. Die oben genannten Autoren der Säuglingsforschung und der Intersubjektivität beschreiben diese Zusammenhänge differenziert und beeindruckend.

Daneben und parallel dazu geschieht die – zumeist von den PsychotherapeutInnen angeregte – Arbeit an psychodynamischen und strukturbezogenen unbewussten Themen der PatientInnen. Die beständige Rückkehr des therapeutischen Paares zur Arbeit mit diesen Zusammenhängen lässt über die Dauer sich immer wiederholende Prozesse von großer Ähnlichkeit in der Modalität des Miteinander entstehen. Es ist dieses prozedurale Geschehen in der Dyade, das weniger wegen der besprochenen Inhalte, als vielmehr dadurch, dass es immer wieder geschieht, seine transformative Wirkung erlangt (vgl. Plassmann 2022). Und diese prozedurale Erfahrung, bei der es immer von Neuem um *Selbstwahrnehmung*, *Symbolisierung* dessen, *Kontext-Reflexion* dessen und schließlich – eher unbemerkt – um Abspeicherung dessen (= *Repräsentation*) geht, wird unabhängig von deren spezifischem Inhalt auf implizite Weise in das regulative, funktionale Repertoire des Systems Selbst integriert.

Auf diese Weise sind zwei unterschiedliche, emotional aufgeladene Prozesse im intersubjektiven Miteinander der beiden Beteiligten ständig nebeneinander aktiv, die explizit-dialogische Arbeit und die implizit wirksame Suchbewegung beider in den *Prozessschritten* der *Wahrnehmung*, *Symbolisierung*, *Mentalisierung* und *Kontextualisierung*. Das ständige Nebeneinander dieser Arbeit ist psychisch verändernd wirksam. – Dass und wie das möglich werden kann, davon berichtet dieses Buch.

Ergebnisse der Psychotherapieforschung

Wenn wir uns mit der Arbeit des Psychotherapeuten beschäftigen und der Frage nachgehen, wie oder wodurch Psychotherapie denn eigentlich wirksam ist, dann liegt es nahe, auf die Ergebnisse der Psychotherapieforschung zu blicken. Dem geht Theo Piegler im 2. Kapitel nach und zeigt, dass sich nur »in einer Therapie, die auf emotionale Neuerfahrungen abzielt, […] [jene] implizite[n], oft nicht sprachfähige[n] ›Lernvorgänge‹ [ereignen], die im Gehirn zu neuronalen Neuverschaltungen in den limbischen Strukturen führen« (S. 51). Denn die Forschung kann nachweisen, dass es neuronaler Neuverschaltungen im limbischen System des Gehirns bedarf, um dauerhafte psychische Veränderung zu bewirken. Und diese werden möglich durch eine Therapie, die auf implizit erfolgende emotionale Neuerfahrung abzielt. Solcherart Neuerfahrung wird, wenn man Theo Piegler folgt, möglich, wenn der Therapeut in seiner Arbeit kontinuierlich die »*Bedeutung von Bindung, Holding, Containing und [die] Förderung von Mentalisierung*« (S. 52; Hervorhebungen, M. K.) im Auge behält und dabei – so möchte ich ergänzen – mit großer Aufmerksamkeit auf die Botschaften in handlungsdialogischen Mikroszenen achtet. – Wenn es also darum geht zu verstehen, wie Veränderungen im System des Selbst entstehen, die »noch Jahre nach dem Therapieende« katamnestisch nachweisbar sind, so scheinen hier Forschungsbefunde gefunden zu sein, die für ein gutes Konzept der Arbeit in der Psychotherapie eine wichtige Orientierung geben.

Der Aufbau unseres Buches

Mit dem Aufbau unseres Buches tragen wir dem Umstand Rechnung, dass wir schwerpunktmäßig zwei verschiedene Themenbereiche psychodynamisch-psychotherapeutischer Arbeit ausleuchten möchten. Darum gliedern wir unseren Text in zwei große Abschnitte. **Im ersten Teil** befasse ich mich mit der emotional-mentalen Arbeit des Therapeuten unter zwei grundlegend unterschiedlichen Aspekten, den unverzichtbaren *wissenschaftlich fundierten Grundlagen* seines Denkens auf der einen und der Praxis seiner steten stillen emotional-reflexiven *Arbeit mit der Gegenübertragung* auf der anderen Seite. Der erste Teil wird durch zwei Kapitel eingeleitet, in denen die für das Verständnis der Praxis grundlegenden Theorien dargestellt werden. **Im zweiten Teil** wenden wir uns einigen speziellen Themen des Verlaufes psychodynamischer Psychotherapie zu und beschreiben diese in unterschiedlicher Ausführlichkeit am Beispiel von Behandlungsfällen. **Im Schlusskapitel** formulieren wir unser Resümee.

Im 2. Kapitel (»Was hilft? – Theorie, Empirie, Fakten«) gibt Theo Piegler einen Einblick in die Welt der wissenschaftlichen Psychotherapieforschung. Er skizziert den Paradigmenwechsel Anfang dieses Jahrtausends, als Wampold den Nachweis erbrachte, dass ein medizinisches Forschungsmodell den Besonderheiten von Psychotherapie nicht hinreichend gerecht wird, sondern sich das therapeutische

Geschehen am besten mit einem kontextuellen Modell abbilden lässt, das subjektive und intersubjektive Faktoren in den Blick nimmt. Er wendet sich dann der Wirkmächtigkeit suggestiver Faktoren zu sowie dem mehr oder weniger unbewussten makro- und mikro-affektiven Verhalten in therapeutischen Dyaden sowie dessen großer Bedeutung. Erkenntnisse der Säuglingsforschung für psychotherapeutische Prozesse und neurobiologische Befunde runden diesen speziell auf psychodynamische Psychotherapien ausgerichteten Beitrag ab.

Im 3. Kapitel wird dargestellt, welches Verständnis *unbewusster Prozesse* in Betracht gezogen werden muss, wenn es darum geht, das komplexe unbewusste Beziehungsgeschehen, wie es im therapeutischen Prozess schrittweise offenbar wird, für den Patienten nutzbar zu machen. Dabei wird zwischen drei Dimensionen dieser Prozesse unterschieden: 1.) Deren WAS-Dimension trägt all jene Spuren des Vergangenheitsunbewussten in sich, welche die Entwicklung des Selbst im biografischen Beziehungskontext geprägt und vor allem auch behindert oder beschädigt haben. 2.) Deren WIE-Dimension ist Träger all jener Spuren, die im Gegenwartsunbewussten zu Tage treten und die Anpassungs- und Bewältigungsmodi zu erkennen geben, welche das Selbst im Laufe seiner Entwicklung gebildet hat, um im Möglichkeitsraum der es umgebenden Umwelt seine konstitutionellen Anlagen so optimal wie möglich entfalten zu können. 3.) Die System-Dimension unbewusster Prozesse kommt in der therapeutischen Beziehung zum Tragen, äußert sich, klassisch verstanden, als Übertragung und ist jener imaginäre Ort, an dem sich die Erfahrungen der Vergangenheit als Erwartungen in der Gegenwart zeigen und therapeutisch bearbeitet werden können.

Im 4. Kapitel wird *ein konzeptionelles Verständnis des Selbst* aus den Ergebnissen der Säuglingsforschung und der Theorie der Mentalisierung abgeleitet und grafisch so dargestellt, dass es dem Therapeuten dabei behilflich sein kann, sich im unübersichtlichen Feld des Wechselspiels von Übertragung und Gegenübertragung zu orientieren. Diese Konzeption des Selbst geht zurück auf eine Anregung von Werner Bohleber (2022),* das Selbst als ein *dual strukturiertes System* zu verstehen, das sich in zahlreichen Mikroschritten der psychischen Entwicklung entfaltet und dem Individuum die Möglichkeit eröffnet, sich in seinen multiplen nebeneinander existenten Selbstzuständen in kohärenter Ganzheitlichkeit zu empfinden.

---

* Ich danke Herrn Bohleber sehr für sein Interesse und seine Anregungen im Verlauf eines Mail-Austausches, die es mir erst ermöglicht haben, die hier vorgestellte Konzeption zu entwickeln.

Im 5. Kapitel steht die differenzierte therapeutische Arbeit unter dem *Aspekt des psychodynamischen Verstehens* im Fokus. Dabei wird die stille emotional-mentale Arbeit des Therapeuten mit ihren vielfältigen Herausforderungen anhand von Behandlungsvignetten ausführlich dargestellt. Und es wird gezeigt, dass Resonanzprozesse im Therapeuten zu beachten unverzichtbar ist, wenn es darum geht, ein Verständnis dafür zu entwickeln, wie biografisch bedingte Beziehungszusammenhänge des Vergangenheitsunbewussten bis in die Gegenwart wirksam sind.

Das 6. Kapitel beschreibt, dass die strukturbezogene Arbeit kontinuierlich eine *Arbeit mit der Gegenübertragung* ist. Diese Arbeit ist unerlässlich, um mikroepisodisch genau die Phänomene des Gegenwartsunbewussten in der Übertragung aufzuspüren und sie mit Hilfe der Achtsamkeit, der Symbolisierung, der Mentalisierung und der kontextualisierenden Repräsentation seitens des Patienten zu bearbeiten.

Am Ende des ersten Teils werden die zentralen Thesen in einer Übersicht und zum raschen Nachlesen zusammengefasst. Spätestens hier wird deutlich, dass die bis dahin zusammengetragene Theorie und Praxis lediglich die ›Basics‹ psychodynamischer Arbeit beschreiben, aber bei Weitem nicht die vielfältigen Fragen behandeln, wie sie im Verlauf von Psychotherapien und Psychoanalysen auftauchen. Dem ist der zweite Teil des Buches gewidmet.

Der **Prolog zum zweiten Teil** weist auf die *Macht relationaler Komplexe* hin und soll darauf aufmerksam machen, dass die psychodynamische Psychotherapie, so wirksam sie auch ist, nicht verhindern kann, dass schwere Störungen des Selbst, wie es beispielsweise traumatische Beziehungsstörungen sind, lebenslang in der Struktur des Selbst verbleiben und immer mal wieder ins Bewusstsein vordringen können. Sich dessen stets bewusst zu bleiben, fordert uns zu Respekt und Demut im Umgang mit den Herausforderungen unseres Berufes heraus.

Im 7. Kapitel (»Botschaften aus dem Bauch. Über die Einsamkeit des Therapeuten am Beginn der Behandlung«) stellt Johannes Warneboldt anhand einer Fallgeschichte seine innere, emotional-mentale und schöpferische Arbeit dar, die sich aus den szenischen Verwicklungen und der kreativen Entwicklung in der emergenten Dyade von Patient und Therapeut während der Erstkontakte ergab. Die gemeinsam begonnene Entdeckungsreise belebte beim Therapeuten eine schmerzhafte Erfahrung des Herumirrens. Der Prozess der zunehmenden Symbolisierung im Behandler wird eindrücklich beschrieben. In der metapsychologischen Nachbetrachtung reflektiert der Autor über die Bedeutung des ›multiperspektivischen Spiels‹ des Therapeuten (Begriffserläuterung: siehe Kap. 7) für seinen inneren schöpferischen Prozess, für die kreative Arbeit im intersubjektiven Begegnungsraum und für die seelische Entwicklung des Patienten. Verwoben wird der vorgenannte Gedankengang mit Überlegungen zum kreativen Unbewussten, das die mentalisierende Arbeit von Therapeut und Patient maßgeblich prägt.

Ein weiteres Schwerpunktthema zum Verlauf psychodynamischer Psychotherapien wird **im 8. Kapitel** (»Die Arbeit am Widerstand aus intersubjektiver Perspektive«) von Georg Teßmann bearbeitet. Ausgehend vom ersten Kontakt mit einer Patientin schildert er über einige Sitzungen der Behandlung die Entwicklung des Widerstandsphänomens, wie es sich in der Dyade immer deutlicher entfaltet hat. Er beschreibt, wie er seine Verwicklung und Beteiligung am Wirken des Widerstands entdeckt und schließlich so in seine stille emotional-mentale Arbeit nehmen kann, dass eine Überwindung des Phänomens möglich wird. Der Autor verortet sich unter dem Spannungsbogen der Theoriebildung mit seinem konzeptionellen Verständnis der Intersubjektivität und reflektiert den Widerstand theoretisch als Phänomen einer gemeinsamen Gestaltung im intersubjektiven Geschehen der therapeutischen Beziehung. Er unterstreicht, dass die therapeutische Arbeit immer auf der Subjektivität des Therapeuten gründet und macht unmissverständlich deutlich, dass der Widerstand beider in bestimmter Weise unverzichtbar ist. Andernfalls drohte die unverzichtbare innere Balance zwischen widerstreitenden unbewussten Selbstzuständen verloren zu gehen. Damit ist die Arbeit am Widerstand immer auch eine Arbeit an unbewussten Konflikten.

Im Text zum **9. Kapitel** (»Die schwarze Frau. Die Analyse einer transgenerationalen Weitergabe über vier Generationen«) beschreibt Elke Reinken die Geschichte einer jungen Frau, welche unter einer ausgeprägten und destruktiv wirkenden Selbstwertproblematik leidet. In einer detailliert beschriebenen Stunde beginnt sich der zentrale transgenerationale Komplex, der für die Symptomatik verantwortlich ist, herauszubilden. Die Autorin stellt ihre Behandlungspraxis vor dem differenzierten theoretischen Hintergrund, mit dem sie arbeitet, vor. Dabei nutzt sie den Ansatz der Ego-State-Therapie und stellt das ihm zugrunde liegende Verständnis des Selbst dar. Sie schildert eindrucksvoll, wie die authentische intersubjektive, immer von Neuem in Resonanz gehende Beziehungsarbeit mit der Gesamtperson der Patientin, aber vor allem auch mit deren Sub-Selbsten, den Ego-States, einen zentralen Aspekt ihrer Arbeit darstellt. Auf diese Weise gelingt ihr in sorgfältiger mikroszenischer Arbeit die weitgehende Auflösung des ›fremden Selbst‹ in der Selbstorganisation ihrer Patientin.

Chris Jaenicke befasst sich im **10. Kapitel** (»Eine intersubjektive Untersuchung der Bedürfnisse des Therapeuten«) im Rahmen einer intersubjektiven Untersuchung mit einem in der Literatur eher selten beschrieben Thema, den Bedürfnissen des Psychotherapeuten. Er zeigt »den *Gewinn,* den wir als Psychotherapeuten aus unserer Arbeit ziehen«, auf, beschreibt aber auch die Gefahren, die in diesen an Patienten gerichteten Bedürfnissen liegen. Selbstobjekt-Bedürfnisse des Analytikers gegenüber seinem Patienten (die nach »Affirmation« und »Wertschätzung« seiner professionellen Fähigkeiten streben) werden nach seiner Auffassung bislang in Veröffentlichungen ebenso wenig reflektiert wie unvermeidliche Begrenzungen, die »in der Persönlichkeit von Therapeuten« liegen können. Dabei können Letztere in dem Fall, dass sie einer unbewussten Imbalance des Analytikers entstammen, zu einer »kritischen Zuspitzung« der Behandlung führen. Auf der Kehrseite kann das Gewahrwerden der eigenen Bedürfnisse des Therapeuten zweierlei bedeuten: das Aufkommen tatsächlich eigener Bedürfnisse oder das Gewahrwerden der Bedürfnisse des Patienten, ohne dass der Therapeut beides zu differenzieren vermag. In dieser Weise dekliniert Jaenicke verschiedene Bedürfnis-Dimensionen des Therapeuten, deren Chancen und vor allem deren Gefahren durch, zeigt aber am Ende auch auf, dass Therapeuten in ihrer Arbeit häufig mehr gegeben bekommen, als sie gewahr werden.

Im 11. Kapitel (»Der psychotherapeutische Prozess aus Patientenperspektive«) stellt Theo Piegler dar, wie unterschiedlich sich das Erleben und die Beurteilung der therapeutischen Erfahrung aus der Sicht des Patienten darstellt. Er zeigt deren subjektive Einschätzung und benennt Literatur dazu. Er wirft einen Blick auf die Forschungsergebnisse zu dieser Perspektive. Und er schildert anekdotisch, wie Behandler den Umgang ihrer Patienten mit ihrer Behandlung erleben.

In Kapitel 12 schließen wir das Buch mit einem zusammenfassenden Resümee der Gruppe der Autorinnen und Autoren ab.

***

In allen Kapiteln des zweiten Teils werden Sie, unsere Leserinnen und Leser, entdecken, wie subjektiv unterschiedlich wir AutorInnen unsere Behandlungspraxis gestalten und mit welch unterschiedlichen Hintergrundtheorien wir umgehen. Selbst wenn wir, die AutorInnen dieses Buches, in zahlreichen Themen und Facetten, wie sie in Teil 1 beschrieben werden, übereinstimmen, so gibt es darin ebenso häufig differente Sicht- und Verständnisweisen, und darin zeigt sich, wie *unvermeidlich subjektiv* die gesamte Arbeit ist, die wir als psychodynamische Psychotherapeuten leisten.

Wir möchten Sie mit unserem Buch dazu einladen und zugleich ermutigen, Ihren eigenen subjektiv-individuellen Weg bei der psychodynamischen Arbeit zu suchen, zu wagen und vor allem auch ständig weiterzuentwickeln.

KAPITEL 2

Was hilft? – Theorie, Empirie, Fakten

THEO PIEGLER

»A therapist has nothing to offer but himself.«
Watson in seiner Zusammenfassung der Ergebnisse der Tagung der American Orthopsychiatric Society im Jahre 1940

»Viel wichtiger als das, was der Therapeut tut, ist, wer der Therapeut ist.«
Duncan et al. 2010

Einleitung

Bei der Selbstbeforschung sind uns Menschen als Einzelindividuen mehr oder weniger enge Grenzen gesteckt, da dabei nie wirkliche Unabhängigkeit gegeben ist. S. Freud selbst ist ein beredtes Beispiel dafür. Nie konnte er – wohl aufgrund seiner impliziten Lebenserfahrungen – über seinen Ödipus-Schatten springen. Abweichlern drohte der Ausschluss aus der Psychoanalytischen Vereinigung. Eng verknüpft ist damit das Problem der Allegianz. Der über alle Maßen mit seiner Arbeit identifizierte Therapeut ist seinen KollegInnen tatsächlich deutlich überlegen (s. u.).

Da dem so ist, sollen in diesem Kapitel nun einige Ergebnisse wissenschaftlicher Psychotherapieforschung* dargestellt werden. Das schließt neurobiologische und psychologische Erkenntnisse ein, die aber blutleer wären, ohne im Kontext dieses Buches Verbindungen gerade zur psychodynamischen Psychotherapie herzustellen. Dabei ist jedes der genannten Gebiete mittlerweile so umfangreich geworden, dass sich dieser Beitrag auf einige wenige Facetten aus all dem

* Eine kritische Auseinandersetzung mit der Psychotherapieforschung findet sich bei S. Hau (2014).

beschränkt und keinesfalls einen wissenschaftlichen Überblick über diese Fachgebiete darstellen kann und will. Die Literaturangaben ermöglichen es dem interessierten Leser aber, das Ganze tiefergehend zu ergründen.

Was hilft? Und wie? Das sind Fragen, die man noch viel weiter fassen kann: Wie geschieht Einflussnahme unter Menschen? A.a.O. (Piegler 2020) habe ich versucht, dem am Beispiel des Phänomens »psychischer Infektion« auf die Schliche zu kommen. Dabei drängte sich die Vermutung auf, dass man es hierbei mit einem evolutionär verankerten sozialen bzw. intersubjektiven Phänomen der *ultrasozial* organisierten Spezies Mensch zu tun hat. Während die psychische Infektion mehr oder weniger implizit geschieht, geht es bei Psychotherapie gezielt und auf den ersten Blick ganz bewusst um Linderung von Leiden und Förderung von Reifungsprozessen. Aber – nota bene! – auch Placebo hilft (s.u.).

Entwicklung der Psychotherapieforschung

Die Geschichte der Psychotherapieforschung ist lang und hat natürlich schon mit S. Freud am Anfang des 20. Jahrhunderts begonnen. Nach Löffler-Stastka (2012) haben wir es in jener Zeit mit der **ersten, der klassischen Phase der Psychotherapieforschung** zu tun, die sich bis in die 1950er Jahre erstreckte. In dieser Phase – auch vorempirische genannt – wurden anhand von Einzelfallstudien klinische Theorien ausgearbeitet. Bekannte Beispiele sind »Der Fall Dora« (Freud 1905e), »Der kleine Hans« (Freud 1909b) und »Der Rattenmann« (Freud 1909d). Hier werden je individuelle Entwicklung, Krankheitsverständnis und therapeutisches Vorgehen beschrieben und das klinische Zustandsbild von PatientInnen vor und nach Behandlung vor Augen geführt. Die gewonnenen Eindrücke flossen als Erkenntnisse in den Behandlungsprozess zurück (hermeneutischer Zirkel) und wurden zu einer klinischen Theorie verdichtet. Die Ergebnisse dienten als Basis für eine weiterführende wissenschaftliche Theoriebildung. So kristallisierte sich etwa die Wichtigkeit von Deutungen der Übertragungsprozesse als zentrales therapeutisches Agens bei psychoanalytischer Behandlung heraus und gipfelte als Therapieempfehlung in dem, was noch in den 1980er Jahren auf einem DPV-Kongress von dem Freiburger Psychoanalytiker Johannes Cremerius (1981) zu hören war: »Eine Deutung muss sitzen wie ein Blattschuss« (zit. n. Seiffge-Krenke 2012, S. 173). Schon an dieser Stelle sei darauf hingewiesen, dass nach heutigem Kenntnisstand das übertragungsfokussierte Vorgehen (z.B. bei der TFP) den Behandlungsformen, die keine derartigen Deutungen vornehmen, wie etwa die mentalisierungsbasierte Therapie (MBT), in keiner Weise überlegen ist, gleich um welche Art von Störung es sich handelt (Beutel et al. 2010).

Die **zweite Phase der Psychotherapieforschung,** auch »Legitimations- oder Rechtfertigungsphase« (Löffler-Stastka 2012) genannt, begann mit dem provokanten Postulat des Psychologen H.J. Eysenck (1952), dass Psychotherapie keinerlei Wirkung habe, ja sogar eine Spontanheilung behindere. Mit Blick auf die Psychoanalyse äußerte Eysenck, dass, wenn Heilung überhaupt einträte, sie eine Spontanremission darstellen würde. In einer Gegenbewegung wurde in der Folge in wissenschaftlich gut fundierten empirischen Studien die Wirksamkeit von Psychotherapie bewiesen. Es war nun auch möglich, in Einzelstudien gewonnene Ergebnisse mithilfe statistischer Metaanalysen zusammenzufassen und die Ergebnisse so auf große Fallzahlen zu stützen und damit den Aussagewert deutlich zu erhöhen. Das wurde schon bald dazu benutzt, um die Wirksamkeit unterschiedlicher Psychotherapiemethoden noch besser miteinander vergleichen zu können. Damit war die »Wettbewerbsphase« der Psychotherapieforschung eingeläutet (Grawe 1992). Dabei zeigte sich, dass sich trotz vieler Unterschiede der untersuchten Psychotherapieverfahren keine wesentlichen Unterschiede in Bezug auf ihre Wirksamkeit zeigten (»Äquivalenzparadoxon«)! Das veranlasste Luborsky et al. (1975) dazu, die Aussage des amerikanischen Psychologen und Psychotherapeuten Saul Rosenzweig aus dem Jahre 1936 ins Gedächtnis zurückzuholen, nämlich dass »alle gewonnen haben und alle einen Preis erhalten müssen« (»Dodo-bird-Verdikt« – benannt nach einer Figur aus Lewis Carrolls Geschichte von Alice im Wunderland, wo es ein Dodo-Vogel ist, der am Ende eines Freiwahlrennens verkündet, dass alle Teilnehmer gewonnen hätten). Natürlich gab es an den damaligen Metaanalysen sogleich Kritik, etwa die, dass viele mögliche Einflussfaktoren wie etwa (die häufige) Komorbidität aufseiten der PatientInnen und Manualtreue seitens der TherapeutInnen etc. unberücksichtigt geblieben wären.

Die sich anschließende **dritte Phase der Psychotherapieforschung,** die sich von etwa 1970 bis Mitte der 1990er Jahre erstreckte, versuchte die vernachlässigten Einflussfaktoren zu berücksichtigen und beschäftigte sich nun auch mit der Mikroprozessforschung. Differentielle Psychotherapie-Effizienz-Forschung behandelte nun nicht mehr so sehr die Frage, ob Psychotherapie überhaupt wirkt, sondern »welche Behandlungsmaßnahme durch wen, in welchem Zeitpunkt, […] bei diesem Individuum mit diesem spezifischen Problem unter welchen Bedingungen zu welchem Ergebnis in welchem Zeitpunkt« führt (Meyer 1990).

Die **vierte, aktuelle Phase der Psychotherapieforschung** (ausgehendes 20. Jahrhundert bis heute) »verbindet viele Ansätze und konzentriert sich (überlappend mit Phase drei) auf die empirische Überprüfung von Theorien durch das Forschen direkt an den Patientinnen und Patienten. Während die typische empirisch-experimentelle Wirksamkeits-/Outcomeforschung Psychotherapiewirksamkeit unter Idealbedingungen (efficacy) untersucht, konzentriert sich die praxisorientierte Psychotherapieforschung mit *naturalistischen Studiendesigns* auf das Konstrukt der *effectiveness*, d.h. der Wirksamkeit von Psychotherapie unter Real- oder Alltagsbedingungen (vgl. Consumer-Report-Studien von Seligman 1995)« (Löffler-Stastka 2012, S.16). Den problematischen Annahmen linearer Zusammenhänge zwischen einzelnen Einflussfaktoren und dem Therapieergebnis sowie der Repräsentativität kurzer Therapieabschnitte für das ganze therapeutische Geschehen versucht man heute durch die Entwicklung mikro- und makroanalytischer Prozessmodelle zu begegnen.

Wampold et al. setzen sich entschieden in der Psychotherapieforschung für eine Abkehr vom medizinisch(-pharmakologischen) Forschungsmodell ein und propagieren ein sehr viel angemesseneres kontextuelles Modell! (Wampold 2001, Wampold et al. 2018) Das Modell besagt, dass eher die Rahmenbedingungen (der Kontext) einer Psychotherapie den Erfolg von Psychotherapie erklären. Danach ist es – gleich bei welchem Störungsbild – nicht so entscheidend, welche schulenspezifischen Techniken und Strategien eingesetzt werden, sondern vielmehr, ob eine tragfähige, vertrauensvolle Beziehung zwischen Patient und Therapeut besteht und ein von beiden geteiltes therapeutisches Erklärungsmodell für die Störung vorliegt, an dem sich das Vorgehen in der Behandlung orientiert. Kein Wunder, dass das »erstmalig 2001 erschienene, in der zweiten englischsprachigen Auflage (2015) gemeinsam mit Zac E. Imel verfasste Buch *The Great Psychotherapy Debate* von Bruce E. Wampold […] Aufsehen in der Welt der Psychotherapieforschung [erregte]« (Strauß 2018, S.10)! Die Rezeption des bahnbrechenden Werkes in deutschen psychotherapeutischen Fachkreisen war allerdings mehr als verhalten. Herausragende Arbeiten aus dieser Phase sind Roths und Fonagys 1996 erschienenes Buch *What works for whom?* und andere Publikationen dieser Arbeitsgruppe (z.B. Fonagy et al. 2005a, Fonagy et al. 2005b, Fonagy 2015) zur Wirksamkeit psychodynamischer Psychotherapie, speziell auch zur beeindruckenden Langzeitwirkung von MBT bei Borderline-Patienten (Bateman & Fonagy 2008) mit einem Nachuntersuchungsintervall nach Therapieende von 8 Jahren! Zu nennen sind auch die Schriften vieler anderer Psychotherapieforscher, in Deutschland z.B. von Falk Leichsenring, der sich besonders durch seine differenzierte Beforschung der psychodynamischen Psychotherapie einen Namen gemacht hat (z.B. Leichsenring et al. 2018), und Bernhard Strauß, der bis 2001 Mitherausgeber der Fachzeitschrift *Psychotherapy Research* war. Viele Forschungsergebnisse werden in dieser seit 1991 durch die Society for Psychotherapy Research herausgegebenen Fachzeitschrift publiziert. Darüber hinaus erscheint seit 1971 regelmäßig das *Handbook of Psychotherapy and Behavior Change,* das als »Bibel« der Psychotherapieforschung gilt.

Ergebnisse der vergleichenden Psychotherapieforschung

Wirksamkeit jedweder Art von Psychotherapie

Wie gesagt, hat schon 1936 Saul Rosenzweig ausgeführt, dass »alle Methoden der [Psycho-]Therapie [...], wenn sie kompetent angewendet werden, gleichermaßen erfolgreich [sind]«. Das von ihm postulierte Dodo-Bird-Verdikt im Sinne der allgemeinen Wirksamkeit verschiedener Psychotherapieformen bei den unterschiedlichsten Störungen hat im Grunde bis heute Bestand. Dabei konstatieren Wampold und Imel (2015), dass Psychotherapie in der Praxis ähnlich wirksam sei wie in randomisiert kontrollierten Studien. Veränderungsprozesse in Psychotherapien dauern aber natürlich unterschiedlich lange. Auf längere Sicht ist Psychotherapie einer reinen Psychopharmakotherapie überlegen (Lambert 2013, Benecke 2014).

»Ausgehend von den verschiedenen Metanalysen [klinischer Wirksamkeitsuntersuchungen], die im Laufe der Jahre durchgeführt worden sind, ist die Gesamteffektstärke der absoluten Wirksamkeit [von Psychotherapie jedweder Art] bemerkenswert konsistent und scheint sich innerhalb des Bereichs von 0.75 bis 0.85 zu bewegen.« Die Punktschätzung liegt also bei 0.80 [ein Wert, dem > 500 Studien mit > 80 000 Patienten zugrunde liegen, T. P.], was in den Sozialwissenschaften »als große Wirkung klassifiziert werden [kann]« (Wampold et al. 2018)! »Dabei kann unter Berücksichtigung der Evidenz von Studienqualität, Wirksamkeit [efficacy] und Mechanismen der Veränderung keine Form von Psychotherapie derzeit für sich in Anspruch nehmen, der Goldstandard zu sein« (Leichsenring & Steinert 2017, Übers. T. P.).

Vieles spricht allerdings dafür, dass psychoanalytische Langzeittherapien Kurzzeittherapien bei strukturellen Störungen überlegen sind (Cierpka et al. 2015, Huber & Klug 2016), was sich auch neurobiologisch begründen lässt (s. u.).

»Die Remissionsraten [...] [d. h. die Symptomreduktion in Prozent ausgedrückt] sind in der Psychotherapie relativ niedrig (ca. 30 %). Darüber hinaus gibt es hohe Non-Response-Raten (bspw. hat eine kürzlich veröffentlichte Studie von Reuter et al. (2014) im stationären Bereich unseres [deutschen] Gesundheitssystems gezeigt, dass mehr als die Hälfte aller Patienten in stationären psychotherapeutischen Behandlungen entweder keine Reaktion oder sogar Verschlechterungen zeigen)« (Strauß 2019). Lambert (2013) sah bei den von ihm untersuchten Therapien bei durchschnittlich 5–10 % der Patienten eine Verschlechterung.

Bei den für den Gesamterfolg verantwortlichen einzelnen Wirkfaktoren unterscheidet die Psychotherapieforschung zwischen den für den Therapieerfolg hoch bedeutsamen allgemeinen bzw. kontextuellen (d. h. »technik«unabhängigen) Faktoren sowie den spezifischen (d. h. »technik«abhängigen), die nur sehr wenig zum Therapieerfolg beitragen, wobei die beiden Faktoren sich natürlich gegenseitig beeinflussen. Im Ergebnis bedeutet das, dass in einer Psychotherapie die unverzichtbaren schulenspezifischen Wirkmechanismen nur zum Tragen kommen können, wenn auch allgemeine Wirkfaktoren verwirklicht werden, aber auch, dass allgemeine Faktoren allein nicht ausreichen, um einen optimalen Therapieerfolg zu erzielen. Inge und Ulrich Berns fanden 2004 für den Sachverhalt ganz klare Worte: »Die spezifischen Wirkfaktoren haben eine Effektstärke von maximal 0.20 und bedingen somit maximal 1 % der Varianz der Outcomestudien [...] Die allen Psychotherapien gemeinsamen, d. h. die generellen Wirkfaktoren, machen rund 70 % der Gesamtwirksamkeit aus« (Berns & Berns 2004, S. 40 f.), aber Ulrich Berns ergänzt auch treffend: »Spezifische psychoanalytische Interventionen – kaum wirksam, doch unverzichtbar« (Berns 2004)!

Strauß weist darauf hin, dass »in Psychotherapeutenkreisen [...] gerne ein Modell zitiert [werde], demzufolge der Erfolg von Psychotherapie überwiegend durch patientenbezogene Variablen und außertherapeutische Veränderungen (die Rede ist hier von etwa 40 %) erklärt wird, wohingegen die allgemeinen (kontextuellen) Faktoren etwa 30 % der Varianz aufklären, gefolgt von Therapeutenvariablen (20 %) und nur zu einem kleinen Teil die technischen Aspekte eines therapeutischen Vorgehens (10 %). Lambert und Barley (2002) und andere haben dieses Modell immer wieder bemüht, ohne dass allerdings transparent wäre, wie die entsprechenden Zahlen genau zustande kommen. Hinzu kommt, dass die diversen Einflussfaktoren auf das Behandlungsergebnis keineswegs voneinander unabhängig sind. Andere Schätzungen der erklärten Varianz von Psychotherapieergebnissen deuten eher darauf hin, dass der mit Abstand größte Teil der Varianz nach wie vor unerklärt ist und die o. g. Aspekte insgesamt gesehen nur einen minimalen Teil von Unterschieden im Hinblick auf das Therapieergebnis erklären« (Strauß 2019).

Diese Überlegungen sind gut nachvollziehbar, denn natürlich beeinflussen auch Patientenvariablen (z. B. Leidensdruck, Motivation und Veränderungsbereitschaft, Schwere einer strukturellen Störung, Chronifizierung, Alter etc.) und die Lebensumstände das Behandlungsergebnis. Wird der Schritt in die Therapie von der sozialen Umgebung gutgeheißen und unterstützt oder gar verurteilt, werden in der Zeit der Therapie förderliche und an sich schon stabilisierende mitmenschliche Beziehungen aufgenommen oder verändert sich die Arbeits- oder Lebenssituation, kommt es zu Traumatisierungen, Trennungen, Krankheit oder Tod von Nahestehenden – all das sind Faktoren, die erheblichen Einfluss auf den Therapieverlauf haben.

Die »allgemeinen« Wirkfaktoren

Die so bedeutsamen kontextuellen Faktoren sind *Zielkonsens/Zusammenarbeit, Empathie, Allianz, Wertschätzung, Kongruenz/Echtheit, Person des Therapeuten* und *kulturelle Adaptation der Therapie.* Im Folgenden soll auf die einzelnen Faktoren näher eingegangen werden. In Klammern sind dabei die wissenschaftlich ermittelten durchschnittlichen Effektstärken *d* (n. Strauß 2019) angegeben. Dabei ist eine Effektstärke um 0.8 als groß, eine solche um 0.69 als mittel und eine um 0.2 als klein einzuschätzen.

Die wissenschaftlich vorgenommene Trennung der generellen kontextuellen Faktoren in einzelne Komponenten ist einerseits natürlich interessant, andererseits aus der Sicht des Praktikers aber wirklichkeitsfremd, da die Faktoren eigentlich ein gemeinsames Ganzes bilden. Wie sollte man Zusammenarbeit von der therapeutischen Beziehung und der Person des Therapeuten trennen können? Insofern fügen die nachfolgenden Ausführungen ein Stück weit wieder zusammen, was nur durch gezielte wissenschaftliche Tests – dem Anschein nach sauber getrennt – erfasst werden kann.

Die Effektstärke für *Zielkonsens und Zusammenarbeit* hat den beträchtlichen Wert von 0.7. Wir haben es hier mit dem Kernstück von Therapie zu tun, ganz besonders, wenn man den therapeutischen Prozess explizit intersubjektiv fasst. Jeder der beiden Beteiligten muss willens sein, seinen Beitrag beizusteuern. Das gegenseitige Verhältnis muss sich in Richtung gegenseitigen Vertrauens und von Sympathie entwickeln. Der Patient muss spüren, dass der Therapeut versucht ihn dort abzuholen, wo er steht, und ihm helfen will, mit seinen Problemen oder Symptomen besser zurechtzukommen. Von Anfang an ist es wichtig, Zuversicht zu vermitteln und eine Atmosphäre von Sicherheit zu schaffen, in der sich das (selbst)explorative System des Patienten entfalten kann. In der Zusammenarbeit sollte erreicht werden, dass der Patient dem Therapeuten so vertraut, dass er ihm subjektiv auch noch so Beschämendes oder scheinbar Banales zu offenbaren wagt und so der Bearbeitung zugänglich macht. Zielkonsens und Zusammenarbeit umfassen das, was auch als »Passung« von Therapeut und Patient beschrieben wird. Beide müssen gemeinsam erarbeiten, wohin die Reise in der Therapie gehen soll. Ein Ergebnis der Psychotherapieforschung ist nämlich auch, dass Therapien mit einem klar vereinbarten Ziel naheliegenderweise erfolgreicher sind, als wenn man den Prozess einfach so laufen lässt. Auch der Weg zum Ziel sollte von beiden als erfolgversprechend und erreichbar angesehen werden.

Zur Zielerreichung ist natürlich eine enge Kooperation von Therapeut und Patient erforderlich. Wenn es zu Brüchen in der Zusammenarbeit kommt – und diese sind unvermeidlich und treten fast regelhaft auf! –, dann besteht das therapeutische Kunststück darin, den Bruch (»rupture«) zu reparieren (»repair«). In der Sprache der Psychoanalyse formuliert, kommt es in der Begegnung mit dem Therapeuten natürlich immer wieder zu übertragungsbedingten Verzerrungen der Kommunikation. Stern und die übrigen Mitglieder von »The Boston Change Process Study Group«* vertreten die Auffassung, dass das Erleben von »rupture and repair« wesentlich ist, um den therapeutischen Prozess voranzubringen! Dem Therapeuten fällt dabei die Aufgabe zu, den Patienten bei seinem Bemühen, zu reflektieren, was zum Bruch geführt haben könnte, durch entsprechende Fragen und Anregungen zu unterstützen, aber der Therapeut muss gleichermaßen auch bereit sein, seinen Anteil offenzulegen, was natürlich keinesfalls immer in Form einer weitgehenden Selbstoffenbarung geschehen muss! Nur bei einem solchen therapeutischen Vorgehen kommt es – in Analogie zu den entwicklungsfördernden intensiven wechselseitigen Austauschprozessen zwischen Mutter und Kind in den ersten Lebensjahren – zum Voranschreiten des therapeutischen Prozesses. So wird Selbsturheberschaft erfahren und Wohlbefinden auslösende Vitalitätsaffekte werden freigesetzt (Stern et al. 2012).

Empathie ($d = 0.63$), therapeutische Allianz ($d = 0.57$), Wertschätzung ($d = 0.56$), Kongruenz/Echtheit ($d = 0.49$) und die *Person des Therapeuten ($d = 0.35$-0.55)* haben eine schwache bis mittlere Effektstärke. Die drei Faktoren *Empathie, positive Wertschätzung* und *Authentizität* (Kongruenz) sind schon vor 70 Jahren von Carl Rogers (»klientenzentrierte Gesprächspsychotherapie«[1]) als wirksame therapeutische Grundhaltungen erkannt und beschrieben worden. Wenn sie in der Beziehung zum Patienten (Klienten) gelebt werden, so Rogers, seien sie ausrei-

* Im Internet zu finden unter: http://www.changeprocess.org (Zugriff: 9.11.2022).

chend, um diesem eine relevante Veränderung seines Selbstkonzepts zu ermöglichen. Zentraler Punkt ist also schon hier die unmittelbare echte Beziehung.

Die *Person des Therapeuten* ist dabei natürlich von zentraler Bedeutung. Die vorgenannten Eigenschaften sind Ausdruck seiner Persönlichkeit und bestimmen sein therapeutisches Verhalten. Dabei zeigte sich in verschiedenen Untersuchungen, dass Therapeuten, die selbst eine sichere Bindung mitbringen oder sich z. B. im Rahmen von Selbsterfahrung oder eigener Therapie erworben haben, in der Regel natürlich auch über ein hohes Maß an Mentalisierungsfähigkeit verfügen, was ihnen Einfühlung und die Mentalisierung fördernde Interventionen ermöglicht, was wiederum den Patienten im therapeutischen Prozess voranbringt. An dieser Stelle muss allerdings betont werden, dass Therapeuten sich in ihren Bindungsstilen nicht wesentlich von dem unterscheiden, was sich in der Gesamtbevölkerung findet, d. h., auch bei ihnen gibt es eine Reihe mit unsicheren Bindungsstilen. In einer Untersuchung von Schauenburg et al. (2010) waren das 54,8 % von 31 psychodynamisch im klinischen Bereich arbeitenden Psychotherapeuten, die man untersucht hatte. Schauenburg et al. (2010) dazu: Es gibt »keine Auswirkung des Bindungsmusters auf den Therapieerfolg insgesamt, aber [in unserer Untersuchung war] eine sicherere Therapeutenbindung [...] assoziiert mit einer besseren therapeutischen Beziehung und einem besseren Therapieerfolg bei schwerer gestörten Patienten!« Noch viel wichtiger als eine sichere Bindung sind für eine gute Wirksamkeit von Therapeuten aber deren Mentalisierungsfähigkeiten! (Cologon 2013) Strauß (2019) kommt unter Verweis auf (Wampold & Imel 2015) allerdings zu ganz anderen Schlussfolgerungen. Psychotherapeuten insgesamt – die Untersuchten sind also nicht identisch und somit eigentlich nicht vergleichbar mit den von Schauenburg et al. Untersuchten – würden sich ganz erheblich im Hinblick auf ihre Effektivität unterscheiden. Die Arbeitsgruppe von Okiishi und Kollegen (Okiishi et al. 2003) hätte anhand großer Datensätze zeigen können, dass sich unter Psychotherapeuten sowohl »supershrinks« fänden, die verlässlich gute Ergebnisse »produzieren« würden, wie auch »pseudoshrinks«, die regelhaft negative Therapieergebnisse verzeichnen würden (vgl. auch Castonguay & Hill 2017, Baldwin & Imel 2013).

Es erscheint mir wichtig, in diesem Zusammenhang an Winnicotts Aussage über gute Mütter zu erinnern, dass es nämlich nicht um »perfect«, sondern um »good enough« geht. Das dürfte in gleicher Weise auch für Psychotherapeuten zutreffen. Natürlich gibt es auch Therapeuten, die schaden oder am Auftreten von Nebenwirkungen in der Therapie beteiligt sind (Piegler 2003). Hier sind besonders narzisstischer und sexueller Missbrauch zu nennen. In einer großen Studie in den USA gaben 10 % aller psychiatrischen und psychotherapeutischen Behandler in einer anonymisierten Selbstauskunft an, dass sie sexuelle Beziehungen zu ihren Patientinnen und Patienten haben oder hatten (zit. n. Schleu 2014)! Aktuell hat sich die Psychotherapieforschung auch in Deutschland dieser lange sträflich vernachlässigten Thematik angenommen (Strauß 2019).

Einfühlung betrifft natürlich auch die *kulturelle Adaptation der Therapie (d = 0.32)*, gleich ob der Patient aus einer anderen sozialen Schicht als der Therapeut stammt oder aus einem anderen Kulturkreis. Darauf muss der Therapeut sich einstellen können (Wohlfart & Zaumseil 2006).

Das bisher Dargestellte ist letztlich natürlich alles Bestandteil der *therapeutischen Allianz*. Es geht um die gemeinsame, von Vertrauen getragene Beziehung von Patient und Therapeut, deren Qualität – bestimmt durch das Bindungsmuster von Therapeut und Patient – den Therapieverlauf prägt. Es ist eine ganz besondere Beziehung, die sich von freundschaftlichen Beziehungen deutlich unterscheidet. Sie hat einen klaren Rahmen, der durch Neutralität, Abstinenz, gemeinsame Ausrichtung auf ein Ziel und strikte zeitliche Rahmung bestimmt ist. Gleichzeitig beinhaltet sie aber auch etwas ziemlich Unmögliches. Freud sprach von der Profession des Analytikers als einem »unmöglichen Beruf«. Auch wenn das in anderem Sinne gemeint gewesen sein mag, zeigt sich diese aporetische »Unmöglichkeit« doch auch in der therapeutischen Beziehung: auf der einen Seite durch klare Grenzen reglementiert, wie es eine freundschaftlich-zugewandte Beziehung nie sein würde, auf der anderen Seite ein ungeheures Vertrauen, so dass intimere Themen zur Sprache kommen als in wohl fast allen, auch engen Partnerschaften.

Alle genannten Faktoren zielen mehr auf die Therapeuten- als auf die Patientenseite ab. Natürlich kommt zum Gelingen einer Therapie dem Patienten eine ebenso bedeutsame Rolle zu. Schwere strukturelle Gestörtheit, mangelnder Leidensdruck und damit reduzierte Veränderungsbereitschaft ebenso wie Motivation (Bohart & Wade 2013, Luborsky et al. 1971) sind auf seiner Seite gravierende therapiebestimmende Faktoren (s. o.).

Die spezifischen Wirkfaktoren

Die spezifischen, d. h. technikabhängigen bzw. schulenspezifischen Faktoren sind im Vergleich zu den »allgemeinen« Faktoren nachgerade bedeutungslos. Es sind dies *Unterschiede zwischen Treatments (d = < 0.20)*, *Spezifische Techniken (d = 0.01)*, *Adhärenz des Therapeuten (d = 0.04)* und seine *Kompetenz für störungsspezifische Therapieformen (d = 0.14)*. Nur so viel: Leichsenring et al. (2018) haben versucht, den Mechanismen von Veränderung in der psychodynamischen Psychotherapie empirisch auf die Spur zu kommen. Das Einzige, was sie herausfanden, war, dass Einsichtsförderung, erfolgreiche Arbeit an der Abwehr und Verbesserung der selbstreflexiven Funktionen – man möchte sagen: wie nicht anders zu erwarten – eine positive Korrelation mit dem Erfolg einer Therapie zeigten.

Eingehen möchte ich noch auf die *Adhärenz*. Sie beschreibt die Manualtreue des Therapeuten, inwieweit also der Therapeut sich an die »technischen« Anweisungen, die sein praktiziertes Verfahren vorgibt, auch wirklich exakt hält. Mit Bezug auf Verhaltenstherapeuten gibt es eine Untersuchung, dass die Ergebnisse jener Behandler, die wenig Manualtreue zeigen, deutlich bessere Ergebnisse erzielen als ihre ganz korrekt vorgehenden Kollegen (Shedler 2011). Es sei denn, sie sind felsenfest davon überzeugt, dass nur ihr Verfahren wirklich helfen kann. In der Regel haben die Gründungsväter neuer Verfahren eine solch hohe Allegianz. Sie erzielen überdurchschnittlich gute Ergebnisse im Vergleich zu weniger mit dem Verfahren identifizierten Epigonen. Die Effektstärke der Allegianz, also das »Ausmaß, in dem der Therapeut von der Wirksamkeit der von ihm durchgeführten Therapie überzeugt ist« (Berns 2004), beträgt 0.65. Ihre Wirkung für das Therapieergebnis ist somit um ein Vielfaches größer als die der spezifischen therapeutischen Interventionsformen!

Placebo

Ins Bewusstsein der Wissenschaft rückte der Placeboeffekt durch Henry Beecher. Dem jungen Militärarzt ging im Zweiten Weltkrieg bei der Versorgung verwundeter Soldaten das Morphin aus. In seiner Not spritzte er eine wirkungslose Kochsalzlösung, sagte den Verletzten aber, es sei Morphin. Seine Strategie ging auf: Seine Patienten beruhigten sich und klagten kaum noch über Schmerzen. Hier zeigt sich, dass Glaube Berge versetzen kann. Nach dem Krieg begann Beecher das Phänomen zu untersuchen. 1955 veröffentliche er die erste Metaanalyse zu diesem Thema: »The powerful placebo« (Beecher 1955). Sie ist der Grundstein für die wissenschaftliche Erforschung des Placeboeffekts und trug dazu bei, dass das randomisiert kontrollierte Doppelblind-Studiendesign Goldstandard in der Arzneimittelforschung wurde (Abel-Wanek 2013).

Für Antidepressiva konnte Kirsch (2016) nachweisen, dass sie – eine sehr häufig und erfolgreich verschriebene Substanzklasse, einst als »happy pills« gepriesen, Umsatz in den USA 2008 12 Milliarden US-Dollar! – nur bei mittelschweren bis schweren Depressionen wirksamer als Placebos sind! In Zahlen: Die Wirkung des Placebos entsprach zu 80 % der Veränderung unter Antidepressiva-Bedingungen! (Wampold et al. 2018) Dies ist nur ein Beispiel für die enorme Placebo-Wirkung, die sich übrigens neurobiologisch (etwa bei Analgetika) in einer Aktivierung weitgehend ein und derselben Hirnareale wie beim Verum widerspiegelt!

Die Wirkung von wirkstofffreien Medikamenten und auch anderen Placebo-Behandlungen, selbst Placebo-Operationen, wo in Narkose nur ein Hautschnitt durchgeführt wird, ist mittlerweile sehr gut belegt, in geringerem Ausmaß selbst dann, wenn die Empfänger, z. B. bei Medikamenten, über die Inhaltslosigkeit aufgeklärt wurden. Entscheidend scheint also die Person des verordnenden Arztes zu sein, sein Einfühlungsvermögen und seine entsprechende Kommunikation mit dem Patienten, ebenso aber auch die Einstellung der Patienten zu dem verordnenden Arzt, der »Droge Arzt«[2] also. Dieser treffende Begriff stammt von M. Balint (1957), der damit natürlich nicht die Wirkung eines vom Behandler erteilten Ratschlags oder Ähnliches gemeint hat, sondern die Wirkung der Interaktion der beiden auf den Verlauf einer Erkrankung.

Die Placebowirkung wurde natürlich in Anbetracht der gleichen Wirksamkeit unterschiedlicher Psychotherapieformen auch für diese Art von Behandlung diskutiert. Laut Grissom (1996) ist in der vergleichenden Psychotherapieforschung hier die Placebo-Bedingung mit einer Effektstärke von 0.44 deutlich wirksamer als eine Nicht-Behandlung. Letztlich sind es immer wieder die oben dargestellten kontextuellen Faktoren, die die entscheidenden Wirkfaktoren darstellen.

Mir kommt in Anbetracht der hohen Bedeutsamkeit der zwischenmenschlichen Faktoren S. Freuds Diktum in den Sinn, dass »wir […] wahrscheinlich genötigt sein werden, in der Massenanwendung unserer Therapie das reine Gold der Analyse reichlich mit dem Kupfer der direkten *Suggestion* zu legieren« (Freud 1919a, S. 194; Hervorhebung: T. P.). Wenn man die Befunde der vergleichenden Psychotherapieforschung ernst nimmt, dann muss der Satz heute umgekehrt lauten. Das Kupfer in Freuds Metapher hat sich heute nämlich als das eigentliche Gold erwiesen und das Gold in der Metapher als zwar unverzichtbar, aber wesentlich weniger wirksam: also der Katalysator? Freud bringt in seinem Satz die Suggestion ins Spiel. Vieles spricht dafür, dass bei den kontexuellen Faktoren in ihrem Wirkmechanismus unbewusst suggestive und autosuggestive Phänomene eine große Rolle spielen. Der Therapeut will und vermittelt, wenn ein Patient sich für die Behandlung bei ihm entscheidet, dass es jenem besser gehen möge, er vermittelt ihm, dass er ihn dabei unterstützen will, einen guten Weg für sich zu finden, und dass er ihn dabei begleiten wird. Der Patient kommt ihm mit seiner »unanstößigen positiven Übertragung« entgegen. All das beinhaltet Suggestion. Freud selbst betont in seinen »Vorlesungen zur Einführung in die Psychoanalyse«: »Die für den guten Ausgang [einer psychoanalytischen Therapie] entscheidende Veränderung ist die Ausschaltung der Verdrängung [...], so daß sich die Libido nicht durch die Flucht ins [dynamische] Unbewußte [...] dem Ich entziehen kann. Ermöglicht wird sie durch die Ichveränderung, welche sich unter dem Einfluß der ärztlichen *Suggestion* vollzieht« (Ergänzung und Auslassungen sowie Kursivierung durch T.P.) (Freud 1916–1917a, S.473). Der Anteil bzw. die Abgrenzung von Suggestion und der für den therapeutischen Prozess so wichtigen »unanstößigen Übertragung« blieb für ihn bis zuletzt unbestimmt. Noch 1921 (Freud 1921c) sprach er vom »Rätsel der Suggestion«, das sich für ihn einer Erklärung entziehe. Die Bedeutung der Suggestion in der psychoanalytischen Arbeit wird auch Jahrzehnte später noch unverändert anerkannt. Thomä schreibt 1984 »daß [...] den psychoanalytischen Deutungen ein suggestiver Anteil im weiteren Sinn innewohnt. Ihre therapeutische Wirksamkeit [sei] nämlich an die Identifizierung des Patienten mit dem Psychoanalytiker als Vermittler hilfreicher Funktionen gebunden, die mit dem Deuten einhergehen« (Thomä 1984).

Wie stark Suggestion wirksam sein kann, zeigt der sog. Voodoo-Tod. Das Phänomen dieses psychogenen Todes ist für Naturvölker beschrieben worden und wird als von übernatürlichen Kräften verursachte Konsequenz eines Zaubers, einer Verfluchung oder einer Tabuverletzung angesehen, die die Wirkung von Suggestion und Autosuggestion im Extrem plastisch vor Augen führt (Kächele 1970, Schmid 2010). Suggestion mit letalen Folgen gibt es natürlich auch in »zivilisierten« Gesellschaften. Der Anführer der US-amerikanischen Heaven's Gate-Bewegung, Marshall Applewhite, »suggerierte« seinen Anhängern aus vollster Überzeugung, dass ihr kollektiver Suizid ein Weg wäre, um ihre Seelen zu Außerirdischen zu schicken, deren Raumschiff hinter dem Kometen Hale-Bopp auf sie warten würde. Als der Komet der Erde am nächsten kam, suizidierten sich 39 Anhänger ohne jeden Zwang in drei Gruppen im März 1997 in einer Villa nahe San Diego in Kalifornien. All das zeigt, dass ein Mensch, der seine tiefe Überzeugung einem anderen oder einer Gruppe charismatisch nahebringt, die bereit ist, diese zu teilen, und in intensiver Beziehung zu ihm steht, enormen, ja vitalen Einfluss auf sein(e) Gegenüber ausüben kann (vgl. Piegler 2020). So ist auch der Erfolg von Schamanen, Geistheilern, Heilpraktikern etc. zu erklären (vgl. Frank 1961, Lund 1998).

Es handelt es sich wohl um ein ähnliches, wenn nicht dasselbe Phänomen, dessen Bedeutung Fonagy in den letzten Jahren – freilich aus einem ganz anderen

Blickwinkel – als therapeutischen Dreh- und Angelpunkt herausgestellt hat: »Epistemic trust« (Fonagy & Allison 2014)! Dabei ist epistemisches Vertrauen oder Misstrauen nicht nur Merkmal des Patienten. Die diesbezüglichen Qualitäten des Therapeuten spielen in der therapeutischen Arbeit gleichermaßen eine zentrale Rolle: Nur ein überzeugender Therapeut weckt bei seinen Patienten epistemisches Vertrauen, das deren Bereitschaft fördert, sich auf die Therapie bei ihm einzulassen und von ihm zu lernen! C. Flückiger, der an der Universität Zürich eine Professur für »Allgemeine Interventionspsychologie und Psychotherapie« innehat, in einer persönlichen Mitteilung (23.04.2021) dazu: »Ich teile […] die Idee, dass eine gute Psychotherapie eine im besten Wissen und Gewissen ›Überredungskunst‹ [im Sinne von Suggestion; T. P.] ist, damit die Patient*innen den Mut bekommen genau die Dinge anzugehen, die sie sonst tunlichst vermeiden.« Und: » Aus dieser Perspektive hätte eine ›Autosuggestion‹ zusätzlich ihre Bedeutung.«

Unbewusstes mikro-affektives Verhalten

D. Stern und die Boston Change Process Study Group konstatieren 2012: »Detaillierte Studien über den Prozess psychoanalytischer Behandlungen lassen keinen Zweifel daran, dass die Beschreibung der therapeutischen Wirkung als Resultat der in diesem Kontext gewöhnlich aufgeführten therapeutischen Aktivitäten – Deutung, Klärung, Konfrontation – den komplexen multimodalen Austauschprozess zwischen den beiden Interakteuren weder zu beschreiben noch zu erhellen vermögen (Waldron et al. 2004).« Und weiter (ebd.): Der »Prozess der abgestimmten Gerichtetheit [von Therapeut und Patient] muss auf der impliziten Ebene gelebter Interaktionen in Gang kommen. Dass die Beteiligten explizit, also verbal, über die Interaktionen reflektieren, ist keine notwendige Bedingung. Die implizite Erfahrung generiert ›gefühlte Bedeutungen‹, die gelebt und auch verbal weiter erforscht werden können, wodurch sie sprachliche und narrative Bedeutungen erhalten; notwendig aber ist dies nicht. Wenn man die für jede relationale Kommunikation charakteristischen, in Sekundenbruchteilen gesendeten und empfangenen Signale und die multiplen Kanäle bedenkt, über die affektive und verbale Bedeutung vermittelt wird, steht zu vermuten, dass der Löwenanteil der gelebten Erfahrung der therapeutischen Beziehung zwangsläufig niemals direkt in Worte gefasst oder explizit reflektiert wird.« (Stern et al. 2012)

R. Krause hat versucht, die nichtsprachlichen Kanäle zu erkunden, wobei er sich wegen des enormen Aufwandes solcher Forschung weitgehend auf den affektiv-mimischen Kanal beschränkte. Einige seiner Ergebnisse (Krause 2012) sollen in ihrer Konsequenz im Folgenden skizziert werden. Sie stehen im Einklang mit den Ausführungen von Stern et al. Auch er weist darauf hin, dass die Inszenierung des inneren Konfliktes des Patienten nur sehr beschränkt über Sprache erfolgt, dass vielmehr die nonverbalen und paraverbalen Verhaltensweisen bei weitem mächtigere und vor allem weniger bewusste konflikthafte Inszenierungen zur Folge hätten, wohl aber großen Einfluss auf den Behandlungserfolg. Krause beobachtete, dass mimische Affekte während des Schweigens ungleich bedeutsamer für Veränderungsprozesse sind als solche, die – wenn auch emotional – das Sprechen begleiten. All diese Prozesse seien, so Krause, im Allgemeinen nicht introspektiv abgebildet und damit für beide Protagonisten in einem deskriptiven Sinne unbewusst. Allerdings werde in gut laufenden Therapien das nonverbale Enactment durch das »Sprechen« über den Konflikt abgelöst, wobei dieses Sprechen über den inszenierten Konflikt vorwiegend in Metaphern geschehe und dies vorzugsweise in einem umschriebenen kurzen Zeitfenster geschehen müsse, da die metaphorische sprachliche Repräsentation andernfalls ihrer affektiven Verknüpfung verlustig gehe und damit ihre Wirksamkeit verliere. In erfolgreichen Therapien komme es mit Fortschritt der Behandlung zunehmend zu einer Verbindung von Emotionen und verbalen Reflexionen.

Bezüglich der »Änderung der Kernkonflikte als Ziel des Behandlungsprozesses« ist Krause skeptisch, denn die Kernkonflikte seien allgemeine anthropologische Grundkonstanten – wer wollte nicht autonom handeln und gleichzeitig geliebt werden? Worauf es ankomme, sei vielmehr »die Implementierung dieser Wünsche im sozialen Feld und damit auch die Objektreaktionen darauf« (ebd., S. 149).

Und weiter: »Wir behaupten den [...] Forschungsergebnissen folgend, dass die hohe Stabilität psychischer Störungen damit zusammenhängt, dass es den psychisch Kranken unbewusst ›gelingt‹ [Anführungszeichen eingefügt von T. P.], die durchschnittsempathischen Mitmenschen in [ihren] Zirkel hineinzuziehen und dadurch ihre innere und äußere Welt zu perpetuieren.« Der gemeinsame Nenner von erfolgreichen Therapien liegt nach Krause darin, dass gute Psychotherapeuten in der Lage sind, diesem unbewussten Anpassungsprozess (Enactment) – auch dank eines klaren therapeutischen Rahmens – gegenzusteuern und auf der Mikroverhaltensebene eine Art unbewusstes instrumentelles Lernen in Gang zu setzen.

Das heißt natürlich nicht, dass es in Therapien keine sehr dichten emotionalen, in Affekt und paraverbalem Verhalten bis hin zur Körperhaltung, synchronisierten Momente geben dürfte! Im Gegenteil, oft sind gerade diese hoch bedeutsamen

Situationen mit dem korreliert, was Stern et al. als »Begegnungsmoment« bezeichnen. Und dieses hat ein hohes Veränderungs- und Entwicklungspotential.

Nur die schlechtesten Therapeuten zeichnen sich durch ihnen selbst natürlich nicht bewusste permanente hohe Reziprozität ihrer mimischen Affekte in der Therapie aus. Die Mehrzahl der Therapeuten ist mimisch und sprachlich zurückhaltender als die Patienten und zeigt wenig reziproke Affektmuster! Die intersubjektiven affektiven Beziehungsmuster erklären einen nicht unerheblichen Teil der Varianz des Erfolges von Therapien.

Krause dazu: »Wahrscheinlich trifft die von Bion eingeführte Metapher des ›Containing‹ das Geschehen am ehesten. Die unbewussten Ausdrücke des Patienten werden vom Therapeuten aufgenommen, komplementär metabolisiert und Stück für Stück kognitiviert.« Zu deutende Zusammenhänge müssen affektiv-interaktiv in der Dyade aufgetreten sein, ehe sie in Worte gebracht werden, wobei ein kleines Zeitfenster für die Verknüpfung des interaktiv-affektiven mit dem kognitiv deutenden Anteil genutzt werden muss. Zeitlich nicht zu spät, weil der interaktive Affekt abklingt und die Deutung dann nur intellektuell wirken kann, aber auch nicht zu schnell, weil ausreichend Zeit für die Entwicklung der vorbewussten Denkprozesse benötigt wird. Dabei eignen sich Metaphern am besten, denn die Verbindung von Bild und Begriff ist am ehesten geeignet, die Verlötung des interaktiven Affekts mit dem selbstreflexiven Denken und mit anderen Gedanken und Repräsentanzen, die mit Affekten verbunden sind, in der Dyade zu bewerkstelligen. Dabei erweist sich die gemeinsame Erarbeitung von Metaphern als Zwischenglied für die Metabolisierung als optimal. Bei der Verwendung von Metaphern gibt es – vergleichbar der Sprachentwicklung – gleichsam eine Evolution des Denkens und Sprechens, wobei die Produktion interaktiver Metaphern mit einer Verringerung der Beschwerden des Patienten einhergeht.

Kurz zusammengefasst sieht es nach Krause so aus, als »zeige« der Therapeut diejenigen Affekte, die dem Patienten in den erzählten Episoden fehlten und wohl auch durch seine Geschichte abhandengekommen sind. Das Verstehen wäre solchermaßen an das Wiedererleben der fehlenden Affekte zuerst beim Therapeuten als Gegenübertragung gebunden. Sprachliche Interventionen, die das affektive Geschehen optimal aufgreifen können, benutzen metaphorische Repräsentationsformen. Krause betont den Affekten innewohnenden intentionalen Gehalt. Damit ist die Verbindung zu Mentalisierungsvorgängen und zu der Entwicklung des so zentralen epistemischen Vertrauens (»epistemic trust«) für eine erfolgreiche Therapie hergestellt (Liljenfors & Lundh 2015). Für Fonagy ist das, wie gesagt, der Dreh- und Angelpunkt überhaupt (Fonagy & Allison 2014). Natürlich kann man das Ganze auch im Kontext mit den Ergebnissen der Säuglingsforschung sehen, nämlich mit der markierten und eben nicht Eins-zu-eins-Spiegelung der Elternfiguren. Und so landet man wieder bei Stern, seiner Arbeitsgruppe und deren Diktum vom »Etwas-Mehr« als Deutung (Stern et al. 2002)!

Neurobiologische Befunde

Freud hat eine für die damalige Zeit exzellente neurologische Ausbildung absolviert. Ende des 19. Jahrhunderts arbeitete er in Wien im Labor des damals führenden Neuroanatomen Ernst von Brücke und versuchte, die neurobiologischen Grundlagen des Seelischen zu ergründen. Bis dahin hatte er schon rund 30 neurologische Schriften veröffentlicht, darunter mehrere von richtungweisender Bedeutung (Spehlmann 1953). Neurologie und Psychoanalyse spukten damals in seinem Kopf herum und verdichteten sich zu seinem Gedanken, einen »Entwurf einer Psychologie« zu verfassen.* 1895 gab er das Projekt auf, da die neurobiologischen Forschungsmöglichkeiten damals zu beschränkt waren. Bis zu seinem Tode hat er aber an der Notwendigkeit einer neurobiologischen Fundierung seiner Lehre festgehalten und ist seiner naturwissenschaftlich geprägten Terminologie treu geblieben. Der bekannte südafrikanische Neurobiologe und Psychoanalytiker Mark Solms ist in einem Interview einmal gefragt worden, was S. Freud, würde er heute leben, wohl jetzt machen würde. Seine Antwort: »Hätten ihm die heutigen Methoden [der Neurobiologie] zur Verfügung gestanden, wäre er ganz bestimmt dabei geblieben und würde jetzt vielleicht in irgendeinem Schlaflabor erforschen, was im Gehirn von Träumenden passiert. So gesehen können wir eigentlich von Glück sagen, dass er schon vor 150 Jahren geboren wurde« (zit. n. Piegler 2015).

Erst in den letzten Jahrzehnten hat die Psychoanalyse diesen Faden wieder aufgegriffen, wobei ich auf die mittlerweile umfängliche, einschlägige Literatur dazu nur verweisen kann (z. B. auf das Buch von Böker et al. 2016).

Das Gehirn ist als Gesamtsystem dynamisch organisiert. »Seine Netzwerkstruktur verändert sich funktionell in Abhängigkeit von wechselnden Erfahrungen, wobei die korrelierte Aktivität eine wesentliche Führungsgröße darstellt« (Deneke 1999, zit. n. Krause 2012, S. 138). Das Gehirn mit seinen ca. 86 Milliarden Nervenzellen vermag allein aufgrund seiner vielfältigen synaptischen Vernetzungen alles ohne eine zentrale Steuerungsstelle zu koordinieren! Von außen kann es

---

* Posthum 1950 veröffentlicht (Freud 1950c).

angeregt, aber nicht gesteuert werden. Der Mensch ist ein Wesen, das sich die Welt handelnd erschließen muss. Die Funktionsweise seines Gehirns folgt allein dem Primat der selbstregulierten Aktion. »Herausforderungen und Belastungen [besonders pränatal und in der Frühkindheit, aber auch in jedem späteren Lebensalter; Einfügung von T. P.] können das System in eine Instabilität führen. Diese z. T. als Stress [von Angst, Schmerz und/oder Depression etc. angetriggert; Einfügung von T. P.] wahrgenommene Phase ist zugleich Lernanregung.* Denn über die Instabilität, die Teil eines jeden Lernprozesses ist, gilt es im Sinne eines Ordnungsüberganges in ein neues Gleichgewicht zu gelangen. Eine der zentralen Aufgaben der therapeutischen Beziehung liegt in der Schaffung eines stabilen, sicheren Rahmens [und damit von ›epistemic trust‹; Einfügung von T. P.], der es dem ›System Mensch‹ erlaubt, genau diese Instabilitäten zuzulassen, um den Aufbau neuer Gleichgewichtszustände zu ermöglichen« (de Monte 2015). Dieser Aufbau gelingt besonders dann gut, wenn im Rahmen einer sicheren und vertrauensvollen Arbeitsbeziehung Oxytocin ausgeschüttet wird (Seltzer et al. 2010)! Die resultierenden Veränderungsprozesse, die sich auf Erlebnis- und Verhaltensebene manifestieren, haben ein hirnorganisches Korrelat in sich verändernden und neu entstehenden synaptischen Verknüpfungen. Das heißt, Psychotherapie ist nachgewiesenermaßen in der Lage, die organische Struktur des Gehirns nachhaltig zu verändern (Schiepek 2011).

Im Folgenden beziehe ich mich auf Gerhard Roth (z. B. Roth 2006), der sich hierzulande intensiv mit Neurobiologie und psychoanalytischer Therapie auseinandergesetzt hat und sich u. a. mit seiner aufwändigen Hanse-Neuro-Psychoanalyse-Studie (2007–2010), an der neben ihm noch viele andere mitgewirkt haben, einen Namen machte. In dieser Studie wurden chronisch Depressive im ambulanten Setting psychoanalytisch 15 Monate lang behandelt und mehrfach im Verlauf, viele Parameter betreffend, untersucht. Alle Patienten verbesserten sich in ihrer Symptomatik, aber ebenso auch in ihrem Bindungsverhalten[3] und im Hinblick auf ihre neuronalen Aktivierungen, wenn man sie mit auf sie individuell zugeschnittenen persönlichen OPD-Sätzen konfrontierte. Die neuronalen Veränderungen – vermehrte Aktivierung am Anfang und verminderte Aktivierung nach 12 Monaten im Amygdala-Hippocampus-Komplex, ventralen anterioren cingulären Cortex (ACC) und medialen präfrontalen Cortex (MPC) – wurden bei der gesunden Kontrollgruppe nicht gefunden.

* Anmerkung T. P.: D. h., das Symptom wird zur Herausforderung, neue Lösungen für das symptomauslösende Problem zu entwickeln.

Der signifikante Zusammenhang von Symptombesserung mit verminderten Aktivierungen in diesen Hirnarealen lässt darauf schließen, dass diese Veränderungen mit den positiven Therapieeffekten korreliert sind (Buchheim et al. 2012), d. h., dass es gerade im limbischen System zu Veränderungen gekommen ist! Nur Veränderungen genau da korrelieren mit einem langfristigen Therapieerfolg.

Die Ergebnisse der neurobiologischen Forschung kann man nach Roth holzschnittartig folgendermaßen zusammenfassen:

1. Psychische Erkrankungen beruhen auf strukturellen und funktionalen Störungen corticaler, aber besonders auch subcorticaler limbischer Hirnzentren und ihrer Interaktion mit cortical-exekutiven Zentren – hier besonders dem präfrontalen Cortex. Dabei können sie durch eine Kombination von genetisch-epigenetischer Vorbelastung (u. a. des serotonergen Systems), einer Schwächung der Stress-Achse, frühkindlicher Traumatisierung und negativen Erfahrungen in späterer Kindheit und Jugend verursacht werden. Eine erfolgreiche Psychotherapie, die auch nach Therapieende anhält oder sogar noch eine weitere Besserung bewirkt, muss mit einer sichtbaren Veränderung der gestörten Aktivität der limbischen Zentren und ihrer Interaktionen einhergehen.
2. Die traditionelle psychoanalytische Therapie versuchte, dem Patienten ein vertieftes Verständnis der ursächlichen (meist dynamisch unbewussten) Zusammenhänge seines Leidens zu vermitteln, das in der Regel aus negativen (früh-) kindlichen und pubertären Erfahrungen bzw. Defiziten resultierte.
   Die verdrängten Erfahrungen sind nach Meinung der klassischen Psychoanalyse einer Verarbeitung durch das Bewusstsein (vorübergehend) entzogen und können deshalb nicht in die Persönlichkeit integriert werden. Dies kann nach Meinung von S. Freud und vieler seiner Epigonen nur durch das Bewusstmachen und Deuten dieser Konflikte erreicht werden, womit eine Integration in das Ich des Patienten erreicht werden kann.
   Aber leider – so die neurobiologische Erkenntnis – können Prozesse in subcorticalen limbischen Zentren (Hypothalamus, Amygdala, Nucleus accumbens usw.), aber auch solche, die vor der Ausbildung eines erinnerungsfähigen corticalen Langzeitgedächtnisses bewusst erlebt wurden (»infantile Amnesie«), *grundsätzlich nicht* bewusstgemacht werden. Diese Inhalte sind zwar psychisch höchst wirksam und äußern sich in der psychischen Befindlichkeit und der nichtverbalen Kommunikation (Inszenierung, Gestik, Mimik, emotionale Sprache). Und sie können nichtverbal vom Therapeuten auch erfahren werden, und zwar im Rahmen von Übertragung und Gegenübertragung. Eine rein

sprachlich-aufklärende Deutung, die dem Patienten gegeben wird, wirkt aber nicht auf die subcorticalen limbischen Zentren. Deshalb kann die »Deutung« des Leidens durch den Therapeuten keine tiefgreifende Wirkung entfalten!

3. In der *ersten Phase der Therapie* tritt eine schnelle, aber nur unspezifische Besserung aufgrund der sich entwickelnden therapeutischen Allianz und insbesondere aufgrund der sicheren Beziehung, des gegenseitigen Vertrauens sowie des gemeinsamen Glaubens an die Wirkung der therapeutischen Maßnahmen ein. Es kommt auf beiden Seiten zu einer verstärkten Ausschüttung des »Bindungshormons« Oxytocin, was eine gesteigerte Ausschüttung von endogenen Opioiden und von Serotonin zur Folge hat, sowie zu einer verminderten Ausschüttung von Cortisol und anderen »Stresshormonen«. Auf all dem beruht augenscheinlich die erste und relativ schnelle Wirkung vieler Psychotherapiemaßnahmen. Die eigentlichen strukturell-funktionalen Defizite auf den limbischen Ebenen werden dabei aber nicht behoben, was z.B. die hohe Rückfallquote bei Depression erklären könnte.
4. In der *zweiten, langwierigen Phase* kommt es dann im Kontext mit sich wiederholenden *emotionalen Neuerfahrungen* in der therapeutischen Begegnung (implizites Lernen) zu funktionalen und strukturellen Veränderungen in subcorticalen limbischen Zentren (Amygdala, Basalganglien), und zwar auf der Ebene von Rezeptoren im Bereich der Stressverarbeitung, Selbstberuhigung, Bindungsfähigkeit und Impulshemmung. All das wäre natürlich ohne die »common factors« nicht möglich. So bilden sich auf der Ebene der Basalganglien neue Muster von Antworteigenschaften (»Ersatzschaltungen«), welche die alten Muster überlagern, ohne sie aber ganz auszulöschen. Hierbei dürfte die oxytocin-vermittelte Neubildung von Neuronen im Hippocampus eine wichtige Rolle spielen.
   Im psychoanalytischen Jargon ist es die Phase des Durcharbeitens. Dies geschieht, wie gesagt, in einer »impliziten« bzw. »prozeduralen« Weise, die langwierig ist. Dennoch ist gerade diese zweite, langwierige Phase unbedingt notwendig für eine nachhaltige Linderung schwerer psychischer Störungen.

Ein Resümee

Psychotherapien sind – unabhängig von ihrer Art – in etwa gleichermaßen wirksam. Zentrale Bedeutung kommt im therapeutischen Prozess den schulenunabhängigen Faktoren zu, wie immer man sie auch nennen mag (»common factors«,

»Placebo«-, »Suggestiv«-Effekte). Diese betreffen die therapeutische Beziehung. Es scheint so, als ob die nämlichen Faktoren, die in der Kindheit eine psychisch gesunde Entwicklung ermöglichen, auch in der Therapie eine ganz zentrale Rolle spielen. Schon 1929 konstatierte Ferenczi im Widerspruch zu S. Freud, dass man *manche* Patienten »förmlich adoptieren und erstmalig der Segnungen einer normalen Kinderstube teilhaftig werden lassen [müsste]« (S. 488 f.). Franz Alexander und Thomas French publizierten ca. 20 Jahre später ihr zentrales therapeutisches Konzept *korrigierender emotionaler Erfahrung* und Mentzos drückte das Nämliche weitere 60 Jahre später – wiederum ziemlich konkretistisch – folgendermaßen aus: Therapeutische Beziehungen haben »die Funktion, missglückte Beziehungen zu den Primärpersonen wiedergutzumachen« (Mentzos 2003).

Bis heute hat sich an dieser basalen therapeutischen Grundhaltung nicht viel geändert: Klöpper (2014, S. 382) betont, dass eine psychodynamische Psychotherapie u. a. »der *Nachreifung des Subjekts und seines Selbst im Rahmen eines dyadisch-intersubjektiven Beziehungsangebotes* (Kursivierung von T. P.)« dient. Dabei sind Bedingungen herzustellen, »die denen des unter optimalen Entwicklungsbedingungen aufwachsenden Kindes ähnlich sind. Dazu gehört, dass der Therapeut ähnliche Haltungen einnimmt, wie es Eltern in der Kindererziehung tun« (Klöpper 2006). Nur in einer Therapie, die auf emotionale Neuerfahrungen abzielt, ereignen sich implizite, oft nicht sprachfähige »Lernvorgänge«, die im Gehirn zu neuronalen Neuverschaltungen in den limbischen Strukturen führen. Dem trägt der heutige intersubjektive Therapieansatz in optimaler Weise Rechnung (vgl. Elvy 2011). Nimmt man die Langzeitwirkung in den Blick, die sich nur mit Katamnesen Jahre nach Therapiebeendigung erfassen lässt (Shedler 2011; vgl. auch z. B. Fonagy; s. o.), ergibt sich, auch bei komplexeren Störungen – erst recht unter Zugrundelegung der neurobiologischen Erkenntnisse –, eine Überlegenheit beziehungsorientierter und damit psychodynamischer Verfahren (Rabung & Leichsenring 2016). Dazu passend konnte nachgewiesen werden, *dass es nicht die Länge der Therapie an sich ist, die wirkt, sondern die Zahl der therapeutischen Begegnungen* (Cierpka et al. 2015).

Der Versuch, Therapien durch Hinzufügung bestimmter Therapieelemente wirksamer zu machen, hat sich nicht als sonderlich effizienzsteigernd erwiesen, auch ein positiver Effekt des Couch-Settings ist nicht belegbar (Schachter & Kächele 2010), wohl aber die Verwendung von Metaphern, die in der Psychotherapie eine lange Tradition hat (Schmitt & Heidenreich 2019). Die Bedeutung der Nutzung von Metaphern liegt darin, dass sie primäre Affekte, Interaktionsaffekte und damit verbundene physiologische Vorgänge, die sich paraverbal in Mimik und Gestik etc. ausdrücken, intuitiv erfassbar machen, oder, anders ausgedrückt: einer Transformation in die in unserer Kultur gängige Sprache zugänglich und damit kommunizierbar machen (Krause 2012).

Wenn man längerfristige Katamnesezeiträume nach psychodynamischen Langzeittherapien betrachtet, zeigen sich weitere Verbesserungen noch Jahre nach dem Therapieende, was man wohl so interpretieren kann, dass die Veränderungen auf neuronaler Ebene dauerhaft wirksam sind. Salopp ausgedrückt: dass das Gelernte ein für allemal sitzt und weitere Lernschritte ermöglicht. Wie die Veränderungsprozesse letztendlich zustandekommen, davon wissen wir mittlerweile so viel, dass es uns Heutigen möglich wäre, Freuds »Entwurf einer Psychologie« fortzuschreiben, aber auch für uns gibt es noch viele offene Fragen.

Der Autor (T. P.) sieht in diesem seinem Beitrag eine wissenschaftliche Bestätigung dessen, was in den unterschiedlichen Kapiteln dieses Buches zu lesen ist. Es ist nur eine ganz andere Perspektive, unter der hier therapeutische Prozesse und deren Ergebnisse beleuchtet werden. In dem Ringen um Entwicklungsprozesse anstoßende und fördernde Interventionen wird das beeindruckend hohe und authentische Engagement des je individuellen Therapeuten sichtbar, das er als »antwortendes« Individuum in die therapeutische Beziehung einbringt, und das ist viel mehr als nur Deutung. Es ist das, was Stern und seine Arbeitsgruppe so bescheiden als »etwas mehr als Deutung« klassifizieren, und umfasst den reichen Schatz, den uns schon seit Generationen viele Psychoanalytiker in ihrer Sprache nahegebracht haben und -bringen: die Bedeutung von Bindung, Holding, Containing und Förderung von Mentalisierung. Immer wieder ist es faszinierend zu lesen, wie der je einzelne Psychotherapeut die intersubjektive Begegnung mit großem Engagement gestaltet (z. B. Kämmerer 2016) und so zur heilsamen »Droge Arzt« wird.

Schließen will ich mit einem Zitat S. Freuds: Er soll im vertrauten Kreis geäußert haben: »Das Geheimnis unseres Tuns [ist], dass Heilung Heilung durch Liebe ist!« (Grubrich-Simitis zit. bei Hübner 2011)[4] Er soll hinzugefügt haben, »dass es ›für die Überwindung der Grenzen der Therapierbarkeit […] größter *persönlicher* Anstrengungen [bedürfe]‹. Und Freud habe auch gesagt: ›Man könne mehr in der Therapie erreichen, aber dann muss man sich aus der eigenen Haut Riemen schneiden‹« (Diederichs et al. 2011). Welcher psychodynamisch arbeitende Psychotherapeut findet sich in diesen Aussagen nicht wieder? Wer kennt nicht nur allzu gut dieses tiefgehende Mitleiden und Mitringen aus seiner eigenen therapeutischen Praxis?

1. TEIL

Die »Basics« der psychodynamischen Psychotherapie

Theorie und Praxis (Michael Klöpper)

KAPITEL 3

Die Bedeutung des Unbewussten in der psychodynamischen Psychotherapie

Psychodynamische Psychotherapeuten müssen »über eine kohärente theoretische Grundlage verfügen«, äußerte Fonagy 2010 (S. 39). Darum sollen hier diejenigen Themen der Theorie vom Unbewussten kurz zusammengefasst werden, die für die psychodynamische Arbeit basal sind und auf die ich im Verlauf meines Textes immer wieder Bezug nehme.

Das Unbewusste

Es ist zwar geläufig, dass eine herausragende Aufgabe des Therapeuten darin besteht, dem Patienten die Inhalte seines Unbewussten bewusst werden zu lassen. Doch schon die Formulierung *Inhalte des Unbewussten* führt in die Irre. Denn sie legt die Annahme nahe, dass es »Das Unbewusste« überhaupt gibt. Eine solche Formulierung kann zu der irrtümlichen Annahme führen, dass es das Unbewusste als eine einheitliche Struktur der Psyche geben könnte. Das ist aber nicht der Fall. Darum werden hier zunächst einige Schritte der Entwicklung der Theorie zum Unbewussten skizziert, ehe anschließend die aktuell diskutierten Auffassungen zum Konzept »unbewusster Prozesse« (Schüßler 2002, S. 209) skizziert werden.

Dabei wird vorrangig der Frage nachgegangen, welche Bedeutung das Konzept vom Unbewussten für die tägliche und praktische Arbeit in den psychodynamischen Psychotherapien hat. Es soll hier also nicht um eine umfassende Darstellung des Konzeptes gehen, sondern vielmehr darum, die komplexe und vielfältige Theorie des Unbewussten so zu beschreiben, dass darin eine Struktur erkennbar wird, mit deren Hilfe dem Therapeuten die Reflexion während der konkreten

Arbeit mit dem Patienten leichter fällt. In der hier beschriebenen Aufbereitung des Konzeptes unbewusster Prozesse wird ein gedanklicher Bogen geschlagen von Freuds ursprünglichen Ideen bis hin zu den zeitgenössischen Denkmodellen der Intersubjektivität. Bei diesem Bogenschlag ergeben sich drei verschiedene, für die Praxis hilfreiche Perspektiven, aus denen auf jeweils unterschiedliche Weise auf unbewusste Prozesse geblickt werden kann. Die damit vorgeschlagene ständige Oszillation des Therapeuten zwischen den drei verschiedenen reflexiven Blickrichtungen erleichtert es ihm, fordert ihn aber auch heraus, sich im wechselvollen und oft genug verwirrenden therapeutischen Geschehen ständig neu zu orientieren. Auf diese Weise wird aus der ursprünglich noch einseitigen Blickrichtung auf das Unbewusste mit dem dualen Triebmodell und dem Es im Zentrum eine mehrdimensionale Betrachtung *unbewusster Prozesse*, die das Erleben des Subjektes ständig prägen.

Das »Unbewusste« bei Freud

Freud (1915e, S. 285) hat das Unbewusste als zentralen Begriff der Psychoanalyse eingeführt und vom »System *Ubw*« (Hervorhebung im Original) gesprochen. Er vertrat die Auffassung, der »Kern des *Ubw* besteht aus Triebrepräsentanzen«, ist also inhaltlich definierbar, da es durch die Triebe gekennzeichnet ist. Mit seiner Hervorhebung des *Ubw* und in der Art seiner Deskription des Unbewussten ist unverkennbar, dass er es sich *räumlich geschichtet* vorgestellt hat, indem er es in seinem topischen Modell als unterste Schicht neben dem Vorbewussten und dem Bewussten gedacht hat. Später hat er diese Vorstellung modifiziert und geäußert: »Gut, so wollen wir ›unbewußt‹ nicht mehr im systematischen Sinn gebrauchen und dem bisher so Bezeichneten einen besseren […] Namen geben« (Freud 1933a, S. 78). Wir heißen »es fortan das *Es*. Dies unpersönliche Fürwort scheint besonders geeignet, den Hauptcharakter dieser Seelenprovinz, ihre Ichfremdheit, auszudrücken« (ebd., S. 79, Hervorhebung im Original). In diesem Strukturmodell der Psyche verortet Freud den Kern der Psyche, das Es. Und in dessen räumlicher Tiefe macht er den Sitz der Triebrepräsentanzen aus. Dieses Vorstellungsmodell* vom Unbewussten in räumlicher Figürlichkeit und örtlicher Zuordnung der Inhalte (zunächst der Trieb- und später auch der Selbst- und Objektrepräsentan-

* Dieses Modell zeigt beispielhaft eine »Emergenz-basierte, mit den Methoden der Hermeneutik gewonnene […] Theorie« (Kämmerer 2021), wie sie in der Einleitung beschrieben wird.

zen) hat das Denken von Psychoanalytikern und Psychotherapeuten bis weit in die zweite Hälfte des letzten Jahrhunderts geprägt.

Nach heutiger Auffassung lässt sich das Unbewusste allerdings weder als eine örtlich-räumliche Dimension des Psychischen denken (Buchholz & Gödde 2013) noch als ein inhaltlich definierbares und kohärentes System der Psyche. Es sollte aber gelingen zu erkennen, welche Teile der ursprünglichen Konzeption Freuds noch heute bei der psychodynamischen Arbeit hilfreich und wichtig sind und welche seiner Vorstellungen jetzt vor dem Hintergrund der Ergebnisse moderner Forschung verworfen oder ergänzt werden müssen. Denn ohne diese Differenzierung besteht in der therapeutischen Praxis die Gefahr, psychische Phänomene schwerpunktmäßig nur mit Hilfe *eines* Theoriemodells verstehen zu wollen. Dann wird ein angemessenes Verständnis des Patienten unter Zuhilfenahme *mehrerer* Erklärungsmodelle verfehlt. Ich halte es für wichtig zu erkennen, dass das *zeitgemäße Konzept* unbewusster Prozesse ohne ein Verständnis seiner wissenschaftshistorischen Wurzeln in seiner heute erkennbaren Komplexität nur unvollständig verstanden werden kann.

Freud (1915e, S. 264f.) konnte die Annahme des Unbewussten nur gegen den erbitterten Widerstand seiner Zeit als für die psychoanalytische Arbeit grundlegend einführen. Dabei hat er auf Inhalte einer bereits langen, aber eher philosophischen Theoriegeschichte zum Unbewussten zurückgreifen können (vgl. Buchholz & Gödde 2013, Gödde 2018), bis er die »Unterscheidung des Psychischen in Bewußtes und Unbewußtes« schließlich zum »erste[n] Schibboleth der Psychoanalyse« erklärt hat (Freud 1923b, S. 239).

Vorläufer des Konzeptes unbewusster Prozesse im Modell vom »Unbewussten« bei Freud

Freud (1923b, S. 241f.) hat mit seiner Unterscheidung des *deskriptiven* und des *dynamischen* Unbewussten bereits früh den Grundstein dafür gelegt, unbewusste *Prozesse* vom *Inhalt* des Unbewussten zu unterscheiden. Der Inhalt des dynamisch wirksamen Unbewussten entsteht nach seiner Vorstellung durch den Prozess der Verdrängung. Dabei werden unliebsame Inhalte wie Vorstellungen, Fantasien, Impulse, Wünsche u.Ä. vom Ich durch Verdrängung in die Latenz der Erinnerungsfähigkeit verschoben und auf diese Weise der bewussten Wahrnehmung entzogen. Latente Inhalte des Unbewussten (in seiner Konzeption sind dies Triebabkömmlinge) können dem Bewusstsein zwar erneut zugänglich werden, jedoch sorgt das Ich in vielen Fällen mit Hilfe eines dem Ich selbst unbewussten Widerstandes dafür, dass sie die Latenz des Unbewussten nicht verlassen können: »Wir erkennen, daß das *Ubw* nicht mit dem Verdrängten zusammenfällt; es bleibt richtig, daß alles Verdrängte *ubw* ist, aber nicht alles *Ubw* ist auch verdrängt. Auch ein Teil des Ichs [...] kann *ubw* sein, ist sicherlich *ubw*. Und dies *Ubw* des Ichs ist nicht latent [...]« (Freud 1923b, S. 244, Hervorhebung im Original). Allerdings klappen Widerstand und Verdrängung des Ich nicht immer zuverlässig, latente Inhalte des Unbewussten (also Triebrepräsentanzen) werden dynamisiert, d. h. sie können wieder ins Bewusstsein streben, aber vom Ich nicht angemessen verarbeitet werden. Sie treten dann zu Symptomen gewandelt oder als Triebdurchbrüche in Erscheinung.

In dieser Vorstellung Freuds sind *zwei dynamisch wirksame Prozesse* erkennbar, die Verdrängung sowie die Wiederkehr des Verdrängten. Für beide ist das Ich verantwortlich, indem es den Abwehrvorgang gegenüber dem unerträglichen Inhalt zur Verfügung hält und indem es den Widerstand gegen die Wiederkehr des Verdrängten aufrechterhält. Diese Konzeption hat prinzipiell bis heute Gültigkeit, allein mit dem Unterschied, dass wir die Inhalte des Unbewussten ebenso wie die Funktionen des Ich jetzt umfassender verstehen, als dies zu Freuds Zeit möglich war. Ferner verstehen wir die Abwehr heute als eine unter zahlreichen psychischen Funktionen des Selbst. Und unser Verständnis des Konzepts des Widerstands hat sich geändert (siehe Kap. 8).

Freud hat die wesentlichen Inhalte des deskriptiven Unbewussten, die von ihm als im Es vorhanden gedachten Triebrepräsentanzen, als eine quasi autonome Entität innerhalb der Psyche aufgefasst, die sich jeder weiteren verbalen Beschreibung entzieht: »Würde der Trieb sich nicht an eine Vorstellung heften oder nicht als Affektzustand zum Ausdruck kommen, so könnten wir nichts von ihm wissen« (Freud 1915e, S. 276). In dieser von ihm dual gedachten Triebhaftigkeit (»Sexualtriebe oder Eros« sowie »der Todestrieb« [Freud 1923b, S. 268 f.]) sah er die zentral wirksame motivationale Kraft des Menschen und darum drehten sich die Analysen der Patienten seiner Zeit. Bei diesem Konzept des *Ubw* ist wichtig zu erkennen, dass Freud den »Kern des *Ubw*« (s. o.) nicht im Kontext real entstehender Lebenserfahrung sah, sondern als *primär gegebene Ausstattung* eines jeden Individuums der Spezies Mensch.

Später beschrieben andere Theoretiker der Psychoanalyse (z. B. Emde 1991, Lichtenberg 1991b, Lichtenberg et al. 2000), die der Entwicklungspsychologie und der Säuglingsforschung nahestanden, andere Modelle der menschlichen Motivation. In deren Verständnis ist Motivation in den Grundzügen angeboren, differenziert sich jedoch erst im Verlauf der Entwicklung des Säuglings und in seinem Austausch mit der Umwelt bis ins Erwachsenenalter hinein immer weiter aus (vgl. Lichtenberg 1991b). In diesen Modellen entsteht die (teilweise) unbewusste Motivation stets *kontext*-gebunden d. h. gebunden an Erfahrung in seinen prägenden Beziehungen. Und der Neurowissenschaftler und Psychoanalytiker Solms (2013) spricht gar vom »bewusste[n] Es«. Er hebt hervor, dass Affekte primär, bewusst und differenziert benennbar sind.

Entscheidend an dieser Entwicklung der Theoriebildung ist einerseits, dass Freud das »Unbewußte« aus einer langen Tradition der Philosophie in ein zentrales Konzept der Psychologie gewandelt hat. Und er erkannte, dass das Unbewusste innerhalb von Beziehungen als »Übertragung« wirksam ist (Freud 1916–1917a, S. 447 ff). Zahlreiche Psychoanalytiker nach ihm haben zwar sein Verständnis von Übertragung übernommen, in diesem Modell allerdings ein Denken im Rahmen einer Ein-Personen-Psychologie gesehen und das Nachdenken über Unbewusstes erweitert, indem sie *unbewusste Prozesse im Kontext von Beziehungen* vermehrt in den Fokus ihrer Aufmerksamkeit und Reflexion nahmen. Sie begannen, die WAS-Dimension des Unbewussten (= was unbewusst ist) in vielfältig anderem als in ungenügend integrierten Triebrepräsentanzen zu sehen.

Noch eine weitere Entdeckung Freuds hat bis in die Gegenwart ihre Bedeutung erhalten, ja ist im Laufe der Theorieentwicklung erweitert, differenziert und zum Konzept ausgebaut worden: die Verwendung der Wort-Sprache. 1923 warf Freud die Frage auf: »›Wie wird etwas bewußt?‹ [Die Frage] lautet […] zweckmäßiger: ›Wie wird etwas vorbewußt?‹ Und die Antwort wäre: ›Durch die Verbindung mit den entsprechenden Wortvorstellungen‹« (Wörtliche Rede im Original, Freud 1923b, S. 247). Denn so »dämmert uns wie eine neue Einsicht auf: bewußt werden kann nur das, was schon einmal *bw* Wahrnehmung war […]. Erinnerungsreste denken wir uns in Systemen enthalten, welche unmittelbar an das System *W-Bw* anstoßen« (ebd.). Mit dem Begriff »Wort-Bewußtsein« beschreibt Freud, dass nach seiner Vorstellung nur bewusst werden kann, was mit Worten benannt und gedacht werden werden kann. Daran knüpft er auch die Voraussetzung für die Erinnerungsfähigkeit eines Inhalts: »An anderer Stelle habe ich schon die Annahme gemacht, daß der wirkliche Unterschied einer *ubw* von einer *vbw* Vorstellung (einem Gedanken) darin besteht, daß die erstere sich an irgendwelchem Material, das unerkannt bleibt, vollzieht, während bei der letzteren (der *vbw*) die Verbindung zur *Wortvorstellung* hinzukommt« (Freud 1923b, S. 247).

Mit der Beschreibung dieser Zusammenhänge, dass etwas bislang Unbewusstes erst durch die Transformation in Sprache bewusst werden kann, hat Freud die bis heute gültige Annahme und Grundlage jeder verbalen Form von Psychotherapie formuliert. Die von psychischem Leid befreiende Möglichkeit, die der Formulierung von Seelischem mit Worten innewohnt, nimmt an dieser Erkenntnis ihren Anfang. Bis allerdings unbewusste Zusammenhänge der bewussten Verwendung in wirklich befreiender Weise verfügbar werden, bedarf es während der Psychoanalyse oder der psychodynamischen Psychotherapie umfangreicher transformatorischer Prozesse, die ihren Beginn in der Arbeit mit der Gegenübertragung finden. Bei der Reflexion der Frage, wie die Formulierung von Seelischem mit Worten eine von psychischem Leid befreiende Wirkung entfalten kann, stößt man auf die Ergebnisse jüngerer Forschungen, die weitere unbewusste Prozesse im intersubjektiven Beziehungsgeschehen beschreiben. Sie lassen den transformatorischen Prozess im psychotherapeutischen Geschehen zunehmend besser verständlich werden. Auf sie wird weiter unten eingegangen (siehe Kap. 5).

Kurz & bündig

Zusammenfassend ist für das Verständnis unbewusster Prozesse und für die Arbeit damit wichtig zu verstehen,

1. dass Freud das Unbewusste zu einem psychologischen Konzept mit einem spezifischen Inhalt erhob, dem er für die seelische Gesundheit ebenso wie für psychische Krankheiten eine herausragende Bedeutung beimaß.
2. Er entdeckte, dass dem Unbewussten eine *dynamische Kraft* innewohnt, die aus dem Dort und Damals bis ins Hier und Jetzt wirkt.
3. In diesem Zusammenhang beschrieb er die *Übertragung* als ein Phänomen, welches das Realitätserleben in Beziehung gravierend verändert.
4. Und er beschrieb unbewusste intrapsychische Prozesse, die Abwehr, z. B. in Gestalt der Verdrängung als ein – wie wir heute sagen – *inneres Arbeitsmodell.*
5. Schließlich hat er die Grundlage für jede Form psychotherapeutischer Einflussnahme dadurch gelegt, dass er *die Umsetzung von Unbewusstem in Sprache* als ein wesentliches Element transformatorischer Prozesse erkannt und beschrieben hat.

Das sind fünf grundsätzliche Aspekte des Unbewussten, mit denen bis heute – wenn auch in vielfältiger Modifikation – gearbeitet wird.

Unbewusste Prozesse statt Ubw in dyadischen Beziehungen

Viele psychoanalytische Denker (Ferenczi, Balint, Mahler, Winnicott u.a.m.) haben im Laufe der Entwicklung der Objektbeziehungstheorie während des letzten Jahrhunderts sorgfältig und differenziert die Entwicklung der Mutter-Kind-Beziehung und deren Bedeutung für die Reifung der Psyche des Kindes, seine Separation und Individuation beschrieben. Damit wurde eine wesentliche Weiterentwicklung der Theorie der Psychoanalyse nach Freud eingeleitet. Sie bezog sich zugleich aber immer auf die Annahmen der Triebtheorie als entscheidender Reflexionsrahmen. Erst die Abwendung von diesen zentralen Annahmen Freudschen Denkens ermöglichte Entwicklungen des Theoriekorpus der Psychoanalyse, die das Verständnis des Unbewussten zwar in eine heute nur schwer überschaubare Komplexität und Pluralität der Auffassungen führten, die aber das Verständnis aller psychodynamischen Psychotherapieverfahren entscheidend verändert haben.

Der wohl alles entscheidende Veränderungsschritt dieser Entwicklung der Theorie besteht darin, dass das Unbewusste jetzt in *erfahrungbasierten Beziehungszusammenhängen* verstanden wird, nicht mehr allein unter dem Primat der Trieb-Entwicklung. Damit können diese Zusammenhänge in der Forschung und in der therapeutischen Praxis mikroepisodisch in deren zugehörigen Prozessschritten untersucht werden. *Prozesse unbewusster Beziehungserfahrungen* werden seitdem bedingungslos untersucht und bearbeitet. Dieser Wandel hat in den zurückliegenden Jahrzehnten einen schwer überschaubaren Fundus relevanter Forschungsergebnisse entstehen lassen. Im Folgenden wird der Versuch unternommen, darin einen roten Faden der Entwicklungslinie aufzuzeigen. Ziel dieses Versuchs ist es, die verschiedenen Konzepte unbewusster Prozesse *für die behandlungstechnische Praxis* besser handhabbar zu machen.

Rückblickend lässt sich die Theorie der psychoanalytischen Selbstpsychologie, wie sie in der zweiten Hälfte des vergangenen Jahrhunderts von Heinz Kohut konzipiert wurde (Kohut 1987, 1988a, 1988b), als *ein* Wendepunkt der Theorieentwicklung der Psychoanalyse ausmachen. Wendepunkt insofern, als Beziehung seitdem zunehmend unter dem *Aspekt eines Systems* und mit der Frage untersucht wird, wie sich darin *wechselseitige* Prozesse der *gegenseitigen* Beeinflussung erkennen und in ihrer Bedeutung verstehen lassen. Ohne dass Kohut den Aspekt des Systems in Beziehungen bereits ausdrücklich beschrieben und reflektiert hätte, lässt sich doch gerade das rückblickend in seiner Theorie erkennen.

Kohut sprach vom »Selbst« als der zentralen Struktur der Psyche und ging der

Frage nach, wie das Kind im Zuge seiner Entwicklung an der Seite der Mutter ein »kohärentes Selbst« entwickeln kann. Mit diesen Begriffen war in seiner Theoriebildung die Grundlage gelegt für die konsequente Untersuchung und Betrachtung der psychischen Entwicklung des Kindes und dessen grundlegender psychischer Struktur, eben dem *Selbst*, im dyadischen Wechselspiel der Mutter-Kind-Beziehung. Er ging davon aus, dass das Kind eine Entwicklung von einem archaischen, im späteren Leben unbewussten Urzustand des Selbst hin zu einem mit reifen Fähigkeiten ausgestatteten Selbst durchläuft. Damit diese Entwicklung gelingen kann, benötigt es kontinuierlich die Begleitung der Mutter und vor allem deren psychische Funktionen. Er sprach in diesem Zusammenhang von der *Selbstobjekt-Funktion* der Mutter, welche diese dem Kind kontinuierlich zur Verfügung stellen muss. Mit diesem Begriff wird zum Ausdruck gebracht, dass die Mutter dem Kind ihre eigenen psychischen Fähigkeiten derart zur Verfügung stellt, dass sie damit anstelle des Kindes Funktionen übernimmt, welche dieses aus eigenem Vermögen noch nicht ausüben kann. Mutter und Kind werden auf diese Weise zu einem sich gemeinsam und gegenseitig regulierenden und agierenden *dyadischen System.* Darin empfindet und kommuniziert der Säugling handlungsdialogisch (durch Erregung, Blicke, Mimik, Gestik, Motorik und Greinen) an die Mutter gerichtete archaische Bedürfnisse, *Selbstobjektbedürfnisse* in der Terminologie Kohuts, die ein doppeltes Ziel haben: Zum einen soll die Mutter Funktionen übernehmen, welche das Kind noch nicht selbst ausüben kann; zum anderen soll sie solche Zustände, Bedürfnisse und Notwendigkeiten des Kindes differenziert erfassen, welche es seinerseits noch nicht identifizieren kann. Und sie soll diese »Selbstobjektbedürfnisse« dem Kind kommunizieren, anfangs handlungssprachlich, später wortsprachlich. Auf diese Weise entwickeln Mutter und Kind miteinander einen permanenten Austausch über gefühlsmäßige Selbstzustände des Kindes und üben einen lösungsorientierten Umgang damit ein. Schrittweise erkennt das Kind aufgrund des Verhaltens der Mutter seine gefühls- und bedürfnismäßigen Zustände selbst und übernimmt in diesem sich über Jahre hinziehenden Beziehungssystem die im Zuge der Selbstobjektfunktion seitens der Mutter angebotenen Fähigkeiten derart, dass es diese in *eigene* Fähigkeiten transformiert. (Eine ausführliche Zusammenfassung dieser Zusammenhänge findet sich bei Milch 2001.)

Parallel mit diesen Austauschprozessen geht einher, dass das Kind die emotionalen Zustände der Mutter wahrnimmt. Es erkennt, dass sie unabhängig vom ihm in ihr existieren, und stellt sich zunehmend darauf ein. So entsteht schrittweise ein Beziehungssystem permanenter gegenseitiger Wahrnehmung und wechselseitiger Einstellung aufeinander, eine intersubjektive Beziehung. In einem sich über Jahre hinziehenden Verlauf verändern diese Prozesse des Austausches das System der Mutter-Kind-Dyade. Diese Schritte der Einstellung und Anpassung auf- und aneinander sowie die daraus resultierende Entwicklung von Fähigkeiten und Funktionen *verändert beide,* die Mutter ebenso wie das Kind!

Kurz & bündig
In der Mutter-Kind-Beziehung wird die Grundlage für die erste intersubjektive Beziehung gelegt und es entstehen im Kind diejenigen Fähigkeiten, die es ihm erlauben, seinerseits eine gelingende intersubjektive Beziehung aufzubauen und zu gestalten.

In diesem sich über Jahre hinziehenden Wechselspiel der Kommunikation im handlungssprachlichen Modus entsteht besonders im Kind, aber genauso in der Mutter ein *Wissen über den Anderen und sich selbst.* Dieses Wissen wird nicht verbal, also explizit vermittelt, sondern eben handlungsdialogisch und auf *implizite Weise.* Und bei diesem Wissen, dem impliziten Beziehungswissen, handelt es sich weniger um lexikalisches Wissen als vielmehr darum, *innere Zustände* erfassen/begreifen zu können und zu wissen, dass und wie sich mit diesen Zuständen umgehen lässt. Dieses Wissen und die angemessenen Umgangsweisen damit erwerben beide, Mutter und Kind, in gelingendem Maße ebenso wie in misslingendem Umfang.

Kurz & bündig
In der Mutter-Kind-Beziehung entstehen *Modi gegenseitiger Anpassung* in angemessener, vor allem aber auch in pathologischer Form (Brandchaft et al. 2010). Es ist wichtig zu verstehen, dass diese auf implizitem* Beziehungswissen basieren.

Während es in der psychoanalytischen Bewegung zu einer kritischen, teilweise ablehnenden Auseinandersetzung mit den von Kohut beschriebenen Zusammen-

* **Implizit** bedeutet: nicht ausdrücklich gesagt, sondern logisch (d. h. als autonome Leistung) erschlossen. **Implizites Wissen** bezieht sich auf das *Können* seines Trägers und dessen *Handlungen,* ohne dass man hierfür Erklärungen haben müsste: Learning by Doing. *Können* bezeichnet nicht körperliche oder manuelle Fertigkeiten allein, sondern auch psychische Fähigkeiten, also psychische Funktionen im Sinne der strukturbezogenen Psychotherapie. Es ist seinem Träger nicht unbedingt bewusst und kann nicht oder nur schwer in sprachlicher Form weitergegeben werden. Es basiert auf Erfahrung, Erinnerung und Anwendung. Es ist weitgehend handlungsgebunden, so dass es auch nur im Handeln oder in der Anwendung des Könnens deutlich bzw. sichtbar werden kann.

hängen in der Mutter-Kind-Dyade kam, wurde im Bereich der Säuglingsforschung, der Entwicklungspsychologie und der Neurobiologie immer klarer, wie zutreffend seine Annahmen sind und dass sie recht genau beschreiben, wie das Kind zur Reifung seines Selbst auf den kontinuierlichen Austausch mit der Mutter angewiesen ist. Der heutige Blick auf die beschriebenen grundlegenden Annahmen der psychoanalytischen Selbstpsychologie zeigt, dass sie durch die Ergebnisse der Säuglingsforschung, der Entwicklungspsychologie und der Neurobiologie weitgehend bestätigt werden (z. B. Beebe & Lachmann 1988, Beebe & Lachmann 2004, Dornes 1993a, Dornes 1993b, Köhler 1990, Köhler 1997, Lichtenberg 1991a, Stern 1992).

Kurz & bündig

Für das gegenwärtige Verständnis unbewusster Prozesse ist wichtig zu erkennen, dass mit dem Theoriekorpus der psychoanalytischen Selbstpsychologie Kohuts und seiner Nachfolger *neben* der Entwicklung der Objektbeziehungstheorien (s. u.) ein metapsychologisches Denkmodell entstanden ist, das konsequent die Bedeutung der Mutter-Kind-Dyade als ein *System mit permanenter wechselseitiger Beeinflussung* der beiden Beteiligten untersucht. Rückblickend scheint es mir angemessen festzustellen, dass hier der Anfang der wissenschaftshistorischen Entwicklungslinie und damit der Beginn eines roten Fadens der Entdeckung der Intersubjektivität in dyadischen Beziehungssystemen zu sehen ist. In intersubjektiver Perspektive werden Beziehungen daraufhin untersucht, wie *Prozesse wechselseitiger Beeinflussung* ablaufen und zur Folge haben, dass beide Beteiligte transformatorischen Prozessen unterliegen. Das stellt eine Dimension des Verständnisses unbewusster Prozesse dar, für die erst in den letzten Jahrzehnten eine zunehmende Aufmerksamkeit unter Psychoanalytikern und Psychotherapeuten entstanden ist, für die aber inzwischen unübersehbar ist, dass ihr Einfluss auf psychotherapeutische Veränderungsprozesse sehr viel größer ist als bislang angenommen.

Drei Aspekte unbewusster Prozesse

Gegenüber dem Zeitgeist des beginnenden 20. Jahrhunderts ist heute nicht mehr strittig, dass die menschliche Psyche durch Unbewusstes bewegt wird. Vielmehr kann mit Hilfe empirischer Forschung gezeigt werden, wie umfassend und ständig 1.) unbewusste Prozesse und 2.) spezifische unbewusste Inhalte das bewusste Erleben und Funktionieren des Menschen beeinflussen. Und mehr noch, dass im Verlauf aller Beziehungen und gerade in der therapeutischen Beziehung 3.) aktuell unbewusste intersubjektive Prozesse in impliziter Weise Einfluss auf deren Verlauf nehmen.

Damit stehen heute *unbewusste Prozesse* im Zentrum der Aufmerksamkeit von Therapeuten und Forschern. Das aktuelle Verständnis des Unbewussten hat sich von Freuds Denken im Strukturmodell sehr weit entfernt. Es gibt nicht mehr nur unbewusste Strukturen, wie noch relativ statisch im Modell Es-Ich-Überich oder auch im durchaus interaktiven Modell des Selbst der Selbstpsychologie verstanden. Sondern es können jetzt aktuelle intersubjektive Abläufe in emotional erfahrbaren und kognitiv zu beobachtenden intra- und interpsychischen Prozessen identifiziert und auf ihren unbewussten Gehalt hin untersucht werden. Dabei ist neben das Verständnis dessen, WAS im Unbewussten wirksam ist, die Reflexion, Beobachtung und Untersuchung dessen getreten, WIE unbewusste Prozesse ablaufen. Heute wird während der psychodynamischen Arbeit ständig die *WAS-Dimension* des Unbewussten sowie dessen *WIE-Dimension* (Klöpper 2006, Klöpper 2014) untersucht, reflektiert und mit dem Patienten bearbeitet. Und dabei geht es nicht nur um diejenigen unbewussten, intrapsychischen Prozesse, wie sie im Patienten vor dem Hintergrund seiner biografischen Erfahrung ablaufen, sondern es geht auch und gerade um die großenteils unbewussten, intersubjektiven Prozesse, wie sie sich innerhalb der therapeutischen Dyade entfalten. Die *Arbeit des Therapeuten mit seiner Gegenübertragung* nimmt in diesem intersubjektiven Geschehen zwischen Patient und Therapeut ihren Anfang und leitet damit den transformatorischen Prozess während der Psychotherapie ein.

Statt also wie noch zu Zeiten Freuds vom Unbewussten als einer räumlich im Subjekt gedachten Entität zu sprechen, ist es sinnvoll, nunmehr von unbewussten Prozessen zu sprechen. Während das traditionelle Modell des Unbewussten noch eher einem Konzept mit mehr oder weniger statischen Annahmen von dessen Inhalten glich, wird das Phänomen Unbewusst heute mit einem dynamischen intersubjektiven Modell erfasst, das in jeder Begegnung aktiv ist und das im Laufe einer Beziehung prozesshaften Charakter entfaltet. Man kann Unbewusstes als ein Prozessmodell verstehen, dem eigen ist, dass während jeder dyadischen Begegnung aufgrund aktuell unbewusster Abläufe psychisch Neues *emergiert.* Beide Modelle, das traditionelle und das intersubjektive, haben bis heute ihre Gültigkeit und Bedeutung für die Praxis der therapeutischen Arbeit. Beiden ist gemeinsam, dass mit ihnen das Zustandekommen pathologischer Erlebensweisen (= Symptome und Selbstzustände) verstanden werden kann. Wir, die AutorInnen dieses Buches, sind allerdings davon überzeugt, dass das intersubjektive Modell Beziehungsprozesse differenzierter zu erfassen vermag.

Für die Orientierung des Therapeuten während der konkreten Arbeit, wie ich sie hier präferiere, ist es sinnvoll und hilfreich, die komplexe Theorie vom Konzept unbewusster Prozesse unter drei verschiedenen Aspekten zu betrachten.

- Der *inhaltliche Aspekt* erlaubt dem Therapeuten, die unbewusste WAS-Dimension zu untersuchen. Er kann damit der Frage nachgehen, *WAS* in der Beziehungsgeschichte des Patienten als *ursächlich* für die Entwicklung seiner psychischen Krankheit angesehen werden kann. Das ist der typische Ansatz des psychodynamischen Denkens während der therapeutischen Arbeit.
- Der *funktionale Aspekt* hilft dem Therapeuten, die unbewusste WIE-Dimension psychischer Funktionen und Fähigkeiten des Patienten zu untersuchen und zu verstehen, welchen Reifegrad sie im Laufe der Entwicklung erreicht haben bzw. welche Formen pathologischer Anpassung der Patient als Antwort auf diejenige Beziehungserfahrung entwickelt hat, die für seine Krankheitsentstehung ursächlich und verantwortlich ist.
- Der *systemische Aspekt* ermöglicht dem Therapeuten nicht nur, zu erkennen, wie sich in der therapeutischen Beziehung Prozesse pathologischer Anpassung abspielen (= Übertragung), und diese in mikroepisodischen Sequenzen zu identifizieren, sondern auch, anzuerkennen, dass seine eigenen Reaktionen darauf (= Gegenübertragung), seine Verwicklung darin (= Enactment, projektive Identifizierung) und seine Mitgestaltung darin (Co-Kreation) wesentliche Aspekte des »Gegenwarts-Unbewussten« (Sandler & Sandler 1985, S. 826) darstellen, die im Dienste des therapeutischen Prozesses identifiziert und bearbeitet werden müssen.

Der inhaltliche Aspekt

Der inhaltliche Aspekt des Unbewussten steht traditionell im Zentrum der Aufmerksamkeit des Analytikers, wenn er danach auf die Suche geht, welche Triebabkömmlinge (das können z. B. Affekte und Impulse sein oder sie können sich hinter Symptomen, Fehlleistungen und Träumen sowie in Konflikten verbergen) als Ursache der Krankheit anzusehen sind. Allerdings haben die Annahmen der Triebtheorie und die daraus hervorgegangene »Allgemeine Neurosenlehre« (Freud 1916–1917a) heute ihre einst herausragende Bedeutung verloren. Zahlreiche andere Ursachen für die Entstehung psychischer Krankheiten sind an deren Stelle in den Fokus der Aufmerksamkeit getreten. Zu diesen Ursachen zählen:

1. *infantile und juvenile Traumata,* d.h. konkrete Traumatisierung durch primäre Bezugspersonen in Form von sexuellem und/oder narzisstischem Missbrauch, körperlicher Misshandlung und emotionaler Verwahrlosung;
2. *mildere, jedoch chronische Formen des Missbrauchs,* der Misshandlung und der emotionalen Vernachlässigung während der Kindheit und Jugend, d.h. fehlende oder mangelnde reifungsfördernde elterliche Umwelt;
3. *eine Kindheit mit* psychisch kranken oder ihrerseits *traumatisierten Eltern,* d.h. eine transgenerationale Weitergabe pathologischer Selbstzustände;
4. weitere Erfahrungen, welche die Reifung des Kindes schwer beeinträchtigen wie Krieg, Flucht/Migration und früher Realverlust der Eltern, d.h. *Mischformen verschiedener Art und Schwere der Punkte 1–3.*

Diesen Ursachen ist gemeinsam, dass sie in aller Regel ins Unbewusste abgewehrt (verdrängt, abgespalten, dissoziiert oder isoliert) werden, also der bewussten, szenischen Erinnerung nicht zur Verfügung stehen, gleichwohl aber gravierende Folgen für die psychische Gesundheit haben. Schließlich sind

5. *unbewusste Konflikte* weiterhin als Ursache psychischer Erkrankungen unter dem inhaltlichen Aspekt zu reflektieren (siehe Fallbeschreibung in Kap. 5, Herr L.).

Neben diesen ins Unbewusste verdrängten oder auch nie bewusst gewordenen Beziehungserfahrungen sind weitere Inhalte des *nicht verdrängten, präverbalen Unbewussten* unter dem inhaltlichen Aspekt zu beachten. Die Säuglingsforschung hat im Unterschied zur klassischen psychoanalytischen Entwicklungslehre den Nachweis erbracht, dass bereits das Neugeborene über umfassende Fähigkeiten zur aktiven Auseinandersetzung mit der Umwelt und zur Beziehungsaufnahme und -gestaltung verfügt (z.B. Dornes 1993a, Dornes 2006, Lichtenberg 1991a, Stern 1979, Stern 1992). Die Erfahrungen, welche das Kind mit seiner Aktivität und Initiative während seiner präverbalen Entwicklungszeit mit den primären Bezugspersonen sammelt, erfolgt im Modus des Handlungsaustausches und ist unmittelbar mit emotionaler Erfahrung verknüpft. Dies spielt sich mikroepisodisch, d.h. in kleinsten Beziehungssequenzen ab und wird schließlich in generalisierter Form repräsentiert. Solche »emotional-prozedurale Verarbeitung und Gedächtnis sind in ihrem überwiegenden Ausmaß unbewusst« (Schüßler 2002, S. 209). Das hat seinen Grund darin, dass der präverbale Handlungsdialog zwischen Pflegepersonen und Kind zu einer Lebenszeit des Kindes erfolgt, in der die überwiegend linkshirnig gelegenen neuronalen Strukturen der bildhaft-szenischen und verbal-narrativen Repräsentation noch nicht ausgereift und speicherungsfähig sind. Bildfähige und verbal erzählbare Erinnerung ist aber auf die Funktionsfähigkeit dieser neuronalen Strukturen angewiesen. Die rechtshirnigen Speicherzentren dagegen, welche Beziehungszusammenhänge von Handlung und Emotion speichern, sind sehr viel früher als die Speicherstrukturen der linken Hirnseite funktionsfähig (Köhler 1998). Stern (1992, S.143) hat für diese lebensgeschichtlich frühen Formen der Repräsentation präverbaler Erfahrung den Begriff RIG (**R**epresentations of **I**nteractions that have been **G**eneralized) geprägt. Bei diesen generalisierten Interaktionsrepräsentanzen handelt es sich um Abspeicherungen von prozeduralen Erfahrungen, in denen »nicht nur die Handlungen, sondern auch die Empfindungen und Affekte« (ebd.) primärer Bestandteil des Unbewussten werden. Auf dieser Grundlage entsteht lange vor dem Beginn erinnerungsfähiger Speicherinhalte des Gehirns *implizites Beziehungswissen* (Lyons-Ruth et al. 1998). Es bleibt lebenslang unbewusst, ist aber *intentional aktiv*! Das heißt, solche präverbalen Repräsentanzen bilden lebenslang die Grundlage für unbewusste *Erwartungen* in Beziehungen. Weil die Inhalte des impliziten Beziehungswissen jedoch lebenslang als *unbewusste Erwartungsmuster* aktiv bleiben, gilt auch und gerade für die psychotherapeutische Arbeit, dass ebendiese stets in der Reflexion des Therapeuten als WAS-Dimension unbewusster Phänomene beachtet werden müssen.

Kurz & bündig
Implizites Beziehungswissen basiert auf implizit erworbener Erfahrung in Beziehung. Es beinhaltet generalisierte Formen von Handlungsabfolgen in Verknüpfung mit Emotionen/Affekten. Es folgt dem Grundmuster »*wenn du … dann ich*« und umgekehrt »*wenn ich … dann du*«. Es wird auf Trigger-Reize in Bruchteilen von Sekunden aktiv. Es prägt *unbewusste Erwartungen* in Beziehungen, ist seinem Träger also nicht bewusst. Daher kann es nicht oder nur schwer in Sprache gebracht werden kann, d.h., es ist nicht symbolisiert. ABER: Es existiert in positiver und negativer Variante, ist somit im Lebensablauf hilfreich oder hinderlich und entwickelt sich lebenslang weiter: *Das* ist die Chance der Psychotherapie, nämlich dass während der therapeutischen Beziehung neues implizites Beziehungswissen erworben werden kann.

In diesem Kontext nimmt »Lyons-Ruth (persönliche Mitteilung) […] an, dass wir bei Worten unterscheiden, *wie sie gebraucht werden*: hier ein performatorischer, potentiell handlungsbezogener, den Kommunikationspartner mit einbeziehender *impliziter* Gebrauch der Sprache, dort ein symbolischer, interpretierender und reflexiver *expliziter* Gebrauch […]. Allgemein verweist Lyons-Ruth auf das, was wir das ›implizite Beziehungswissen‹ (*implicit relational knowing*) nennen: Man weiß, wie man sich in sozialen Beziehungen, insbesondere in intimen Zweierbeziehungen, zu verhalten hat« (Beebe & Lachmann 2006, S. 125 f.; Hervorhebungen und Einfügung im Original). Dieser Zusammenhang, *dass selbst die Art des Gebrauchs der Sprache implizites Beziehungswissen des Sprechers transportieren kann*, ist für die Psychotherapie von großer Bedeutung! Da nämlich im Sprechvorgang unmittelbar und unbewusst das subjektive implizite Beziehungswissen des Sprechers aktiviert wird, setzt es ein doppeltes unbewusstes Phänomen in Gang: Einerseits aktiviert die individuelle Verwendung der Sprache des Therapeuten das implizite Beziehungswissen des Patienten, andererseits mobilisiert die Art, wie der Patient spricht, das implizite Beziehungswissen des Therapeuten. Indem beide unbewusst aufeinander reagieren, entsteht ein *System* von implizit miteinander interagierenden Geistern. In klassischer Terminologie ausgedrückt müsste man sagen: Es entstehen in *beiden* Beteiligten Übertragung und Gegenübertragung, wenn auf beiden Seiten der therapeutischen Dyade die Inhalte des prozeduralen Unbewussten von Patient und Therapeut miteinander interagieren. Wir bezeichnen dieses Geschehen als *Verwicklung*. Therapeut und Patient verwickeln sich auf diese Weise zu einem ihnen zunächst noch unbewussten Beziehungssystem. So entstehen z. B. Enactments und Zustände projektiver Identifizierung, aber auch noch tiefgreifendere Phänomene, welche die Dyade als *System* versteh- und erkennbar werden lässt.

Kurz & bündig
Der implizite Handlungsdialog, welcher den *Sprechakt* stets begleitet, stellt einen wesentlichen Kanal häufig unbewusst kommunizierter Inhalte dar und darf im therapeutischen Dialog nicht übersehen werden oder unbeachtet bleiben.

Funktionaler Aspekt

Zeitlich ungefähr parallel zur Entwicklung der Objektbeziehungstheorie hatte Anna Freud (1936) mit ihrer Beschreibung des Ich und seiner Abwehrmechanismen eine Weiterentwicklung der psychoanalytischen Theorie ihres Vaters angestoßen. Sie beschrieb differenziert, mit welchen unbewussten Maßnahmen das Ich Triebabkömmlinge des Es in sozial verträgliche Reaktionen und Verhaltensweisen transformiert. Mit ihrer Arbeit setzte ein vermehrtes und differenzierendes Nachdenken über einen Aspekt der Fähigkeit des Ich ein, WIE, d.h. mit welchen operativen mentalen Maßnahmen, das Ich verhindert, dass triebhafte Impulse unmittelbar wirksam werden. Später wurde der Abwehrbegriff erweitert und Abwehr wurde als unbewusste Maßnahme verstanden, mit deren Hilfe das Kind die Herausforderungen der Reifung (Klöpper 2006) seiner Persönlichkeit in Beziehung mit Anderen bewältigt bzw. WIE dem Erwachsenen seine Anpassung an die Gegebenheiten seiner Umwelt gelingt.

Heute reflektieren wir nicht nur die Abwehrmechanismen, sondern betrachten *Modi interpersoneller Anpassung* und eine Vielzahl von psychischen ICH-Funktionen, mit denen das Selbst (siehe Kap. 4) auf die Umwelt reagiert. Die dem Individuum innewohnenden psychischen Funktionen bilden nach gegenwärtiger Auffassung (Rudolf 2004, Arbeitskreis OPD 2006) die Grundlage für die Struktur der Psyche. Mit der Beachtung und Reflexion innerer Arbeitsmodelle eines Individuums betrachten wir dessen unbewussten intrapsychischen Arbeitsprozesse unter dem funktionalen Aspekt. Dabei verstehen wir die Reife innerer Arbeitsmodelle als das entwicklungsmäßige Ergebnis der Gesamtheit der Erfahrungen in den primären Beziehungen, d.h. als Ergebnis infantiler und juveniler Beziehungserfahrung.

Die Beachtung der interpersonellen Anpassung und der daraus resultierenden Arbeitsmodelle stellt einen Blick auf unbewusste intrapsychische Prozesse dar, der einerseits deren Sinn und deren ursprünglichen Entstehenskontext während der infantilen Entwicklung (deren Vergangenheit) und andererseits deren unbewussten Sinn und Funktion im Leben als Erwachsener (deren Gegenwart) in den Fokus nimmt. Damit berücksichtigen Therapeuten einen außerordentlich wichtigen Aspekt der WIE-Dimension unbewusster Prozesse, nämlich mit welchen psychischen Fähigkeiten (Ressourcen) und Modi der Anpassung (Abwehr) eine Person die Herausforderungen ihrer Umwelt bewältigt oder auch welche dieser Fähigkeiten maladaptiert sind oder gar fehlen. Allerdings ist dies ein eindimensionaler Blick, der wichtige andere Perspektiven für das Verständnis unbewusster funktionaler Prozesse außer Acht lässt.

Um die weiteren Aspekte der WIE-Dimension unbewusster Prozesse erfassen zu können, ist es notwendig zu verstehen, wie die psychischen Funktionen ursprünglich entstehen. Das schließt die Reflexion unter dem System-Aspekt ein. Dann wird deutlich, dass beim Nachdenken über unbewusste Zusammenhänge unter den hier genannten drei Aspekten stets eine künstliche Trennung dieser Abläufe vorgenommen wird. So zu denken, dient lediglich dem didaktischen Ziel, ein möglichst differenziertes metapsychologisches Verständnis entwickeln zu können. In der Realität laufen unbewusste Prozesse stets und *lebenslang miteinander verschränkt* ab, und das darf niemals aus dem Blick geraten!

Phänomenologisch zeigen sich unbewusste Prozesse in der klinischen Situation in dreifacher Weise (Buchholz & Gödde, 2013): in ihrer 1.) vertikalen Dimension als in der Lebensvergangenheit entstanden und von dort bis in die Gegenwart wirksam sowie 2.) in einer horizontalen Wirkung dieser bereits früh erworbenen inneren Arbeitsmodelle in den aktuellen Beziehungen. Aber Unbewusstes kann nicht länger nur als prozesshaftes Geschehen verstanden werden, das im heranwachsenden Individuum als reaktive Antwort, Einstellung und Anpassung an Erfahrungen mit den Betreuungspersonen entsteht. Vielmehr ist jedwede Beziehung, Eltern-Kind-Beziehungen ebenso wie Peer-Beziehungen und therapeutische Beziehungen, ihrerseits durch unbewusste Prozesse geprägt, die von den Autoren als 3.) »resonante Dimension« beschrieben wird. Andere Autoren bezeichnen diese Prozesse als repräsentierte »embodied memories« (Leuzinger-Bohleber 2014) oder auch als »Enactments als emergente Eigenschaft der Dyade« (BCPSG 2014). Erst die Kenntnis dieser drei Dimensionen unbewusster Prozesse erlaubt uns zu verstehen, WIE angemessene und WIE maladaptierte innere Arbeitsprozesse in diesem Kontext entwickelt werden.

Dabei steht *Resonanz* zunehmend im Fokus der Aufmerksamkeit, um unbewusste Prozesse im intersubjektiven Geschehen von Beziehungen erfassen zu können. Buchholz und Gödde (2013, S. 863) heben hervor: »Resonanz ist ein großes Thema selbst in den Naturwissenschaften«. Resonanz ist *ein unbewusstes emergentes Phänomen* aller nahen Beziehungen von Menschen! Sie spielt in der Mutter-Kind-Beziehung eine herausragende Rolle für die *Entwicklung beider.* Inzwischen lässt sich verstehen, dass in der therapeutischen Dyade aufgrund von Resonanzprozessen ähnliche emergente Phänomene auftreten wie zwischen Mutter und Kind. Mit dem Begriff ›unbewusst emergent‹ soll beschrieben werden, dass etwas spontan und ohne bewusste Einflussnahme beider Beteiligter auftritt. Dazu gehört auch die unbewusste Synchronisation körperlich-physiologischer Zustände, von emotionalen/affektiven Verfassungen und Erregungszuständen; ein Phänomen, das in der Gegenübertragung wahrnehmbar wird, jedoch häufig unverstanden und unbeachtet bleibt.

Resonanzphänomene treten überwiegend als spontane unbewusste Erscheinungen auf, können allerdings bewusst zur gegenseitigen Regulierung genutzt werden und sind in der frühen Kindheit unverzichtbar, damit Kindern am Beruhigungs- und damit Selbstberuhigungsverhalten ihrer Mütter entlang Modi der Selbstberuhigung und Selbstregulation entwickeln.

Allerdings ist wichtig zu erkennen, dass Resonanzphänomene nicht nur im Kontext von Erregung auftreten, sondern praktisch in allen Momenten affektiver und emotionaler Bewegung. Bezogen auf die inneren Arbeitsmodelle bedeutet dies, dass die Entwicklung der psychischen Funktionen des Kindes permanent in resonanter Abstimmung mit den Primärpersonen erfolgt. Kohut hat diese Zusammenhänge bereits mit seinem Verständnis des Selbstobjekts (Kohut 1987, S. 81 ff., Milch 2001, S. 26 f.) und der Empathie konzipiert; die Entwicklungspsychologie bestätigt das weitgehend, und die Neurobiologie hat auf der neuronalen Ebene mit der Entdeckung der Spiegelneuronen zeigen können, dass es parallel zu diesen psychophysischen Phänomenen entsprechende biologische Strukturen gibt, die an der Vermittlung von Resonanzerscheinungen beteiligt sind. Empathie (Klöpper 2018) und Resonanz sind grundlegende funktionale Modi zur Herstellung einer engen, man kann sagen: intimen, Verbindung zwischen zwei Menschen, die lebenslang dafür sorgen, dass solche Verbindungen immer wieder entstehen.

Zwei psychische Funktionen, welche die komplexen inneren Arbeitsmodelle von Individuen besonders prägen, sollen hier kurz hervorgehoben werden: Die Entwicklung von Bindungsstilen (Brisch 2022, Brisch & Hellbrügge 2003, Dornes 1998, Fonagy 2003, Klöpper 2006) und die der Fähigkeit zur reifen Mentalisierung (Fonagy et al. 2004, Klöpper 2006, Köhler 2004). Sie stellen nach aktuellem Verständnis zentrale Fähigkeiten des Selbst dar und prägen die Beziehungsfähigkeit einer Person in besonderer Weise. Für deren Entwicklung zur reifen Form ist das heranwachsende Kind kontinuierlich über viele Jahre, vor allem während der Vorschulentwicklung auf eine resonante und spiegelnde Haltung der Pflegepersonen angewiesen. Ihre Bedeutung für den psychotherapeutischen Prozess ist durch die Psychotherapieforschung nachgewiesen (siehe Kap. 2).

Wenn man über die Bedeutung von Resonanz als unbewusste Ursache emergenter Phänomene in Beziehungen nachdenkt, so ist die Betonung ihrer Gegenseitigkeit unerlässlich. Diese zeigt sich nicht nur in den oben beschriebenen Regulationsabläufen, wenn die Mutter mit ihrer eigenen Erregung ebenso wie mit der des Kindes befasst ist und wenn das Kind durch seine Einstellung auf die Erregung der Mutter die eigene zu regulieren lernt. Vielmehr ergeben sich solche Resonanzen infolge von Empathie für *alle* emotionalen Zustände als unbewusst-emergentes Phänomen in Beziehungen. Und so ist es nicht verwunderlich festzustellen, dass es dieses Phänomen auch in der therapeutischen Beziehung gibt.

In der therapeutischen Situation ist es besonders wichtig zu bedenken, dass das Kind die Selbstzustände der Mutter mit seiner ihm unbewussten Resonanz und

Empathie ebenso erfasst wie die Mutter die des Kindes. Dieser Umstand ist dafür verantwortlich, dass zahlreiche pathologische Zustände im Leben von Jugendlichen und Erwachsenen auftreten können, welche ihre Ursache in dieser spezifischen emotionalen Beziehungswelt des Kindes haben, nämlich in unkorrigierbaren krankhaften oder dissozialen Zuständen der primären Pflegepersonen. Dieser Zusammenhang ist für die Weitergabe von depressiven und traumatischen Selbstzuständen gut dokumentiert (siehe auch Reinken, Kap. 9); er ist aber auch erkennbar bei Kindern von Eltern mit dissozialen Anpassungsstörungen. Dabei handelt es sich um eine WIE-Dimension des Unbewussten, die in der therapeutischen Situation unbedingt verstanden werden muss.

Schon in den 80er Jahren des letzten Jahrhunderts war beobachtet worden, dass die traumatischen Zustände, welche Holocaust-Überlebende in sich tragen, an die nachfolgenden Generationen weitergegeben wurden. Später fand sich, dass dieses Phänomen der *transgenerationalen Weitergabe von Selbstzuständen* nicht auf diesen Personenkreis beschränkt ist, sondern dass ins Unbewusste abgespaltene posttraumatische Zustände umso eher an Nachkommen weitergegeben werden, je weniger sie von den Betroffenen psychotherapeutisch bearbeitet und in das Selbst integriert worden waren.

Inzwischen kann man dieses Phänomen der transgenerationalen Weitergabe von Selbstzuständen als allgemein gültig für schwerwiegende psychische Entgleisungen des Realitätserleben und -verhaltens annehmen, wie sie auftreten bei Angst- und Panikstörungen, bei schweren Depressionen, bei posttraumatischem Erleben, bei psychotischem Erleben und wahrscheinlich auch bei schweren Entgleisungen von Affektzuständen wie bei destruktiver Wut bzw. Hass und/oder bei sexuellen Impuls-Entgleisungen.

Die der transgenerationalen Weitergabe von Selbstzuständen zugrunde liegenden unbewussten Prozesse sind mit den Theorien der »Affektregulierung, Mentalisierung und [...] Entwicklung des Selbst«, wie sie 2004 von Fonagy et al. veröffentlicht wurden, recht gut zu verstehen. Sie wurde von den Autoren als »Kolonisation« (ebd. S. 19 und 422) des Selbst bezeichnet, bei dem ein »fremdes Selbst« als *Bestandteil des Selbst* entsteht. Fonagy et al. beschreiben unter Hinweis auf Arbeiten von Gergely und Watson (z. B. 2004), dass die Fähigkeit des Kindes, sich seiner eigenen Gefühle, Affekte und Impulse bewusst zu werden, auf einen langjährigen Prozess des Austausches mit den primären Pflegepersonen angewiesen ist, damit diese emotional-affektiven Selbstzustände in sozial angemessener Form in Beziehungen gehandhabt und gelebt werden können. Zum Gelingen der Integration dieser Zustände in das Selbst ist das Kind kontinuierlich darauf angewiesen, dass ihm sein Empfinden in markierter Form gespiegelt wird (Dornes 2000, Dornes 2006, Klöpper 2006).

Misslingt einer primären Bindungsperson des Kindes jedoch diese markierte Spiegelung infolge eigener pathologischer Selbstzustände *regelhaft*, wie es bei schweren Beeinträchtigungen durch Panikzustände, Depression, psychotisches Erleben, Flashbacks nach Traumata oder auch durch aggressive oder sexuelle Übererregung der Fall ist, so kommt es zum Zustand der *Kolonisation des kindlichen Selbst mit dem Selbstzustand des bedeutsamen Anderen.*

> »Wir haben versucht, den psychischen Mechanismus detaillierter herauszuarbeiten, der den Prozessen, die pathologische Varianten der mütterlichen Affektspiegelung erzeugen, zugrunde liegt und zu einer Entwicklung führt, die wir als *fremdes Selbst* bezeichnen. [...] Wir folgen Winnicotts [...] [2020] These, daß der Säugling, der sich *selbst* in der Mutter nicht finden kann, stattdessen die Mutter findet. Er ist gezwungen, die Repräsentation des mentalen Zustandes seines Objektes als Kern seiner selbst zu internalisieren. In solchen Fällen aber bleibt die internalisierte Andere den Strukturen des konstitutionellen Selbst *fremd* [...]
> [...] Das fremde Selbst ist vor allem dann perniziös, wenn spätere traumatische Erfahrungen in der Familie oder Peergruppe das Kind zwingen, sich von Schmerz zu dissoziieren, indem es das fremde Selbst zur Identifizierung mit dem Angreifer benutzt. In diesen Fällen werden die Lücken im Selbst vom Bild des Angreifers kolonisiert; das Kind nimmt sich selbst als destruktiv und, im Extremfall, als monströs wahr« (Fonagy et al. 2004, S. 18 f., Hervorhebung im Original).

In diesem Fall greift das kindliche Selbst unbewusst zu einer Hierarchisierung seiner primären Bedürfnisse und folgt der Notwendigkeit, ein zuverlässiges Bindungsmuster zu entwickeln. Das infantile Selbst präferiert es, unerträgliche Wesenszüge seiner frühen Bindungspersonen *dissoziativ* abzuspalten, wenn es für dessen Bewältigung keine andere Bindungsperson (= keine Triangulation[1] seiner Beziehungserfahrung) zur Verfügung hat, die das Kind im Zuge eines lang anhaltenden Prozesses der Spiegelung seine Gefühle von Schmerz, Trauer und Enttäuschung begleiten könnte. Dann wird die kolonisierende Person zur prägenden Bindungsperson. Ihre traumatisierende Wirkung wird dem Bewusstsein per Dissoziation[2] ferngehalten. Dabei wird ein Bindungsstil entwickelt, dem die Erwartung von weiterer Kolonisation auf selbstverständlich gewordene, implizite

Weise eigen ist. Das heißt, das Kind erfährt immer wieder Situationen der Kolonisation, dissoziiert die daraus resultierenden Gefühlsverfassungen und entwickelt einen unangemessen progressiven Lebensstil, der von wesentlichen Teilen des Moment-Erlebens entkoppelt ist. Kontraphobische Verhaltensweisen und Persönlichkeitszüge sind ein Beispiel dafür, wenn ein Kind mit einer Mutter groß wird, die immer wieder Zustände von Panik durchlebt.

System-Aspekt

Schon kurz nachdem die Verbreitung der Psychoanalyse als Behandlungsmethode begonnen hatte, erkannten zunehmend viele Psychoanalytiker, dass der Erfahrung ihrer Patienten in deren primären Beziehungen (= vor allem den Elternbeziehungen) eine herausragende Bedeutung eingeräumt werden muss (beispielsweise Ferenczi, Jacobson, Balint, Winnicott, Rotmann u.a.m.). Der Niederschlag solcher unbewussten Beziehungserfahrungen, in Fortsetzung des Freudschen Begriffs nun als Selbst- und Objektrepräsentanzen bezeichnet, fand sich in der *Objektbeziehungstheorie*. Darin wurden bereits früh Prozesse des Miteinanders in Beziehung beobachtet, untersucht, reflektiert und vor allem verstanden als gravierend für die Reifung der kindlichen Psyche auf dem Weg ins Erwachsenenalter. Die Arbeiten selbstpsychologischer Analytiker und Forscher haben diese Zusammenhänge schließlich in den Fokus genommen und das Nachdenken über das Unbewusste hat damit einen wichtigen Schritt der Erweiterung über die Reflexion triebhafter Zusammenhänge hinaus hin zu *interpersonellen* Prozessen getan. Rückblickend lässt sich sagen, dass damit die Beachtung unbewusster Prozesse unter dem *System-Aspekt* (Klöpper 2014, S.256) der Beziehung begonnen hat. Dieser Aspekt des Unbewussten tritt vor dem Hintergrund zeitgenössischer Forschungsbefunde noch weiter in den Vordergrund.

Beebe und Lachmann[3] (2004, 2006) betrachten sowohl das Mutter-Kind-Paar als vor allem auch die analytische Dyade aus einem »dyadic systems view« (2006, S.122). Sie betonen, dass »beide, innere wie Beziehungsvorgänge, als gemeinsam erzeugt und als gleichermaßen bedeutsam« (S.124) anzusehen sind. In der therapeutischen Dyade werden

> »Erwartungsmuster […] einerseits im Interaktionsprozess gemeinsam aufgebaut. Andererseits gehören zur Selbstregulierung beim Erwachsenen u.a. die prospektive Einschätzung des eigenen Verhaltens, die Fähigkeit zur Spannungsregulierung, Erwartungshaltungen, die aus der Vergangenheit stammen, die

> Fähigkeit zur Symbolbildung, Phantasien und Projektionen – also sehr viel Verschiedenes, einschließlich der Fähigkeit, Zugang zu eigenen inneren Zuständen zu finden, sie zu artikulieren und auf sie zu achten. […] Selbstregulierung und Interaktionsregulierung sind parallel verlaufende, voneinander abhängige Vorgänge, die sich in ihrem jeweiligen Erfolg wechselseitig beeinflussen« (S. 124).

Hier ist wichtig zu erkennen, dass die beiden Autoren in den unbewussten prozessualen Abläufen, wie es sie in der Mutter-Kind-Dyade und in der psychotherapeutischen Dyade gibt, große Ähnlichkeiten sehen. In beiden Dyaden entstehen aufgrund des Miteinanders der beiden Beteiligten psychische Fähigkeiten und Funktionen; das kennzeichnet das Zustandekommen psychischer Reifung des Kindes unter dem Einfluss der Mutter und des Patienten unter dem Einfluss des Therapeuten. Dabei handelt es sich – wie oben schon beschrieben – um den *impliziten* Erwerb von Wissen und Fähigkeiten.

In der frühesten Kindheit entwickeln sich unter dem Einfluss der *gegenseitigen, bidirektionalen* Koordination und Regulation der Selbstzustände in der Mutter-Kind-Beziehung bereits die ersten Muster der Bindungssicherheit (Jaffe et al. 2001). Die Autoren dieser Studie haben die dabei ablaufenden wechselseitigen Prozesse mit Hilfe computer-gesteuerter Technik untersucht und gefunden, dass die Modalitäten der Koordination von Rhythmen im Austausch (»Modes of Rhythmic Coordination«, S. 90) in Bruchteilen von Sekunden (»split-second«) erfolgen. Die Schnelligkeit, mit der die Rhythmen aufeinander folgen, zeigt, dass diese bidirektionalen Koordinationen und Regulationen der bewussten Wahrnehmung des Forschers nicht zugänglich sind. Erst die computer-technische szenisch-bildhafte Wiedergabe zeigt in der Zeitlupe bzw. in grafischer Darstellung beeindruckend klar,* dass es Rhythmen des mimischen Austausches (= Handlungsaustausch) und der Vokalisation in Verbindung mit der Regulation des Tonfalls sind, womit die Kommunikation der Beteiligten erfolgt. Mit Hilfe von Follow-up-Studien über mehrere Jahre konnten die Autoren der Studie zeigen, dass diese regulatorischen Prozesse entscheidenden Einfluss auf die Sicherheit in der Bindung nehmen.

Auf diese Weise entsteht implizites Bindungswissen in subtilem Ausmaß und in der Folge dessen eine entsprechende Bindungserwartung. Unter der Voraussetzung, dass die in der frühesten Kindheit entwickelten Muster der Mutter-Kind-

* Mehrtägige Video-Demonstrationen durch Beatrice Beebe 2003 in Chicago und 2010 in New York.

Beziehung über die Jahre der Kindheitsentwicklung relativ stabil bleiben, und das gilt für gelingende Austauschprozesse ebenso wie für misslingende oder traumatisierende, ist zu erwarten, dass diese zu lebensbegleitenden Mustern in Beziehungen werden. Das heißt, sie tauchen auch in der therapeutischen Dyade als Phänomene der zunächst unbewussten Verwicklung wieder auf und können dort von aufmerksamen TherapeutInnen mit Hilfe der Gegenübertragung identifiziert werden.

Was Säuglingsforscher quasi als Wiege der Entstehung impliziten Beziehungswissens entdeckt und beschrieben haben, nennt Mertens (2013) »das Zwei-Personen-Unbewusste«. »Implizite Wissensstrukturen operieren weitgehend unabhängig von Sprache, bilden aber dennoch die verkörperte Grundlage des Sprechens und finden sich als Bindeglieder zwischen körperlichem und sprachlichem Ausdruck bevorzugt in Metaphern« (S. 819). Mertens betont, dass die »missglückten« Austauschprozesse im Eltern-Kind-Dialog klinisch besonders bedeutsam sind. Denn »diese erfahren keine Resonanz, Verständigung und Mentalisierung, sondern fallen einer Verleugnung und Dissoziation anheim, hinterlassen Leerstellen in der seelischen Organisation« und werden »im späteren Verlauf des Lebens notdürftig mit [...] verschobenen Affekten, aber auch psychosomatischen Ersatzbildungen und Symptomen überdeckt. Aus dieser Sicht sind die anfänglichen missglückten dialogischen Beziehungsstrukturen die hauptsächliche Ursache für die später im Leben auftretenden Schwierigkeiten im Umgang mit anderen Menschen, für angstvoll erlebte Selbstzustände und verzerrte Selbsteinschätzungen« (S. 820).

Ich habe diese von Mertens beschriebenen Zusammenhänge oben unter dem *inhaltlichen Aspekt* als ›mildere, jedoch chronische Formen [...] der emotionalen Vernachlässigung‹ beschrieben. Im späteren Leben »reicht oftmals ein winziger gegenwärtiger Stimulus bereits aus, um die alten impliziten Vorhersagen zu aktivieren« (Mertens 2013, S. 826). Das heißt, nicht nur im Fall von Traumatisierung ist damit zu rechnen, dass Trigger lang zurückliegende Erfahrungen und die damit einhergehenden Selbstzustände wieder wachrufen.

Die Prozesse gegenseitiger Wahrnehmung erfassen mimische, gestische, vokale und olfaktorische Signale, werden »aber von unserem sprachlichen, begrifflichen und reflexiven Bewusstsein zunächst überdeckt [...], bis wir [Therapeuten] unsere Aufmerksamkeit ganz gezielt auf diese non- und paraverbalen Aspekte richten und unsere Sensibilität dafür schulen. Die spezielle Kompetenz eines Therapeuten« besteht darin, »dass er nicht nur mit besonderer Wachsamkeit auf die vielen unterschiedlichen Sinnesempfindungen achtet, die auf ihn einströmen, sondern auch anhand eigener propriozeptiver Wahrnehmung dafür aufmerksam wird, welche Signale er selbst an seinen Patienten aussendet« (ebd., S. 830, Einfügung in Klammern: M. K.). Bei dieser Art emotional unbewusster Kommunikation entstehen »Verschränkungen von Patient und Analytiker, bei der die unbewussten affektiven Mitteilungen des einen zu unbewussten Reaktionen des anderen führen« (ebd.). Auf diese Weise kann in der therapeutischen Dyade das »Zwei-Personen-Unbewusste« der Kindheit des Patienten wieder entstehen.

Hier gilt es für den Therapeuten, ein Gewahrwerden zu entwickeln und »den sprachlich repräsentierten Anteil dieses Geschehens um die bislang nicht repräsentierten impliziten Erinnerungsspuren zu ergänzen« (ebd., S. 831). Diese Zusammenhänge stellen behandlungstechnisch eine große Herausforderung dar, bieten gleichzeitig aber auch neue Möglichkeiten der therapeutischen Einflussnahme. Das vom Therapeuten dabei praktizierte »passive oder rechtshemisphärische Zuhören verlässt sich auf meditative Reverie, einen tagtraumähnlichen Zustand, in dem die traumähnlichen Assoziationen des Patienten mit einem ebensolchen Processing [seitens des Therapeuten] beantwortet werden« (ebd., S. 833, Einfügung M. K.).

Auf die von Mertens beschriebene Weise entsteht in der therapeutischen Dyade ein gemeinsam geteiltes Gegenwarts-Unbewusstes als kreative Leistung des Paares. Dies gilt es seitens des Therapeuten schrittweise wahrzunehmen und reflexiv zu entschlüsseln, um es dem Patienten in verbalisierender Form zur Verfügung stellen zu können. Es stellt sich selbstverständlich die Frage, wie das geschehen kann. Unter Berufung auf Grotstein (2009) beschreibt Mertens zwei analytische Erkenntnishaltungen: »Das aktive Zuhören oder das ›linkshemisphärische Monitoring‹ ist an der vertrauten ichpsychologischen Vorgehensweise orientiert und arbeitet an der Grenze zwischen Bewusstsein und Vorbewussten; das passive oder rechtshemisphärische Zuhören verlässt sich auf meditative Reverie, einen tagtraumähnlichen Zustand, in dem die traumähnlichen Assoziationen des Patienten mit einem ebensolchen Processing beantwortet werden« (S. 833). Diese Haltung wird in Kapitel 5, in der Kasuistik *Herr L.*, beschrieben.

Zusammenfassung

Auch wenn im alltäglichen Sprachgebrauch weiterhin vom *Unbewussten* gesprochen werden wird, als gäbe es das als eine vorstellbare Struktur der Psyche, etwa wie Freud sie sich im *Es* vorgestellt hat, so ist jetzt wohl verständlich geworden, dass wir unbewusste Phänomene und Zusammenhänge heute eher als *Ausdruck eines allzeit aktiven Prozessierens* der neuronalen Strukturen des Gehirns verstehen sollten. Menschliches Leben ist geprägt durch ständig ablaufende unbewusste Prozesse, in denen stets auch Inhalte und Erfahrungen der Lebensvergangenheit aktiv sind. Sie sind es, die Bewusstheit erst als ein emergentes Phänomen entstehen lassen. An der Grenze zwischen unbewussten Prozessen und bewusst Wahrnehmbarem tauchen vor allem in Beziehungen zwischen einzelnen Personen (in Paarbeziehungen ebenso wie in Gruppen) Phänomene auf, die von den Beteiligten als *neu* empfunden und mit Überraschung erlebt werden. In diesen Zusammenhängen ist der Kern der Erkenntnis über systemische Aspekte zu erkennen, wie er dem unbewussten Geschehen in intersubjektiven Beziehungen zugrunde liegt. Und das gilt nicht nur für Alltagsbeziehungen, sondern ebenso und besonders für therapeutische Beziehungen. Eben darin liegt die Chance für Veränderung durch Begegnung.

Das im Beziehungsgeschehen in Prozessen des »Matching« (Bohleber 2018, S. 721) auftauchende *unbewusste Neue*, das im Miteinander der Beziehung emergiert, wird nach Auffassung von Bohleber (2016, mündlich*) vom *kreativen Unbewussten* erschaffen. Die *Boston Change Process Study Group* (BCPSG) geht so weit zu meinen, dass darin überhaupt das transformatorische Wesen psychotherapeutischer Prozesse bestünde:

> »Wir wissen, dass dyadische Systeme eine *Ausrichtung* haben und dass der Entwicklung der therapeutischen Beziehung genauso wie der Entwicklung des Kindes eine Richtung innewohnt. Deshalb legen wir die Betonung auf das *Neue*, das durch die Beziehung generiert wird, und nicht auf eine Erfahrung aus der Vergangenheit, die irgendwie integriert werden muss« (BCPSG 2014, S. 992, Hervorhebung M. K.).

Dem schließen wir (die AutorInnen dieses Buches) uns an, halten aber doch auch fest an der Bedeutung originär psychodynamischer Arbeit. Wir gehen davon aus, dass das in der therapeutischen Situation auftauchende Material (das Narrativ, die Inszenierung, das Enactment, die unbewusst-nonverbale Kommunikation des Patienten) sowie alles während der Sitzungen im Therapeuten Auftauchende (seine Gefühle, Impulse, Fantasien, Erinnerungen und alle komplexeren Selbstzustände sowie ggf. auch seine Enactments) dasjenige *Quellmaterial* darstellen, das im Sinne der BCPSG das *Neue* enthält, mit dem die beiden am therapeuti-

---

* Vortrag Psychotherapiewoche Langeoog.

schen Prozess Beteiligten sich in eine – zunächst noch unbekannte – Richtung bewegen. Daraus entfaltet sich im Zuge dieser Bewegung jenes kreative Potential, das eine transformatorische Wirkung ausübt. Dabei wollen wir aber – vielleicht im Unterschied zur BCPSG – auf die Arbeit an der Integration vergangener Erfahrungswelten in das Selbst und also in das bewusste Selbsterleben nicht verzichten.

Wenn wir also als Therapeuten unbewusste Prozesse unter dem *inhaltlichen*, dem *funktionalen* und dem *Systemaspekt* betrachten, dann lassen sich darin zwei für das psychodynamische Arbeiten unterschiedliche Blickrichtungen erkennen. Der Blick auf inhaltliche und funktionale Prozesse erlaubt, die Psychodynamik von der Vergangenheit bis in die Gegenwart in deren WIE- und WAS-Dimension zu erfassen, d. h., die gesamte Beziehungsdynamik der Entwicklung und des aktuellen Lebens eines Individuums wird in dem, WAS sich darin zugetragen hat, und in dem, WIE die Beziehungserfahrung mit psychischen Funktionen und Modi der Anpassung bewältigt werden konnte, verständlich. Damit nehmen wir überwiegend die Inhalte des *Vergangenheitsunbewussten* und dessen Wirken bis in die Gegenwart in den Blick.

Demgegenüber lässt der Blick auf systemische Prozesse verstehen, dass psychische Transformationsprozesse sich stets *in der Gegenwartsbeziehung* anbahnen. Das gilt für alle Entwicklungsschritte und selbstverständlich auch für therapeutische Transformationsschritte. Damit benötigen wir für die psychodynamische Arbeit beides, 1.) das Geworden-Sein eines Patienten aus seiner lebensgeschichtlichen Vergangenheit heraus emotional und kognitiv erfassen zu können, und 2.) dass wir mit ihm den nötigen intersubjektiven Raum in der Gegenwart der therapeutischen Beziehung betreten und bearbeiten.

Es fällt meist leicht, für und auch mit einem Patienten Verständnis für seine lebensgeschichtliche Vergangenheit zu entwickeln und daraus die Psychodynamik zu verstehen. Den nötigen intersubjektiven Raum für Veränderung jedoch zu öffnen erfordert, diesen mit dem Patienten *gemeinsam* zu betreten. Das ist um einiges schwieriger. Denn dieser nötige ›Raum‹ entsteht erst, wenn es uns gelingt, unsere eigenen Innenräume des Erlebens, der Resonanz und der Fantasie unvoreingenommen zu öffnen, sie zu erfassen und zu begreifen, um damit arbeiten zu können. Dieser imaginäre ›Raum‹ öffnet sich im Feld einer intersubjektiven Beziehung, wenn sich beide empathisch und resonant aufeinander einstellen; dann kann sich jenes ›Zwei-Personen-Unbewusste‹ im Sinne von Mertens, das ›kreative Unbewusste‹ im Sinne von Bohleber oder ›das Neue‹ im Sinne der BCPSG entwickeln und entfalten. Dann werden implizit wie explizit geprägte Erfahrungen möglich, die – wie in Kapitel 2 beschrieben – psychisch verändernd wirksam sind.

Kurz & bündig

Die zeitgemäß konzipierte psychodynamische Psychotherapie geht von einem Modell des Unbewussten aus, das Beziehungserfahrung in den Mittelpunkt der Reflexion stellt.

Beziehung wird verstanden als ein Geschehen steter wechselseitiger Einflussnahme der Beteiligten aufeinander. Dabei geschieht die Einflussnahme ständig im expliziten und im impliziten Modus. Das ist der dynamische Kern jeder intersubjektiven Beziehung, nicht aber jeder Form der Beziehung.

Wachsen Kinder unter den Bedingungen eines qualitativ *gelingenden* intersubjektiven Beziehungsgefüges auf, also unter Bedingungen, die eine *ausreichend gute wechselseitige* Einflussnahme beider aufeinander gewährleisten, so entwickeln sie ihrerseits ausreichend gute Fähigkeiten der Beziehungsgestaltung und Selbstverwirklichung; dazu gehören weitgehend unbewusste Modi gelingender Anpassung sowie reife ICH-Funktionen.

Die auf diese Weise gewonnene Erfahrung wird in Gestalt *generalisierter Beziehungsmuster, der Repräsentanzen*, mental, d. h. in entsprechenden Zentren des Selbst integriert; es lassen sich implizite (überwiegend nicht bewusste) von expliziten (bewusstseinsfähigen) Beziehungsmustern unterscheiden.

Misslingt hingegen in der primären Beziehung des Kindes mit seinen Pflegepersonen (Mutter, Vater und weitere bedeutsame Dritte) die Entwicklung einer ausreichend guten intersubjektiven Beziehung ganz oder teilweise, so entwickelt das Kind Muster pathologischer Anpassung und defizitäre ICH-Funktionen, die sekundär unbewusst werden.

Die damit einhergehenden Repräsentanzen sind von unbewältigten Konflikten, defizitären Fähigkeiten zur Anpassung und Bewältigung oder von Erfahrungen des Missbrauchs, der Misshandlung (d. h. durch Traumata) oder durch Muster der transgenerationalen Weitergabe psychischer Störungen der bedeutsamen Pflegepersonen geprägt.

Die Fähigkeit, Repräsentanzen im expliziten ebenso wie im impliziten Modus zu speichern (= Entwicklungs- bzw. Lernvorgänge), bleibt bei allen Menschen *lebenslang* aktiv. DAS bildet die Grundlage dafür, dass Psychotherapie wirksam sein kann.

Im psychodynamischen Beziehungsgeschehen sorgt der Therapeut dafür, *dass Vergangenheitsunbewusstes und Gegenwartsunbewusstes aufeinandertreffen.* Das geschieht in einer ausreichend guten intersubjektiven Beziehung des therapeutischen Paares.

Die therapeutische Arbeit geschieht – so die hier vorgelegte Konzeption – in zweierlei Weise: 1.) mit Hilfe der *psychodynamischen Arbeit* des Therapeuten, welche eher das Vergangenheitsunbewusste adressiert, und 2.) mit Hilfe seiner *Arbeit mit der Gegenübertragung* im Rahmen der strukturbezogenen Psychotherapie, welche eher das Gegenwartsunbewusste adressiert und neuartige Qualitäten impliziter wie expliziter Beziehungserfahrung emergieren lässt.

KAPITEL 4

Das Selbst

Struktur, Störung und relationaler Komplex

Zum Verständnis der Psychodynamik und des komplexen Geschehens im Prozess der psychodynamischen Psychotherapie ist es unverzichtbar, eine Vorstellung davon zu haben, wie man sich das Selbst eines Individuums und seine Fähigkeit, in seiner Umwelt zu funktionieren, vorstellen kann. Dem ist dieses Kapitel gewidmet. Es soll den in der Literatur so vielfältig beschriebenen und verwendeten Begriff konzeptionell so erfassen, dass er in der Praxis klarer verständlich und vor allem handhabbar wird.

Der Begriff *Selbst* ist die theoriesprachliche Bezeichnung für ein metapsychologisches Konzept. Wir sollten uns zunächst klarmachen, dass es ein Selbst im *dinglich* greifbaren Sinn nicht gibt. Es entsteht *als Phänomen* durch die permanente Vernetzung und Zusammenarbeit verschiedener Subsysteme des zentralen Nervensystems als deren ständig erfolgende Emergenz. Und es wird *subjektiv* im Selbsterleben (in Form von Sinneseindrücken, Gefühlen, Wünschen, Gedanken, Fantasien, Absichten, Impulsen und Handlungen) als bewusstes, aktives »Ich« wahrgenommen. Aber im Unterschied zum bewusst wahrnehmbaren Selbsterleben der Ich-Person ist das Selbst ganz überwiegend nicht-bewusst und verdrängt unbewusst.

Den Begriffen *Selbst* und *Ich* wohnt eine gewisse Unschärfe inne, da sie im Laufe der Wissenschaftsgeschichte bis heute uneinheitlich gebraucht und inhaltlich unterschiedlich konzipiert werden. In der Frühgeschichte der Psychoanalyse hat Sterba das Konzept der therapeutischen Ich-Spaltung vorgestellt, mit dessen Hilfe das eigene Selbst reflektiert werden kann (Bohleber 2022). Später hat Hartmann das Ich vom Selbst unterschieden und die Ich-Funktionen beschrieben. In der psychoanalytischen Selbstpsychologie steht das Selbst erstmals im Zentrum eines eigenständigen Theoriegebäudes und wird von Lichtenberg et al. (2000) »als ein unabhängiges Zentrum, das Erfahrung und Motivation *initiiert*, *organisiert* und *integriert*« (S. 90, Hervorhebung M. K.) definiert. In dieser Definition wird das

Selbst als ein aktives, sich selbst organisierendes System verstanden. Nach Ansicht dieser Autoren unterliegt das Selbst einer (letztlich lebens-)langen Entwicklung. Diese Auffassung lässt sich auch bei anderen Autoren finden. Bohleber skizziert in seinem o.g. Aufsatz die wissenschaftshistorische Entwicklung der Theorie des Selbst und erkennt im Selbstsystem nicht nur eine »duale Struktur«, welche dem Selbst eine Reflexion seiner selbst ermöglicht, sondern hebt – in Anlehnung an Fonagy et al. (2004) – besonders dessen Eigenschaft als »mentaler Akteur« hervor. Damit beschreibt er einerseits die Fähigkeit des Selbst, aufgrund seiner mentalen Zustände aktiv zu werden. Und er zeigt andererseits, dass das Selbst mit Hilfe der steten Fähigkeit zur reflexiven Rückbesinnung auf sich selbst »Raum in einer bestehenden Enge« zu schaffen vermag; d.h. die Fähigkeit des Selbst zur Selbstreflexion stellt diejenige Funktion dar, die es dem System ermöglicht, sich selbst kritisch gegenüberzutreten und auf diese Weise Schritte seiner Veränderung einzuleiten.

Mit diesen von den Autoren genannten Eigenschaften des Selbst sind Fähigkeiten und Möglichkeiten genannt, die dem Individuum einer unbewussten Matrix vergleichbar innewohnen und ihm erst die Möglichkeit verleihen, psychisch aktiv zu werden:

1. Das Selbst ist ein *eigenständiges aktives System*, das Erfahrung, Affekt und Motivation selbst organisiert, strukturiert und integriert.
2. Das Selbst ist permanent im Hintergrund des Selbsterlebens der Ich-Person aktiv.
3. Seine Aktivität erfolgt ganz überwiegend *unterhalb* der Bewusstseinsschwelle, ist also nicht identisch mit einem Ich im Sinne von Ich-Bewusstheit oder Ich-Empfinden.
4. Seine Fähigkeit zur Selbstorganisation ist lebenslang aktiv.
5. Das Selbst stellt der Ich-Person vielfältige psychische Fähigkeiten zur Verfügung, die ihm ermöglichen, in seiner Umwelt als *mentaler Akteur* in eigener Sache aktiv zu sein.
6. Es ist aufgrund der ihm innewohnenden dualen Struktur zur *Selbstwahrnehmung* und *Selbstreflexion* und damit aus sich selbst heraus zur fortwährenden Reorganisation seiner Struktur fähig.

Die diesen Eigenschaften zugrunde liegenden Zusammenhänge sollen in diesem Kapitel ausführlicher beschrieben werden. Dabei geht es weniger darum, Konzepte verschiedener Autoren in ihren Details vorzustellen, als vielmehr darum, die Entwicklung und Struktur des Selbst so darzustellen, dass daraus eine *Gesamtkonzeption* abgeleitet werden kann, die es ermöglicht zu verstehen, wie psychodynamische Psychotherapeuten mit diesem System interagieren und auf diese Weise wirksam werden können.

Die Entwicklung des Selbst im Verständnis der Säuglingsforschung

Bei der Konzeption des Selbst »als einem hierarchisch übergeordneten System« (Lichtenberg et al. 2000) der Psyche steht das subjektive *Selbstempfinden* oder *Selbsterleben* des Säuglings und späteren Erwachsenen im Mittelpunkt der Aufmerksamkeit. Dabei ist zu beachten, dass die Fähigkeit zum Selbstempfinden erst durch die spezifisch duale Struktur des Selbst entsteht: In der einen Substruktur ist die Fähigkeit zur Wahrnehmung angesiedelt, welche die in der anderen Substruktur von Moment zu Moment entstehen Empfindungen zu erfassen in der Lage ist. Da beide Bestandteile derselben Gesamtstruktur sind, verfügt das System Selbst über die Fähigkeit, sich selbst wahrzunehmen.

Die Säuglingsforschung (Beebe & Lachmann 1988, Beebe & Lachmann 2004, Dornes 1993a, Dornes 1993b, Dornes 2006, Köhler 1990, Lichtenberg 1991a, Stern 1979, Stern 1992) geht davon aus, dass das kindliche Selbst im kontinuierlichen Wechselspiel mit seinen primären und prägenden Bindungspersonen, in der Regel der Mutter, in einem mehrjährigen Entwicklungsprozess schrittweise reift. Dabei sind »Phasen oder Stadien« (Stern 1992, S. 55) von reifendem Selbsterleben und dazugehörigen Fähigkeiten zu beobachten, die in aufeinanderfolgenden Entwicklungsschritten entstehen und in deren Verlauf schließlich ein hochkomplexes Selbst-System entsteht.

> »Der entscheidende Grund, sich auf das Selbstempfinden des Säuglings zu konzentrieren, ist der Umstand, daß klinische Beobachtungen des Entwicklungsprozesses nachhaltig für die Annahme eines solchen frühkindlichen Selbstempfindens sprechen. Die Entwicklung vollzieht sich in Schüben und Sprüngen; […] in Quantensprüngen […], in denen große Veränderungen stattfinden […]. Nach jeder dieser Umbruchphasen erwecken die Kinder den Eindruck, daß in ihrem subjektiven Erleben des Selbst und der anderen große Veränderungen stattgefunden haben.« (Stern 1992, S. 21 f.)

Solche Quantensprünge der Entwicklung des Selbstempfindens beschreibt Stern für den Zeitraum der ersten Lebensjahre. In dieser Zeit wird »das subjektive Selbstempfinden zum Organisationsprinzip« (ebd., S. 46) und damit ist »die Empfindung von Selbst und Anderem« (ebd.) gemeint. Zwischen dem dritten und dem siebten Lebensmonat entsteht das »Empfinden eines Kern-Selbst« (ebd., S. 47), sobald »der Säugling wahrnimmt, daß er und die Mutter körperlich getrennt sind, daß jeder für sich selbst handeln kann, jeder sein eigenes affektives Erleben und seine nur ihm eigene Geschichte hat« (ebd.). Diese Entdeckung geht über in eine weitere Perspektive, sobald auch das Andere im Anderen entdeckt wird: »Selbst und Andere sind nun nicht mehr nur Kern-Entitäten der psychischen Gegenwart, des Handelns, Affekts und der Kontinuität. Sie umfassen nun auch subjektive mentale Zustände« (ebd., S. 48). Diese neue Perspektive eröffnet die Möglichkeit der Intersubjektivität zwischen Säugling und Mutter. Aber »es ist wichtig, daran zu denken, daß der Bereich der intersubjektiven Bezogenheit ebenso wie der der Kern-Bezogenheit außerhalb des Bewußtseins bleibt und nicht verbalisiert wird« (ebd.).

In dieser Entwicklungszeit vollzieht sich die Kommunikation zwischen dem Kind und seinen Pflegepersonen im impliziten Modus, d. h. die verbal kodierte Sprache ist noch bedeutungslos. Für diesen Modus der Kommunikation verfügt das Kind über ein implizites Wissen, das »außerordentlich umfassend und keineswegs auf motorische Abläufe beschränkt ist. Es enthält auch Affekte, Erwartungen, Aktivierungs- und Motivationsschwankungen und Denkstile – und sie alle können innerhalb weniger Sekunden« (Stern 2005, S. 125) vom Kind erfasst werden. Darin verbirgt sich eine gewaltige Menge an implizitem Beziehungswissen (Lyons-Ruth et al. 1998). Bowlbys »Arbeitsmodell« der Bindung sei »die Repräsentation dessen, was das nonverbale Kleinkind erwarten, tun, fühlen und denken wird, wenn es sich in irgendeiner Weise bedroht fühlt«, so Stern (2005, S. 125).

Aus dem impliziten Beziehungswissen gehen »generalisierte ›Brust-Milch‹-Episoden« (Stern 1992, S. 140) hervor, wobei eine solche »nun an sich keine spezifische Erinnerung mehr [ist, sondern] eine Abstraktion […] – sozusagen die zum Prototyp erhobene, durchschnittliche Erfahrung« (ebd.). »Die generalisierte Episode […] bezeichnet kein Ereignis, das wirklich einmal genauso geschehen ist. Sie enthält vielfältige spezifische Erinnerungen, kommt aber als Struktur einer abstrakten Repräsentation im klinischen Sinne näher. Sie stellt eine Struktur des wahrscheinlichen Ereignisverlaufs dar, die auf durchschnittlichen Erfahrungen beruht. Dementsprechend weckt sie Erwartungen (in Bezug auf Handlungen,

Gefühle, Empfindungen usw.) die entweder erfült oder enttäuscht werden können« (ebd., S. 142). Stern bezeichnet diese generalisierten Episoden als »**R**epresentations of **I**nteractions that have been **G**eneralized; RIGs« (S. 143).

> **Kurz & bündig**
> Für die praktische Arbeit mit dem Patienten ist es wichtig zu beachten, dass die in dieser Entwicklungszeit der Bildung des Kern-Selbst entstehenden RIGs ähnlich wie Flashbacks abrupt als Übertragungsphänomen auftreten können. Denn ihnen ist eigen, dass sie als Reaktion auf den mikroszenischen Handlungsdialog (Mimik, Gestik, Sprachmodulation, Blickbewegung u. Ä.) auftreten können, indem sie nicht bewussten Erwartungen folgen.

Mit Blick auf das Verständnis der Entwicklung des Selbst ist es wichtig zu erfassen, dass mit der Repräsentation generalisierter Interaktionsepisoden und dem impliziten Beziehungswissen bereits im ersten Lebensjahr der Kern für das Selbsterleben des Kindes entsteht. In dieser Lebensphase sind es besonders die angeborenen Basis-Emotionen, die primären Affekte – neurobiologisch angesiedelt im oberen Hirnstamm (Solms 2013) – und das vielfältige Körpererleben, welche das Selbstempfinden des Kindes prägen und der aufmerksamen, empathischen Begleitung der Mutter bedürfen, damit die *Regulation* dieser Zustände des Selbst gelingt. Der intersubjektive Umgang mit diesen Selbstzuständen des Säuglings lässt die Inhalte der RIGs entstehen, bildet die basalen repräsentationalen Strukturen der motivationalen Systeme (Lichtenberg et al. 2000) und auch die Grundlage für die entstehende Fähigkeit des Kindes zur Selbstregulation emotionaler und körperlicher Zustände. Das alles zusammen prägt eine Art *Basis-Selbsterleben*. Es ist das Ergebnis interaktionsdialogischer Beziehungserfahrung und als solches nicht bewusst!

Stern macht darauf aufmerksam, wie entscheidend diese frühen Entwicklungsphasen des Kindes für das Gelingen der Ausbildung eines reifen Selbst sind:

> »Es scheint, daß bei vielen psychologischen (und neurologischen) Prozessen die Anfangsphase, in der sie sich herausbilden, insofern relativ kritisch ist, als ein zu einem frühen Zeitpunkt eintretendes Ereignis stärkere Auswirkungen haben wird, die überdies schwerer rückgängig zu machen sind als später erfolgende Einflüsse. Dieses allgemeine Prinzip gilt vermutlich für die Entstehungsphase jeder Selbstempfindung« (Stern 1992, S. 55 f.).

Im ausgehenden ersten und im zweiten Lebensjahr tritt der Spracherwerb des Kindes langsam in den Vordergrund. Die Säuglingsforschung konnte zeigen, dass das *affect-attunement* in dieser Phase eine große Bedeutung hat. Dabei werden die Zustände des Kindes von seinen Bindungspersonen mimisch, gestisch und vor allem vokal intonierend gespiegelt. Das Kind erfährt sich dadurch in seinem Empfinden zutreffend erfasst und begleitet und bekommt darüber hinaus durch die Art der Spiegelung zugleich vermittelt, dass innere Zustände kommuniziert werden können. Die im *matching* dieses Prozesses enthaltene *gelungene* transmodale Übersetzung emotionaler Zustände in verschiedene Formen des Ausdrucks bereitet den Erwerb der Sprache handlungsdialogisch vor. Aber sie dient noch einem zweiten kommunikativen Transport von Bedeutung, der *Markierung*. Dabei mischt die Bindungsperson der Spiegelung eine zweite Botschaft bei, die dem Kind signalisiert, dass und wie es seinen Zustand bewältigen kann: So wird beispielsweise dem Spiegeln der Angst ein leises Schmunzeln beigefügt, das signalisiert, dass sie zu bewältigen sein wird. Dem Verständnis des Weinens wird das Signal angefügt, dass der Schmerz vorbeigehen wird, etc. Es kann allerdings auch geschehen, dass die Spiegelung misslingt oder gar ausbleibt: Es kommt zum *missmatch* oder gar zur Unterbrechung der Beziehung.

Markiertes Spiegeln, *missmatch* und die Unterbrechung der empathischen Beziehung zwischen Mutter und Kind führen zu einem weiteren »Quantensprung« der Selbstentwicklung, indem das Kind schließlich realisiert, dass die Bindungsperson über eine vom eigenen Selbsterleben *getrennte* Befindlichkeit verfügt. Während die Spiegelung dem Kind ermöglich, die Subjektivität des eigenen Seins Schritt für Schritt zu entdecken, erfährt es zugleich, dass der Andere trotz seiner Ähnlichkeit in der Markierung anders ist. Die eigene Subjektivität beider wird über die kommunizierten Selbstzustände beider von Moment zu Moment immer deutlicher. Missmatch und Unterbrechungen der Beziehung ›sprechen eine eindeutige Sprache‹; sie senden eine implizite Botschaft, die das Kind zu interpretieren lernt. Zumal – im Fall der gelungenen Mutter-Kind-Beziehung – der Säugling die Erfahrung macht, dass die Mutter in der Regel bemüht ist, nach einem *missmatch* die empathische Beziehung wiederherzustellen. Im wiederholten Ablauf solcher intersubjektiven – also stets wechselseitig aufeinander bezogenen – Erfahrungen entsteht im Kind das »Empfinden eines subjektiven Selbst« (Stern 1992), das trotz oder vielleicht gerade wegen seiner Unterschiedlichkeit in der Beziehung mit der Mutter sicher gebunden ist. – In diesem mikroprozesshaft ablaufenden Beziehungsgeschehen findet etwas von dem statt, was Winnicott (2002) als »good enough mothering« bezeichnet. Und die Selbstpsychologie konzipiert die stete Abfolge von »disruption and repair« (Beebe & Lachmann 1988, 2004) als konstitutiv für das Entstehen der sicheren Bindung in der Mutter-Kind-Dyade und zugleich für die Entwicklung der Selbst- und Objekt-Repräsentanzen.

Aus dieser Erfahrung geht in steter Fortsetzung der Kommunikation beider über ihre Selbstzustände – auch die Mutter spricht zunehmend über sich und ihr Selbsterleben: »Jetzt nicht, ich bin müde«, »Warte, ich habe doch auch Hunger«, usw. – der Erwerb der Wortsprache hervor. Das Kind lernt, sich und andere in der neuen Kategorie der Worte zu erfassen und schließlich Schritt für Schritt zu benennen. Doch wie geglückt diese neue Dimension der Fähigkeit, sich selbst immer differenzierter wahrnehmen und beschreiben zu können, auch immer ist, desto offenbarer wird, dass stets ein Rest des Selbsterlebens bleibt, der mit Worten nicht zu kommunizieren ist. Zwischen dem Ich und dem Du taucht ein Abstand auf, ein non-communicando, der zugleich die Sehnsucht danach, nach der Illusion des *vollständig* möglichen intersubjektiven Austausches mit dem Anderen, aufbrechen lässt. Der Gewinn des Erreichens dieser Phase des »Empfindens des verbalen Selbst« (Stern 1992) geht zugleich einher mit der Unmöglichkeit, die illusionäre Vorstellung allumfassender Wunscherfüllung zu stillen. Damit ist die Basis-Erfahrung der lebenslang bestehenbleibenden Ambivalenz geprägt, nämlich dass Sehnsucht immer in irgendeiner Weise mit Enttäuschung gepaart ist, und diese Erfahrung fordert entsprechende Anpassungsleistungen (= Entwicklung der Ambivalenzfähigkeit) des Kindes heraus.

Kurz & bündig

- Die Konzeption der Entwicklung des Selbst unter dem Aspekt der Säuglingsforschung zeigt, dass das Selbst-System im steten intersubjektiven Austausch mit den prägenden Primärpersonen, allen voran mit der Mutter, reift. Die dabei erfolgenden Reifungsschritte des Selbst des Kindes folgen eigenen, d. h. angeborenen Prinzipien der Initiative des Selbst und dessen Organisation.
- Der kommunikative Austausch in den Dyaden des Kindes mit seinen Pflegepersonen erfolgt im Handlungsdialog. Das Selbst des Kindes verfügt über die Fähigkeit, diesen Dialog auf implizite Weise in Ursache-Wirkung-Zusammenhängen zu erfassen und auf diese Weise implizites Beziehungswissen zu erwerben.
- Die Dialoge des Mutter-Kind-Paares bestehen in einer unzählbaren Vielfalt typischer Mikrosequenzen. Sie beinhalten die jeweils affektiv geprägten Intentionen oder Zustände des Kindes, die handlungsdialogischen Antworten der Pflegeperson und den emotionalen Effekt, welchen deren Antworten im Kind auslösen.

- Das Selbst des Kindes ist in der Lage, derartige Mikrosequenzen der Beziehung zu generalisieren und als Prototypen zu repräsentieren.
- Das Set des aus einer Vielzahl von prototypischen Mikro-Beziehungssequenzen zusammengesetzten impliziten Beziehungswissens bildet die Erfahrungsbasis des (sich kontinuierlich weiterentwickelnden) Kernselbst des Kindes.
- Als weiteren Effekt des handlungsdialogischen Miteinanders erfasst das Selbst des Kindes in den impliziten Modi der Wahrnehmung, des kontextuellen Begreifens und schließlich der identifikatorischen Aneignung, dass dem gemeinsamen Handeln Fertigkeiten und Fähigkeiten zugrunde liegen, die das Kind zunehmend zu üben und nutzen lernt.
- Die Entwicklung der Motorik, der Regulation von Spannung, der Identifikation und Differenzierung von Emotion und Affekt, die Spezifizierung der Intentionen und schließlich die Entdeckung und Eroberung der Sprache sind solche im subjektiven Selbst des Kindes stetig zunehmenden Fertigkeiten und Fähigkeiten, die im Laufe seiner weiteren Entwicklung zu *Ich-Funktionen* reifen.
- Die skizzierten Entwicklungs- und Reifungsschritte des kindlichen Selbst erfolgen ganz überwiegend nicht-bewusst und sind auch im späteren Leben nicht unbedingt bewusst zu erfassen.
- Die Kenntnis dieser Zusammenhänge ist für das Verständnis und die Wirksamkeit der mentalen Arbeit, wie Psychodynamiker sie parallel zu ihrer dialogischen Arbeit mit dem Patienten leisten, von großer Bedeutung.

Die Entwicklung des Selbst im Verständnis der Mentalisierung und Affektregulierung

Fonagy et al. (2004) haben ein Konzept der Entwicklung und des Verständnisses des Selbst und seiner Urheberschaft unter den Gesichtspunkten der Mentalisierung und der Affektregulierung vorgelegt. Darin werden über das Verständnis der Säuglingsforschung hinausgehende Aspekte der Entwicklung des Selbst deutlich, die zu wissen notwendig sind, wenn es – wie hier – darum geht, ein Verständnis dafür zu entwickeln, wie psychodynamische Psychotherapie wirksam werden kann.

Es verwundert nicht, dass auch bei diesem Konzept davon ausgegangen wird, dass sich das Selbst erst im Laufe eines mehrjährigen Prozesses entwickelt. Und so wollen die Autoren zeigen, »dass das reife Verstehen des Selbst als *mentaler Akteur* wahrscheinlich auch das Ergebnis sehr komplexer Entwicklungsprozesse darstellt […] [und] wie sich die verschiedenen Entwicklungsstufen der Selbstbewusstheit von einem frühen Verstehen physischer und sozialer Urheberschaft im Säuglingsalter bis zum reiferen Verständnis des Selbst als mentaler Akteur in der frühen Kindheit entfalten« (ebd., S. 212).

Auch diese Autoren gehen davon aus, dass das Neugeborene über einige angeborene Fähigkeiten verfügt, die es ihm ermöglichen, das ihm innewohnende konstitutionelle Selbst in sich selbst organisierender Weise durch einen Entwicklungsprozess zu führen. Als »konstitutionelles Selbst« bezeichnen die Autoren »die biologisch determinierten Erfahrungen des Individuums, die mit emotionaler Expressivität und Temperamentsmanifestationen des Affekts assoziiert sind« (ebd., S. 18). In dieser Modellvorstellung verfügt das Neugeborene also über zwei bereits bei der Geburt vorhandene psychische Gegebenheiten, von denen ausgehend der Entwicklungsprozess seines Selbst startet: Angeborene Fähigkeiten und primäre Affekte ermöglichen dem Kind, von Geburt an als Akteur tätig zu sein.

Das »Modul der Kontingenzentdeckung« (ebd., S. 170 f.) ermöglicht dem Kind zu verstehen, dass verschiedene Ereignisse miteinander verbunden sind, weil sie miteinander in einer Wechselbeziehung stehen. Mit Hilfe dieses Moduls kann das Neugeborene z. B. entdecken, dass seine eigene Aktivität etwas anderes in Bewegung setzt, etwa ein Mobile durch seine Berührung. Diese Entdeckung führt im Kind eine positive Erregung, Freude herbei. Es ist leicht vorstellbar, dass derartige Erfahrungen das Kind dazu verleiten, sie zu wiederholen. Dabei macht es die Erfahrung einer zeitlichen Kontingenz, also eines Zusammenhangs zwischen eigener Bewegung und in unmittelbarer zeitlicher Folge damit einer anderen Bewegung. Und es macht die weitere wichtige Entdeckung, dass es selbst der Akteur ist, der den Zusammenhang herbeiführt. Eine scheinbar banale Erfahrung, die jedoch von großer Bedeutung für die weitere Entwicklung des Kindes ist.

Die Autoren weisen darauf hin, dass das Kind tatsächlich *drei* voneinander unabhängige Kontingenzgrundlagen zu erfassen in der Lage ist: eine »zeitliche, eine sensorisch-relationale (relative Intensität) und eine räumliche (Ähnlichkeit räumlicher Verteilung oder Muster) […]. Dies ist besonders relevant, wenn wir den Fall der Affektspiegelung untersuchen […], weil solche Ausdrucksformen der Mutter kontingent auf das emotionsexpressive Verhalten des Säuglings bezogen sind, und zwar nicht nur, was die zeitliche Kontingenz angeht, sondern auch in Bezug auf relative Intensität und Musterähnlichkeit« (ebd., S. 173). Die Autoren verweisen an dieser Stelle auf die Überlegungen Sterns zur Affektabstimmung, wie sie oben bereits beschrieben wurden.

An dieser Stelle ist wichtig, zu erkennen und zu verstehen, dass das Selbst seine Entwicklungsimpulse nicht allein in der intersubjektiven Dyade empfängt, sondern – wie im oben angeführten Beispiel gezeigt – auch aus sich selbst heraus.

Dabei ist ein Bedürfnis nach *Selbst-Urheberschaft oder Selbstwirksamkeit* erkennbar, worin »ein Kind das Bedürfnis nach Rückzug hat, um einen offenen Raum zu schaffen, in dem sich optimale selbstexploratorisch-assertive Aktivitäten zur Kompetenz weiterentwickeln können« (Lichtenberg et al. 2000, S. 69). Ähnlich wie es Winnicott (1958) in der »Fähigkeit, allein zu sein«, beschrieben hat, lassen sich in diesen Zusammenhängen die Ursprünge zu Autonomie und Identität erkennen.

Fonagy et al. (2004) sprechen in diesem Zusammenhang von einer ersten Phase des Selbst als »physischer Akteur« und halten »angeborene informationsverarbeitende Mechanismen« dafür verantwortlich, dass Säuglinge im ersten Lebenshalbjahr »ihr Körperselbst als ein differenziertes Objekt im Raum [...] repräsentieren« können (S. 213 f.). Die Autoren sehen das Kind ferner als »sozialen Akteur« und verweisen darauf, dass Mutter und Säugling von Anfang an ein »affektives Kommunikationssystem« bilden, worin sich die »angeborene Neigung [...] [äußert], sich aktiv an affektiven Interaktionen mit Betreuungspersonen zu beteiligen« (S. 217). Damit betonen die Autoren die *primäre* Aktivität des Selbst des Kindes, insbesondere auch im sozialen Feld. Aber sie verstehen ihre Konzeption des »Selbst als sozialem Akteur« nicht als Ausdruck dessen, dass damit Intersubjektivität eine *primäre* Gegebenheit der Beziehung sei. Vielmehr werde diese erst mit der spezifischen Entwicklung der *Fähigkeit zur Intersubjektivität* ermöglicht. Intersubjektivität sei also *sekundär* und darauf angewiesen, dass zuerst ein Subjektivitätsgefühl entsteht:

> »Unserer Meinung nach sprechen gute Gründe für die Annahme, dass die frühen Interaktionen zwischen dem Säugling und seiner Bezugsperson die primäre biologische Funktion erfüllen, die Entwicklung solcher mentalen Mechanismen zu fördern, die für die Entstehung eines Subjektivitätsgefühls und für die Herstellung jener interpersonalen Deutungsprozesse wesentlich sind, die ein Gewahrsein des Selbst als Akteur auftauchen lassen. Diesem Argument liegt die Auffassung zugrunde, dass die Subjektivität des Säuglings nicht als gegeben vorausgesetzt werden kann; vielmehr ist davon auszugehen, dass sie im Prozess der Interaktion erworben wird« (ebd., S. 225).

Fonagy et al. zeigen weiter, dass die im Abschnitt oben skizzierten frühen kontingenten, affektregulierenden Prozesse der markierten Spiegelung nicht Ausdruck einer Kommunikation auf der Basis einer bereits bestehenden intersubjektiven Beziehung sind, sondern dass sie vielmehr »eine wichtige *Vorbedingung* für die *spätere* Intersubjektivität« (ebd., S. 225, Hervorhebung im Original) herstellen. Die Theorie des sozialen Biofeedback der Autoren Gergely und Watson (2004)

> »geht davon aus, dass ins Wahrnehmungssystem ein Bias eingebaut ist, das den Säugling zur Beobachtung und Erforschung der äußeren Welt veranlasst, und dass er Repräsentationen in erster Linie auf der Grundlage von äußeren Stimuli konstruiert. Er wird für die distinkten inneren Muster der physiologischen und viszeralen Stimulierung, die mit diskreten Emotionsausdrücken einhergehen, sensibilisiert, indem er den Kontingenzentdeckungsmechanismus auf die kontingente Beziehung zwischen seinen eigenen automatischen Emotionsausdrücken einerseits und den anschließenden affektspiegelnden mimischem/vokalen Äußerungen seiner Bezugsperson andererseits anwendet« (Fonagy et al. 2004, S. 225).

In der Theorie des sozialen Biofeedback wird davon ausgegangen, dass die markiert gespiegelten Emotions- und Affektausdrücke als sekundäre Selbstrepräsentanzen gespeichert werden. Daraus resultiere schlussendlich das Subjektivitätsempfinden des Individuums, vor allem aber die kognitive Zugänglichkeit dieser emotionalen und affektiven Zustände des Säuglings. Erst das soziale Biofeedback lässt also für die bis dahin autonomen inneren Zustände diejenigen Repräsentanzen entstehen, die für ihr Gewahrwerden als *mentale* Zustände notwendig sind. – Diesen Zusammenhang zu verstehen ist wichtig, wenn es in Kapitel 6 um die strukturbezogene Arbeit mit den psychischen Funktionen der Wahrnehmung, Symbolisierung, (Kontext-)Mentalisierung und Repräsentation geht.

Bis hierher ist deutlich geworden, dass Akteur zu sein bedeutet, sich selbst als Urheber von Aktionen erleben zu können, also Dinge in Bewegung setzen zu können, und ebenso selbst Urheber oder zumindest Mitgestaltender von sozialen Aktionen und Interaktion zu sein. Damit hat das *Selbst als Akteur* jedoch noch nicht die Fähigkeit erworben, seine Aktivität auf ein Ziel hin auszurichten. Etwa im Alter von neun Monaten vermag das Kind zu erkennen, dass es über die Fähigkeit verfügt, mit der eigenen Aktivität Ziele zu erreichen, ja sogar die Modi der Aktivität entsprechend dem angestrebten Ziel anzupassen. Das Selbst erlangt die Fähigkeit, als »teleologischer Akteur« tätig zu sein und zu erkennen, dass auch die Handlungen anderer zielgerichtet sind. Diese Fähigkeit geht damit einher, unterscheiden zu können, ob ein Vorgang im kausalen Zusammenhang verstanden werden kann oder ob ein Vorgang zielgerichtet ausgeführt wird. Wird das eine in der Zeitachse rückwärts gerichtet in seinen Zusammenhängen begriffen, so wird das andere auf der Achse nach vorn gerichtet erfasst und verstanden. – Mit Blick auf diese Zusammenhänge ist es wichtig, zu verstehen, dass das Kind mit dem Erreichen des Stadiums des »Selbst als teleologischer Akteur« die Fähigkeit erreicht, seine Aktivität nicht allein am Ziel, sondern auch an den Umgebungsbedingungen des Ziels zu orientieren: Das Kind beginnt die Möglichkeit sich anzupassen zu entdecken. Das ist der Beginn der Entwicklung von Anpassungs- und Bewältigungsmustern in den primär prägenden Beziehungen, die im weiteren Verlauf der Entwicklung zu Arbeitsmodellen elaboriert werden.

Es verwundert nicht, dass der »nächste qualitative Schritt in der menschlichen Entwicklung [...] die auftauchende Fähigkeit [ist], dem Anderen und dem Selbst ›vorausgehende Intentionen‹ zuzuschreiben, um künftige zielgerichtete Aktionen [...] vorherzusagen« (Fonagy et al. 2004, S. 244). Das heißt, Kinder sind etwa ab dem Alter von zwei Jahren in der Lage, Wünsche, Ziele oder Absichten bei sich und anderen als *innere* Vorgänge zu erkennen, die einer Handlung *vorausgehen*, und sie können dies auch repräsentieren. Gleichzeitig tauchen erste Anzeichen von empathisch einfühlsamen Reaktionen auf. Und die Kinder können kausale Zusammenhänge zwischen inneren Zuständen und Handlungen bei sich und anderen herstellen. In dieser Phase der Entwicklung entsteht bereits ein erstes rudimentäres Konzept vom Selbst als *intentionaler* mentaler Akteur und damit verbunden eine »naive Theorie des Mentalen« (ebd.).

Für die therapeutische Arbeit ist wichtig zu verstehen, dass von diesem Alter an kaum noch eine Handlung denkbar ist, ohne dass sie mit einem wie auch immer gearteten emotional-mentalen Zustand verknüpft ist. In diesen Zusammenhängen wurzelt das Konzept Winnicotts (Winnicott 2002; auch: Fonagy & Target 2002) vom *falschen Selbst*; danach antizipiert das Kind kränkende oder verletzende Reaktionen von Vater oder Mutter und wählt Anpassungsmodi, mit denen es diese Reaktionen vermeiden kann. Dabei verzichtet es zugleich auf die Entfaltung der Agenda des wahren Selbst.

Gelingt dem Kind die Entwicklung des »Selbst als intentionaler mentaler Akteur« in einem sicheren Bindungsmilieu, so »wird das Kind durch die intentionalen Aktivitäten und Haltungen, mit denen ihm Bezugspersonen und Peers wiederholt begegnen, dazu veranlasst, auf *eigene* generalisierte intentionale Eigenschaften zu schließen und sich diese zuzuschreiben, um das Verhalten seiner Interaktionspartner sinnvoll erklären zu können. Auf eben diese Weise entsteht ein kategorialer Begriff oder eine *kategoriale Repräsentanz des Selbst*« (Fonagy et al. 2004, S. 247; Hervorhebung M. K.). Diese Selbststruktur wird später zur Grundlage für das autobiografische Gedächtnis.

Etwa im Alter von vier Jahren tauchen Zeichen eines »Konzepts des autobiografischen Selbst« (ebd., S 253) auf. Bis dahin und seit dem Ende des zweiten Lebensjahres verfügen Kinder lediglich über die Fähigkeit, *singuläre Repräsentationen* von sich selbst und der Welt der ihnen wichtigen Anderen zu entwickeln. Darin sind aktuell wahrgenommene Aspekte der gegenwärtigen Realität aufgehoben. Dann aber erwerben sie die Fähigkeit, sich gleichzeitig in vielfältigen Repräsentationen zu vergegenwärtigen.

> »Die Fähigkeit, multiple Repräsentationen zueinander in Beziehung zu setzen, liegt […] der Herstellung eines abstrakten, historisch-kausalen Selbstkonzepts (des ›autobiografischen Standpunkts‹) zugrunde, das Erinnerungen an zuvor zusammenhanglose Selbstzustände zu einer organisierten, kohärenten und vereinheitlichten autobiografischen Selbstrepräsentanz integriert« (Fonagy et al. 2004, S. 254).

Kurz & bündig

- Das Selbst des Kindes wird auch unter dem Aspekt der Mentalisierung und Affektregulierung als »Urheber« seiner selbst gesehen.
- Es geht hervor aus dem primären »konstitutionellen Selbst«, das seine Aktivität einerseits aus den allzeit aktiven primären Affekten bezieht, andererseits aus angeborenen Fähigkeiten.
- Insbesondere seine Fähigkeit zur »Kontingenzentdeckung« ermöglicht dem sich entwickelnden Selbst des Kindes, sich selbst und seine Umwelt in zunächst noch rudimentärer Geistestätigkeit zu erfassen.
- Auf diese sich selbst erfassende Weise wohnt dem Selbst des Kindes seit der Frühzeit seiner Entwicklung eine duale Struktur inne, die es ermöglicht, dass das Selbst sich sowohl emotional erleben als auch mental erfassen kann.
- Den primären Affekten und dem Kontingenzentdeckungsmodul steht das Bedürfnis nach Selbstwirksamkeit zur Seite, welches der Eigenschaft des Selbst als Akteur weiteren Schub verleiht.
- Die seinen Affekten entspringende, körperlich ausgedrückte Aktivität lässt ein spezifisches Erleben als »physischer Akteur« entstehen, das im Körperselbst seinen repräsentationalen Niederschlag findet.
- Die Aktivität des »Selbst als sozialer Akteur« mobilisiert gemeinsam mit dem Gegenüber seiner jeweiligen Dyade das beiden inhärente Bindungsbedürfnis und sorgt dafür, dass das Kind in kontinuierlichen Beziehungszusammenhängen lebt.
- Der mit den Bindungspersonen entstehende Austausch im Handlungsdialog und das dabei stets erfolgende soziale Biofeedback lassen im Selbst des Kindes das

Erleben seiner Subjektivität entstehen, ein Baustein auf dem Weg der Entwicklung der Fähigkeit zur Intersubjektivität.

- Ausgehend vom steten Streben nach Urheberschaft der eigenen Aktivität und dem Bedürfnis nach Selbstwirksamkeit entdeckt das Kind die Möglichkeit, seine Aktivität zielgerichtet einzusetzen, und erlebt sich zunehmend als »teleologischer Akteur«.
- Dabei erfasst das Selbst des Kindes immer klarer, dass und wie seine Umwelt Rahmen und Grenzen seiner zielgerichteten Aktivität bestimmen. Die daran orientierten Muster der Anpassung und Bewältigung werden als implizite und generalisierte Muster im Selbst des Kindes repräsentiert.
- Das Selbst des Kindes erfasst ab dem zweiten Lebensjahr, dass alle Aktivität, die eigene ebenso wie die der Bindungspersonen, von emotional-mentalen Intentionen geprägt ist. Zum teleologischen Modus des Zielgerichteten seiner Aktivität gesellt sich jetzt das »Selbst als intentional mentaler Akteur«.
- Damit nimmt die mentale Verarbeitung seiner Erfahrung ›Fahrt auf‹ und eine »naive Theorie des Mentalen« taucht im Selbst des Kindes als Vorstufe der Fähigkeit zur Reflexion auf.
- Der Erwerb all dieser Fähigkeiten des Selbst geschieht weitgehend ohne deren bewusste Kognition.
- Im weiteren Verlauf der Entwicklung geht aus dem Selbst des Kindes, das sich als intentional-mentaler Akteur erlebt, die »kategoriale Repräsentanz des Selbst« hervor.
- Das Kind kann sich selbst schließlich zunehmend gut, d. h. zunehmend bewusst *in der inneren Vielgestaltigkeit* der großen Zahl seiner Fähigkeiten und Möglichkeiten, seines Antriebs, seiner Aktivität und seiner emotionalen Selbstzustände erfassen und reflektieren; d. h., das Selbst des Kindes vermag die Vielfalt der Selbstzustände, in denen sich das Kind erlebt, zum Gefühl einer zunehmend kohärenten *Selbstidentität* zu integrieren.

Ein Konzept des reifen Selbst für die Arbeit in psychodynamischen Psychotherapien

Ich werde in den nachfolgenden Kapiteln des Buches aufzeigen, dass die Arbeit des Therapeuten im Prozess psychodynamischer Psychotherapien ständig und grundsätzlich auf zwei verschiedenen Ebenen abläuft. Dabei steht der konkreten *dialogischen* Arbeit mit dem Patienten stets und kontinuierlich eine *stille emotional-mentale* Arbeit des Therapeuten zur Seite. Dabei nimmt er einerseits alle Facetten des therapeutischen Geschehens auf und verarbeitet sie innerlich, andererseits gibt er die Ergebnisse seiner stillen Arbeit in den therapeutischen Dialog zurück. Ein differenziert verstandenes Konzept des reifen Selbst ist dem Therapeuten sehr behilflich. Besonders wenn es darum geht, während der stillen emotional-mentalen Arbeit reflexiv zu durchdringen, wie das Erleben seines Patienten, vor allem aber auch sein eigenes Erleben in der Gegenübertragung zu verstehen ist, hilft es, darin die Wiederkehr der Beziehungserfahrung in der Vergangenheit des Patienten zu erkennen.

Für einen solchen Gebrauch des *Konzepts des Selbst* während der therapeutischen Arbeit ist es sinnvoll, die zentralen Annahmen der Säuglingsforschung und der Theorie der Mentalisierung in eine gemeinsame Modellvorstellung, eine Synopse, zusammenzuführen. Denn erst solch ein umfassendes Verständnis des Selbst schafft nach meiner Überzeugung die Basis dafür, begreifen zu können, wie wir als psychodynamische Psychotherapeuten wirksam werden.

Die beide oben dargestellten Konzeptionen des Selbst zeigen, dass das Neugeborene mit seinen primären Affekten und seinen angeborenen Fähigkeiten von Anfang an *aus sich selbst heraus* zur Aktivität motiviert ist. Das Selbst des Neugeborenen verfügt über rudimentäre psychische Funktionen, die es ihm ermöglichen, mit seiner Umwelt in Kontakt zu treten, sie in allerersten Zusammenhängen zu erfassen und sich selbst zu organisieren. Überdies ist das Neugeborene ex utero mit dieser Umwelt, in erster Linie mit der Mutter vertraut: Es kennt ihre Stimme, ihren Geruch, ihre physiologischen und psychischen Rhythmen und ist damit bereits bei seiner Geburt mit ihr verbunden; das reifende Kind erwirbt diese Fähigkeiten noch in utero. Das alles bildet bereits bei der Geburt die archaische Basis von *Bindung und Beziehung* des Mutter-Kind-Paares. Und diese Beziehung wiederum bildet die soziale Basis für die weitere Entwicklung des infantilen Selbst.

- Aus dem konstitutionellen Selbst heraus verfügt der Säugling über eine ihm eigene *Aktivität*, die Fähigkeit zur *dyadischen Beziehung* und die Fähigkeit, *Zusammenhänge zu erfassen*. Diese drei Fähigkeiten bilden den Ausgangspunkt für die Reifungsentwicklung des infantilen Selbst.

Im handlungsdialogischen Miteinander kommt das primäre, zunächst noch archaische Bedürfnis-, Affekt-, Körper- und Antriebserleben des Kindes zum Ausdruck und erfährt kontinuierlich Reaktion und Antwort der frühen Bindungspersonen. Darin erkennt der Säugling nicht nur sich wiederholende Muster, sondern er erfasst diese Wechselspiele auch mit Lust oder Frust. Auf implizite Weise erfasst das Kind, welche Möglichkeitsräume ihm und seiner Aktivität in seiner unmittelbaren Umwelt zur Verfügung stehen: Das infantile Selbst erwirbt erstes *implizites*

Beziehungswissen und die Erfahrung, welche Aktivitätsräume ihm zur Verfügung stehen. Das auf diese Weise entstehende *Kernselbst* birgt nicht allein die ihm innewohnende Vitalität, sondern auch die Erfahrung von Beschränkungen seiner Entfaltung in seiner sozialen Umwelt. In dieser Phase wird die Grundlage für das Erleben der Bindung gelegt.

- Das im *Kernselbst* abgespeicherte implizite Beziehungswissen trägt bereits das früheste Erleben von Bindungssicherheit in sich sowie die ersten Spuren von Vermeidungs- bzw. Anpassungsmuster des Kindes an seine Umwelt. Entsprechend sind hier die frühesten Spuren pathologischer Entwicklungen des Selbst anzunehmen.

Die mit der Affektspiegelung im ›Matching‹ und im ›psychozialen Biofeedback‹ einhergehende Entwicklung des *subjektiven* und des *verbalen Selbst* leitet eine Phase ein, die im weiteren Verlauf in die Ausbildung der dualen Struktur des Selbst einmündet. Es sind die Erfahrungen in diesen frühen Beziehungen des Säuglings, die von Myriaden von Mikroepisoden geprägt werden und deren Qualität darüber entscheidet, wie *differenziert* das Kind sich in seinen subjektiven Eigenschaften erkannt und begleitet fühlen kann. Aus der Vielzahl von RIGs dieser Zeit erweitert sich jenes implizite Beziehungswissen, welches das Basisempfinden des Kindes prägt und das später lebenslang den nicht bewussten Hintergrund für das aktuelle Erleben von Moment zu Moment bildet.

- Das subjektive Erleben des »Ich bin anders als du« und »Du bist anders als ich« taucht an der Grenze des Erwerbs der Wortsprache als *Empfinden* auf. Das ist noch kein Wissen im kognitiven Sinn und verbleibt mit allen – in der Regel schmerzlichen – Begleitgefühlen im Bereich des nicht bewussten impliziten Beziehungswissens. Es kann später im Hintergrund aktueller Differenz- und Konfliktsituationen das emotionale Erleben mitprägen.

Die Erfahrungen der markierten Spiegelung und des damit einhergehenden Erwerbs der Wortsprache führen nicht allein dazu, dass das Kind sich in seiner Subjektivität immer klarer abgegrenzt erlebt von seinen primären Bezugspersonen. Vielmehr leitet der Erwerb der Fähigkeit, die eigenen Selbstzustände zu benennen, dazu über, dass diese eigenen Zustände auch *gedacht* werden können. Der gegenüber dem eigenen Spiegelbild gesprochene Satz »das bin ICH«, zeigt an, dass sich im Kind eine zunehmend klarer werdende Differenzierung zwischen seinem sich fühlend wahrnehmenden Selbst und seinem sich selbst denkenden Selbst vollzieht. Die *duale Struktur des Selbst* taucht in ersten Spuren im Gewahrsein des Kindes auf. Und parallel dazu taucht die langsam und zunehmend deutlicher werdende Entdeckung auf, dass die Wortsprache die emotionalen Zustände des empfindenden, erlebenden Selbst in der Beziehung weit weniger klar und differenziert kommunizieren kann, als es die handlungssprachliche Kommunikation bis dahin vermocht hatte, zumindest in der Illusion des Kindes. Im gelingenden Fall der Beziehungen mit den primären Bezugspersonen erfordert diese Entdeckung des Kindes die Entwicklung des *intersubjektiven* Modus der Beziehung: Die Kommunikation über erlebende Zustände des Selbst soll – so die Botschaft der Eltern – von nun an nur noch im wechselseitig empathischen und aufeinander resonant reagierenden Modus mit Hilfe der Wortsprache gelingen. Dazu muss jetzt neben dem empfindenden Selbst ein verbal-symbolisierender Bereich des Selbst entstehen, aus dem heraus es – quasi wie das Kind vor dem Spiegel auf sich blickt – auf das Empfinden ›blicken‹ kann.

Mit dem Auftauchen des verbalen Selbst entsteht ein Verlust der bislang als selbstverständlich empfundenen emotionalen Intimität, wie sie bis dahin im handlungsdialogischen und damit körperlichen Austausch mit der Mutter erlebt wurde. An deren Stelle tritt in schrittweiser Entwicklung die Entfaltung einer intersubjektiven Beziehung, welche den Fortbestand emotionaler Intimität gewährleistet. Weil die Wortsprache jetzt als zentrales Kommunikationsmittel immer mehr an Bedeutung gewinnt, schreitet ihre Entwicklung rasch voran und schafft damit eine Voraussetzung für die Entwicklung der Fähigkeit zur Mentalisierung. Misslingt diese Entwicklung, so entsteht eine Störung der Struktur des Selbst, welche später in Defiziten beider Substrukturen, dem erlebenden Selbst und dem Selbst als mentaler Akteur zum Ausdruck kommt.

Der Wechsel zwischen der handlungsdialogischen und der verbalen Kommunikation erfolgt schrittweise über mehrere Jahre. In dieser Zeit entfaltet das Kind seine Fähigkeiten als Akteur seiner ihm innewohnenden affektiven und motivationalen Antriebe immer differenzierter. Und zugleich erfährt es in fortwährenden Antworten seiner Bezugspersonen deren Reaktionen darauf: So entwickelt sich im Kontext der subjektiv-individuellen Vielfalt seiner Aktivitäten im infantilen Selbst auf der Grundlage seiner Interaktionen mit der Umwelt ein reichhaltiges Repertoire an *Interaktionsrepräsentanzen*, worin die Förderung und die Hemmung der Entfaltung seiner ihm innewohnenden Eigenschaften durch seine wichtigsten Bezugspersonen gespeichert sind. Sie sind es, welche die *Modi der Anpassung* seiner Aktivität an diese Umwelt in der Struktur des *Selbst als Akteur* entstehen lassen. Parallel zu dieser Entwicklung differenzieren und reifen die mentalen Ich-Funktionen ebenso wie die des Körpers.

Das im Kind entstehende *Selbst als Akteur* folgt in der Entfaltung seiner ihm innewohnenden Antriebe und der sich permanent elaborierenden Ich-Funktionen einem dem Selbst eigenen Organisationsprinzip. Zugleich aber orientiert es sich ständig am sich öffnenden oder einengenden Möglichkeitsraum, den seine Umwelt zur Verfügung stellt. Es achtet stets auf die Einhaltung der Grenzen dieses Raumes, weil nur dort diejenige Beziehung zur Verfügung steht, die ihm seine Entfaltung erst ermöglicht. – Im optimalen Fall gelingt dem *Selbst als Akteur* die Entwicklung einer Balance zwischen der Entfaltung seiner primären Affekte und Anlagen auf der einen Seite und der Anpassung an die Grenzen seiner Umwelt auf der anderen Seite. Misslingt diese Balance, treten später verschiedenartige Störungen des Selbst zutage.

Zur Entfaltung der Ich-Funktionen gehört die Entwicklung der Fähigkeit zur Mentalisierung. In deren Verlauf entsteht der Modus zur Reflexion, d. h. das Denken in Kontexten. Die Reifung des infantilen Selbst erreicht einen vorläufigen Höhepunkt, wenn im *Selbst als Akteur* die Fähigkeit erreicht wird, sich selbst im Ganzen zum Gegenstand der Reflexion zu nehmen. Mit Hilfe dieser Fähigkeit kann es Ursachen, Ziele, Möglichkeiten und Folgen in seinem eigenen Innenraum erfassen. Es kann begreifen, dass sein Denken und Handeln auf der einen und sein Empfinden und Erleben auf der anderen Seite kategorial unterschiedliche Prozesse sind und darüber hinaus die Ergebnisse seines inneren Geschehens. Das Kind beginnt jetzt zu begreifen, dass es selbst stets der Urheber seiner Aktivität ist, und fängt an, seine Gefühlswelt bewusst wahrzunehmen und sie zu regulieren, statt sie zu agieren.

▶ Mit der Entwicklung der Fähigkeit zur Selbstreflexion beginnt das Gewahrsein davon, dass es *mentale* Prozesse sind, die das Selbst zum Akteur werden lassen. Das *Selbst als mentaler Akteur* kann vom Kind zunehmend bewusst als Quelle seiner Initiative erfasst werden, das *erlebende Selbst* kann immer besser vom Selbst als mentaler Akteur wahrgenommen werden und die Fähigkeit zur Selbstregulation kann sich zunehmend bewusst entwickeln.

Die skizzierten Reifungsprozesse im Selbst und dessen zunehmend emotionale und kognitiv-erkennende Differenzierung gehen einher mit einer ähnlich differenzierten und vor allem szenisch aufgebauten Repräsentation von Beziehungserfahrungen. Selbst-mit-Objekt-Repräsentanzen verschiedener affektiver und motivationaler Situationen bilden den Pool biografischer Erinnerungen. In deren Zentrum entsteht eine immer klarer werdende, in Teilen bewusste Vorstellung der empfundenen eigenen Ich-Person. Und dieses empfindende ICH verfügt über eine reichhaltige Ausstattung mit ›inneren Objekten‹, den mit Empfindungen und Erfahrungen ausgestatteten Abbildern der wichtigen Bezugspersonen seiner bisherigen Umwelt.

In der zweiten Hälfte des ersten Lebensjahrzehnt ist das Selbst des Kindes in seinen Grundzügen so weit gereift, dass seine *duale Struktur*, wie sie lebenslang bestehen bleiben wird, entstanden ist. Die frühkindlichen Strukturen, die weitgehend im impliziten Beziehungswissen gespeichert sind, bilden darin einen lebenslang wirksamen Erfahrungs*hintergrund* für die beiden fortan nebeneinander wirksamen Strukturen des erlebenden Selbst und des Selbst als seinem stets mental angeregten und anregenden Akteur. Die Fähigkeit zur Selbstreflexion, hervorgehend aus den Ich-Funktionen, entsteht aufgrund dieses Nebeneinanders der Selbst-Substrukturen und lässt die ersten Grundzüge einer ›Theory of Mind‹ entstehen; damit einher geht die Entwicklung der Fähigkeit, sich selbst in – von Moment zu Moment ganz verschiedenen – Selbstzuständen zu akzeptieren und eben darin die eigene Subjektivität und Individualität zu spüren.

Ich habe dieses konzeptionelle Verständnis des Selbst in Abbildung 1 in eine Grafik übersetzt. Darin wird neben der eigentlichen Darstellung des Selbst als Kreisstruktur in schematischer Form gezeigt, dass sich das Selbst stets in Beziehung befindet. Am Lebensanfang (dargestellt auf der linken Seite der Grafik) sind es die Eltern, bald schon die weitere Umwelt (rechte Seite). Und sie, die Umwelt, ist es, mit der das Selbst schließlich lebenslang in unterschiedlichen Formen in Beziehung bleibt. Vor allem aber stellt die Grafik dar, dass es nie das gesamte Selbst ist, das mit seiner Umwelt in Beziehung tritt.

Die Dynamik im Selbst

Dem Selbst ist eine permanente innere Dynamik eigen, die verstanden werden muss, um erfassen zu können, auf welche Strukturelemente des Selbst Psychotherapeuten mit Hilfe der psychodynamischen Verfahren Einfluss nehmen können. Ein Blick auf die Grafik der Abbildung 1 zeigt dem Betrachter darin einige Pfeile. Sie symbolisieren, welche unbewusste Dynamik der Einwirkung und Einflussnahme die einzelnen Substrukturen aufeinander entfalten, und zeigen die Richtungen und Ziele der intrasystemischen Beeinflussungen an.

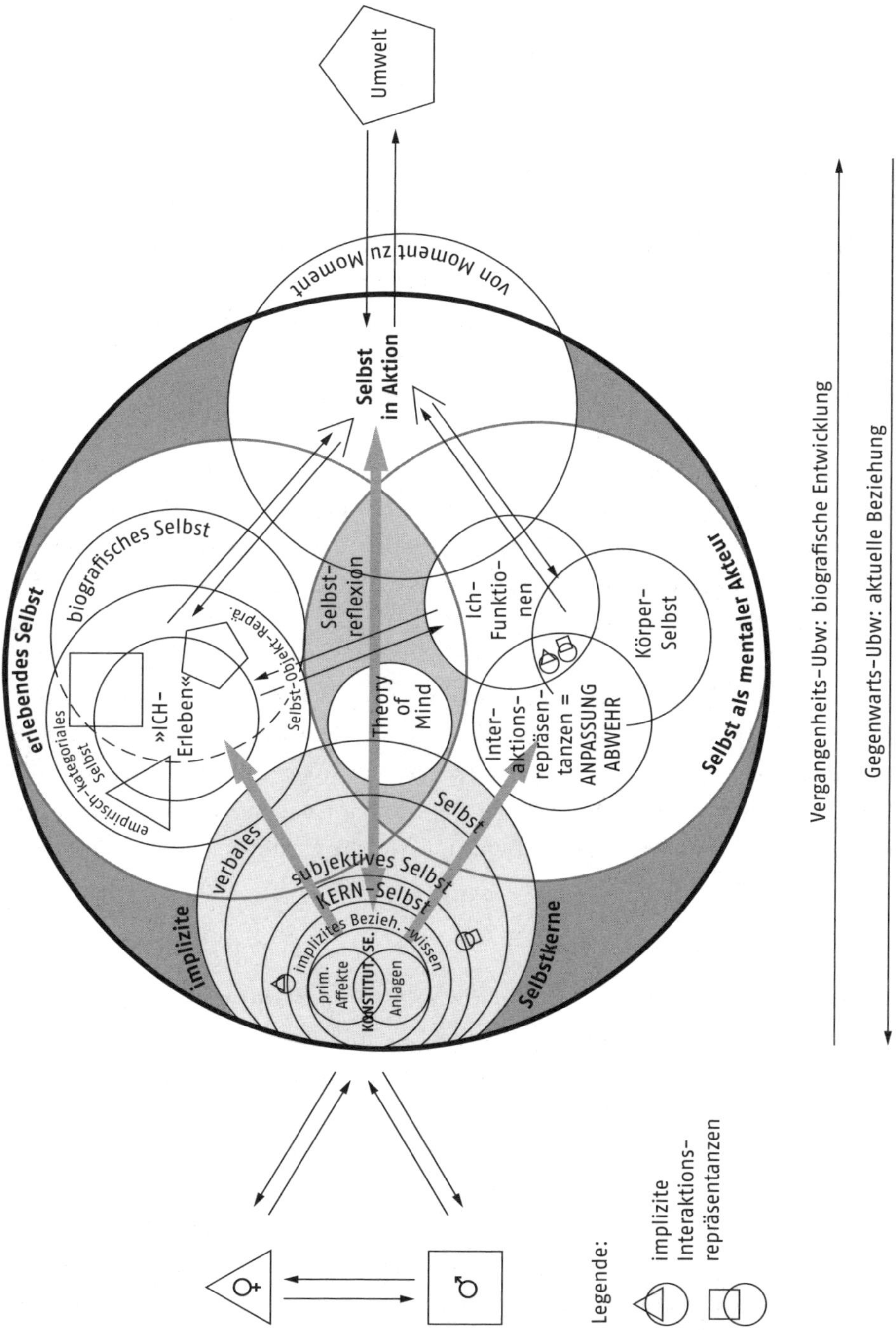

Abb. 1: Die komplexe Binnenstruktur des Selbst in ihrer biografischen Entwicklung (von links nach rechts gelesen) und in den aktuellen Beziehungen (von rechts nach links gelesen)

Zunächst ist für das Verständnis der Grafik wichtig, dass in ihr zwei unterschiedliche Dynamiken gleichzeitig dargestellt werden:

- Einerseits zeigt die Grafik die dynamische Entwicklung der Substrukturen des Selbst, wie sie während der Kindheit und Jugend bis hin zum adulten Selbst abläuft; diese *Entwicklungsdynamik* wird am unteren Rand der Grafik durch einen nach rechts gerichteten Pfeil angezeigt, welcher die biografische Entwicklung und damit zugleich die Dimension des *Vergangenheitsunbewussten* symbolisiert: Diese Dynamik hat Einfluss auf das Erleben der Gegenwart.

- Andererseits zeigt die Grafik jene lebenslang ablaufende Dynamik, wie sie im aktuellen Selbsterleben des Individuums während des Austausches in Beziehung mit der Umwelt erfolgt; diese *Beziehungsdynamik* wird am unteren Rand der Grafik durch einen nach links gerichteten Pfeil angezeigt. Er symbolisiert die Dynamik im aktuellem Beziehungsmoment und zugleich die Aktivität des *Gegenwartsunbewussten*: Diese Dynamik kann transformativ auf die Substrukturen des Selbst einwirken.

Was diese Grafik auf den ersten Blick so irritierend und unverständlich erscheinen lässt, wird im Zuge ihres Studiums langsam deutlich: Zu sehen ist die grafische Synoptierung dessen, was der Psychodynamiker reflektiert, wenn er der Frage nachgeht, wie im Moment der Begegnung Gegenwarts- und Vergangenheitsunbewusstes aufeinandertreffen, und welche Strukturelemente des Selbst dabei involviert sind.

Die Entwicklung der Substrukturen des Selbst in der Grafik

Das adulte Selbst reift in ständiger Beziehung mit den primären Pflegepersonen (linke Seite der Grafik: Symbolik der intersubjektiven Beziehungen mit Vater und Mutter); dabei durchläuft das Selbst in aufeinanderfolgenden Phasen eine Entwicklung vom konstitutionellen Selbst bis zum verbalen Selbst, dargestellt in Form von Kreisen mit jeweils zunehmendem Durchmesser. Die *impliziten Selbstkerne* entstehen. In dieser vulnerablen Entwicklungsphase werden die Grundlagen für die Ausbildung des 1.) affektiven Antriebserlebens, der 2.) ICH-Funktionen und 3.) der Modi der Anpassung an die primäre Umwelt (Mutter, Vater und weitere bedeutsame Bezugspersonen) gelegt; dies geschieht ganz überwiegend auf implizite Weise und wird im nicht szenisch symbolisierten, auf

Interaktionserfahrung basierenden Beziehungswissen (in Gestalt von RIGs) repräsentiert.

Der fett gedruckte graue Pfeil, der nach rechts unten in das *Selbst als mentaler Akteur* weist, symbolisiert, dass diese drei Substrukturen des motivationalen Antriebserlebens (Affekte, psychische/Ich-Funktionen, Modi der Anpassung) im impliziten Beziehungswissen gründen und in ihrer Komplexität zu einem Kernbestandteil der Repräsentanzen des *Selbst als mentaler Akteur* werden. – Das zu verstehen ist für die psychodynamische Arbeit wichtig, denn daraus resultiert, dass diese Dimensionen des motivationalen Antriebs nicht verbal beschrieben im Narrativ auftauchen können, sondern in ihrem Modus und ihrer Qualität vom Therapeuten auf implizite Weise erschlossen werden müssen.

Die Grafik zeigt einen weiteren fett gedruckten grauen Pfeil, der aus den *impliziten Selbstkernen* nach rechts oben in das *erlebende Selbst* zeigt. Er soll symbolisieren, dass Erfahrungen des Kindes, die primär im *konstitutionellen Selbst* gründen und implizit mit den prägenden Primärpersonen gemacht werden, später im subjektiven Empfinden stets den Hintergrund für das Erleben bilden, das mit den Selbst- und Objekt-Repräsentanzen im *empirisch-kategorialen Selbst* verbunden ist. Sie bilden im Laufe der Entwicklungszeit die Bausteine des *biografischen Selbst*. Nur die hier abgespeicherten Repräsentanzen können dem Bewusstsein zugänglich werden und verbal als bildhaft-szenisches Narrativ im therapeutischen Prozess geschildert werden.

Für die Praxis der psychodynamischen Psychotherapie kann mit Hilfe der Unterscheidung dieser jeweils eigenen Ausdrucksform der beiden zentralen Substrukturen des Selbst verständlich werden, dass während der therapeutischen Arbeit stets *zwei unterschiedlichen Strängen des Verstehens* der unbewussten Prozesse, die permanent im Patienten ablaufen, gefolgt werden muss:

1. Der eine, der dem szenisch-biografischen *Narrativ* des Patienten folgende Strang, erlaubt es, mit ihm sein Vergangenheitsunbewusstes verbal-kommunikativ zu ergründen.
2. Der andere Strang folgt all jenen Phänomenen, die in der Gegenwart eher nonverbal im *Verhalten* des Patienten auftauchen und die sich in seinen Modi der Anpassung, dem Antriebserleben und in den ICH-Funktionen ausdrücken; diese Phänomene können im Narrativ aktueller Beziehungserfahrung nur deduktiv erkannt werden, sie können aber vor allem in der therapeutischen Beziehung, in der *Übertragung* auftreten, wo sie vom Therapeuten implizit erfasst werden können.

Bis hierher haben wir in Abbildung 1 die *Dynamik der Entwicklung des Selbst* im Blick. Wir können erfassen, wie sich Substrukturen in Gestalt von Repräsentanzen gebildet haben, und wir verstehen, dass diese *Entwicklungsdynamik* grafisch in Form der zwei nach rechts oben und rechts unten gerichteten Pfeile symbolisiert ist.

Die Dynamik der Aktivität des Selbst im Beziehungsgeschehen

Der dritte fett gedruckte Pfeil, der aus den *impliziten Selbstkernen* nach rechts in das *Selbst in Aktion* gerichtet ist, zeigt an, dass es *lebenslang* Impulse gibt, die direkt ins Erleben des *Selbst in Aktion* gelangen und die dieses zu Spontanhandlungen mit der Umwelt (in der Grafik rechts angeordnet) veranlassen. Darin kann eine *Dynamik des Vergangenheitsunbewussten* zum Ausdruck kommen, wenn Mikroprozesse im Beziehungsgeschehen (Mimik, Gestik, Tonfall u. Ä.) auf unmittelbare Weise – gleichsam implizit – Gefühle oder Affekte auslösen, die Erfahrungen aus frühkindlicher Zeit triggern. Darin kann aber auch eine *Dynamik des Gegenwartsunbewussten* ausgelöst werden, worin sich primäre Affekte spontan – gleichsam triebhaft – ausdrücken und nicht reguliert werden können. Oftmals ist nicht zu differenzieren, welcher Dynamik solche spontanen Reaktionen entspringen.

Diesen *spontanen* Austauschhandlungen mit der Umwelt, wie sie täglich, d. h. von Moment zu Moment, erfolgen können, steht jene Aktivität gegenüber, die permanent vom *Selbst als mentaler Akteur* in Gang gesetzt und vom *Selbst in Aktion* in die Beziehung mit der Umwelt gebracht wird. In der Grafik ist dies durch einen bidirektionalen Pfeil symbolisiert, der die beiden Substrukturen miteinander verbindet. Im Unterschied zu den spontanen Handlungen, die den *impliziten Selbstkernen* entspringen (und manchmal rein deskriptiv als ›regressiv‹ verstanden werden können), durchlaufen die vom *Selbst als mentalem Akteur* initiierten Aktionen stets den ›Filter‹ der in den Modi der Anpassung repräsentierten *Interaktionsrepräsentanzen*. Diese Dynamik wird in der psychodynamischen Psychotherapie wohl am häufigsten bearbeitet:

Das von den primären Affekten ausgehende Antriebserleben (je nach theoretischem Standpunkt ein Triebimpuls oder ein motivationaler Impuls), das grafisch den *impliziten Selbstkernen* zugeordnet ist, wird von der Substruktur *Abwehr/Anpassung* verarbeitet, ehe es sich über das *Selbst in Aktion* in Beziehung mit der Umwelt begibt. In dieser in der Regel unbewussten Dynamik sind die Repräsentanzen der Interaktion mit den einst pathologisch wirksam gewesenen Beziehungserfahrungen der Kindheit abgespeichert. Sie äußert sich in der Gestalt von verschiedenartigen Mustern pathologischer Anpassung an die Erfordernisse der einst wichtigen Primärpersonen und geht mit Symptombildung einher.

Schließlich ist dem System des Selbst noch eine dritte Dynamik des Gegenwartserlebens eigen. Sie entsteht dadurch, dass es eine kontinuierliche Verbindung zwischen den Repräsentanzen des *erlebenden Selbst* und den *Ich-Funktionen* gibt. Darin wird die duale Struktur des Selbst intra-systemisch aktiv: Das Selbst ist zur kontinuierlichen Selbstwahrnehmung und Selbstreflexion fähig, und aufgrund dieser Verbindung entsteht das Identität stiftende ICH-Empfinden der Person, hier grafisch verortet als eine Substruktur im *erlebenden Selbst.* Im Rahmen dieser Dynamik ist die Fähigkeit des Selbst zu verstehen, welche die ›Theory of Mind‹ als Ergebnis der allzeitigen Aktivität der Mentalisierung hervorbringt und als eigenständige repräsentationale Struktur entstehen lässt. Es ergibt m. E. Sinn, sie im Grenzbereich der zentralen dualen Struktur des Selbst zu verorten.

Das Selbst in Beziehung

Von Moment zu Moment wird das Selbsterleben der Person (!) von den drei großen Substrukturen des Selbst (impliziter Selbstkern, mentaler Akteur, erlebendes Selbst) geprägt und dem *Selbst in Aktion* zugeführt. Solcherart momentanes oder situatives Selbsterleben aktiviert den Austausch der Person mit ihrer Umwelt, d. h. sie tritt mit ihrer Umwelt in Beziehung. Die in der Grafik dargestellte Gegenläufigkeit der Pfeile soll symbolisieren und dem Betrachter ganz klarmachen, dass es sich bei jeder Beziehung mit den Personen der Umwelt um eine *Dynamik reziproker Austauschprozesse* handelt, selbst wenn das nicht bewusst wird: Das Selbst wirkt mit seinen Zuständen (Gefühlen, Impulsen, nonverbalen Botschaften u. a.) in seine Umwelt hinein, und diese wirkt mit ihrer vielfältigen Reaktion in das Selbst zurück. Die Gegenwartsdynamiken zwischen Selbst und Umwelt, die Beziehungen des Selbst mit Anderen sind stets von solcherart intersubjektiven Dynamiken unterlagert. Dieser Umstand ermöglicht dem Selbst lebenslang, Impulse aus seiner Umwelt für seine weitere Entwicklung in sich aufzunehmen! Das geschieht überwiegend auf implizite Weise. Und ebendas ist in psychotherapeutischen Beziehungen wirksam.

Konsequenzen für die Behandlungspraxis

Im Rahmen dieser Darstellung eines zeitgemäßen konzeptionellen Verständnisses des Selbst ist es notwendig, der Frage nachzugehen, welche Bedeutung das Dargestellte für die Praxis der psychodynamischen Verfahren hat. Es ergeben sich darauf zwei Antworten:

1. Es ist deutlich geworden, dass nur diejenigen Inhalte, die in Gestalt von Selbst- und Objektrepräsentanzen im *empirisch-kategorialen Selbst* abgespeichert sind, im therapeutischen Dialog rein verbal bearbeitet und daraufhin reflektiert werden können, welche bislang unbewussten Botschaften/Informationen sie für den Patienten in sich tragen. Wenn wir uns allerdings klarmachen, dass diese Repräsentanzen lediglich solche Beziehungserfahrung in sich tragen, die nach der entsprechenden Hirnreifung ab etwa dem dritten Lebensjahr entstanden ist, so wird deutlich, dass deshalb die Beziehungserfahrungen der früheren Lebenszeit nicht erfasst werden können.
2. Die Lebenserfahrung des Kleinkindes bis ins dritte Lebensjahr hinein wird – neurobiologisch betrachtet – in den limbischen Strukturen des rechten Cortex abgespeichert (vgl. Kap. 2) und im Selbst als implizites Beziehungswissen der frühen Selbstkerne repräsentiert. Es vermag sich nur mit jenen Bestandteilen auszudrücken, die in diesem Wissen abgespeichert sind: Affekte, motivationale Antriebe und konstitutionelle Anlagen sowie die damit gemachte Interaktionserfahrung; aus diesem Wechselspiel resultieren Beziehungs*erwartungen*. Diese Interaktionserfahrung findet sich repräsentational niedergelegt in den Substrukturen der *impliziten Selbstkerne* und ebenso in den Substrukturen des *Selbst als mentaler Akteur*. Der Inhalt dieser Repräsentanzen aktiviert von Moment zu Moment gemeinsam mit bewussten Intentionen (Strebungen, Wünschen und anderen Zielen des subjektiven ›Wollens‹) das *Selbst in Aktion*. Das geschieht allerdings so, dass der Anteil des impliziten Beziehungswissens an dieser Aktivierung weitgehend unbewusst bleibt. Er bringt sich jedoch handlungsdialogisch zum Ausdruck. Und nur so kann er vom Therapeuten erfasst werden. Das bedeutet für die Behandlungspraxis, dass der Therapeut diesen Handlungsdialog seines Patienten erfassen und mit seinem impliziten Vermögen zum Erfassen von Bedeutung für die therapeutische Arbeit aufgreifen muss. Andernfalls erlangt dieser große Teil der Beziehungserfahrung des Patienten keinen Zugang zu dieser gemeinsamen Arbeit. Diese Zusammenhänge werden in den beiden folgenden Kapiteln detailliert bearbeitet.

Die Grafik nutzen

Wenn wir uns während der Arbeit mit dem Patienten fragen, welchem Selbst wir eigentlich in der therapeutischen Situation begegnen, so ist es zunächst meist keine seiner Substrukturen, mit der wir uns konfrontiert sehen. Vielmehr ist es lediglich das *Selbst in Aktion*, das in der Grafik an deren rechtem Rand symbolisiert ist. Es ist ein von Moment zu Moment variierendes Phänomen des situativbewussten Selbsterlebens, das uns in solchen Momenten entgegentritt. Es begegnet uns wie ein Wesen mit einem riesigen Rucksack auf dem Rücken, der gefüllt ist mit all den Habseligkeiten seines Lebens. Und von ihm sieht man erst einmal nur die Pfeife im Mund und den Hut auf dem Kopf.

Im Moment der Begegnung mit dem Patienten befinden wir uns (in der Grafik) in der Position der *Umwelt* und treten mit dem *Selbst in Aktion* in Kontakt. Unsere situative Wahrnehmung und unser reflexives Denken sind aktiviert. Rasch erfasst uns das intersubjektive Erleben. Befremdliches Empfinden in der Gegenübertragung mischt sich mit empathischem Verständnis und unsere einsetzende Reflexion vermittelt uns zunächst häufig Unverständnis/Verständnislosigkeit. Dann ist noch unklar, ob sich Emotion, Reflexion oder ein Drittes, interessiertes Abwarten, in uns durchsetzen wird. Derartige Situationen entstehen in der Behandlung mit demselben Patienten ständig, manchmal während einer Sitzung mehrfach.

Von Moment zu Moment ist es hilfreich zu wissen, dass das *Selbst in Aktion* stets in innerem Kontakt mit der komplexen Welt der Repräsentanzen seiner Substrukturen steht. Und dieser unbewusste Kontakt lässt eine Übertragung, d. h. das Empfinden des Patienten entstehen, dass wir, sein Gegenüber, ein ›Geist‹ seiner erlebten Erfahrungswelt sind. Wohlgemerkt: Das geschieht häufig genug nur subliminal, also ohne jedes Drama! Wir spüren dann in der Gegenübertragung lediglich einen *Wandel unserer Befindlichkeit*, d. h. *wir* verändern uns. – DAS ist die prototypische Gestalt des subtilen Übertragungsgeschehens, wie es sich in der intersubjektiven Begegnungssituation entfaltet und von uns gespürt wird. Wie damit umgegangen werden kann, wird in den folgenden Kapiteln ausführlich beschrieben.

Hier ist nun wichtig zu erfassen, dass im subtilen Übertragungsgeschehen des Patienten unbewusst Beziehungskonfigurationen auftauchen, die in der ›Landkarte‹ meiner Grafik sehr unterschiedlich verortet sein können. Simple Übertragungsgestalten, die häufig gedacht werden, wie beispielsweise eine »Vaterübertragung«, sind grobe Raster objektaler Beziehungsmuster, die möglicherweise eine Verbindung herstellen zu den Inhalten des *empirisch-kategorialen Selbst.* Aber sie bleiben so lange grob, wie sie nicht in differenzierten Kontexten reflektiert werden können. Das heißt, die Übertragungsgestalt mobilisiert dasjenige Erleben, wie es in generalisierter Form in einer szenischen Repräsentanz festgehalten ist. Ganz anders und viel häufiger entstehen Übertragungsgestalten, die auf die Wiederbelebung implizit erworbener Interaktionsrepräsentanzen hinweisen.

Ich habe weiter oben den typischen Inhalt von Mikroepisoden im Eltern-Kind-Dialog beschrieben: Affektiv oder motivational geprägte Intentionen des Kindes treffen auf die antwortende Reaktion einer Elternperson und diese Reaktion hat einen Effekt im Erleben des Kindes. Daraus resultieren Erwartungen, auf beiden Seiten! Diese Beziehungsgestalt wird in der Kindheit in generalisierter Form als Interaktionsrepräsentanz abgespeichert und bildet später den Kern unbewussten Übertragungsgeschehens. Die Grafik ermöglicht uns, mental danach auf die Suche zu gehen, in welchen der repräsentierten Erfahrungsbereiche des Selbst das Übertragungserleben, welches uns durch die Gegenübertragung signalisiert wird, passen könnte. Ist es eher frühkindlich erworbenes implizites Beziehungswissen oder ist es jene Interaktionserfahrung, welche in der Kindheit die Modi der interpersonellen Anpassung und Abwehr motivational-intentionaler Antriebe geprägt hat? Die Grafik zeigt die ›Orte‹ des möglicherweise in dem Übertragungsphänomen reaktivierten Beziehungsgeschehens an: Die beiden in der Legende zusätzlich dargestellten Symbole (handlungsdialogisch entstandene *Interaktionsrepräsentanzen* vom Selbst mit Mutter und Vater) sind im Bereich des frühkindlich-impliziten Beziehungswissens ebenso zu finden wie im Bereich des *Selbst als mentaler Akteur.*

Die Dynamik und der Zusammenhang

Affekt/Motivation → Ich-Funktion/Körperselbst →
Reaktion des Objekts → Anpassung/Abwehr

ist in den beiden Symbolen der Legende dargestellt. Diese Symbole sollen zum Ausdruck bringen, dass die Mutter bzw. der Vater das Selbst gleichsam besetzt hält mit Ge- und Verboten. In der therapeutischen Situation findet die mikroepisodische Arbeit nach meiner Erfahrung überdurchschnittlich häufig an diesen unbewussten Beziehungszusammenhängen statt. Sie sind in der Grafik an den bezeichneten ›Orten‹ der *impliziten Selbstkerne* und in den Grenzbereichen der Substrukturen des *Selbst als mentaler Akteur* platziert.

Bei der suchenden Reflexion des Therapeuten während seiner stillen emotional-mentalen Arbeit kann es hilfreich sein, sich an das Modell von Racker von 1959 (Racker 2017) zu erinnern. Zeigt uns unser Empfinden in der Gegenübertragung eher ein komplementäres oder ein konkordantes Erleben an? Je nach der Antwort ist unser imaginärer Standort auf der ›Landkarte‹ der Grafik im Übertragungsgeschehen nicht mehr auf der Position der Umwelt; wir sind möglicherweise nicht mehr ›draußen‹, sondern in das unbewusste intersubjektive Erleben des Patienten verwickelt. So verstanden können wir uns in den Positionen von Vater oder Mutter wiederfinden. Oder aber wir sind in einem Selbstzustand des Patienten (im Sinne der Grafik also *innerhalb* seines Selbst) gelandet; aber wo denn da? Sind wir möglicherweise in das implizite Beziehungserleben unseres Patienten geraten? Das fühlt sich sehr befremdlich und vollkommen anders an als das Empfinden im kategorialen Selbst und wieder anders als das Erleben im Körperselbst. Bei dieser emotional-mentalen Arbeit mit der Gegenübertragung ist unsere Imaginationsfähigkeit im Verein mit unserer Kreativität und unserem psychodynamischen Wissen über den Patienten in hohem Maße gefordert, den passenden Kontext (bzw. den passenden ›Standort‹ innerhalb der Grafik) für den in der Gegenübertragung wahrgenommen Zustand zu finden. – Auch diese Suche wird in den anschließenden Kapiteln wiederaufgenommen.

Der relationale Komplex: Multiple pathogene Repräsentanzen (zer-)stören die Kohärenz des Selbst

Ich verwende im folgenden Text den Begriff *relationaler Komplex* und möchte ihn hier im Kontext seiner Bedeutung für das Verständnis verschiedener Formen der Störung des Selbst einführen.

Mit diesem Begriff greife ich einen Gedankengang auf, den ich 2014 in *Die Dynamik des Psychischen* ausgeführt habe. Dort habe ich die Grundlegung der psychodynamischen Psychotherapie beschrieben und die Formulierung einer sorgfältigen, differenzierten und umfassenden Psychodynamik als Basis jeder Anwendung des Verfahrens dargestellt (Klöpper 2014, S. 72 f.):

> »Die Psychodynamik übersetzt 1.) das Narrativ konkreter Ereignisse und vom Patienten benannter Zusammenhänge, 2.) das emotionale Erleben des Patienten, 3.) die Szene bzw. Beziehungsdynamik zwischen Therapeut und Patient sowie 4.) die Gegenübertragung des Therapeuten auf die Ebene der metapsychologischen Abstraktionen und bringt diese Inhalte in die Formulierung einer kohärenten Zusammenhangsgeschichte […] indem sie eine *Übersetzung auf die Metaebene* ist. Dabei wird 1.) der manifeste Erzähltext, 2.) das Erleben und Auf-

treten des Patienten und 3.) die konkrete Hier-und-jetzt-Beziehung in der therapeutischen Situation 4.) mit Hilfe des Gefühlserlebens des Patienten sowie 5.) der Gegenübertragung des Therapeuten *kognitiv* verstanden und übertragen in eine metapsychologisch formulierte Konstruktion unbewusster Lebens- und Entwicklungszusammenhänge. Diese Übersetzung erfolgt per Reflexion und Abstraktionsleistung des Therapeuten. Dabei übersetzt er konkret vom Patienten Erlebtes und Berichtetes in den *latenten Text* unbewusster Zusammenhänge und verwendet dazu die Theorien und die Sprache der Metapsychologie. Dieser Text wird als Hypothese formuliert.
Als Ergebnis dieser Übersetzung gelingt es in der Regel, folgende Inhalte in der Psychodynamik zu beschreiben:

- die biografische Lebensgeschichte als einen lebenslangen entwicklungspsychologischen Prozess, in dem die Schwellenkrisen der Kindheit und Jugend dargestellt werden und in dem gezeigt wird, welche Aufgaben der Entwicklung der Patient bewältigt hat und welche nicht oder nur unzulänglich;
- die Beziehungsdynamik mit den wichtigen Pflegepersonen sowie die dabei entstandenen maladaptiven Beziehungsmuster;
- die unbewussten motivationalen Konflikte sowie Beziehungskonflikte;
- die erkennbaren Defizite in der Struktur des Selbst zusammen mit einer Einschätzung des Strukturniveaus;
- traumatisch wirksame Beziehungserfahrungen;
- die aktuellen unbewussten Beziehungsmuster, in denen Beziehungserfahrung der Vergangenheit aktualisiert wurde und dadurch zur psychischen Erkrankung führte.«

Die Auflistung der Inhalte zu den sechs Punkten der Aufzählung gibt einen Anhalt für all das, was mit dem Begriff *relationaler Komplex* erfasst wird. Vor allem weist die Bezeichnung darauf hin, dass *etwas wahrhaft Komplexes* erfasst wird, das vor allem relational, d. h. in Beziehung entstanden ist.

Der Begriff umfasst die Vielzahl der Beziehungserfahrungen des Individuums und diese insbesondere in deren multiformer Gestalt pathogener Wirksamkeit. Ferner beschreibt der Begriff, dass diese Vielzahl an Erfahrungen lebenslang unbewusste Wiederholungen und entsprechende Überarbeitung erfuhr, ehe sie in generalisierter Form repräsentiert wurden. Es wird somit die überkomplex reichhaltige Vielfalt von ganz unterschiedlichen Erfahrungen und Episoden mit den prägenden Bezugspersonen über die gesamte Zeit der prägenden Entwicklungsphasen hinweg erfasst. So weit richtet sich der forschende Blick auf die ätiologische Dimension des relationalen Komplexes: Psychodynamik beschreibt die Ursachen. Aber was ist im Zuge dessen entstanden? Sicher, das Leiden des Patienten! Komplex sind allerdings auch die Störungen des Selbst, welche dadurch entstehen können.

Der Begriff *relationaler Komplex* beschreibt keine Symptomatik oder Krankheit, sondern die *Gesamtheit der ursächlichen Zusammenhänge* einer pathologisch verlaufenen Reifungsentwicklung eines Menschen, der darin retrospektiv erkennbaren Beziehungsdynamik(en) und deren vielgestaltige Repräsentation im Selbst.

Mit Blick auf die Entwicklung des Selbst ist wichtig zu verstehen, dass sich in der intersubjektiven Beziehung mit durchschnittlich guten Eltern ein ausreichend gesundes, *kohärentes Selbst* entwickelt. Es behält in der Regel lebenslang die Fähigkeit, sich selbst zu organisieren und der Trägerperson das Empfinden eines vitalen Identitätsgefühls zu ermöglichen. Demgegenüber entstehen im Fall misslingender oder gar scheiternder intersubjektiver Beziehungen mit den primären Pflegepersonen unterschiedlich schwer gestörte Strukturen des sich entwickelnden Selbst:

- Wachsen Kindern an der Seite von Eltern mit ihrerseits defizitären Strukturen des Selbst oder mit Pflegepersonen auf, die intrapsychische Konflikte nicht zu bewältigen vermögen, so kann sich zwar die duale Grundstruktur ihres Selbst entwickeln, allerdings mit – im therapeutischen Prozess erfassbaren – Defiziten in dessen Detailausstattung und mit Störungen der Dynamik zwischen den Substrukturen.
- Wachsen Kinder an der Seite von Eltern auf, deren Pflege- und Beziehungsverhalten unberechenbar und chaotisch ist, verfehlen sie die Fähigkeit zur Bewältigung des Grundkonfliktes der Ambivalenz; die Selbst- und Objektrepräsentanzen erfahren eine polare Entweder-Oder-Struktur und die Entwicklung der Fähigkeit zur Selbstreflexion sowie zur Selbstregulation ist beeinträchtigt. Statt Ambivalenz wird Ambitendenz empfunden (Blanck & Blanck 1978) und das Selbst und die Welt der Objekte werden als gespalten erlebt; demgegenüber besteht ein (in der Regel unbewusstes) Empfinden der Ohnmacht. Die Flexibilität des dynamischen Austausches zwischen den Substrukturen des Selbst ist erkennbar beeinträchtigt
- Wird die kindliche Entwicklung traumatisiert durch Vernachlässigung, Misshandlung oder Missbrauch, so verhindert die Unerträglichkeit dieser Repräsentationen die Entwicklung einer kohärenten dualen Struktur des Selbst; die

betreffenden Repräsentanzen werden zwar im Selbst aufgenommen, jedoch durch Spaltung im Selbst isoliert und auf diese Weise aus dem Erleben und Empfinden des Moments komplett ausgeschlossen. Wenn sie im Flashback die Grenzen der Spaltung durchbrechen, können sie mit den selbst-organisierenden Mitteln des Selbst kaum bewältigt werden. Traumatische Beziehungserfahrung verhindert die Entwicklung der inneren Kohärenz der Substrukturen des Selbst und beeinträchtigt deren innere Dynamik schwer. Die Fähigkeit zur Selbstregulation und Selbstreflexion ist meist erheblich gestört.
- Ähnlich kann auch die Erfahrung der transgenerationalen Weitergabe von psychopathologischen Zuständen einer Bezugsperson vom Selbst in Entwicklung nicht bewältigt werden; aber statt die damit verbundenen Selbstzustände aus der Organisation des Selbst auszuschließen, werden sie als Selbstrepräsentanz, d. h. als *fremdes Selbst* in die Substruktur des *erlebenden Selbst* aufgenommen und dort mit Hilfe von Spaltung aus dem Erleben ausgeschlossen. Hin und wieder versagt die Spaltung, das Selbsterleben fragmentiert und die betroffene Person wird vom Erleben der Inhalte des *fremden Selbst* überflutet (Zustand der Dissoziation). Die sonstige Organisation des Selbst kann bei dieser Störungsform weitgehend intakt sein.
- Die Beeinträchtigungen der Struktur des Selbst können noch wesentlich komplexer ausfallen, wenn Kinder mit Eltern aufwachsen, die beide in unterschiedlicher Weise psychisch erkrankt sind. Dann kommt es zu Mischformen der skizzierten Typologien.

Die dargestellten Zusammenhänge und der Umstand, dass es für die Vielfalt individueller Ursachen und Störungsformen des Selbst, die eine Person in sich trägt, bislang keine eigenständige Bezeichnung gibt, rechtfertigen es m. E., den Begriff *relationaler Komplex* einzuführen.

Schlussbemerkung

Die Arbeit mit den Verfahren der psychodynamischen Psychotherapie wird der in diesem Kapitel vorgestellten Konzeption des Selbst gerecht, indem sie kontinuierlich zwei Strängen des Erfassens unbewusster Zusammenhänge folgt:

1. Die *psychodynamische Arbeit* mit dem Patienten ergründet Zusammenhänge des Vergangenheitsunbewussten.

2. Die *strukturbezogene Arbeit* mit dem Patienten ergründet die Zusammenhänge seiner Beziehungsgestaltung in der Gegenwart.

Beide Formen der Arbeit folgen dem Ziel, dem Patienten einen intrapsychisch freieren Zugang zu seinen konstitutionellen Anlagen und zu seinen von Moment zu Moment wechselnden Strebungen, Wünschen und anderen Zielen des subjektiven ›Wollens‹ zu ermöglichen, damit er davon vital Gebrauch machen kann. Dabei kann das, was Winnicott das »wahre Selbst« nennt und was in dieser Konzeption des Selbst als ICH-Identität bezeichnet wird, entstehen, weitgehend befreit von den Einschränkungen der bisherigen pathologischen Anpassung. Im Zuge dieser Arbeit werden die in jüngerer Zeit von vielen Psychotherapeuten angemahnten »Ressourcen« des Patienten aktiviert.

In den nächsten beiden Kapiteln werden diese beiden Formen der Arbeit mit dem Patienten beschrieben.

KAPITEL 5

Die psychodynamische Arbeit

Die Tätigkeit von Psychotherapeuten in der psychodynamischen Psychotherapie und Beratung nennen wir die psychodynamische Arbeit. Sie besteht vordergründig in der *dialogischen Arbeit*, wie sie mit dem Patienten geleistet wird. Aber in deren Hintergrund steht eine umfangreiche *emotional-mentale Arbeit*, die über weite Strecken des realen Dialogs als stille komplexe Reflexionsarbeit stattfindet. In diesem Kapitel sollen die Grundlagen dieser emotional-mentalen Arbeit beschrieben und gezeigt werden, wie sie die dialogische Arbeit begleitet, strukturiert und anleitet.

Patienten suchen Psychotherapeuten auf, weil sie unter Beschwerden oder Symptomen leiden und von diesen befreit werden möchten. Klienten kommen in der Regel ohne vergleichbare Krankheitssymptome, jedoch mit Problemen, die sie nicht aus eigener Kraft bewältigen können. Damit stellen sie ihre Psychotherapeuten in ihrem subjektiven Erleben vor eine vermeintlich klare Aufgabe, die für diese allerdings gar nicht so klar ist. Denn in der psychodynamischen Psychotherapie wird davon ausgegangen, dass psychische Krankheitssymptome oder unlösbar erscheinende Probleme einen unbewussten, psychodynamisch wirksamen Hintergrund haben, der erkannt und in den Details erst begriffen werden muss, um hilfreich wirksam werden zu können.

Und so steht für den Therapeuten zunächst die Aufgabe im Vordergrund, all diejenigen Zusammenhänge zu identifizieren, die für die Entstehung der Symptomatik oder Problematik verantwortlich sind. Das heißt, am Beginn der psychodynamischen Arbeit steht die Entwicklung einer psychodynamischen Hypothese über die Ursachen, Ereignisse und Erfahrungen, welche für die Klagen des Patienten wahrscheinlich verantwortlich sind. Und sobald es gelungen ist, eine solche Hypothese zu entwickeln, benötigen Therapeuten/Berater* ein Konzept für die

* In diesem Text sind psychodynamisch arbeitende Berater, Supervisoren und auch Pädagogen stets mitbedacht. Um der besseren Lesbarkeit des Textes willen werden sie im Weiteren jedoch nicht mehr besonders hervorgehoben.

Behandlung. Denn gerade in der Psychotherapie und unter den Bedingungen der Rahmenrichtlinien der Krankenkassen stehen zum einen nur begrenzte Behandlungskontingente zur Verfügung, mit denen zum anderen häufig schwere Psychopathologien behandelt werden müssen. Und mit den begrenzten Kontingenten der Versicherungen sind oft genug nur ebenso begrenzte Behandlungsziele erreichbar. Daher stehen Psychotherapeuten am Beginn ihrer Arbeit vor der Aufgabe, abschätzen zu müssen, welche Ergebnisse mit einem Patienten in der verfügbaren Zeit zu erreichen sind. Gegebenenfalls muss eine Behandlung so konzipiert werden, dass sie über eine Zeit von mehreren Jahren projektiert und in mehreren Abschnitten durchgeführt wird.

Im medizinischen Jargon ausgedrückt, könnte man sagen, dass sowohl in der Psychotherapie wie auch in der Beratung am Beginn eine Phase der Diagnostik (= Erstellung der Psychodynamik) steht, an die sich eine Phase der Indikationsstellung und Konzeptualisierung der Behandlung (beides in der Regel durchgeführt als probatorische Behandlung) anschließt, ehe die eigentliche dialogisch-therapeutische bzw. Beratungsarbeit mit dem Patienten/Klienten beginnt. Diese Aufgaben der 1.) Entwicklung einer Hypothese über die Psychodynamik sowie der 2.) Konzeptualisierung der bevorstehenden Behandlung/Beratung stellen eine *mentale* Arbeit des Therapeuten dar, die weitgehend im Stillen der Reflexion erfolgt, selbst wenn einiges davon in die dialogische Arbeit des Paares einfließt. Im ersten Teil dieses Kapitels werden diese Arbeitsschritte in ihren Details beschrieben.

Mit dem Beginn der eigentlichen dialogischen Arbeit werden verschiedene Aufgaben übernommen, die überwiegend parallel stattfinden und hier aus Gründen der Didaktik als voneinander unterscheidbare Aufgaben bzw. Verantwortungen des Therapeuten/Beraters beschrieben werden. Denn indem die psychodynamische Psychotherapie ein Theorie-Modell und eine eigenständige Behandlungsmethode ist, stehen ihre Anwender ständig vor der Herausforderung, diese beiden Ebenen der Hintergrundannahmen bei ihrer mentalen Arbeit im Blick zu behalten. Darüber hinaus obliegt ihnen die Aufgabe, permanent *verschiedene Aspekte von Fühlen und Denken in sich offenzuhalten* und mit diesen Mitteln eine sichere Bindung in der therapeutischen Beziehung entstehen zu lassen. Gleichzeitig folgen sie während ihrer Arbeit aufmerksam den Phänomenen ihrer Gegenübertragung, d.h. all jenen Gefühlen, Affekten, körperlichen Veränderungen, Impulsen, Fantasien, Gedanken und Erinnerungen, die in ihnen während der gemeinsamen dialogischen Arbeit auftauchen. Die Reflexion des mittels Fühlen und Denken Wahrgenommenen und der Inhalte der Gegenübertragung ermöglicht schließlich zu entscheiden, welche Inhalte davon in die dialogische Arbeit mit dem Patienten/Klienten gelangen sollen. – Diese kurze Zusammenfassung der Aufgaben und Verantwortungen des Therapeuten/Beraters während seiner eigentlichen dialogischen Arbeit mit dem Patienten/Klienten macht deutlich, wie hochkomplex diese Arbeit ist. Sie wird im zweiten Teil dieses Kapitels beschrieben.

Psychodynamische Hypothese und Konzeptualisierung der Behandlung

Erste Arbeitsschritte

Die Arbeit von psychodynamischen Psychotherapeuten besteht darin, mit ihren Patienten ein Gespräch zu führen. Und Aufgabe oder Ziel des Gespräches ist es, damit therapeutisch wirksam oder im Rahmen einer umschriebenen Problemstellung hilfreich zu sein. Damit unterscheidet sich das psychodynamische Gespräch gravierend von allen anderen Formen der Alltagsgespräche, wie wir sie ständig führen. Die Patienten oder Klienten bitten um das Gespräch oder meistens um mehrfache Gespräche in der Erwartung, von einem professionellen Gesprächspartner nicht nur in der Sache (einem krankhaften Zustand oder einem allein nicht zu bewältigenden Problem), sondern auch in der Methode der Gesprächsführung kompetent angeleitet zu werden. Nicht allen Anfragenden ist diese Erwartung bewusst, aber sie ist stets implizit vorhanden! Den Anbietern solcher Gespräche muss darum klar sein, dass ihnen die Verantwortung der Gesprächsführung und deren Gestaltung obliegt, wenn auch sicher in behutsamer Form der Ausführung. Das heißt, sie haben eine subtile und komplexe Arbeit der Gestaltung des Dialogs und seiner Inhalte zu leisten, während sie mit ihrem Gegenüber sprechen oder diesem – ganz wichtig! – zuhören. Es lässt sich also ähnlich wie im dynamisch wirksamen Unbewussten eine WIE- von einer WAS-Dimension des Gespräches unterscheiden. Beide sollen in diesem Kapitel ausführlicher beleuchtet werden.

Zu diesen beiden Dimensionen der Gesprächsführung tritt eine dritte, die im Auge zu behalten ist, nämlich ein *Ziel*, auf das das Gespräch zulaufen soll. Der Patient erwartet von seinem Therapeuten eine Linderung, wenn nicht Heilung seiner Beschwerden, der Klient braucht und erwartet Hilfestellung bei der Bewältigung seines Problems. Und noch während der Hilfesuchende mit der Schilderung seiner Beschwerden beschäftigt ist und bereits implizit formuliert, was er sich von seinem Therapeuten erhofft, beginnt der Psychodynamiker mit einer ähnlichen mentalen Arbeit, wie ein Arzt sie leistet, wenn er seinem Patienten gegenübersitzt. Es beginnt bereits in den ersten Minuten des Gesprächs die Phase der Diagnostik. Das ist in unserem Fall der Beginn des Versuchs die Psychodynamik des Patienten zu verstehen. Denn im Verständnis der Psychodynamik sind Inhalte enthalten, die für die Identifizierung eines möglichen Ziels der Behandlung oder Beratung von Bedeutung sind.

Es sind nun die ersten *drei wesentlichen Elemente* der psychodynamischen Arbeit benannt:

- konkrete verbale Gestaltung des Dialogs,
- mentale reflexive Arbeit mit den Inhalten des Dialogs (aktuelle Beziehungssituation – Mikroperspektive),
- Ermittlung einer therapeutischen oder beraterischen Zielsetzung (Fokus – Makroperspektive).

Es dürfte erkennbar sein, dass nur das erste dieser drei Elemente in das dialogische Feld der beiden Beteiligten Einzug hält, während die beiden anderen Elemente die mentale Arbeit des Therapeuten/Beraters betreffen. Dies ist ein wesentliches Charakteristikum der psychodynamischen Arbeit, dass ein Teil dieser Arbeit im konkreten intersubjektiven Feld stattfindet, also im Dialog, während ein anderer Teil der Arbeit eine emotional-mentale Arbeit ist, also im Kopf des Therapeuten/Beraters erfolgt. Dabei kommt es sogleich auch zu einer Art ›Kreisverkehr‹, in dem dieser immer wieder die Ergebnisse seiner mentalen Arbeit in die intersubjektiv-dialogische Arbeit einbindet und auf diese Weise alle drei genannten Elemente der psychodynamischen Arbeit in den intersubjektiven Prozess des fortlaufenden Dialogs einmünden. Ich unterscheide hier also zwischen den beiden Arten der Arbeit und dem dabei stattfindenden Prozess als der Gesamtheit eines steten intersubjektiven Geschehens.

Kurz & bündig

Die stille mentale Arbeit …

ist nicht etwa – wie man dem Wort mental vielleicht entnehmen möchte – ein steriler, intellektueller Prozess rationalen Denkens in den Kategorien der vielfältigen Theorien der Psychoanalyse.
Vielmehr ist sie eine kontinuierlich ablaufende Abfolge

1. von fühlender Wahrnehmung,
2. von deren verbal formulierbarer Erfassung
3. und deren Reflexion, welche darauf abzielt,
4. komplexe unbewusste Zusammenhänge zu erfassen.

Die Ergebnisse dieser Arbeit fließen in die dialogische Arbeit ein und stoßen damit von Moment zu Moment einen Entwicklungsprozess des Dialogs an.

Damit ist nun das *Grundprinzip der psychodynamischen Arbeit* skizziert. Im intersubjektiven Feld der Begegnung findet ein Dialog über schwierige, zumeist intime Themen des Patienten mit dem Therapeuten statt. Und während der eine darüber spricht, begibt sich der Andere in die stille emotional-mentale Arbeit mit der Reflexion des Gehörten. Dies tut er mit dem Ziel, ein psychodynamisches Verständnis zu entwickeln, auf dass sich daraus therapeutisch oder anderweitig hilfreiche Entwicklungsschritte für den Patienten ergeben können (Klöpper 2014).

Kurz & bündig
Die psychodynamische Arbeit ...

hat zwar die Entwicklung einer psychodynamischen Hypothese zum Ziel.
Aber die psychodynamische Arbeit ist vor allem

1. eine stille reflexive Arbeit des Therapeuten,
2. die den Prozess kontinuierlich begleitet und anregt und damit
3. der Ermittlung unbewusster Beziehungszusammenhänge dient, wie sie
4. mikroprozesshaft, d. h. von Moment zu Moment situativ in der aktuellen therapeutischen Beziehung
5. und/oder makroprozesshaft im Narrativ und im bisherigen Behandlungsprozess

zu entdecken sind.

Dabei besteht eine wichtige *dialogische Aufgabe* darin, vom ersten Moment an zu klären, dass der dialogische Raum für die schwierigen, intimen Themen des Einen reserviert ist und nicht auch von denen des Anderen besetzt wird, wie dies im Alltagsgespräch meist der Fall ist. Mit anderen Worten: Der Therapeut trägt die Verantwortung dafür, dass es zu keiner Rollendiffusion kommt (vgl. »Asymmetrie der Beziehung« bei Jaenicke, Kap. 10). In der Theorie der Technik der Psychoanalyse wird in diesem Zusammenhang von der Abstinenzregel[1] gesprochen; sie gilt auch für die psychodynamische Psychotherapie, wenn auch mit Einschränkungen. Selfdisclosure, die Selbstenthüllung des Therapeuten, ist im Einzelfall erlaubt, ja u. U. unerlässlich, wenn sie nicht anders zu lösende Blockaden aus dem Weg zu räumen vermag, die Bindung sichert oder eindeutig dem Voranbringen des therapeutischen Prozesses im Sinne des Patienten dient.

Auf der Suche nach einem Verständnis der Psychodynamik

Ein kleines Beispiel aus der Praxis soll das bisher Dargestellte illustrieren und zugleich zu der Frage weiterführen, wie die stille Arbeit abläuft, die zum Verständnis der Psychodynamik führt:

Herr R. kommt wegen einer gemischten Symptomatik aus Angst und depressivem Rückzug in die Behandlung. Vom ersten Moment unserer Begegnung an fühle ich mich irritiert. Sein forsch anmutendes, etwas kantig wirkendes Auftreten, seine korrekte Bürokleidung und seine klare Sprache stehen diffus im Widerspruch dazu, dass er dem direkten Blickkontakt zwischen uns wie auszuweichen scheint; es hat den Anschein, als verberge oder vermeide er etwas. Und sobald er mir gegenübersitzt, scheint sein Körper sich anzuspannen, aber manchmal auch wie in sich zusammenzusacken, ohne dass dies aus dem Gesagten nachvollziehbar wäre. In mir taucht die Frage auf, ob er in seinem forschen Auftreten und dem korrekten Erscheinen eine Rolle spielt, die er nicht wirklich ausfüllt.
Er berichtet von einem Problem am Arbeitsplatz. Er habe seinen Vorgesetzten in einer Situation, wo ein hoher Krankenstand und dadurch hoher Arbeitsdruck herrschte, um einen halben freien Tag gebeten, sich aber mit dieser Bitte nicht durchsetzen können. Er sei darüber voller ohnmächtiger Wut gewesen und habe sich unerträglich hilflos gefühlt. Sich so zu fühlen habe ihm Angst gemacht und beunruhige ihn seitdem. Auf meine Frage, ob er solche Zustände von Wut und Hilflosigkeit aus anderen Lebenssituationen kenne, fällt ihm sein Vater ein. Dieser habe es nur schwer ertragen können, wenn man nicht seiner Meinung gewesen sei oder gar ihm widersprochen habe. Meist sei er dann sehr wütend geworden, habe rumgeschrien und beleidigt oder sogar mit Ohrfeigen reagiert. Ich fragte, ob er in solchen Situationen Hilfe oder Unterstützung von seiner Mutter erhalten habe. Daraufhin berichtete er, dass es mit ihr eigentlich ähnlich gewesen sei, wenngleich sie völlig anders reagiert habe. Wenn er mit ihr unterschiedlicher Meinung gewesen sei und mit ihr habe

diskutieren wollen oder wenn er ihr von Plänen berichtet habe, die ihr nicht gefallen hätten, dann sei sie ganz still und traurig geworden oder habe sogar zu weinen begonnen. Und in Streitsituationen mit seinem Vater habe sie entweder auf dessen Seite gestanden, habe sich schweigend zurückgezogen oder sei weinend verstummt.

In diesem knapp zusammengefassten Stundenausschnitt sind die drei beschriebenen Elemente der psychodynamischen Arbeit gut zu erkennen. Ich höre dem Patienten zunächst interessiert zu (Element 1) und erfasse, dass der Patient passend zu seiner ängstlich-depressiven Symptomatik die Vermeidung seiner Selbstbehauptung (das ist eine milde Form konstruktiver Aggression) schildert: Er kann sich nicht durchsetzen, sondern gerät in ohnmächtige Wut (also in eine Wut, die er nicht konstruktiv handhaben kann) und fühlt sich zunehmend hilflos. Meine Reflexion (Element 2) legt die Vermutung nahe, dass in dieser Vermeidung von Aggression eine Facette eines mir noch unbekannten unbewussten relationalen Komplexes (s. Kap. 4) zum Ausdruck kommt, der aus der Lebensgeschichte des Patienten mit den prägenden Primärpersonen herrührt. Vielleicht passen meine ersten Eindrücke in der Gegenübertragung dazu? Kann er sich mir gegenüber ebenso wenig in seiner ganzen Wirklichkeit zeigen wie einst seinen Eltern oder aktuell dem Chef? Dies ist eine erste psychodynamische Hypothese, die in mir aufsteigt, für die ich aber im Narrativ (das ist der spontane Bericht des Patienten) bislang zu wenig Belege habe. Das bringt mich dazu, mit Hilfe von Fragen (zunächst nach ähnlichen Erfahrungen, sodann nach der Mutter) das Gespräch so zu lenken (Element 1), dass ich weitere Informationen für meine Hypothese erhalte. Die auf diese Weise entstehende Gesamtsequenz des Dialogs ermöglicht mir, meine psychodynamischen Annahmen anamnestisch zu untermauern und zu spezifizieren. Ich folge in meiner weiteren Reflexion (Element 2) der Vorstellung, dass mein Patient mit Eltern aufwuchs, die untereinander und auch in der Kleinfamilie keine Kultur der assertiven (= selbstbehauptenden) Auseinandersetzung pflegten. Das hatte – wie ich aufgrund meines Theoriewissens vermute – zur Folge, dass mein Patient als Kind die *Fähigkeit zur Selbstbehauptung* und vor allem die damit einhergehende *Fähigkeit zur Regulation von Aggression* und von intrapsychischer sowie von interpersoneller Spannung nicht oder nicht genug erwerben konnte; damit würde in Verbindung stehen, dass er die sich in zahllosen Beziehungsvarianten mit den Primärpersonen entwickelnde *Erfahrung der Selbstwirksamkeit* nicht genügend machen konnte (Element 2). – In diesem Fall kann nun meine therapeutische Zielsetzung (Element 3) darin bestehen, diesen

Aspekt seines relationalen Komplexes im Sinne eines Fokus zu bearbeiten, nämlich sein Unvermögen, Aggression und Spannung in bedeutsamen Beziehungen zu regulieren.

Die Reflexion der Metatheorien

Zur mentalen Arbeit des Psychodynamikers gehört die Herausforderung, mit der großen Zahl von Theorien im Hintergrund seiner Reflexion arbeiten zu können. Sie prägen heute in reichhaltiger Vielfalt die Psychoanalyse und Psychotherapie bis hin zur Möglichkeit der Verwirrung (vgl. Altmeyer & Thomä 2006, Bohleber & Drews 2001, Münch et al. 2010). Ihre Kenntnis ist für die psychodynamische Arbeit nicht in allen Einzelheiten notwendig, doch muss jeder Psychodynamiker über ein breit gefächertes Wissen der zeitgenössischen Themen des Faches verfügen (guter Überblick bei Boll-Klatt & Kohrs 2014, Rudolf 2004, Rudolf 2010, Wöller & Kruse 2001), um seine Arbeit wissenschaftlich fundiert ausüben zu können.

Während der oben skizzierten emotional-mentalen Arbeit der Reflexion des vielfältigen Materials, das in der Begegnung mit Patienten/Klienten auftaucht, benötigt der Psychodynamiker die Fähigkeit, die auftauchenden psychischen Phänomene auf die verschiedenen Ebenen der ihm bekannten Theorien zu übersetzen. Dabei kann die in Kapitel 1 beschriebene Grundstruktur der mentalen Arbeit mit der *Trias von Herangehensweisen* (s. S. 21) eine grobe Orientierung liefern. Mit Hilfe eines guten Verständnisses unbewusster Prozesse, der Entwicklungspsychologie und der Struktur des Selbst gelingt es, die unbewusste WAS-Dimension des relationalen Komplexes im Hintergrund des subjektiven Erlebens eines Patienten oder einer Klientin zu erschließen. Die Frage lautet: WAS ist die in Beziehungen entstandene unbewusste Ursache für das Leid oder die nicht zu bewältigende Problematik des Patienten/Klienten? Die Kenntnis der Theorie der Abwehr und der Modi der Anpassung sowie der Konzeption des Selbst (s. Kap. 4) vermittelt dem Psychodynamiker die Möglichkeit, besser zu verstehen, WIE sein Patient/Klient mit dem ihm innewohnenden relationalen Komplex unbewusst umgeht. Die Reflexion der WIE-Dimension, d. h. die Untersuchung der Modalitäten der (ggf. pathologischen) Anpassung des einstigen Kindes an die primären Pflegepersonen, ermöglicht zu erschließen, in welcher Weise die ICH-Funktionen des Selbst so eingeschränkt sind, dass dem Patienten/Klienten die Bewältigung bestimmter problematischer Situationen nicht möglich ist oder gar mit einer Entgleisung (Symptombildung) einhergeht.

Die Fragen »WAS ist dem Kind widerfahren?« und »WIE hat es sich darauf eingestellt?« bilden den Kern der Reflexion des Therapeuten, wenn er während des Gesprächs über die unbewussten Zusammenhänge im Hintergrund von dessen Problematik nachdenkt. Dabei entwickelt er erste Hypothesen der Psychodynamik, die im Verlauf der Behandlung immer differenzierter und auch sicherer werden. Das ist ein wesentlicher Teil der stillen emotional-mentalen Arbeit.

Die Erarbeitung der Psychodynamik

Wenn wir die Fallskizze von Herrn R. daraufhin untersuchen, ob darin eine mögliche Ursache für die Störung der Reifungsentwicklung des Kindes, das er einmal war, erkennbar ist, so werden wir befriedigende Antworten finden, sobald wir mehr über die Biografie der Familie wissen.

> Herr R. ist ein recht typisches Kind der Generation, die nach dem Zweiten Weltkrieg geboren wurde. Sein Vater war nach einem sogenannten Notabitur zur Wehrmacht eingezogen und sogleich an die Front geschickt worden. Dort hatte er bald eine Granatsplitterverletzung erlitten. Nach deren Ausheilung war er erneut als kriegstauglich eingeschätzt und nach Russland in den Kampf geschickt worden. Noch vor Kriegsende geriet er in russische Kriegsgefangenschaft, aus der er erst 1948 entlassen wurde. 1950 lernte er die Mutter kennen. Sie war als 14-Jährige mit Mutter und Großmutter aus Ostpreußen geflohen. Während der Flucht war ihre Mutter gestorben. Nach dem Krieg wuchs sie bei der Großmutter in einem kleinen Dorf in Schleswig-Holstein auf und erlebte dort Armut, Ablehnung und Demütigung, mit der die Dorfbevölkerung auf die Flüchtlinge reagierte. Die Eltern lernten sich in einer größeren norddeutschen Stadt kennen, wo beide mit dem Versuch beschäftigt waren, einen Existenz schaffenden Boden unter die Füße zu bekommen. Sie entwickelten – so muss man im Rückblick vermuten – eine Art Notgemeinschaft, die für sie zur starken Bindung und Grundlage für die Familiengründung wurde. Herr R. war ihr einziges Kind.

Der Blick auf diese Familiengeschichte legt den Eindruck nahe, dass diese Psychodynamik transgenerational verstanden werden sollte. Und *verstanden werden* bedeutet, dass die emotionalen Zusammenhänge, die im Hintergrund einer individuellen biografischen Geschichte wie der von Herrn R. stehen, sehr sorgfältig und detailgenau in deren Beziehungszusammenhängen erfasst werden müssen!

Oder anders ausgedrückt: Zum relationalen Komplex dieses Patienten gehören die prägenden Lebenserfahrungen beider Eltern. Ohne diese kann das von Herrn R. geklagte Problem seiner mangelnden Selbstbehauptung nicht in dessen unbewussten Kontexten erfasst werden.

Wie in diesem Fall so gilt grundsätzlich: Der relationale Komplex, der unbewusst im Hintergrund jeder psychischen Krankheit steht und deren Psychodynamik birgt, kann oft nur mit Hilfe einer generationsübergreifenden Perspektive der Biografie wirklich grundlegend erfasst werden. Und darum lässt sich erst jetzt, nach Kenntnis der Familiengeschichte, verstehen, dass das Kind, das Herr R. einmal war, der vielfältigen Trauma-Erfahrung seiner Eltern ausgesetzt war. Das hat die Entwicklung der Reifung seines Selbst schwerwiegend beeinträchtigt. Oder: Was auf den ersten Blick noch wie ein unbewusster Aggressionskonflikt erscheinen mag, erweist sich jetzt als komplexe Störung des Selbst. Das wird im Folgenden detailliert beschrieben.

Vater R. kam, das kann man wohl ohne Kenntnis der Details als gesichert annehmen, als mehrfach traumatisierter Mann aus der Kriegsgefangenschaft in die Heimat zurück. Zum einen hat er mit der Granatsplitterverletzung ein körperliches Trauma erlitten. Zum anderen muss man annehmen, dass er die erneute Versetzung an die Front als ein Willkür-Trauma erlebt hat: Willkür insofern, als seine Verletzung mit Sicherheit Angst vor neuerlicher Verletzung, wenn nicht Todesangst zur Folge hatte, was ihn sicherlich nicht freiwillig erneut an die Front gehen ließ. Und diesen Traumata werden in der Kriegsgefangenschaft weitere Willkür-Traumatisierungen und vermutlich auch körperliche Misshandlungen gefolgt sein. Der Vater wird also mit einer posttraumatischen Belastungsstörung aus Krieg und Gefangenschaft zurückgekehrt sein. Man darf annehmen, dass seine Fähigkeit, mit Widerspruch und Selbstbehauptung zu reagieren, schwer beeinträchtigt, wenn nicht (vorübergehend?) zusammengebrochen war. Aber auf der Kehrseite dieser Beeinträchtigung wird eine enorm destruktive, jedoch nicht auf ein Ziel hin ausrichtbare Wut gestanden haben, eine ohnmächtige Wut von enormer Wucht. Ohnmacht und Wut werden – so ist in diesem Fall ein Teil meiner psychodynamischen Hypothese – Vater R. hinter einer mächtigen Abwehr (von Spaltung?) geprägt haben. Aber man muss wohl annehmen, dass es sich dabei um posttraumatische Affekte, nicht jedoch um den Ausdruck seiner primären Persönlichkeit handelt. Über seine Persönlichkeit vor Eintritt in den Krieg liegen keine Informationen vor. Wohl aber wissen wir, dass es ihm nach dem Krieg gelungen ist, in einen Beruf zu finden und ausreichend existenziell für seine kleine Familie zu sorgen. Diesen Umstand können wir als Beleg dafür annehmen, dass es in der Ausübung des Berufs und der Sorge für die Familie ausreichend gute autonom-progressive (= konstruktiv-aggressive) Tendenzen des Selbst gab, die offenbar neben dem destruktiven Inhalt hinter einer (Spaltungs-?)Abwehr im Leben dieses Mannes dominieren konnten.

Mutter R. kam ebenfalls traumatisiert durch den Krieg. Verlust der Heimat und die Erfahrung einer langen Ungeschütztheit während der Flucht stellen bereits Traumatisierungen schweren Ausmaßes dar. Daneben musste die Jugendliche aber auch noch das Sterben und den Tod der Mutter während der Flucht miterleben, ein sicher traumatisierender Verlust. Und nach der Ankunft in der erhofften Sicherheit erfuhr die kleine Restfamilie in der neuen Heimat Ablehnung und Ausgrenzung als weitere traumatisch wirksame Demütigung. Auch in diesen Erfahrungen dominiert das Erleben schier unerträglicher Ohnmacht neben abgründigem Schmerz über existenziell bedrohliche Verluste. Man darf wohl annehmen, dass das Selbst der 14-Jährigen die immer wiederkehrende Erfahrung von Verlust, Demütigung und Ohnmacht per Dissoziation abgewehrt hat, um auf diese Weise die Notwendigkeit zum ›Immer-Weiter‹ der Flucht bewältigen zu können. Flucht als Vorwärtsbewegung und damit in Verbindung permanente existenzielle Angst haben im Zuge ihrer Entwicklung vermutlich die progressive Seite des Selbst von Mutter R. geprägt, und das in einer Entwicklungszeit als Jugendliche, in die sonst das autonome Verfolgen von altersspezifisch adoleszenten Zielen gehört, die zunehmend als wert- und lustvoll erachtet werden. Die für die Reifung des Selbst so wichtige Zeit einer weitgehend unbeschwerten, jedenfalls sicheren Adoleszenz ist in dieser Entwicklung ausgefallen. Auf der Kehrseite dieser sicher unbewussten *Fluchttendenz ihres Autonomiestrebens* (= Rückzug statt Aggression) stand vermutlich eine starke regressive Tendenz mit der Sehnsucht nach einer Sicherheit gebenden Bindung, dies als Residuum der realen Flucht und des schmerzlichen Verlusts von Heimat und Mutter. Man darf annehmen, dass die zentralen per Dissoziation abgewehrten Selbstzustände der Ohnmacht gegenüber verfolgender Übermacht (Vertreibung) und unerträglicher Demütigung immer wieder das Erleben der erwachsenen Frau als Flashback überflutet haben.

Diese Eltern standen also dem Kind, dass Herr R. einmal war, als entwicklungsfördernde Primärpersonen zur Verfügung, insbesondere wenn es um die unverzichtbaren und unvermeidlichen aggressiven Auseinandersetzungen während seiner Kindheit und Jugend ging. Sie sind es, die ihm bis in die

Gegenwart nicht gelingen und weshalb er psychotherapeutische Behandlung benötigt. Und sie, die Aggression, ist es gewesen, die das Dreieck Vater-Mutter-Kind stets zur Dekompensation brachten, sobald sie auftrat. Bei dem beschriebenen Ausmaß an Ohnmacht, Demütigung und existenzieller Bedrohung, das beide Eltern in traumatischem Ausmaß erleben mussten, ist es nunmehr allzu verständlich, dass beide Primärpersonen des Kindes sich von dessen Aggressionen *bedroht fühlen* mussten! Die Eltern haben sich vermutlich lebenslang in unbewusstem Ausmaß existenziell bedroht gefühlt und daher nicht angemessen auf ihr Kind reagieren können. *Angemessen* bedeutet in diesem Kontext, dass Eltern mit den ihnen eigenen progressiv-erwachsenen Fähigkeiten stabilisierend auf ihr Kind reagieren können. Vater und Mutter R. hingegen haben, so meine Hypothese, auf ihr aggressives Kind reagiert, indem sie unbewusst traumainduzierte Selbstanteile mobilisierten. Bei Vater R. versagte in solchen Situationen die Spaltungsabwehr und seine destruktive Wut (vielleicht in unbewusster Identifikation mit seinen traumatisierenden Aggressoren?) dominierte sein Verhalten, indem er schrie, beleidigte oder geschlagen hat. Bei Mutter R. versagte die Abwehr der Dissoziation und sie geriet in jene verzweifelten Selbstzustände der Angst vor Demütigung und Ohnmacht, wie sie sie als Jugendliche zu verkraften hatte. Mit diesen beiden vollkommen unangemessenen Antwort-Reaktionen seiner primären Pflegepersonen hatte das Kind wenig Möglichkeit, seinerseits angemessene Formen der aggressiven Auseinandersetzung und eine Regulation der Spannungen, Gedanken, Gefühle und Affekte zu entwickeln. Die Entwicklung seiner Fähigkeit, aggressive Auseinandersetzungen in gelingender Weise zu führen, musste scheitern und hat es auch getan.

Hiermit ist der *relationale Komplex,* wie er im Hintergrund der Erkrankung von Herrn R. zu erkennen ist, schon recht umfassend beschrieben. Für dessen Verständnis wurde einerseits genutzt, was aus dem verfügbaren Narrativ bekannt ist, und andererseits, was im Zuge der stillen mentalen Arbeit aufgrund des historischen Wissens, mit Hilfe der Fantasie und der Reflexionsarbeit des Therapeuten entwickelt werden konnte. Entstanden ist eine komplexe Hypothese einer transgenerationalen Psychodynamik, welche die WAS-Dimension (= die Traumatisierungszustände der Primärpersonen als Ursache für deren im Bereich der Aggression gestörte Beziehung zu ihrem Sohn) ebenso verständlich werden lässt wie die WIE-Dimension (= die strukturell-defizitäre Störung des Selbst von Herrn R. im Bereich der Entfaltung seines assertiven und aversiven Potentials).

Damit haben wir ein vordergründig konflikthaft anmutendes Problem bereits so gut erfasst, dass man meinen könnte, dem Patienten wäre mit einer strukturbezogenen Psychotherapie (Rudolf 2004) gut zu helfen. Das ist prinzipiell zutreffend, verfehlt aber einen Aspekt des dynamisch Unbewussten, der in Kapitel 3 als System-Aspekt beschrieben wird

Mertens (2013) hat auf »das Zwei-Personen-Unbewusste« aufmerksam gemacht und dabei auf die Wirksamkeit des impliziten Beziehungswissens, wie es sich bereits früh zwischen dem Kind und seinen Primärpersonen ausbildet. Im Fall von Herrn R. können wir davon ausgehen, dass ihm ein *spezifisches implizites Beziehungswissen* ›in die Wiege gelegt‹ wurde. Es ist anzunehmen, dass er bereits in den ersten Lebensmonaten die Erfahrung machen musste, dass insbesondere die Mutter auf sein ihr aggressiv anmutendes Schreien und Weinen ähnlich reagiert hat, wie er es später erleben musste, wenn er sich als Kind oder Jugendlicher aggressiv verhielt: Er berichtet, sie sei still und traurig geworden und habe hin und wieder sogar zu weinen begonnen. Müssen wir nicht annehmen, dass das Kind R. mit seiner ihm (und jedem Kind) eigenen Empathie diese Reaktion der Mutter sehr früh erfasst und zu vermeiden gesucht hat?[2] Wir wissen aus der Säuglingsforschung, dass Kinder sich sehr subtil und früh in ihrer Entwicklung passgenau auf die Reaktionen ihrer Mütter einzustellen vermögen. Daher darf die Annahme gemacht werden, dass das Kind – wenn auch bis in die Gegenwart unbewusst – auf die Entfaltung seines aggressiven Potentials verzichtet hat, weil es *auf implizite Weise* begriffen hat, dass es damit von beiden Eltern als Bedrohung erlebt wird. Das ist vermutlich der tief unbewusste Grund dafür, dass er in Beziehung mit den Eltern keine angemessene Entfaltung seines aggressiven Potentials entwickeln konnte und es ihm bis in die Gegenwart nicht zur Durchsetzung oder Behauptung eigener Interessen zur Verfügung steht. – Und das ist auch der Grund dafür, dass bezweifelt werden darf, ob die Aggressionsproblematik des Herrn R. mit einem Konfliktfokus allein – zumal noch, wenn dies eingebettet ist in ein triebpsychologisch fundiertes Konfliktmodell – ausreichend psychotherapeutisch behandelt werden kann.

Die Konzeption von Behandlung, Betreuung und Beratung in verschiedenen Berufs- und Anwendungsfeldern

Bei der Konzeption der Behandlung nutzt der Therapeut die der eigentlichen Behandlung vorgeschaltete Phase der probatorischen Sitzungen, um den relationalen Komplex seines Patienten in einer ersten Annäherung, d.h. als eine erste Hypothese zu erfassen. Häufig gelingt es in dieser Anfangszeit der Behandlung bereits, zu begreifen, welche der vier oben (Kap. 3, S. 67) skizzierten Ursachen der Entstehung der Erkrankung seines Patienten anzunehmen ist. Die gesetzlichen Rahmenbedingungen zur Kostenübernahme mit dem entsprechenden Antragsverfahren zwingen Psychotherapeuten in Deutschland in diese Struktur ihrer Arbeit. Fachlich nötig ist das jedoch nicht unbedingt, denn der Beginn jeder Psychotherapie ist der gemeinsamen Aufgabe des Paares gewidmet, eine vertrauensbasierte, authentische Beziehung und auch deren Zielsetzung miteinander zu entwickeln.* In den meisten Fällen einer beginnenden therapeutischen Dyade ist diese Phase durch Neugier und Interesse aneinander auf beiden Seiten geprägt; entsprechend wird die *professionelle Neugier* den Therapeuten zu Fragen anleiten oder ihn *mit Interesse* zuhören lassen, wenn dem Patienten zunehmend spontanes Sprechen gelingt. Dem stellt sich bald die strukturbezogene Arbeit des Therapeuten zur Seite, denn er wird beginnen, darauf zu achten, WIE der Patient von seinen psychischen Funktionen, d.h. von seinen Fähigkeiten zur Problembewältigung Gebrauch macht. Dabei nutzt er Werkzeuge zur Einschätzung der Struktur und des Integrationsniveaus des Selbst, wie sie vom Arbeitskreis OPD (2006) und von Gerd Rudolf (2004, 2010) vorgeschlagen wurden. In Kapitel 6 wird auf diese Arbeit detailliert eingegangen. Etwa zeitgleich und parallel nimmt der Therapeut die psychodynamische Arbeit, wie sie im Zentrum dieses Kapitels steht, auf.

Damit werden **drei Essentials der psychodynamischen Arbeit** in die therapeutische Beziehung eingeführt:

1. **Aufbau einer intersubjektiven Beziehung**, in der sich beide in ihrem emotionalen Erleben so öffnen, das miteinander geteilte Foki der Aufmerksamkeit entstehen können; es fördert das Selbstwerterleben des Patienten auf implizite Weise, wenn er erlebt, dass er wahr- und ernst genommen wird;

* Der Beginn einer Beratungs- oder Betreuungssituation erfolgt nicht anders; auch hier steht die Entwicklung der gemeinsamen Beziehung an erster Stelle des Interesses beider.

2. Beginn der vorwiegend **implizit wirksamen Beziehungserfahrung** im Rahmen der strukturbezogenen dialogischen Arbeit, welche die Ich-Stärke des Selbst zunehmen lässt;
3. die **psychodynamisch-dialogische Arbeit** fördert die Kohärenz des Selbsterlebens durch die Arbeit an den bislang abgewehrten, pathogen wirksam gewesenen Beziehungserfahrungen und deren Integration in das lebensgeschichtliche Wissen sowie die biografische Erfahrung des Selbst; diese Arbeit wirkt der Gefahr von Fragmentation des Selbst entgegen.

In der in Deutschland als *tiefenpsychologisch* bezeichneten psychodynamischen Psychotherapie hat sich bewährt, eine Fokussierung der Aufmerksamkeit (vor allem des Therapeuten) auf Struktur- oder Konfliktthemen (vgl. Arbeitskreis OPD 2006, Boll-Klatt & Kohrs 2014, Klöpper 2006, Rudolf 2004, Rudolf 2010, Wöller & Kruse 2001) vorzunehmen. Dabei werden die in der therapeutischen Beziehung auftauchenden emotional-affektiven Themen und Szenen, welche Spuren oder Anteile des ursprünglich pathogen wirksam gewesenen Beziehungserlebens in sich tragen, immer von Neuem bearbeitet. Speziell diese Arbeit wird auf den folgenden Seiten im Detail dargestellt.

In der als *psychoanalytisch* bezeichneten psychodynamischen Arbeit findet die Fokussierung der Aufmerksamkeit des Analytikers auf andere Weise statt. Dabei werden die in der therapeutischen Beziehung auftauchenden Modi der unbewussten Beziehungsgestaltung und Verwicklung, wie sie vom Analysanden ausgehen und den Analytiker in wiederkehrender Weise in seinem Gegenübertragungserleben berühren, ins Zentrum der Arbeit mit dem Patienten gerückt. Diese Arbeit wird im zweiten Teil des Buches unter verschiedenen Blickwinkeln beschrieben.

Ähnlich gestaltet sich die *Arbeit in den beratenden und betreuenden Bereichen* des Coachings, der Schulpsychologie und der Sozialpädagogik. Hier steht ebenfalls

1. der Aufbau einer intersubjektiven Beziehung am Anfang der gemeinsamen Arbeit, gefolgt von der Arbeit am Erhalt dieser Beziehungsqualität. Und auch hier wird diese Aufgabe bald begleitet von
2. der strukturbezogenen dialogischen Arbeit. Der wesentliche Unterschied zur therapeutischen Arbeit besteht darin,
3. dass jeglicher dialogische Kontakt mit den möglichen krankheitsverursachenden unbewussten Themen der psychodynamisch wirksamen Beziehungswelt des Klienten vermieden werden soll. Denn dadurch entsteht das Risiko, dass

traumabezogene oder anderweitig schwer beeinträchtigende Beziehungserfahrungen getriggert werden, ohne dass darauf therapeutisch angemessen reagiert werden könnte. Vielmehr zielen die Maßnahmen und Interventionen in diesen Berufsfeldern darauf ab, maladaptive Beziehungs- und Problembewältigungsformen behutsam aufzuspüren und dialogisch zu bearbeiten und Strategien angemessenerer Problembewältigung zu entwickeln.

Die Stärke *psychodynamisch orientierter* Beratung und Betreuung besteht darin, die Ich-Stärke des Klienten und seine immanenten Ressourcen aufzuspüren, sie anzustoßen und sie ggf. klarer im Bewusstsein zu verankern (das Beispiel von Herrn E in Kap. 6 zeigt diese Arbeit). Dabei werden die psychodynamisch orientierten Dialogangebote weniger (aber schon auch) über kognitives Lernen als über die implizite Übernahme von Fähigkeiten, die im Rahmen der vertrauensvollen Beziehung immer wieder herausgefordert und angeregt werden, wirksam.

In den Einrichtungen der stationären und tagesklinischen Versorgung wird ebenfalls mit psychodynamischen Behandlungskonzepten gearbeitet. Allerdings stehen die BehandlerInnen dort häufig vor einem dreifachen Dilemma. Die Dauer der verfügbaren Behandlungszeit, der sehr unterschiedliche Umfang der strukturellen Störung ihrer PatientInnen und die Maßgaben der Kostenträger machen es schwer, zeitweise gar unmöglich, die Behandlung nach ähnlichen Kriterien und in vergleichbarer Organisation durchzuführen, wie dies in der ambulanten Situation aufgrund der relativ großzügigen Behandlungskontigente möglich ist. Diese Rahmenbedingungen erfordern Modifikationen der Behandlung, die allerdings manch einem Außenstehenden als Polypragmasie erscheint, worin kein psychodynamisches Grundkonzept mehr zu erkennen ist.

Ich denke, dass im stationären und tagesklinischen Setting die in Kapitel 6 beschriebene grundlegende Arbeit der TherapeutInnen mit einer Konzentration auf das *Konzept von Symbolisieren, Mentalisieren und Repräsentieren* es ermöglicht, diesem Dilemma zu begegnen. Dort wird beschrieben, dass eine wertschätzende, den Patienten ernst nehmende *therapeutische Haltung*, in der stets unbewusste Zusammenhänge beachtet werden, den psychodynamischen Charakter der Behandlung sichert. Gelingt es, eine solche Haltung einzunehmen und beizubehalten, so lässt sich mit variablen, für unterschiedliche Patientengruppen geeigneten Zielsetzungen arbeiten, die flexibel zwischen eher therapeutischen und eher beratenden Ansätzen oszillieren. Kämmerer (2016) zeigt exemplarisch, wie eine solche stationäre Psychotherapiearbeit sogar mit einem Fokusmodell vereinbar ist.

Hilfsmittel der psychodynamischen Arbeit

Haltung und Ziele der Arbeit

Manche Patienten kommen mit der Hoffnung oder Erwartung in die Behandlung, dass ihre Beschwerden, Symptome und Probleme mit Hilfe der Psychotherapie verschwinden mögen. Vielleicht ist es sinnvoll, wenn sich Psychotherapeuten und Berater früh mit der unangenehmen Realität vertraut machen, dass solch ein Sehnen zwar verständlich und gut nachvollziehbar ist, dass es aber eher selten zu befriedigen ist. Vielmehr vermag die psychodynamische Arbeit beider miteinander eine *Stärkung und Stabilisierung des Selbst* des Patienten zu erreichen. Das hat in der Mehrzahl der Behandlungen zur Folge, dass Beschwerden und Symptome milder oder seltener werden und Probleme so gut bewältigt werden können, dass sie kaum noch als Problem empfunden werden. Doch die zugrunde liegenden, meist schmerzlichen Ursachen psychogener Erkrankungen sind in der Regel nicht zu beseitigen. Wohl aber sind sie besser zu bewältigen, als dies ohne eine psychodynamische Psychotherapie möglich wäre.

Wenn sich Psychotherapeuten der Möglichkeiten und Grenzen ihrer Arbeit bewusst sind, lässt sich gelassener arbeiten und das *Ziel* der *Reifung des Selbst* selbstsicherer anstreben. Dafür bietet die psychodynamische Arbeit zahlreiche methodische Ansätze, die in der Haltung, der feinfühligen Emotionalität, der Spontanität und Resonanz, der differenzierten Reflexion und der Flexibilität des Therapeuten gründen. Wenn er sich mit diesen Eigenschaften seinem Patienten zur Verfügung stellt, wenn er sich mit ihm auf einen Prozess der Suche und Erforschung von Ursachen und von neuen Bewältigungsmöglichkeiten seiner Beschwerden einlässt und wenn er sich dabei mit ihm in eine individuelle, intersubjektive Beziehung begibt, die nicht wie Alltagsbeziehungen der Befriedigung von Wünschen und Bedürfnissen dient, dann hat der Therapeut reelle Chancen, gute psychodynamische Arbeit zu leisten. Und wenn es beiden gelingt, dies mit einem Hauch von Spiellust, mit einem leisen Schmunzeln über gelingendes Miteinander, mit Humor auf der einen und Lust an Spannung auf der anderen Seite zu verbinden, dann steigen die Chancen auf ein gutes Gelingen noch einmal.

Im Verlauf der Wissenschaftsgeschichte von Psychoanalyse und Psychotherapie ist immer klarer geworden, dass nur solche Lebenserfahrung bewältigt werden kann, die vor dem geistigen Auge bildhaft oder szenisch erinnerbar wird und die als solche mit passenden Worten für das emotionale Erleben darin geschildert werden kann. Wir nennen dies in der Sprache der Metatheorie szenisch-biografische Erinnerung, Symbolisierung und Mentalisierung. Auf der Ebene des Erlebens bedeutet das, dass schmerzliche Erfahrungen und insbesondere solche der Kindheit, die durch Verdrängung, Dissoziation oder Spaltung ins dynamisch Unbewusste verschoben worden sind, zunehmend leichter zu ertragen und ins aktuelle Bewusstsein zu integrieren sind, wenn sie im Rahmen einer sicheren Bindungsbeziehung Schritt für Schritt aus dem Dunkel der Vergangenheit ans Licht der Gegenwart gelangen, wenn sie dort mit allen zugehörigen Emotionen neu betrachtet und begriffen werden können und wenn sie eine mit Worten erzählbare Gestalt und Geschichte bekommen, die als solche künftig erinnerbar bleibt.

Wenn wir uns als Therapeuten darüber klar sind, dass in dieser Aufgabe der umfassenden Verbalisierung schmerzlicher oder gar bislang unerträglicher Lebenserfahrung eine, aber nicht die einzige Aufgabe der psychodynamischen Psychotherapie besteht, dann ist ein Ziel der psychodynamischen Arbeit genannt. Oder, anders ausgedrückt: Sobald die WAS-Dimension des Unbewussten für das Bewusstsein erträglich geworden ist, verändert sich deren pathologisch wirksame Macht.

Auch das Verständnis der Problembewältigungsfähigkeit von Menschen hat sich im Laufe der Wissenschaftsgeschichte verändert. Stand in der Anfangszeit der Psychoanalyse noch die Arbeit an der Abwehr im Mittelpunkt der Aufmerksamkeit, so hat sich deren Verständnis mit dem Konzept der inneren Arbeitsmodelle, den Modi der Anpassung und schließlich dem der psychischen Funktionen deutlich differenziert. Wie oben beschrieben gelingt es heute gut, die Reife des Selbst, metapsychologisch als Strukturniveau bezeichnet, zu beurteilen und mit der in Kapitel 4 beschriebenen Konzeption zu verstehen. Und mit der Entwicklung der strukturbezogenen Psychotherapie hat die psychodynamische Psychotherapie ein Werkzeug an die Hand bekommen, die WIE-Dimension des Unbewussten Schritt für Schritt zu beeinflussen und zu modifizieren.

Psychodynamische Psychotherapie entfaltet ihr gesamtes Wirkungspotential erst, wenn in der therapeutischen Beziehung die Atmosphäre eines authentisch-lebendigen intersubjektiven Miteinanders entsteht. Das heißt, das therapeutische Paar muss sich erst einen gemeinsam geteilten individuellen Beziehungsraum erobern, in dem Platz ist für die Entfaltung des Gegenwartsunbewussten, ehe sich darin die mutativ-transformatorische Kraft der Methode entfalten kann. Es ist sozusagen das Geheimnis des Zwei-Personen-Unbewussten (siehe Kap. 3) in der Gegenwart des therapeutischen Prozesses, der systemische Aspekt unbewusster Prozesse, der ganz wesentlich zum Gelingen der dynamischen Arbeit beiträgt.

Der psychodynamische Psychotherapeut steht bei seiner Arbeit vor der großen

Herausforderung, diese drei Aspekte von Psychotherapie im Dialog mit dem Patienten zu verbinden, zu gestalten und dafür die jeweils optimalen Zeitpunkte zu finden. Es ist wohl ersichtlich, dass dies eine komplexe Aufgabe ist. Welche Mittel und Möglichkeiten, sie zu gestalten der Therapeut hat, soll im Folgenden weiter ausgeführt werden.

Paralleles Prozessieren: Zwischen Fühlen und Denken oszillieren

Eine wichtige Herausforderung der mentalen Arbeit des Therapeuten besteht darin, verschiedene Aspekte von Fühlen und Denken ständig in sich offenzuhalten. Denn während des Dialogs mit dem Patienten/Klienten wird der Therapeut/Berater von zahlreichen ständig wechselnden Gefühlen, Affekten, Impulsen und körperlichen Zuständen erfasst, und Fantasien, Bilder und Erinnerungen tauchen in ihm auf, zu denen sich regelmäßig spontane Gedanken und wechselnde Einfälle gesellen. All dies geschieht nicht zufällig oder ist gar belanglos, sondern gehört in den Prozess des Dialogs und in den kontinuierlichen Austausch verschiedener sinnlicher Eindrücke, die beide während des Flusses der Worte kontinuierlich voneinander haben. Die beiden am Gespräch Beteiligten sind ständig in *Resonanz* aufeinander, ob sie es nun wahrnehmen oder nicht. Für den Therapeuten besteht die Aufgabe darin, seinen *Resonanzraum* offenzuhalten und sorgfältig zu erfassen, was darin zum Schwingen kommt. Dem Patienten fällt dieses Phänomen möglicherweise über lange Zeit gar nicht auf.

Noch bevor dieses mikroprozesshafte Geschehen begriffen werden kann, ist zunächst wichtig zu verstehen, dass in diesem gegenseitigen Resonanzgeschehen Bedeutsames geschieht. Das dialogische Geschehen besteht ja aus weit mehr als nur dem Austausch von Worten. Mimik, Gestik, Körperhaltung und -spannung, Sprachmelodie und -rhythmus, Pausen und dem Austausch von Blicken und Geruch. Sie begleiten das Gespräch als nonverbaler Dialog, welcher die genannten Resonanzphänomene entstehen lässt. Sie werden von beiden Beteiligten in deren Resonanzraum aufgefangen, aber nicht unbedingt wahrgenommen. Für den Therapeuten/Berater besteht die *Aufgabe* darin, *seine Wahrnehmung für das im Resonanzraum Aufgefangene zu öffnen*. Dann erschließt sich ihm neben dem verbalen Austausch eine zweite Ebene des Dialogs, die Botschaften unbewusster Prozesse liefert. Und weil diese zweite Ebene so bedeutsam ist, ist es so wichtig, dass Therapeuten und Berater die Fähigkeit entwickeln, parallel zur Teilnahme an diesem komplexen Dialog die Inhalte des hier Wahrgenommenen zu reflektieren. Mit anderen Worten: Der Therapeut hat während seiner dialogischen Arbeit mit dem

Patienten permanent die Aufgabe, zwischen dem Erfassen der Inhalte seines Resonanzraumes und dem reflexiven Denken hin und her zu oszillieren.

Kurz & bündig
Paralleles Prozessieren = Oszillieren zwischen Fühlen und Denken.

Die mentale Arbeit des parallelen Prozessierens ermöglicht es, mehrere und unterschiedliche Themen gleichzeitig in den Dimensionen von

Fühlen, Fantasieren, Erinnern und Denken

innerlich offenzuhalten und mit ihnen, reflexiv nach Kontexten suchend, d. h. mentalisierend, zu arbeiten.

Der auf diese Weise entstehende Fluss reflexiven Denkens gibt dem Therapeuten die Möglichkeit, auf die Suche zu gehen nach all den komplexen unbewussten Zusammenhängen, die Auskunft geben über die unbewussten WAS- und WIE-Dimensionen, die im dialogischen Geschehen auftauchen und die jene rätselhaften Botschaften des *systemischen Geschehens in der therapeutischen Beziehung* enthalten, die zu verstehen für die psychodynamische Arbeit so bedeutsam sind. Fühlen und Denken im Reflexionsprozess in sinnstiftende Zusammenhänge bringen zu können, ist ein zentrales Merkmal einer reifen Psyche (metapsychologisch: eines integrierten Selbst), über das psychisch kranke Menschen in der Regel nicht oder nur in einem geringen Maße verfügen. Es ist Aufgabe des Therapeuten, kontinuierlich diesen wesentlichen Beitrag zum Gelingen des therapeutischen Gespräches zu leisten! Und das geschieht in seiner stillen emotional-mentalen Arbeit.

Indem dies im gesamten Therapieverlauf wieder und wieder geschieht, erhält der Patient/Klient die Möglichkeit, diese Fähigkeit des Therapeuten auf *implizite* Weise zu übernehmen; das ist ein Prozess unbewusster Identifikation, welche die psychodynamische Arbeit dem Patienten/Klienten ermöglicht. Dabei identifiziert er sich mit der Fähigkeit seines Therapeuten zur reifen Form der Mentalisierung. Und noch ein zweites implizites Beziehungswissen nimmt in diesem ständigen Oszillieren des Therapeuten seinen Ausgang: Dessen *sich selbst gegenüber aufmerksame Achtsamkeit* für das zahlreiche Mikrogeschehen im nonverbalen Dialog der beiden verändert im langen Behandlungsverläufen auf implizite Weise die Achtsamkeit des Patienten.

So entstehen erste Transformationsschritte nicht durch verbal Herbeigeführtes, sondern dadurch, dass der Therapeut für den Patienten zu einem emotional bedeutsamen Anderen wird. Solch ein Wandel im Werterleben des Anderen eröffnet die Bereitschaft, sich dessen Einflussnahme zu überlassen. Die Frage ist, wie ein solcher Wandel im Werterleben zustande kommt. Und wie gerät der Therapeut in den Status mutativer Einflussnahme?

Empathie, sichere Bindung und mutative Einflussnahme

Mit dem Begriff ›mutative Einflussnahme‹ sind Veränderung und Entwicklung gemeint. Dies sind die inneren Schritte, die Patienten oder Klienten durch Therapie und Beratung ermöglicht werden sollen. Das gelingt nicht durch Manipulation oder Training, sondern durch Entwicklungsschritte, die denen ähnlich sind, die der Säugling an der Seite seiner prägenden Pflegepersonen macht (Beebe & Lachmann 2004). Und so können die Bedingungen, wie sie in einer gesunden Mutter-Kind-Beziehung zu beobachten sind, eine Orientierung dafür sein, wie die Möglichkeiten mutativer Einflussnahme im therapeutischen oder Beratungsprozess aussehen können.

Auf der Seite der Mutter ist es vor allem große Freude und ein Gestus des Willkommen-Heißens, mit dem sie das Kind in ihrer Welt begrüßt. Sie begegnet dem Kind und seinem anfänglich völligen Unvermögen, autonom in die Welt zu gehen, mit größtmöglichem Respekt. Und sie kompensiert dessen Unvermögen mit allen ihr zur Verfügung stehenden Fähigkeiten, nicht nur im körperlich und äußerlich versorgenden Bereich, sondern besonders im Bereich des Psychischen und des Emotionalen. Sie stellt dem Kind all diejenigen *Funktionen* zur Verfügung, über die es selbst noch nicht verfügt, die es jedoch zu entwickeln hat. Und mit *Empathie*, authentischer *Resonanz*, *Verfügbarkeit* wenn nötig, *Enthaltsamkeit* wenn sinnvoll sowie mit der Klugheit, dass nicht alles, was gewünscht wird, auch erstrebenswert ist, begleitet sie – und ebenso der Vater! – das Kind durch die verschiedenen Entwicklungsphasen des Lebens, gerade so als gälte es, mit dem Boot in Wellen ständig neue Klippen zu umrunden. Auf diese Weise entsteht in der Eltern-Kind-Beziehung jene sichere Bindung, derer es bedarf, damit im Kind ein gelingender psychischer Reifungsprozess entstehen kann, d.h. (metapsychologisch formuliert) dass sich im Kind ein gut integriertes Selbst entwickeln kann.

In dieser Beschreibung der Eltern-Kind-Beziehung sind all diejenigen ›Ingredienzien‹ enthalten, derer es auch in der therapeutischen Beziehung bedarf, wenn diese verändernd wirksam sein soll. Natürlich ist die therapeutische Beziehung keine mit einem so ausgeprägten Gefälle zwischen den Möglichkeiten des Einen und denen des Anderen wie in der Mutter-Kind-Beziehung. Doch bedarf es ähnlicher Zutaten, wenn die psychodynamische Arbeit wirksam sein soll. Grundlage einer Beziehung, die zu Veränderung führen soll, ist, alltagspsychologisch formuliert, *Vertrauen*. Aber um professionell eine vertrauensvolle Beziehung mit seinem Gegenüber zu entwickeln, sollte man die Voraussetzungen dafür kennen:

1. eine freundliche Akzeptanz,
2. Respekt für das Anders-Sein des Anderen,
3. unvoreingenommene, nicht wertende Neugier und Interesse,
4. Empathie,
5. Bereitschaft zur affektiven Resonanz und zum Sich-verwickeln-Lassen, und das alles,
6. ohne dabei grenzenlos zu werden.

Das sind die ›Ingredienzien‹, welche in der Mutter-Kind-Beziehung zu Vertrauen führen. In der therapeutischen Beziehung sind sie das Kennzeichen einer professionellen Haltung, die gute Chancen hat, dass sich während der psychodynamischen Arbeit eine *sichere Bindungsbeziehung* einstellt.

Die Verwendung der *Empathie* während der psychodynamischen Arbeit macht es nötig, sich mit ihren Charakteristika und Wesenszügen auseinanderzusetzen. Zunächst einmal ist sie ja eine Fähigkeit, nämlich die, den emotionalen und mentalen Zustand eines anderen Menschen wahrzunehmen, also mitzufühlen. Und sie geht in der Regel über dieses Wahrnehmen hinaus und führt zu einem Nachdenken, einer Reflexion über das Wahrgenommene. Mertens (1993, S. 64 f.) macht darauf aufmerksam, dass Empathie »häufig mit Sympathie oder menschlicher Wärme fälschlich gleichgesetzt« werde. Aber »im Unterschied zur Sympathie kommt es bei der Empathie nicht primär auf das Mitleiden oder Bedauern an, die sich bei der Sympathie spontan einstellen, wenn man sich mit einem anderen Menschen auf der gleichen Wellenlänge weiß« (ebd.). Und weiter:

> »In der Empathie behält der Einfühlende seine eigene Identität und seine Getrenntheit. Zwar teilt er [der Therapeut, M. K.] auch den Gefühlszustand seines Patienten, braucht deswegen aber nicht selbst depressiv zu werden, wenn der Patient sich depressiv fühlt. Er weiß aber, was es bedeutet, sich depressiv zu fühlen (indem er sich zum Beispiel eigene depressive Verstimmungszustände ins Gedächtnis zurückruft), und dieses kurzfristige Erleben reicht aus, um zu

›wissen‹, um welche Gefühle es sich beim Patienten handelt. Die Aufgabe der Empathie geht über die des Mitfühlens also deutlich hinaus, verlangt dem Einfühlenden an Kompetenz mehr ab als dem nur Mitfühlenden« (ebd.).

Ich habe (Klöpper 2018) von der *operationalisierten Empathiefähigkeit* des Psychotherapeuten gesprochen. Mit ihrer Hilfe wird 1.) die Beziehung reguliert und gestaltet, werden 2.) die psychischen Funktionen des Patienten eingeschätzt, 3.) der emotional-affektive sowie kognitive Selbstzustand des Patienten erfasst, 4.) das Voranschreiten des therapeutischen Prozesses reguliert sowie 5.) unbewusste Zusammenhänge der biografischen Erfahrungsgeschichte des Patienten mit Hilfe der Erfahrung seiner selbst und seiner Imaginationsfähigkeit erschlossen. All dies sind Arbeitsschritte, die in der Stille der emotional-mentalen Arbeit des Therapeuten erfolgen. Empathie und Reflexion des empathisch Wahrgenommenen bilden dabei eine untrennbare Einheit. Mertens beschreibt diesen Arbeitsablauf ähnlich:

> »Im Grunde geht es doch […] darum, […] sich lediglich vorzustellen, wie der andere fühlt, denkt, erlebt […]. Dieses Imaginieren macht erforderlich, daß man aufgrund der Mitteilung des Patienten eigene Gedächtniskonfigurationen entstehen läßt, um die entsprechenden Erlebnisdimensionen zu aktualisieren, im nächsten Schritt aber dazu übergeht, sie mit den spezifischen Inhalten des Patienten aufzufüllen, um so die Erlebniswelt des Patienten zu rekonstruieren« (Mertens 1993, S. 64).

Die Reflexion des empathisch Wahrgenommenen verfolgt das Ziel, die therapeutische Situation in jedem Moment so zu regulieren, dass der Patient sich emotional erfasst und damit sicher gebunden fühlen kann. Denn die sichere Bindung stellt eine wesentliche Grundlage dafür dar, dass der Patient sich gerade mit solchen Themen mitteilen kann, die mit Affekten von Scham und Schuld sowie mit Gefühlen von Unsicherheit oder Angst verbunden sind. Gelingt es, diese Möglichkeit zuverlässig zu eröffnen, so entwickelt sich jenes Vertrauen, von dem oben die Rede ist. Dann kann der Patient zulassen, dass die Beziehung der beiden und damit der therapeutische Prozess beginnt, verändernd wirksam zu werden. *Therapeutischer Prozess* bedeutet, dass die beiden Beteiligten zunehmend häufig einkehren in einen Ductus des Dialogs, in dem sich Erinnern, Fantasieren und Fühlen flüssig abwechseln und der ergänzt wird um kritische Kontext-Reflexionen der auftauchenden, emotional gemeinsam geteilten Themen.

Die gemeinsam geteilte emotional-mentale Arbeit im therapeutischen Prozess

Sobald sich im therapeutischen Dialog diese gemeinsam geteilte Fähigkeit einstellt, dass die auftauchenden Themen und Einfälle nicht nur sorgfältig und detailreich in Worte gebracht werden können, sondern auch in ihren ihnen eigenen Zusammenhängen erfasst und reflektiert werden können, hat sich auch im Patienten die Fähigkeit zum *parallelen Prozessieren* eingestellt:

- Die emotional-mentale *Arbeit des parallelen Prozessierens* ermöglicht es, mehrere und unterschiedliche Themen gleichzeitig in den Dimensionen von Fühlen, Fantasieren, Erinnern und Denken innerlich offenzuhalten und mit ihnen reflexiv nach Kontexten suchend, d.h. mentalisierend, zu arbeiten. Die dabei auftauchenden Themenkomplexe können dann in ihrer Vielfalt und Reichhaltigkeit mental vernetzt und auf diese Weise dergestalt in Beziehung zueinander gesetzt werden, dass *Zusammenhänge* aufscheinen, die vom Patienten in dieser Form bislang noch nicht gesehen werden konnten und die von ihm als subjektiv sinnvoll und emotional passend empfunden werden.

Diese Form der emotional-mentalen (und dabei auch mentalisierenden) Arbeit ermöglicht es dem Patienten, die neu auftauchenden Themenkomplexe mit seinem Wertesystem[3] zu konfrontieren. Das wiederum hat neue oder alte, bislang abgewehrte, jedoch jetzt wiederentdeckte Gefühle und Affekte zur Folge: Schuld- und Schamgefühle können dabei ebenso auftauchen wie Schmerz, Trauer, Wut, Sehnsucht und/oder Verzweiflung. Aber auch die Entdeckung von Befreiung und neuer Freiheit sowie damit einhergehend Erleichterung, vielleicht sogar Beglückung und eine neue Form der Zufriedenheit können im Zuge des parallelen Prozessierens während der gemeinsamen dialogischen Arbeit auftauchen. – Ich denke, das ist gemeint, wenn Bohleber (2018, S.721) von Prozessen des »Matching« in der therapeutischen Dyade spricht, worin bislang *unbewusstes Neues* auftritt, und wenn er das in diesem Zusammenhang »kreatives Unbewusstes« nennt

Aber es sind nicht allein diese eher noch *intrapsychischen* Arbeitsmodi, die in der Dyade von Therapeut und Patient schrittweise entwickelt und im Dialog elaboriert werden. Vielmehr emergieren zwischen beiden während dieser gemeinsamen Arbeit weitere *intersubjektive* Phänomene, die für die Entwicklung beider von großer Bedeutung sind.

Die Boston Change Process Study Group beschreibt diese intersubjektiven Arbeitsschritte und spricht von ihrem Fortschreiten bis hin zum »Now Moment«

(Stern 2005). Damit sind solche Phasen der gemeinsamen Arbeit gemeint, in denen die beiden, Therapeut und Patient, in den oben beschriebenen Prozess der gemeinsamen Arbeit geraten, resonant aufeinander eingestellt (im Matching) sind und dabei vorbewusst oder gar bewusst spüren, dass sie *gemeinsam einer emotional bedeutsamen Spur folgen.* Dann steigt die affektive Spannung an, aber auch das Interesse oder die Neugier daran und lässt die beiden der gefundenen Spur zunehmend intensiv folgen. Die Autoren sprechen solchen Phasen in der Behandlung eine große Bedeutung für das Entstehen transformatorisch wirksamer Entwicklungsschritte zu. Dabei haben die Autoren beide Beteiligte im Blick und gehen davon aus, dass der Therapeut davon ebenso profitiert wie der Patient. Gelingt diese gemeinsame dyadische Bewegung, so kann es zu einer *Auflösung der Spannung und deren Entladung im »Moment of Meeting«* kommen. Gefühle der Erleichterung und Befreiung bis hin zur Beglückung können die Folge sein.

Beebe und Lachmann (1988, 2004) sehen solche Phasen des therapeutischen Prozesses ebenso als bedeutsam an. Sie sprechen von »ongoing regulation«, also einem Zustand im therapeutischen Paar, in dem sich beide *gegenseitig* (!) in ihrem Niveau von Erregung und Spannung regulieren. Und in dieser gegenseitigen Regulation erkennen sie eine Form des Miteinanders, die dem sehr ähnlich ist, was auch Mutter und Kind vor allem im ersten Lebensjahr teilen. Miteinander geteilte affektive und Spannungszustände lassen in einem hohen Maße Veränderungsschritte in beiden Formen von Dyaden entstehen! Damit meinen sie Spannungszustände, die im *inter* der Beziehung ebenso wie im *intra* beider entstehen. Im geglückten Fall lösen diese Zustände sich in »Momenten der Affektsteigerung« (Beebe & Lachmann 2004, S. 211 ff.) auf, und dem folgen – im positiven Fall – ein Erleben von Erleichterung sowie ein besonders intensives Gefühl von Verbundenheit. Misslingt eine solche Auflösung der intensiven Beziehungsspannung allerdings, so entsteht gerade das Gegenteil, ein Erleben der »disruption«, der vorübergehenden Unterbrechung der sicheren Bindung in der Dyade. Das hat in der Regel das verstärkte Bemühen *beider* zur Folge, die sichere Bindungsbeziehung wiederherzustellen, ein »repair« entstehen zu lassen. Wiederholte Abläufe von »disruption and repair« haben die Erfahrung zur Folge, dass Beziehungsunterbrechungen keinen Verlust der Bindungsbeziehung nach sich ziehen, sondern im Gegenteil für die Sicherheit der Bindung förderlich wirken.

Vielleicht gelingt es dem Leser an dieser Stelle, den Zusammenhang mit dem zu erkennen, was in Kapitel 3 über die Bedeutung des dynamisch Unbewussten beschrieben wurde. Danach lassen sich unbewusste Prozesse erkennen, die sich um verschiedene Aspekte des *Vergangenheitsunbewussten* drehen (Selbstzustände der inhaltlichen WAS-Dimension, Arbeitsmodelle der funktionalen WIE-Dimension sowie Beziehungsrepräsentanzen der systemischen Dimension), die das *Gegenwartsunbewusste* des Einzelnen[4] in seinem Erleben aktuell beeinflussen und – im schlimmsten Fall – pathologische Symptome entstehen lassen. Die oben beschriebenen Facetten der mentalen und dialogischen Arbeit beider, von Therapeut und Patient, und ihrer entstehenden Kooperation münden in transformatorische Schritte ein, sobald sich beide auf ein *gemeinsam geteiltes Erleben des dialogischen Moments* einlassen und sie zulassen, dass sich ihre mentale Arbeit miteinander verkordelt.

- Im therapeutischen Prozess können Dimensionen des Vergangenheitsunbewussten reaktualisiert werden, wenn es dem Therapeuten gelingt, im Zuge seines parallelen Prozessierens in der therapeutischen Beziehung durch Resonanzprozesse *gemeinsam geteilte Selbstzustände* (»Now Moments« im Sinne von Stern oder eine »ongoing regulation« im Sinne von Beebe und Lachmann) entstehen zu lassen, welche das maladaptierte Vergangenheitserleben passgenau erfassen und benennen. Wenn es darüber hinaus gelingt, fühlbare Alternativen für das Gegenwartserleben zu entwickeln, die als individuell stimmig und akzeptabel empfunden werden können, hat die Dyade die Chance »Moments of Meeting« zu erreichen.

In Momenten, in denen eine solche Art des emotional geteilten (= intersubjektiven) Miteinanders entsteht, emergiert in psychodynamischen Psychotherapien eine Beziehungsgestalt, die zum Träger mutativ-wirksamer Kraft des Prozesses wird und aus der transformatorische Schritte hervorgehen. Was im Verständnis der (hochfrequenten) Psychoanalyse Freudscher Prägung die *Übertragung* so unverzichtbar macht für ihren gelingenden Verlauf, stellt in der (niederfrequenten) psychodynamischen Arbeit *die gemeinsame Kreation des emotional-geteilten (= intersubjektiven) Moments* dar. Ziel der Arbeit in der Übertragung ist, dass das Erleben des Vergangenheitsunbewussten *in der therapeutischen Beziehung* auftaucht, erlebt, bewusst erkannt und bearbeitet wird. Elke Reinken beschreibt diese Zusammenhänge ausführlich in Kapitel 9. Ziel der niederfrequenten psychodynamischen Arbeit hingegen ist es, das in Außenbeziehungen auftauchende Erleben des Vergangenheitsunbewussten so in die Dyade zu holen, dass beide, Therapeut und Patient, es *gemeinsam fühlend teilen* und auf diese Weise in die (letztlich reflexive) Arbeit nehmen können.

Es erübrigt sich nicht zu betonen, dass nicht ein einzelner Moment für den

Erfolg der Behandlung entscheidend ist, sondern erst die sich entwickelnde Fähigkeit der Dyade, solche Momente immer von Neuem emergieren zu lassen, um sie dann in verschiedenen Facetten zu bearbeiten. Das entfaltet eine mutative Kraft.

Die Darstellung des jeweiligen Kerns der beiden Methoden, Psychoanalyse als hochfrequentes und psychodynamische Psychotherapie als niederfrequentes Verfahren, macht deutlich, worin die Unterschiede bestehen, lässt aber auch erkennen, dass die Gemeinsamkeit beider darin besteht, dass sie *Momente miteinander geteilter intensiver Affekte* anstreben, von denen aus Veränderungen im Erleben ihren Ausgang nehmen.

Das folgende Beispiel aus einer einzelnen Beratungssitzung soll diese Zusammenhänge illustrieren.

Eine Facette des relationalen Komplexes und deren Auflösung

Ich berichte aus einer einzelnen Sitzung mit einem Mann in vorgerücktem Lebensalter. Er hatte mich schon einige Jahre zuvor kontaktiert. Damals hatte er viele Jahre nach dem Ende seiner Analyse um einige Sitzungen gebeten, weil sein ursprünglicher Analytiker die Stadt verlassen hatte und für ihn nicht mehr erreichbar war. Seitdem war er in unregelmäßigen Abständen mehrfach zu mir gekommen. In diesem Setting hatte ich ihn, seine Lebensgeschichte und seine Art, die Beziehung zu mir aufzunehmen, gut kennengelernt.

> Er sei, so sagte er jetzt am Telefon, von einem Erlebnis mit ungewöhnlicher Intensität irritiert und wolle versuchen, dafür mit meiner Hilfe ein besseres Verständnis zu entwickeln. Er habe den Eindruck, da sei mit ihm etwas passiert, was er so schon häufiger erlebt habe, aber ohne dass er es bisher bewältigt habe.
>
> Herr L. ist ein Mann, der sich direkt, klar und differenziert auszudrücken weiß, jedenfalls konnte er bislang stets gut beschreiben, was ihn bewegt. Dieses Mal jedoch verspürte ich rasch eine Atmosphäre von Unheilvollem, wie wenn ein Gewitter bedrohlich aufzuziehen beginnt. Aber für das Unheil gab es keine Worte. Er wirkte widersprüchlich, wach und konzentriert auf der einen Seite, jedoch auch traurig-bedrückt und irritiert nach passenden Worten suchend auf der anderen. Es war zu spüren, dass ihm etwas widerfahren sein musste, für das es noch kein Wort, kein Bild gab, sondern nur die Szene, die er berichtete. Ein wenig erschrocken über seinen Zustand und zugleich neugierig habe

ich mich darauf eingestellt, vorerst nur abzuwarten und zuzuhören, bis seine Schilderung eine verständliche Gestalt annimmt.

Seine Tochter sei kürzlich für ein paar Tage mit ihren Kindern zu Besuch gekommen. Das sei wie immer eine fröhlich-trubelige, aber auch chaotische Zeit miteinander gewesen. Es sei immer schön, die Enkelkinder zu erleben, aber auch anstrengend, aus dem Leben mit seiner Frau zu zweit in die wirbelige Welt der jungen Familie mit ständig neuen Wünschen und Ideen zu geraten. Und es sei manchmal schwierig auszuhalten, wie sehr Kinder immer darum ringen, von allen beachtet werden zu wollen, so als seien sie die Einzigen auf der Welt. (*Mit ärgerlichem Unterton:*) Immer gehe es um deren Wünsche, und als Erwachsener, schon gar als Großvater scheine es, als gerate man in eine Situation, in der man nur noch zuzuschauen, zu bewundern und den Kleinen zu geben habe. (*Empört:*) Wo bleiben denn da die eigenen Themen, Interessen und Wünsche!

Ich war über diese Wendung überrascht. Was machte ihn so ärgerlich, so empört? Bis dahin hatte er noch im Ton eines zufriedenen Großvaters gesprochen. Welche Gefühle packten ihn jetzt?

Na, und dann sei es eben genauso gewesen, dass auch er einen Wunsch hatte. Nachmittags sei Obst statt Kuchen auf den Tisch gekommen. Er habe jedoch eine Allergie auf Obst und könne nur wenige Sorten essen. Es gab Ananas, sein Lieblingsobst, und noch bevor die Kinder an den Tisch kamen, habe er ein Stück davon genascht. Im selben Moment sei seine Frau gekommen und habe ihn mit den Worten »Friss den Kindern nicht die leckersten Sachen weg!« ermahnt. Ihre Worte hätten ihn wie ein Schlag getroffen und in eine Art von Lähmung versetzt. Er habe sich gefühlt, als habe er ein Verbot erhalten, verbunden mit der Verurteilung, ein egoistischer Fresssack zu sein, ohne alle Rücksicht auf die anderen.

Während ich zuhörte, stiegen in mir Bilder meiner Kindheit in der Mangelzeit der 1950er Jahre auf. Damals gab es von allem wenig zu essen und vom Leckeren sowieso kaum etwas. Neid und Gier waren täglich in mir, aber verpönt und ich musste sie verbergen. Und wenn mir das nicht gelang, dann bekam ich einfach »gar nichts« ab – »ganz einfach«, hieß es bei dieser Strafe lakonisch. Das war beschämend und demütigend zugleich. – Was könnte diese Assoziation bedeuten? War Herr L. in eine Verfassung von Neid und Gier geraten? War er mit seinen Enkelkindern regrediert in seine eigenen unerfüllten Kindheitswünsche, wie ich eben in meinen Assoziationen? Fühlte er sich von seiner Frau in seiner einst unerlaubten und bis heute unbewältigten Gier entdeckt?

Herr L fuhr fort: Als nun die Kinder an den Tisch kamen, seien diese über das Obst hergefallen und hätten die Ananas im Nu aufgegessen. Gelähmt und entsetzt habe er zugeschaut, kaum fähig, selbst noch davon zu nehmen. Er versuchte die Hast, mit der die Kinder sein Obst »auffraßen«, zu stoppen, indem er seine Tochter fragte, ob ihre Kinder denn bei Tisch nicht mit anderen teilen müssten. Worauf diese ihn ärgerlich zurechtwies: In ihrer Familie gäbe es am Tisch nicht »mein und dein«; da esse jeder so viel er wolle von dem, was auf den Tisch komme. Das sei so eine Angewohnheit von seiner Frau und ihm, immer in »mein und dein« zu denken. Das gebe es bei ihr nicht.

Es ging also, dachte ich, um eine alltägliche Familienszene, es ging um Neid und Wut. Ich konnte mir lebhaft vorstellen, dass in so einer Familiensituation Affekte aufbrechen und Streit der Art entsteht, dass alle daran beteiligt sind. Aber das war hier nicht der Fall. Herr L schilderte, dass er »gelähmt und entsetzt« zugeschaut habe. Was mag in ihm geschehen sein, dass er nur in dieser Weise reagieren konnte? Ich fragte mich, ob es wirklich darum geht zu verstehen, was in diesem Moment in der Familie und zwischen deren einzelnen Mitgliedern geschehen war. Geht es um diese konkrete Szene, oder ist in ihr eine andere im Moment noch nicht erkennbare Szene verborgen? Ich erinnerte mich an einen meiner selbstpsychologischen Lehrer, Paul Ornstein[5] der immer wieder mahnte: »The story contains the story!« Ist in dieser Szene eine bis heute unbewusste Facette seines relationalen Komplexes enthalten, die für Herrn L. trotz Analyse bislang noch unverstanden ist?

Ich fragte ihn, was das für ein Zustand gewesen sei, den er als »gelähmt und entsetzt« beschreibt.

Er habe das Gefühl gehabt, dass etwas nicht Sagbares mit ihm geschehen sei. In ihm sei dieser unbenennbare, quälende Zustand gewesen und zugleich eine tiefe Traurigkeit. Er sei irritiert, verwirrt und auch wütend gewesen. Aber er könne das nicht mit der Situation in Zusammenhang bringen. Er habe sich gefühlt, als breche etwas in ihm zusammen. Traurigkeit und eine merkwürdige Sprachlosigkeit hätten sich in ihm ausgebreitet. Zwar habe er gemerkt, dass seine Gefühle nicht zur Situation passten, schon gar nicht in dieser Intensität, aber es sei ihm auch nicht gelungen, seine Empfindungen abzuschütteln. Er habe die Mahlzeit schweigend mit den anderen beendet und sich dann zu einem Spaziergang zurückgezogen.

Während des Laufens habe er langsam wieder den Kontakt zu sich gefunden und begonnen, über das Erlebte nachzudenken. Er habe bald bemerkt, dass keine seiner Überlegungen, in denen er sich mit der konkreten Situation in der

Familie oder auch den Äußerungen und Handlungen Einzelner auseinandersetzte, seine Stimmung und seine Gefühle verändern konnte. Dabei wurde ihm allerdings immer deutlicher spürbar, dass er sich gedemütigt fühlte. Und dann konnte er spüren, dass seine Traurigkeit mit diesem Empfinden der Demütigung im Zusammenhang stand. Er sei an einem Feldrand stehen geblieben, wo er in die Ferne und Tiefe der Landschaft schauen konnte. Das habe ihn beruhigt, und dann seien ihm Szenen seiner Kindheit mit den Eltern eingefallen. Wie oft habe er erlebt, dass er vor den Eltern wie vor einem Tribunal stand, das mit ihm geschimpft und das ihn für seine ungestüme Art, seine Wildheit und sein Wollen verurteilt habe. Wie eine Phalanx seien sie gewesen, die Eltern, vor denen er sich allein und verlassen gefühlt habe.

Beim Zuhören stiegen Bilder und Szenen meiner eigenen Kindheit in mir auf, die Strenge der Eltern, Strafen, Demütigungen. Tauche ich ein in meine Parallelwelt, fragte ich mich. Aber die Erinnerungen kamen schneller, als ich reflektieren konnte. Was ich will, kann jederzeit falsch, verboten, böse und zutiefst zu verurteilen sein; so empfand auch ich als Kind. Angst vor Scham- und Schuldgefühlen tauchte aus der Erinnerung auf. Und dann war da plötzlich die Erinnerung an Erfahrungen in meiner eigenen Analyse. Ich war als junger Arzt im eigenen Ausbildungsinstitut berufspolitisch aktiv geworden und dem Leiter gegenüber in eine fundamentale Opposition getreten. Zu meiner großen Überraschung hat meine Analytikerin mich gewähren lassen. Mehr noch: Sie gab mir ohne Worte zu verstehen, dass das, was ich will und tu, o.k. sei. Sie nahm eine Haltung von Respekt, Wertschätzung und gleichzeitigem interessierten Hinterfragen dessen, was ich tu, ein. Das hatte ich bis dahin nie kennengelernt. Sie war mit meinem Institutsleiter, der ja auch der ihre war, nicht in einer Phalanx wie die Eltern von Herrn L. – War das die Parallelwelt von Herrn L. und mir, aufgewachsen zu sein mit Nachkriegseltern, die sich schwer damit taten oder es gar nicht konnten, den eigenen oder gar abweichenden Willen ihrer Kinder zu respektieren? »Kinder mit'm Will'n krieg'n was auf die Brill'n«. Das war die Fortsetzung des faschistischen Regimes im Hitlerdeutschland in den Familien der 1950er Jahre und im Kopf meiner Generation.

Meine Einfälle überraschten mich. Was wollten sie mir mit Blick auf Herrn L. sagen? Sicher: Die Bemerkung seiner Frau war für ihn schon ein ziemlicher Hammer gewesen, aber eine Demütigung? Lag hier ein Schlüssel zum Verständnis der Szene? Hatte er seine Frau wie einst seine Mutter erlebt? War hier so etwas wie eine Übertragung zwischen den Eheleuten aufgetreten? Oder

war es erst die Bemerkung seiner Tochter gewesen, welche seine Stimmung so drastisch veränderte. Ihm war ja die „»Phalanx« der Eltern eingefallen. Hatte er seine Frau und die Tochter als Phalanx erlebt?
Könnte es also sein, dass Demütigung und Traurigkeit in den Kontext seiner Elternbeziehung gehören, so wie meine eigenen Assoziationen es für mich zeigten? Wie könnte meine Erfahrung mit Demütigung ein Verständnis liefern für den Zustand, in den Herr L. in dieser Familiensituation geraten ist? Demütigung war ihm selbst eingefallen und ebenso die Bedeutung der Tiefe seiner Traurigkeit als Reaktion darauf. Sollte seine Betonung der Tiefe des Empfindens darauf hinweisen, dass er einer alten Erfahrung auf der Spur war? Hier begann etwa folgender Dialog:

Th: »Ich habe den Eindruck, dass in dieser Situation mit Ihrer Familie etwas passiert ist, was eigentlich gar nichts mit dieser aktuellen Situation zu tun hat. Ich frage mich, ob diese Begebenheit schlagartig ganz alte Gefühle in Ihnen wachgerufen hat? War diese Szene der Auslöser für das Wiederaufkommen einer sozusagen uralten emotionalen Verfassung von Ihnen?«

Pat: »Ja, das war ja auch meine Empfinden gewesen, als mir danach die Szene mit meinen Eltern eingefallen war. Das hat mich für einen Moment zur Ruhe gebracht, irgendwie erleichtert. Aber dann habe ich bemerkt, dass diese Traurigkeit weiterhin in mir ist. Und ich habe gespürt, dass sie wirklich irgendwie mit Demütigung in Zusammenhang steht. Ich hatte schon das Gefühl, dass meine Frau mich gedemütigt hat mit ihrer Bemerkung. Aber ich kenne sie ja. Manchmal will sie Sachen scherzhaft sagen, und dann haut sie die Dinge so auf den Punkt raus, dass man sich verletzt fühlen kann. Und sie hatte ja auch recht gehabt; ich war halt scharf auf die Ananas und dann völlig perplex, als die Kinder mir alles weggefressen haben. Aber warum war ich da so gelähmt? Warum wurde ich da so sprachlos, so mente captus? Was ist da geschehen? Das verstehe ich bis jetzt nicht. Das kapier ich einfach nicht!«

Th: »Hmmm, jaaa. Mir sind beim Zuhören Ihre Eltern durch den Sinn gegangen. Ich habe versucht mich zu entsinnen, wie Eltern damals in der Nachkriegszeit reagiert haben. Und dann habe ich mich gefragt, ob es sein kann, dass die Lähmung und Ihre Sprachlosigkeit in diesem Zusammenhang zu verstehen sein könnten?«

Pat: (*schweigt, sinnt dem Gehörten offenbar nach*) »Hmm? Jaaa!? Klingt nicht ganz unlogisch. Irgendwie war das schon was ganz Altes. Aber etwas, was ich überhaupt nicht sagen kann. Da ist was, was ich nicht kenne. Aber das ist da. Weiß nicht. (*Pause*) Und irgendwie schäme ich mich dafür. Als wenn ich mich dafür schäme, dass ich das nicht kann.«

Th: »Ja, das kann ich gut nachvollziehen. Und nicht nur das. So etwas kenne ich auch gut.«

Mir ging noch einmal meine Erfahrung mit meiner Analytikerin durch den Sinn. Wieso fühlte ich mich von ihr so anders behandelt, als ich es von meinen Eltern kannte? Was war da anders gewesen, selbst wenn sie nicht immer allem zugestimmt hatte, was ich wollte, dachte oder getan hatte? Triangulation fiel mir ein. Ja, das war das eine, was ich bei ihr kennengelernt hatte. Sie war und blieb in einer deutlich anderen Position als ihr und mein Institutsleiter. Aber das war nicht alles. Vielmehr war ich immer wieder überrascht davon, dass sie mich und meine berufspolitische Position nicht nur respektierte und akzeptierte, sondern dass sie mich sogar mit ihrer analytischen Haltung dabei begleitete, um herauszufinden, was wirklich *meine* Position ist. Damals begann ich zu *begreifen und zu spüren*, dass es zwischen *gut* und *böse*, zwischen Zustimmung und Ablehnung nicht nur eine dritte Position gibt, sondern dass es für diese dritte, *andere* Position von anderen Menschen *Wertschätzung und Respekt* geben kann. Das war damals, in der Analyse, eine vollkommen neue (und bis heute beglückende!) Erfahrung für mich. – Es entstand inhaltlich etwa folgender Wortwechsel, den ich mangels Mitschrift nachträglich notiert habe.

Th: »Ich frage mich, ob es nicht sein kann, dass Sie sich in der Situation in Ihrer heutigen Familie so gefühlt haben wie einst als Kind, wenn Ihre Eltern so eine Phalanx miteinander gebildet haben: hilflos und ohnmächtig. Und ich frage mich weiter, ob es sein kann, dass Sie in solchen Momenten nicht nur den Kontakt zu dem, was Sie gern möchten, verlieren, also wenn Sie Ananas essen möchten, sondern dass Sie augenblicklich auch das Gefühl haben, dass das, was Sie wollen, ganz, ganz schlecht ist. Dann schämen Sie sich wahrscheinlich sehr und haben obendrein ein Schuldgefühl. Das könnte der Zusammenhang sein, der Sie in die Lähmung verfallen lässt. Im Zustand der Lähmung müssen Sie mit Ihrem Wunsch, der vielleicht sogar gierig ist, nicht mehr länger schlecht oder böse sein.«

Pat: (*Er denkt eine Weile nach.*) »Ja, ich glaube, so ist das. Aber das kenne ich eigentlich alles schon lange! Ich kenne diese Lähmung und auch meinen

Rückzug in solchen Situationen. Warum bin ich denn dann so unfähig, dabei zu bleiben, was ich will? Warum gehen mir dann die Worte, mein Wollen, mein Denken so verloren? Was ist da los bei mir?«

Th: »Ich glaube, das ist so, weil Sie sich so sehr schämen. Wenn man sich schämt, versagt das Denken. Und dann gibt es für Sie, *wenn Sie etwas ganz stark wollen*, nur noch Gut-Sein in Anpassung oder Böse-Sein im Anders-Sein, und dazwischen gibt es nichts. Aber dass es zwischen diesen Polen noch etwas anderes gibt, nämlich dass das, was Sie wollen, weder gut noch böse ist, sondern *einfach o.k., wirklich o.k.* ist, das scheint es dann in Ihrer Gefühlsorganisation nicht zu geben. Oder aber, wenn es das gibt, dann geht es Ihnen bis ins Wortlose hinein verloren, sobald eine heftige Kritik Sie für Ihren Wunsch oder Ihr Wollen trifft, eine Demütigung oder gar beides wie in dieser Situation.«

Pat: (*Er blickte mich nachdenklich und nach einiger Zeit wie begreifend an.*) »Hmmm?! (*Er nickt wie zustimmend.*) Da ist was dran! Das fühlt sich anders an als bisher, irgendwie befreiend, erleichternd! Dass das, was ich will, ja *eigentlich o.k.* ist! Das muss ich erst mal noch sacken lassen (*nachdenkliche Pause*) … auf mich wirken lassen. Aber ich glaube, das trifft's.«

Wir sind nach dieser Sitzung wie schon häufiger ohne Vereinbarung eines weiteren Termins auseinandergegangen. Einige Zeit später habe ich eine E-Mail von ihm erhalten, worin er mir mitgeteilt hat, dass ich sein Problem auf den Punkt gebracht habe. Er denke beinah täglich an diese Sitzung und könne mit der Entdeckung innerlich in Kontakt bleiben, dass das, was er wolle, wirklich o.k. sei. Das fühle sich befreit an. Und er empfinde Traurigkeit darüber, dass ihm diese Verbindung schon als Kind verloren gegangen sei, nun in aller Deutlichkeit. Er sei erleichtert, für die gefundenen Zusammenhänge jetzt Worte zu haben.

Kommentar

Im Rückblick auf diese Sitzung glaube ich, dass sie ein geeignetes Beispiel ist zu zeigen, wie *paralleles Prozessieren* in der Praxis stattfindet. Hatte ich zunächst noch neugierig zugehört, war interessiert zu hören, was Herrn L. zu mir führte, und gespannt, ob ich begreifen werde, worum es diesmal ging, so wurde ich recht abrupt aus dieser Stimmung herausgerissen, als dieser eben noch beglückt erzählende Großvater plötzlich wütend und empört wurde, wütend auf seine als gierig und fordernd empfundenen Enkelkinder. War es dieser Ärger, der meine Assoziationen, Erinnerungen und Empfindungen aus meiner Kindheit triggerte? Das ist gut möglich und ich war vielleicht für einen Moment in eine Übertragung gegenüber meinem Patienten geraten, so als würde ich wie einst als Kind von meinem Vater angeschnauzt. Meine professionelle Skepsis half mir jedoch, nicht in diesem flüchtigen Zustand zu verharren, als mir klar wurde, dass seine *Lähmung*, von der er bald darauf berichtete, emotional nicht zu der Szene passte, die er schilderte. Von dem Augenblick an konnte ich meinen Einfällen zu meiner Kindheit folgen, ohne mich von diesen meinerseits überrollen zu lassen. Ich konnte sie operationalisieren, mich davon so weit distanzieren, dass ich sie neben dem Zuhören in einem Parallelprozess in mir ablaufen lassen konnte, neugierig darauf, ob, und wenn ja: was sie mir über das Erleben von Herrn L. offenbaren konnten. DAS ist ein entscheidender *emotional-mentaler* Arbeitsschritt für paralleles Prozessieren, das beide Prozesse (d.i. empathisches Zuhören und kritisches Erleben der Erzähl-Szene *neben* dem Zulassen assoziativ aufkommender Gefühle, Einfälle, Erinnerungen, Fantasien und Körpersensationen) als zwar getrennte, jedoch aufeinander bezogene Phänomene *nebeneinander* ablaufen dürfen.

Auf diese Weise konnte ich einerseits der nun langsam deutlicher werdenden Geschichte der Scham empathisch folgen und begreifen, dass sie die affektive Ursache seiner Lähmung und Wortlosigkeit war. Andererseits konnte ich, meinen Assoziationen folgend, mit Herrn L. auf die *Suche nach den Zusammenhängen* im Vergangenheitsunbewussten meines Patienten gehen. Mein Wissen um die Macht kindlicher Scham im Kontext seiner letztlich gierigen Wünsche und meine Anerkennung, dass derart intensive Affekte wie Scham das Denken und die Differenzierungsfähigkeit gleichsam zerstören, leitete mich weiter bei der Suche danach, was ihn gehindert hatte, angemessen auf seine Frau und Tochter zu reagieren.

Dabei sind meine Assoziationen und die Reflexion meiner Erfahrungen in Resonanz getreten mit Zusammenhängen, die auch das Vergangenheitsunbewusste von Herrn L. betreffen. Dadurch waren wir in seinem Zustand der Lähmung auf einen Kontext gestoßen, der zu seinem relationalen Komplex gehört und der bislang noch keine Auflösung gefunden hatte. Vielmehr war er bis dahin immer wieder im Zustand diffusen Fühlens, der Unfähigkeit zur angemessenen Reaktion in Wortlosigkeit und Lähmung gefangen geblieben, sobald intensives Verlangen ihn packte und er wusste oder ahnte, dass er damit auf Kritik, Ablehnung, Missbilligung oder gar Verachtung stoßen würde. Und vermutlich gehört Ablehnung bis hin zur Verachtung auch zu seinem eigenen Empfinden sich selbst und anderen gegenüber, mit dem er auf heftiges Verlangen antwortet, indem sich sein Gewissen (sein »Überich« im Verständnis von Freuds zweiter Strukturtheorie) in ihm zu Wort meldet. In dieser Facette seines Erlebens hat der relationale Komplex offenbar noch immer Macht über ihn.

An dieser Stelle haben meine Erinnerungen an meine Erfahrung mit meiner Analytikerin schließlich den entscheidenden Anstoß gegeben, um zu verstehen, wo die Fixierung in seiner emotionalen Organisation steckt. Im parallelen Prozessieren hat – um mit Bohleber (2016, mündlich) zu sprechen – das »kreative Unbewusste« für diejenige Assoziationskette gesorgt, die der Prozess dieser Sitzung benötigte. Oder, mit den Worten der *Boston Change Process Study Group* (BCPSG 2014, S. 992) hat unser »dyadisches System eine Ausrichtung« gehabt, durch die »das Neue […] durch die Beziehung generiert wird«, das sich als transformativ wirksam erweist. Der entscheidende Schritt für Herrn L. während dieser Sitzung war nicht der, eine neue Facette seiner Erfahrung der Vergangenheit zu entdecken, sondern der, eine zukünftig mögliche Reaktion zu entdecken, die ihm bislang emotional nicht fassbar war.

Man kann einwenden, dass die beschriebene Situation des Herrn L. auch mit dem Konzept der Übertragung verstanden werden kann. Und das ist grundsätzlich zutreffend. Daher hatte ich diese Zusammenhänge auch während meiner im Parallelprozess begleitenden Reflexion ins Auge gefasst: Es hatte in der kritischen Situation eine *Außenübertragung* stattgefunden und meine entsprechende Hypothese war, dass Herr L. Frau und Tochter als *Phalanx* wie einst die Eltern empfunden hatte. Diese Hypothese allein, die Entdeckung der Wiederkehr des Vergangenen in der Gegenwart, wie die Übertragung es metapsychologisch verstanden darstellt, stellt eine kognitive Erkenntnis dar, die zwar zutreffend, aber therapeutisch nutzlos ist, d. h., sie allein ist nicht transformativ wirksam. Gleichwohl ist es bedeutsam für den Prozess der Behandlung, dass der Therapeut diese Zusammenhänge erkennt und in seine Arbeit einbindet. Entscheidender aber als die Entdeckung der Übertragung in der berichteten Szene ist die Frage, welche *Facette* des unbewussten Erlebens des Patienten darin die wesentliche Beeinträchtigung seiner Problembewältigungsfähigkeiten darstellt, sodass er die Situation so erleben musste, wie er es geschildert hat!

Um eine Antwort auf diese Frage zu finden, ist die emotional-mentale Arbeit des Therapeuten im Zuge seines parallelen Prozessierens von entscheidender Bedeutung. Sie verfolgt *grundsätzlich* das Ziel, gemeinsam mit dem Patienten nach dem Punkt seiner *emotionalen* Blockade oder *Fixierung* zu suchen. Die Frage, um die es dann geht, lautet: An welchem Punkt oder in welchem Kontext ist der Patient emotional so blockiert oder fixiert, dass ihm im Rahmen seiner verfügbaren Problembewältigungsfähigkeiten keine der Situation angemessene Lösung für die Problemsituation einfallen konnte. Eine Antwort auf diese Frage lässt sich finden, wenn es dem Therapeuten gelingt, im Zuge seines parallelen Prozessierens während der therapeutischen Beziehung *durch Resonanzprozesse eigene Selbstzustände* entstehen zu lassen, die das in der Gegenwart wieder auftauchende maladaptierte Vergangenheitserleben des Patienten passgenau erfassen. Die Lösung entsteht, wenn es dem Therapeuten gelingt, fühlbare Alternativen für das Gegenwartserleben des Patienten zu entwickeln und sie so zu beschreiben, dass dieser sie als zutreffend, emotional stimmig und kognitiv akzeptabel empfinden kann. Dann hat der Patient die Chance, *eigene* (!) psychische Arbeitsmodelle (= Problembewältigungsfähigkeiten) zu entwickeln, mit deren Hilfe er künftig die bisherige Fixierung überwinden kann.

In diesem Fall war es mir gelungen, jene Erfahrung aus meiner Analyse zu assoziieren, in der ich hatte begreifen können, *dass das, was ich will, o.k. sein kann* und nicht als gut oder böse, als willkommen oder verurteilenswert beurteilt werden muss. Das hatte mir einst den Weg aus der Dichotomie des mir bis dahin unbewussten Erlebens meiner Wünsche und meines Strebens gewiesen. Das heißt: Meine Wünsche waren mir bis dahin in der Regel sehr wohl bewusst gewesen, nicht jedoch, dass ich sie in einem Entweder-oder-Erleben empfand und weder ahnte noch emotional erkannte, dass es in solchen Situationen dritte Möglichkeiten gibt.

Heute kann und möchte ich einen Schritt weitergehen als damals während meiner Analyse und feststellen, dass erst die Überwindung solcher Dichotomien uns Menschen die Entwicklung von *Subjektivität* und *Individualität* ermöglicht. In diesem Verständnis *muss* die therapeutische Haltung in der psychodynamischen Psychotherapie *subjektiv* sein, um ihr ganzes Wirkpotential ausschöpfen zu können. Wie gezeigt, ist das Ergebnis dieser Sitzung kein Ergebnis der dialogischen Arbeit des Therapeuten, sondern erst im Zuge meiner *emotional-mentalen Arbeit im Rahmen der Resonanzprozesse* in unserer intersubjektiven Beziehung entstanden.

- ▶ Der Entfaltungsprozess von Kreativität, Subjektivität und Individuation entsteht, wenn sich TherapeutInnen dem parallelen Prozessieren und dabei vorbehaltlos den in ihnen ausgelösten Resonanzphänomenen und ggf. ihrer Reverie überlassen können.

Natürlich kann nicht jede Behandlungsstunde einen Verlauf wie hier geschildert nehmen und nicht in jeder Sitzung ist ein Erkenntnisschritt möglich, wie er hier berichtet wird. Aber die Offenheit für Resonanzprozesse und für die (manchmal zunächst ziellose) emotional-mentale Arbeit damit, so wie hier beispielhaft gezeigt, sollte in jeder Behandlungsstunde möglich sein.

KAPITEL 6

Die strukturbezogene Arbeit ist kontinuierliche Arbeit mit der Gegenübertragung

Das therapeutische Gespräch unterscheidet sich vom Alltagsgespräch durch den Umstand, dass der Therapeut *die grundsätzliche Haltung der Reflexion* einnimmt. Dabei wird nicht nur alles Gesagte reflektiert, sondern die gesamte Szene des Gesprächs wird vom Therapeuten wahrgenommen, beobachtet und in seine Reflexion einbezogen. Diese Reflexion erfolgt vor dem Hintergrund wissenschaftlich abgesicherter Theorien, wie sie in den Vorkapiteln diskutiert worden sind. Erst dadurch wird aus seinem Gespräch mit dem Patienten ein therapeutisches Gespräch. Und erst durch die Entwicklung der Fähigkeit des Therapeuten, ein Gespräch nicht allein spontan und authentisch zu führen, sondern dieses immer von Neuem auf der Basis wissenschaftlicher Theorien zu reflektieren, entsteht der psychodynamisch fundierte Dialog, welcher die psychodynamischen Psychotherapieverfahren charakterisiert.

Im Zentrum all dieser Metapsychologien stehen zwei Grundannahmen:

1. Das Erleben und Verhalten des Menschen wird maßgeblich durch *unbewusste Prozesse* geprägt und
2. diese unbewussten Prozesse sind vor allem und ständig im Beziehungserleben des Individuums wirksam.

Wir gehen bei unserer Arbeit davon aus, dass diese Phänomene allgegenwärtig sind. Das hat die Annahme zur Folge, dass unbewusste, psychodynamisch wirksame Prozesse auch im therapeutischen Gespräch in Erscheinung treten. Sie prägen das Erleben des Patienten in der therapeutischen Beziehung (= *Übertragung*) und sie beeinflussen das Erleben des Therapeuten (= *Gegenübertragung*). Beide, Übertragung und Gegenübertragung, stehen darüber hinaus ständig in einer subtilen, einander wechselseitig beeinflussenden *intersubjektiven Beziehung* und geraten immer von Neuem in unbemerkte *Verwicklungen* miteinander. Das sind die Zusammenhänge, welche die theoretische Grundlage und den praktischen Ausgangspunkt für die reflexive Arbeit des Behandlers in der psychotherapeutischen Situation bilden.

Kurz & bündig

- Bei der Arbeit mit der Struktur des Selbst befassen wir uns mit der unbewussten *WIE-Dimension* im therapeutischen Geschehen, den Arbeitsmodi des Selbst.
- Sie tauchen als verschiedene Formen der Anpassung in der Übertragung auf und zeigen sich dort als mikroprozesshafte Phänomene.
- Sie sind beim Patienten als irritierende, unangemessene Reaktionen wahrnehmbar, häufig auch nur als unangemessen erscheinende Gefühlszustände oder als Rationalisierung.
- Sie verursachen in unserer eigenen Resonanz (der Gegenübertragung) Irritation, Ratlosigkeit, Unverständnis, Ohnmacht, aber auch Wut, Traurigkeit, Scham, Verunsicherung und anderes.
- Diese Zustände von uns Therapeuten können darauf hinweisen, dass wir zum Teilnehmer eines unbewussten Beziehungsgeschehens, einer Verwicklung in die Beziehungserfahrung des Patienten geworden sind.
- Solange es nicht gelingt, diese Art von mikroepisodischem Geschehen im Kontext der Beziehungserfahrung unseres Patienten zu verstehen oder als ein uns selbst eigenes Erleben (ein eigenes Übertragungsmuster) zu erkennen, gilt es, dies als bislang noch unverständlichen, gleichwohl wichtigen Bestandteil des Behandlungsprozesses anzuerkennen.

Übertragung und Gegenübertragung, intersubjektive Beziehung und Verwicklung

Die Unterscheidung dieser vier Begriffe ist selbst für manche psychodynamisch denkenden Psychotherapeuten zu abstrakt oder nur schwer verständlich. Statt *in* oder *mit* der Übertragung im therapeutischen Beziehungsgeschehen zu arbeiten, erfolgt deren Arbeit daher häufig eher *entlang* dem berichteten Erleben des Patienten in seinen Außenbeziehungen. Dabei wird die große Chance vertan, welche die Nutzung der Kenntnis des Konzeptes der Übertragung beinhaltet, das auch im Konzept der Intersubjektivität nicht bedeutungslos wird. Ich möchte versuchen, diese Schwierigkeit verständlich werden zu lassen.

Erinnern wir uns zunächst an einige historische Grundlagen unseres Fachs. Freud hat von einer »Übertragung von Gefühlen auf die Person des Arztes« gesprochen und geäußert, »daß die ganze Gefühlsbereitschaft anderswoher stammt, in der Kranken vorbereitet war« (Freud 1933a, S. 425). Übertragung müsse »ja allen normalen Menschen zugesprochen werden. Die Übertragungsneigung der [...] Neurotiker ist nur eine außerordentliche Steigerung dieser allgemeinen Eigenschaft« (ebd., S. 429). Diese Entdeckung Freuds kann bis heute gelten und bildet die Grundlage für das Verständnis von Entgleisungen in Beziehungen ebenso wie für das Erleben und die Gestaltung von Beziehungen. Grundlage dafür ist der Umstand, dass Inhalte des impliziten Beziehungswissens und sekundär unbewusst gewordene *Erfahrungs*muster vergangener, einst prägender Beziehungen in der Gegenwart zu *Erwartungs*mustern werden. Diese unbewusste »Gefühlsbereitschaft« bildet die Grundlage für das Phänomen der Übertragung. Und sie wird nicht nur »auf die Person des Arztes« übertragen, sondern bildet eine »allgemeine Eigenschaft« von uns Menschen, taucht also in allen Beziehungen auf. Das Phänomen Übertragung ist für sich genommen nicht pathologisch, sondern gehört in den Bereich der Alltagspsychologie: Emotionale Erfahrung der Vergangenheit wird unbewusst als Wiederholung in der Gegenwart erwartet.

Übertragung wird für die psychodynamische Arbeit bedeutsam, sobald darin neben dem Umstand des unbewussten Geschehens *Beziehungs-, Erlebens- und Verhaltensmuster* auftauchen, die sich zum einen stets wiederholen, die zum anderen situativ grob fehlangepasst (= maladaptiv) sind und die zum Dritten dazu führen, dass der Betreffende, dem sie widerfahren, darunter leidet. Es sind *unbewusste Muster* 1.) der Beziehungsgestaltung, 2.) der spezifischen Qualitäten des Erlebens darin und 3.) der charakteristischen Verhaltensweisen dabei, welche die Pathogenität der Übertragung prägen und die in der Regel aufgrund ihres Charakters eines chronischen und irreversiblen Phänomens massives Leid verursachen. Dies gilt es für jeden psychodynamisch Tätigen, emotional und kognitiv in ganzer Tragweite zu erfassen, um damit hilfreich und wirksam arbeiten zu können!

Die Gestalt der *maladaptiven Übertragung* lässt sich für den Psychodynamiker auf verschiedene Weise erfassen. Im Narrativ kann man davon hören, wenn verschiedene Beziehungsepisoden und das Erleben sowie Verhalten der Beteiligten darin berichtet werden. Was dabei als langsam verständlich werdendes Bild der Beziehungsgestalt im Alltag des Patienten auftaucht, nennen wir die *Außenübertragung*. Daneben taucht *in* der Begegnung von Patient und Therapeut bald eine Beziehungsgestalt auf, die durch eine erkennbare Verzerrung geprägt ist und die subtil zunehmend Empfindungen entstehen lässt, die bald nicht mehr unbemerkt bleiben können. Es hat sich eine Übertragung *in* der therapeutischen Beziehung eingestellt.

Da es nun das Wesen der Übertragung ist, dass sie unbewusst stattfindet, steht der Psychodynamiker vor der Herausforderung, mit dem Auftreten der Übertragung *in* der Beziehung umzugehen. Mit dem Patienten über sein Empfinden und Erleben *im Moment* der Übertragung zu sprechen, diese Gefühle also zum Thema des Dialogs im Hier und Jetzt werden zu lassen, hieße, mit ihm *in* der Übertragung zu arbeiten. Darauf zielt die Methode der Psychoanalyse ab und schlägt damit einen Behandlungsweg ein, der hochkomplex, emotional recht schwierig und in vielfältiger Hinsicht aufwendig ist. Wenn er gelingt, sind die erreichbaren Veränderungen für die Analysanden überwiegend sehr befriedigend, oft erleichternd und befreiend.

Die tiefenpsychologisch fundierte Methode hingegen strebt nicht die Arbeit *in* der Übertragung an. Vielmehr steht hier die *emotional-mentale Arbeit* ***mit*** *der Übertragung*, wie der Therapeut sie für sich im Stillen vornimmt, im Vordergrund seines Bemühens. Um diese *Arbeit mit der Übertragung* und deren vielfältige Abbildung in der Gegenübertragung geht es in diesem Kapitel.

Szenisches Verstehen: Frau A.

Es klingelt an meiner Praxistür. Ich erwarte eine Patientin zum Erstgespräch. Als ich die Tür öffne, steht eine kleine, burschikos wirkende Frau vor mir. Sie schaut mich herausfordernd an und tritt rasch auf mich zu, sodass ich ein wenig erschrecke. Sie ergreift meine Hand mit einem festen Händedruck, schüttelt sie ruckartig, lässt sie aber gleich wieder los und huscht geradezu an mir vorbei, um sogleich im Wartezimmer zu verschwinden. Ich bin ziemlich überrascht über die Schnelligkeit, mit der all dies geschieht, und vor allem darüber, dass sie das Wartezimmer findet, ohne dass ich ihr den Weg gewiesen habe. Dort kauert sie sich in den Sessel, stellt ihre große Tasche vor sich auf den Schoß und presst sie mit beiden Armen wie zum Schutz an sich. Ihr Blick, der mich jetzt trifft, wirkt ängstlich. Ich bitte sie, noch einen Moment auf den Stundenbeginn zu warten, und gehe nachdenklich in mein Büro. Mich beschäftigt die Frage, wie ich diese ungewöhnliche, kleine Szene verstehen kann, und ich beginne darüber nachzudenken. Mir fällt auf, dass ich mich noch an der Tür stehend beinahe wie überrumpelt, überfallen gefühlt habe. Die ersten Sekunden unserer Begegnung verliefen so schnell, dass mir nur die Rolle des Reagierenden zufallen konnte. Im Rückblick bemerke ich, dass ich mich wie überfallen fühle von einem Menschen, der mir ohne Worte zu verstehen gibt, dass er hier den Ton anzugeben gedenkt. Aber schon im nächsten Moment gewann ich einen ganz anderen Eindruck. Meine Patientin schien sich wie in Angst vor mir zu schützen, so als ginge von mir eine Gefahr aus. Mir dies vergegenwärtigend, geht mir die Frage durch den Kopf, ob meine Patientin mir mit dieser Szene möglicherweise eine nonverbale Botschaft gibt. »Inszenierung« fällt mir ein und ich frage mich: Welche Erfahrung könnte sich hinter dieser »Eingangsszene« mit meiner Patientin verbergen? Könnte es sein, dass sie mich darin – ohne es zu merken – etwas fühlen lässt, was zu ihren eigenen Gefühlen gehört und was sie einst selbst empfunden hat? Hat die Szene möglicherweise zwei Teile? Zeigt meine Patientin sich darin in zwei verschiedenen Selbstzuständen, einerseits als die Überfallen*de*, andererseits als die Überfalle*ne*, als eine, die Angst vor einem Überfall hat? Ich habe keine Ahnung! Aber mir kommen mit diesen Fragen erste Ideen, was meine Patientin möglicherweise als Erfahrung zu mir trägt. Ich bin gespannt auf das Gespräch, das mir nun bevorsteht.

Ich vermute, dass Sie Szenen wie diese kennen. Sie warten zum ersten Mal auf einen Patienten oder eine Patientin und wissen wie immer nicht, was auf Sie zukommen wird. Sie kennen aus der Literatur das Modell vom *szenischen Verstehen*, das im letzten Jahrhundert von Argelander (1970) und Lorenzer (2002) in die psychoanalytische Literatur eingeführt worden ist. Es gehört heute zum Common Sense unserer Berufsgruppe, zu wissen, dass viele Patienten nicht mit Worten, sondern mit Handlung erzählen. Und wir wissen weiter, dass wir uns darum zu bemühen haben, den Handlungsdialog unserer Patienten und ihre Gefühle darin zu kohärenten Zusammenhängen zusammenzufügen. Oft haben wir es nur mit Bruchstücken zu tun, wie in diesem kleinen Beispiel. Nähern wir uns diesem Verstehen an:

Zur emotional-mentalen Arbeit des Therapeuten in der psychodynamischen Psychotherapie gehört die Herausforderung, zu jeder Zeit in einer Art von Ich-Spaltung sein zu können, um zwischen *verschiedenen Modi der Gesprächsteilnahme* zu wechseln. Zunächst sind wir von der Begrüßung an im

1. *Modus der komplementären Gesprächsteilnahme.* Wir sind also ein Gegenüber für den Patienten, auf den wir mit einem Mindestmaß an Konventionen angemessen reagieren: Wir öffnen dem Patienten die Tür, wir begrüßen ihn, wir

zeigen das Wartezimmer und teilen gegebenenfalls mit, dass er oder sie noch ein wenig warten müsse. Zugleich sind wir aber auch im

2. *Modus des Beobachters der Szene* unserer Begegnung, in der wir eine dem Patienten unbewusste Rolle spielen, welche er uns zuweist. Ferner begegnen wir unserem Gegenüber im
3. *Modus der Empathie*, in dem wir spontan mit unserer Einfühlung zu erfassen versuchen, wie sich unsere Patienten wohl mit uns fühlen mögen. Gleichzeitig gilt es aber auch, im
4. *Modus der vorbehaltlosen Selbstwahrnehmung* zu erfassen, wie wir uns selbst in der Rolle, die der Patient uns spontan und unbewusst zuweist, fühlen und erleben. Und als wenn das alles nicht schon genug an Herausforderung wäre, gilt es auch noch, in den
5. *Modus der Reflexion* wechseln zu können, um der Frage nachzugehen, wie sich das Gehörte und das gerade eben Erlebte verstehen lässt.

Wenn ich diese Modi benenne, geht es mir darum aufzuzeigen, wie vielschichtig die emotional-mentale Arbeit ist, die wir als Psychodynamiker ständig zu leisten haben. Ich habe als Voraussetzung für diese Art der Arbeit in Kapitel 5 die *Fähigkeit zum parallelen Prozessieren* beschrieben. Dazu ist es nötig, dass wir uns die hohe Komplexität der psychodynamischen Arbeit in Erinnerung rufen, um die Bedeutung der Gegenübertragung während dieser Arbeit so genau wie möglich zu erfassen. Und dabei ist es wichtig, sorgfältig auf Mikroszenen und kleinste Episoden zu achten. Mit ihnen gilt es umzugehen, d. h. sie emotional zu durchdringen und sie – falls bereits möglich – kognitiv in ihren ursprünglichen Zusammenhängen zu erfassen.

Schauen wir uns jetzt die geschilderte Eingangsszene erneut an und versuchen, die einzelnen Sequenzen zu erfassen. Dabei lässt sich zugleich untersuchen, in welchem Modus der Gesprächsteilnahme ich mich jeweils befunden habe: Sie haben recht minutiös gelesen, was zwischen uns beiden Beteiligten handelnd geschehen ist, was ich spontan empfunden habe, wie ich die Patientin empathisch wahrgenommen habe und welche ersten Ideen mir zum Verständnis der Szene gekommen sind. Wir können erkennen, dass sich ein *Parallelprozess* eingestellt hat, worin eine gedanklich-reflexive und damit eine sich distanzierende Arbeit neben das emotional anteilnehmende Erleben in der Dyade getreten ist. Das ist ein, wenn nicht der entscheidende Arbeitsschritt, welcher die psychodynamische Methode ausmacht, das parallele Prozessieren (s. Kap. 5).

Die Fähigkeit des psychodynamischen Therapeuten, häufig in die *therapeuti-*

sche Ich-Spaltung zu wechseln, während er mit dem Patienten spricht, lässt ein permanentes Oszillieren zwischen den beiden Seiten der Einstellung auf den Patienten entstehen. Auf der einen Seite dieser Ich-Spaltung befinden sich 1.) die Modi der komplementären Gesprächsteilnahme, der Empathie und des Selbsterlebens, auf der anderen Seite 2.) die Modi der Beobachtung der Szene, der kritischen Beobachtung des bei sich selbst Wahrgenommenen und der Reflexion. Bei dieser Arbeit des parallelen Prozessierens sind also unsere subjektiv-emotionalen, empfindenden Ich-Funktionen parallel zu unseren reflexiv-abstrahierenden Ich-Funktionen aktiv. Man könnte sagen, dass der Therapeut im Zustand der therapeutischen Ich-Spaltung eine Art Datensammler ist, der neben dem Narrativ des Patienten weitere Daten aufnimmt und speichert. Es sind dies die Umstände der Szene, das Fremderleben qua Empathie und das Selbsterleben in der ihm vom Patienten unbewusst zugewiesenen Rolle. Diese Daten unterzieht der Therapeut sobald wie möglich der Distanzierung, Beobachtung und Reflexion.

Diese Arbeitsschritte und notwendigen Fähigkeiten des Therapeuten lassen sich in der geschilderten Eingangsszene mit Frau A. wiederfinden. Versuchen wir, das Material der Eingangsszene reflexiv zu betrachten. Unternehmen wir einen ersten Schritt auf dem Weg zum Verständnis der Dynamik in der Beziehung. Denn genau das ist ein wesentlicher erster Schritt der Arbeit mit der Gegenübertragung, nämlich die Reflexion des Materials mit dem Ziel, Unbewusstes in seinen psychodynamischen Zusammenhängen zu erfassen.

Schauen wir auf die Vignette: Die überrumpelnde, den Therapeuten zumindest erschreckende Eröffnung der Begegnung mündete rasch in ein offensichtliches Angsterleben der Patientin. Diese Inszenierung in zwei Schritten scheint aus Sicht der Patientin zu sagen: »Bei mir geht es um überfallsartig auftauchende, zutiefst beängstigende Gefahr.« In ihrer Inszenierung ist die Patientin beides, die Überfallende und die Überfallene. Fragt man sich als Therapeut jetzt im reflexiven Modus, um WAS es hier im Unbewussten gehen könnte, so ist meine Antwort oder Vermutung, dass es für die Patientin irgendwie um Destruktivität geht, welche von einer ängstigenden Gefahr oder Person ausgeht. Und fragt man sich weiter, WIE die Patientin diese ihr irgendwie innewohnende Destruktivität in Schach hält, sie also in einer Weise bewältigt, dass das Destruktive nicht aus ihr heraus oder über sie hereinbrechen kann, so gibt die Szene ebenfalls eine Antwort. Sie tut dies, indem sie überbetont burschikos auftritt, indem sie versucht, die Begegnung kraftvoll zu dominieren. Allerdings hält sie diesen Bewältigungsmodus dem Therapeuten gegenüber nicht lange durch. Vielmehr scheint sie binnen Kürze zu erwarten, dass er seinerseits ihr gegenüber destruktiv auftreten könnte, und vermutlich hat sie deswegen augenblicklich Angst vor ihm, gerade so, als wäre er die unbewusst erwartete Gefahr. Damit tritt ein zweiter Aspekt ihrer WIE-Dimension des Unbewussten in Szene: Sie projiziert die beängstigende Destruktivität spontan in ihr Gegenüber oder aber sie vermutet in der Begegnung eine Wiederholung von ihr bekannten/vertrauten/erwarteten Erfahrungen.

Eine erste, natürlich noch sehr vage psychodynamische Hypothese, die sich aus dieser Eingangsszene herauslesen lassen könnte, kann folgendermaßen lauten: Frau A. kommt mit einem mächtigen, ihr unbewussten Affekt- und vielleicht auch Impulsdruck zum Erstgespräch. Dieser Druck ist zugleich mit heftiger Angst, vielleicht sogar Panik verbunden. Man kann vermuten, dass im Hintergrund dieser Affektlage Beziehungserfahrungen stehen, in denen sie überfallartige Destruktivität zu verkraften hatte. Metapsychologisch formuliert könnten wir hier von einer Übertragung sprechen, der Übertragung von Vergangenem in die Gegenwart, allerdings noch ohne zu wissen, aus welcher Beziehungserfahrung sie herrührt.

In welchem Zusammenhang steht nun die geschilderte Eingangsszene, das Erleben des Therapeuten darin und die erste vage psychodynamische Hypothese mit dem Thema, der Arbeit mit Hilfe der Gegenübertragung?

Besinnen wir uns zunächst kurz darauf, was wir aus heutiger Sicht über die Gegenübertragung wissen. Mit dem Begriff *Gegenübertragung* bezeichnen wir die Gesamtheit der unbewussten und bewussten Reaktionen des Therapeuten auf seinen Patienten, speziell auf dessen Übertragung bzw. auf seine Inszenierung. Spätestens seit den Publikationen der Säuglings- und die Mutter-Kind-Forschung* wird den präverbalen, impliziten Beziehungserfahrungen und deren Repräsentanzen eine große Bedeutung für das unbewusste Erleben in allen Beziehungen zugesprochen. Diese Repräsentanzen können *nicht szenisch erinnert* und nicht verbal kommuniziert werden. Vielmehr werden sie auf unbewusste Weise innerhalb von Beziehungen *in Szene gesetzt*. Mit anderen Worten: Wir werden vom Patienten *handelnd* in sein emotionales Erleben *verwickelt*. Diese implizite Beziehungsgestaltung begegnet uns als Therapeuten in Situationen wie der oben geschilderten Eingangsszene und wirkt auf uns ein.

Alles, was wir in solchen Szenen körperlich wie auch emotional empfinden, was wir fantasieren und was wir als Handlungsimpuls verspüren, sollte als

* Zusammenfassungen dazu finden sich z. B. bei Beebe & Lachmann (2004), Dornes (1993a, 1993b, 2006), Köhler (1990).

Bestandteil der Gegenübertragung verstanden werden, die durch die Verwicklung in eine dem Patienten unbewusste Inszenierung verursacht wird.

Mit den skizzierten *Modi der Gesprächsteilnahme* verfügen wir über ein Instrumentarium, welches uns in die Lage versetzt, die vom Patienten agierte Szene per Selbst- und per Fremdwahrnehmung im reflexiven Modus zu einem Ganzen zu komplettieren. Aber selbstverständlich ist das Ergebnis dieser Komplettierung zunächst lediglich eine Hypothese. Es ist außerordentlich wichtig, dass wir uns des hypothetischen Charakters unserer Annahmen stets bewusst sind! Aber wir haben damit ein gutes Stück der Arbeit mit den Inhalten unserer Gegenübertragung zurückgelegt. Allerdings können wir davon zu diesem Zeitpunkt noch keinen Gebrauch machen. Wir sind erst am Beginn der Arbeit mit der Gegenübertragung, weit bevor wir die Ergebnisse dieser Arbeit dem Patienten verbal zur Verfügung stellen können.

Die Arbeit mit der Gegenübertragung findet über weite Strecken des therapeutischen Prozesses für den Therapeuten im Stillen statt. Sie ist ein Parallelprozess, der lediglich auf der emotional-mentalen Ebene des Therapeuten abläuft, in der Regel, bevor er in Worte gesetzt werden kann.

In Resonanz treten: Frau B.

Im komplexen Bereich traumatischer Erfahrungen gilt Ähnliches wie für das implizite Beziehungswissen, das in der frühen Kindheit erworben wird. Die Mehrzahl traumatischer Erfahrungen kann ebenfalls nicht oder kaum szenisch erinnert und zumeist auch nicht im Narrativ berichtet werden. Darum werden traumatische Erfahrungen häufig in Szene gesetzt. Jedoch geschieht das oft sehr subtil. Dann kann es schwierig sein, die Inszenierung überhaupt zu erkennen. Ein Beispiel:

Eine meiner langjährigen Patientinnen, Frau B., litt an einer ausgeprägten Zwangsstörung. Sie berichtete mir bereits während der Erstgespräche, dass sie als Kleinkind von Arbeitern in einem Haus aufgefunden worden sei, bei dem man bereits begonnen hatte, es mit dem Bagger abzureißen. Man stelle sich eine solche Szenerie einmal vor: Da rücken Bagger zum Abriss eines Hauses an, und darin befindet sich ein Kleinkind, mutterseelenallein und verlassen. Bevor es verschüttet wird, wird es von Bauarbeitern geborgen. Frau B. konnte diese Szene nicht erinnern, wohl aber erzählen, dass sie geschehen war. Denn diese Geschichte war ihr selbst lediglich erzählt worden! Erzählt von ihren

Großeltern, die damals zu ihren Pflegeeltern und schließlich zu ihren sozialen Eltern geworden waren. Die offenbar verwahrloste Mutter war und blieb verschwunden.

Während der gesamten Therapie hatte ich immer wieder das beklommene Gefühl einer Ahnung von etwas Schrecklichem, das ich aber nicht kannte. Wie ein Damoklesschwert hing dieses körperliche wie seelische Empfinden der Ahnung eines diffus bedrohlichen Etwas über den Sitzungen, und das solange immer wieder neu, bis sich Frau B. schließlich Empfindungen von vernichtender Panik annähern konnte. Unsere Aufgabe bestand jetzt über lange Zeit darin, die Wirklichkeit ihres Gefühls der Panik und der Ahnung von Vernichtung zu akzeptieren, und vor allem, es zu benennen, obgleich wir nicht wussten, worin die konkret auslösende Gefahr bestand. Über viele Sitzungen der Annäherung an die Panik gelang es der Patientin langsam, dieses Empfinden als zu sich gehörig zu akzeptieren. Schließlich ging es darum, den gesamten Komplex von Panik und seinen unbekannten Auslöser an einem sicheren Ort zu verwahren. Im Verlauf dieser Arbeit veränderte sich ihre zwanghafte Symptomatik schrittweise, und sie erlebte sich freier. In dieser Phase der Therapie kaufte sie sich ein Cabrio und erzählte manchmal strahlend von ihren tollen Fahrten damit. Aber es gab nie eine benennbare oder gar szenisch erinnerbare Gefahr, welche sie mit Worten hätte ausdrücken können. Wohl aber war ihr nun kognitiv klar, dass ihre Gefühle der Panik mit ihrem Leben als Kleinkind in der Einsamkeit eines verlassenen Hauses in Zusammenhang stehen mussten. So konnte die ursprüngliche Lücke im Erleben einerseits zwar emotional gefüllt werden, indem sie die Panik entdeckt hatte; andererseits aber musste eine Lücke im inneren Film der szenisch-biografischen Erinnerungen bestehen bleiben. Frau B. war am Ende ihrer Behandlung weitgehend von ihrer Zwangssymptomatik befreit.

Wenn ich heute auf diesen Fall zurückblicke und mich frage, was die Behandlung von Frau B. mit dem Thema dieses Kapitels zu tun hat, so fallen mir wieder die vielen Bilder und Szenen ein, die ich damals* über ihre frühe Kindheit imaginiert habe. Ich erinnere mich gut meiner ersten Bilder von einem Haus, das mit einer Abrissbirne zertrümmert wird. Später hörte ich, dass sie als Kind in einem eher barackenartigen Haus gelebt habe. Aber immer wieder tauchten in mir Bilder von zertrümmerten Häusern auf. Auch dachte ich an die Aussage meiner Patientin,

* Die Behandlung fand vor über 10 Jahren statt.

dass ihre Mutter verwahrlost gewesen sei und verschwunden war, als ihre Großeltern sie bei sich aufnahmen. Ich versuchte mir vorzustellen, wie oft die Mutter wohl schon verschwunden war, ehe das Kind schließlich zu den Großeltern kam. Ich verstand meine Bilder von zertrümmerten Häusern als Symbolbilder für ein zertrümmertes Beziehungsgebäude. Ferner stiegen in mir Erinnerungen an ein Kleinkind auf, dass ich während meiner Studienzeit für kurze Zeit in der Klinik betreut hatte: Es war ein abgemagertes Mädchen, das mit großen Augen und zerzaustem Haar in seinem Gitterbett saß und beinahe wie ein gejagtes Tier um sich sah, so als drohte aus allen Richtungen Gefahr. Es gelang mir damals kaum, Kontakt zu ihm aufzunehmen, obgleich sein geängstigter Blick mir wie ein Verlangen nach Schutz erschien. Als ich das Mädchen damals am nächsten Tag wiedersah, schien es mich nicht zu erkennen, obgleich ich mich ja so lange um es gekümmert hatte. Ich erinnere mich gut, wie mich diese Begegnung irritiert hatte. Erst später habe ich begriffen, dass ich damals als Helfer in der Unfallchirurgie erstmals einem Kind begegnet war, das vermutlich lange Zeit schwerem Missbrauch, Vernachlässigung oder multipler Misshandlung ausgesetzt gewesen war.

Der Einfall dieser Bilder und die Erinnerungen daran halfen mir im Fall der Behandlung von Frau B., eine Vorstellung davon zu entwickeln, dass sie als Kind vermutlich traumatische Erfahrungen mit der Mutter, mit Einsamkeit, Vernachlässigung und Verlust gemacht haben musste. Und meine Assoziationen halfen mir weiter zu verstehen, dass die tatsächliche Erfahrungswelt dieses Kindes wahrscheinlich in der Abspaltung des Vergessens am besten aufgehoben war. Aber die dazugehörigen Panikzustände sind trotzdem in der Wirklichkeit des Erlebens bis in die Gegenwart geblieben. Mit diesem Verständnis gelang es mir, trotz des Bestehenbleibens der Lücke in ihrer szenischen Erinnerung so zu arbeiten, dass das emotionale Erleben von überwältigender Panik zunehmend in den Vordergrund des therapeutischen Prozesses gehoben werden konnte.

In diesem Fall lag die besondere Herausforderung der Arbeit mit der Gegenübertragung darin, dass bei der Patientin für ihr massives Erleben von Panik eine Lücke in der szenischen Erinnerung bestand. Diese Lücke habe ich in meiner Vorstellungswelt mit solchen Bildern gefüllt, die in der Lage waren, dem vermutlichen Erleben des Kindes von damals und dem tatsächlichen Panikerleben von heute einigermaßen nahezukommen. Das ist mir offenbar mit Hilfe meiner Vorstellungsbilder nicht nur gelungen, sondern darüber hinaus haben die Gefühle, die ich zu den imaginierten Bildern empathisch passend empfand, die Basis dafür geschaffen, dass wir gemeinsam in eine Gefühlswelt eintreten konnten, die zu betreten die Patientin sich bis dahin nicht allein hatte trauen können. Ich denke, dass es mir damals gelungen ist, *durch Resonanzprozesse miteinander geteilte Selbstzustände entstehen zu lassen*, in denen bislang verdrängte oder abgespaltene emotionale Erfahrungen der Lebensvergangenheit wieder bewusst werden konnten. Das hat es Frau B. ermöglicht, die wieder auftauchende Panik von einst von Zuständen der Furcht oder Angst zu unterscheiden, deren auslösende Gefahren in die Gegenwart gehörten.

Resonanzphänomene sind Erscheinungen, die als Bestandteil der Gegenübertragung auftreten und durch Prozesse der Spiegelung[1] von Gefühlen, Affekten und Körperzuständen hervorgerufen werden. Dabei sind Prozesse der allgegenwärtigen Spiegeltätigkeit unseres Wahrnehmungsapparates für emotionale und körperliche Zustände aktiv und lassen uns, teils bewusst, teils unbewusst, erfassen, dass etwas in uns und – mehr oder weniger differenziert – auch in unserem Gegenüber vorgeht. Zur Alltagserfahrung gehört, dass Menschen mit Hilfe ihrer Empathie (Klöpper 2018) mehr oder weniger gut erfassen können, was in ihrem Gegenüber vorgeht, und darauf individuell unterschiedlich antworten. Als therapeutisches Konzept kennzeichnet Empathie die »Fähigkeit, fremdseelische Vorgänge unmittelbar erfahren und in der Therapie systematisch Daten über Patienten gewinnen zu können« (Milch 2001, S. 285). Die neurobiologische Grundlage hierfür stellen Spiegelneuronen zur Verfügung. Der Nutzung der Empathie durch den Therapeuten wird eine mutative Kraft zugesprochen.

Im Rahmen von Resonanzphänomenen gerät der Gesprächspartner einer Person jedoch nicht über seine bewusst wahrgenommene und dann auch zur Reaktion genutzte Empathie in emotionale oder körperliche Zustände. Vielmehr geschieht das Auftreten von Resonanz zunächst in der Regel unbemerkt und gleichsam implizit, so wie man es von einem Musikinstrument kennt. Der Bogen streicht die Saite und der Korpus des Instruments gerät ins Schwingen. Der Ton der Saite und die Resonanz des Korpus erzeugen *gemeinsam* den Klang des Instruments. Ähnliches geschieht, wenn zwei Menschen miteinander in den Austausch treten, je länger und intimer, umso intensiver – hier allerdings gegenseitig. Im gelingenden Fall räsonieren die beiden Beteiligten gegenseitig auf die emotionalen Verfassungen des jeweils Anderen. Doch sie tun nicht nur das, sondern sie verstärken einander und geben sich gegenseitig Richtungen, in welche sich ihre Emotionen, Affekte, Impulse und zugehörigen Bilder bewegen. Und mehr noch vermitteln sich dabei auch körperliche Zustände und Verfassungen. Das erleben viele Menschen sehr bewusst im Miteinander, beispielsweise beim Tanz, im Liebesspiel oder im Streit. In therapeutischen Gesprächen kommt es darüber hinaus zu von der professionellen Sensibilität und Aufmerksamkeit des Therapeuten wahrgenommenen subtilen, häufig subliminalen Resonanzphänomenen, wie im Fall von Frau B. dargestellt. Mertens (2013) spricht in diesem Zusammenhang von »unbewussten Wahrnehmungsprozessen in der analytischen Situation« und räumt ihnen die ihnen zukommende, bislang viel zu wenig beachtete Bedeutung ein. Dieses – wie er es nennt – »Zwei-Personen-Unbewusste« taucht als Phänomen der Gegenübertragung natürlich auch während der psychodynamischen Arbeit auf, bedarf der besonderen Achtsamkeit des Psychodynamikers und der Umsetzung im Zuge seiner reflexiven Arbeit.

Die Behandlung von Frau B. ist ein Beispiel dafür, wie die komplexe emotional-mentale Arbeit des Therapeuten mit Hilfe seiner Gegenübertragung – das ist hier die Imagination mit ihren dazugehörigen Gefühlen und Affekten im Rahmen des Erlebens und Erfassens von Resonanzphänomenen – die emotional entscheidenden Facetten des relationalen Komplexes der Patientin zu mobilisieren vermochte. Im Beispiel habe ich gezeigt, dass diese Arbeit im Einzelfall zeitlich über lange Strecken des Behandlungsverlaufs erfolgen muss, ehe jene gemeinsam geteilten Selbstzustände entstehen können, die schließlich zu Veränderungen im Erleben der Patienten führen (vgl. auch den Verlauf der Gegenübertragung bei Elke Reinken in Kap. 9). Dazu sind zahlreiche Arbeitsschritte erforderlich, die in den Details ihrer Grundstruktur im Folgenden weiter beschrieben werden sollen.

Tsunami – Überflutung, Entschleunigung und Skepsis

Die folgende Fallskizze stammt aus einer einzelnen Beratungssitzung mit einem ehemaligen Patienten, der Jahre zuvor über lange Zeit bei mir in einer Psychotherapie mit einer Wochenstunde gewesen war. Die Herausforderung dieser Sitzung bestand darin zu prüfen, ob wir mit einem Zeitrahmen von voraussichtlich 50–60 Minuten zu einem befriedigenden Ergebnis kommen könnten.

> Als Herr E. mich anrief, hatten wir uns etwa zwei Jahre nicht gesehen: Er habe ein Problem und brauche meinen Rat. Als wir uns trafen, war rasch spürbar, dass sich die Sicherheit und Vertrautheit des Kontaktes, wie er in den Jahren der gemeinsamen Therapiearbeit zwischen uns entstanden war, wieder einstellte. Sein alter Vater war inzwischen pflegebedürftig geworden und wurde in der Obhut seiner zweiten Ehefrau sowie mit Hilfe ausländischer Pflegerinnen zu Hause betreut. Über die Zeit sei es zu einem heftigen Streit zwischen der Ehefrau und den Pflegerinnen gekommen, so dass Letztere die Fortfüh-

rung der Pflege verweigert hatten. In dieser Krise habe sein Bruder, »Sie kennen ihn ja«, in seiner rigorosen Art eingegriffen und den Vater zu sich ins Haus geholt. Dort werde er nun von einer Altenpflegerin betreut.

Das Problem sei, dass er sich nun erneut mit seinem Bruder auseinandersetzen müsse. Im Verlauf unserer gemeinsamen therapeutischen Arbeit habe er ja als Bewältigung für den unlösbaren Konflikt mit seinem Bruder den Weg gefunden, den Kontakt mit ihm einzustellen. Mit dieser während der Therapie bei mir entwickelten Strategie der Kontaktvermeidung sei er bislang gut zurechtgekommen. Aber das gehe nun nicht mehr, da er sonst den geliebten Vater nicht mehr sehen könne.

Ich erinnerte mich gut an den Konflikt, der zeitlebens zwischen den Brüdern geherrscht hatte. In seiner herrschsüchtig-bestimmenden Art hatte jener sich immer wieder über die Interessen meines Patienten hinweggesetzt und diesen materiell übervorteilt und emotional gedemütigt. Herr E. hatte schließlich keine bessere Lösung finden können, als den Kontakt zu seinem Bruder einzustellen. Nun aber sah er sich gezwungen, wieder beim Bruder ein- und auszugehen, um den Vater besuchen zu können. Und das mobilisierte seine Angst vor erneuter Demütigung.

In mir stiegen die vertrauten Bilder vom Haus des Bruders auf. Denn die Ironie des Schicksals hatte es gewollt, dass schon die greise Mutter der beiden in dessen Haus gepflegt worden war. Auch damals war es zu beklemmenden und verletzenden Auseinandersetzungen zwischen den Brüdern gekommen, deren sich Herr E. nur schwer erwehren konnte. Wir hatten viel darüber gesprochen. Bei der Vorstellung, dass die beiden erneut in solche Konflikte gerieten, stieg Beklommenheit in mir auf und Ratlosigkeit wehte mich an. Einen Moment fühlte ich mich wie von aufsteigendem Bodennebel umgeben, und eine diffuse Angst begann in mir aufzusteigen. Ich hörte der Schilderung von Herrn E. weiter zu und erfuhr, dass der Bruder seine Besuche des Vaters mit ähnlichen Restriktionen reglementierte, wie er es einst während der Pflege der Mutter getan hatte. Erneut ließ ich mich darauf ein, mich an seine Stelle zu imaginieren, um zu spüren, wie ich mich mit diesem Bruder fühlen würde. Ich war überrascht, ja erschrocken: *Tsunami* fiel mir ein, und ich erinnerte mich an Fukushima im März 2011, an die Bilder im Fernsehen, die zertrümmerten Häuser, die auf das Land geworfenen Boote und die in den Trümmern umherirrenden Menschen. Eine leise Verwirrung packte mich für einen Moment, ehe ich zum Denken zurückfand. Ich war irritiert. Was war das für ein Zustand, der mich gerade für einen Augenblick aus der Gegenwart mit

Herrn E. herausgerissen hatte? War ich mit diesen Bildern und dieser flüchtigen, schwindelerregenden Verwirrung in eine ähnliche Verfassung geraten, wie Herr E. sie erlebte, wenn er seinem Bruder begegnete oder nur daran dachte? Fühlte es sich für ihn dann an, wie von einem Tsunami überrollt zu werden, und geriet er dabei in ähnliche Verwirrung wie ich jetzt? »Das ist ja unerträglich!«, ging es mir, wie eine Alarmglocke, durch den Sinn. Und dieser Moment reichte aus, um das Empfinden wahrhaft unerträglicher Ohnmacht in mir aufkommen zu lassen. Wie von der Welle eines Tsunami weggespült, dachte ich, und für den Bruchteil einer Sekunde hatte ich die Ahnung von Schockstarre, ehe ich mich von diesem Erleben distanzieren und zu meiner Fähigkeit nachzudenken zurückfinden konnte.

Die Frage, die in Momenten wie diesem auftauchen muss, lautet: Was steht im Zentrum dessen, was ich in meinem Tsunami-Bild stellvertretend für meinen Patienten *symbolisierend* repräsentiert habe? Es ist zweierlei, eine Dynamik und ein starkes Gefühl. Die Dynamik ist in dem Bild des Tsunami enthalten, nämlich eine blitzartige Überflutung des eigenen Selbst in unvorstellbarem Ausmaß. Das starke Gefühl habe ich zunächst im auftretenden Moment der Ohnmacht empfunden, sogleich gefolgt von einem zweiten, höchst alarmierenden Empfinden, dem Aufblitzen der Ahnung von Schockstarre. Und das Wissen um die lebenzerstörende Kraft des Tsunami fügte noch ein Drittes hinzu, nämlich die Ahnung von der tödlichen Unentrinnbarkeit der hereinbrechenden Flutwelle. Wenn ich dieses Symbolbild auf die Beziehung meines Patienten zu seinem Bruder übertrage, so bekomme ich eine Idee davon, dass er diesen nicht nur als vernichtend-überflutend empfindet, sondern dass er ihm geradezu in panischer Angst begegnet und fürchtet, ihm gegenüber in Ohnmacht oder gar Schockstarre zu geraten. So kann verständlich werden, warum er nicht in das Haus seines Bruders gehen kann, um den greisen Vater in Ruhe zu besuchen.

Wie kann man sich mit dem Bewusstsein vom Risiko eines Tsunami entspannt an der Küste, also im Haus des Bruders, aufhalten? Ich hatte keine Idee. Inzwischen waren mein Patient und ich über die Frage, ob er seinen Bruder psychisch als überrollend und überflutend erlebe, ins Gespräch gekommen. Ich hatte ihm mein metaphorisches Bild angeboten, dass es mir vorkomme, als ob er seinen Bruder ähnlich vernichtend wie einen Tsunami befürchte. Und er empfand das Bild als zutreffend. So konnten wir darüber nachsinnen, ob es überhaupt möglich sei, mit der Erwartung eines Tsunamis im Küstenbereich zu leben. Da fiel mir ein, dass er ja real selbst in einem flutgefährdeten Küstenbereich lebte, und ich erinnerte ihn daran. Oh ja, war seine Antwort, und er lachte dabei ganz fröhlich. Er habe bereits mehrfach erlebt, in seinem Haus von der Flut eingeschlossen zu sein. Und dann könne es sogar »ganz gemütlich« sein, da zu sitzen und auf das Ablaufen des Wassers zu warten. Ich äußerte, dass er dann ja eigentlich die Ohnmacht gegenüber Überflutung kenne, und nicht nur das, sondern sogar, dass er es sich darin »ganz gemütlich« einrichten könne. Ob sich das nicht auf die Situation mit seinem Vater im Haus des Bruders übertragen lasse?

Herr E. war verblüfft und hielt einen Moment nachdenklich inne. Das sei ihm noch gar nicht in den Sinn gekommen. Ich fragte, ob er sich vorstellen könne, seinen Vater in solchen Momenten zu besuchen, in denen er sich genauso entspannt fühle wie gegenüber der Flut in seinem eigenen Haus. Und mit einem Anflug von Lächeln meinte er spontan, das sei ja eine ganz neue Vorstellung.

Ich habe im Verlauf meiner Fallskizze über einige Wesenszüge und Verhaltensweisen des Bruders von Herrn E. gesprochen. An solchen Stellen im Narrativ des Patienten kann man als empathischer Therapeut Verständnis für die Schwierigkeit im Umgang mit solchen Personen aufbringen, vielleicht sogar einstimmen und in ein Gespräch über die Realebene des konkreten Erlebens der schwierigen Beziehung geraten. Aber dabei überhört man möglicherweise die unterlagerten Gefühle oder Selbstzustände des Patienten und verpasst, ohne es zu bemerken, welche Assoziationen dieses Narrativ in der Gegenübertragung auslöst. Ich halte es in solchen Situationen für sinnvoll, wenn nicht notwendig, zunächst einmal im Modus der Selbstwahrnehmung und Reverie zu verweilen und wirken zu lassen, was im eigenen Erleben wahrgenommenen werden kann. Dadurch wird der therapeutische Dialog entschleunigt und ein – zunächst vielleicht kaum wahrnehmbarer – Raum geschaffen, in dem neben dem Geschilderten weitere Inhalte Platz finden können.

Innehalten und entschleunigen, so lässt sich der Einfluss beschreiben, den wir als Therapeuten nehmen können, wenn Patienten im Fluss ihrer Schilderung sozusagen nur Platz lassen für ihre momentanen Bilder, für ihre aktuellen Erfahrungen und Gefühle, und wenn sie diese für sich selbst als im Kontext stimmig erachten, sie also als völlig ich-synthon erleben. Blieben wir in solchen Behandlungssituationen im rein empathischen Modus, so verpassten wir einen *weiteren Modus des Zuhörens*, den ich bislang noch nicht benannt habe: *die Skepsis*. Sie meldet sich meist als Gefühl des leisen oder auch deutlicheren Zweifels. Skepsis ist ein hilfreicher Modus des kritischen Hinterfragens, der uns helfen kann, dem Unbewussten auf die Spur zu kommen.

Entschleunigung und *Skepsis* sind also wichtige Hilfsmittel bei der Arbeit mit der Gegenübertragung. Sie ermöglichen uns, solchen Einfällen Raum zu geben, wie ich sie im Fall von Herrn E. mit meinen Bildern vom Tsunami bekam. Und der Modus der Reflexion ermöglicht es dann, auf die Suche zu gehen nach der möglichen Bedeutung des auf diese Weise in der Gegenübertragung assoziierten Materials. Aber Skepsis und Entschleunigung des Therapeuten haben auch, und das scheint mir äußerst wichtig zu sein, eine Wirkung auf den Patienten. Er spürt implizit, wie dies beides im Therapeuten wirksam ist, ohne dass es explizit ausgedrückt wird. Und sofern der Patient seinen Therapeuten immer wieder in diesem Modus erlebt, wird er beides auf implizit erworbene Weise in sein ihm unbewusstes psychisches Arbeitsmodell übernehmen. Der Patient wird zunehmend selbstkritisch! So entsteht *implizites Beziehungswissen* aus der Erfahrung in der therapeutischen Beziehung in Verbindung mit der spontanen Identifikationsbereitschaft des Patienten mit seinem Therapeuten (vgl. Mertens, 1993, S. 66 f.).

Aber das allein ist nicht der Sinn und Zweck dessen, Entschleunigung und Skepsis in den Verlauf der Behandlung einzuführen. Wenn Sie sich bitte noch einmal den Verlauf der Entdeckungen der Stunde vor Augen führen, dann können Sie sehen, dass ich in meiner emotional-mentalen Arbeit an bereits während unserer zurückliegenden Arbeit Entdecktem anknüpfte, nämlich an seiner Vermeidungsstrategie. Herr E. hatte mich zwei Jahre zuvor verlassen mit einem Kompromiss: In der Erfahrung, dass er seinen Bruder mit Aggression nicht zur Veränderung bewegen könne, hatte er die Lösung der Beziehungs*vermeidung* gefunden. Zugleich hatte er aber auch bereits damals vermieden, sich mit seiner Ohnmacht gegenüber dem Bruder und deren tieferen Wurzeln auseinanderzusetzen. Nun war er erneut mit seiner vermeidenden Wahrnehmung von Ohnmacht konfrontiert. Meine Gegenübertragung aufkommenden Bodennebels führte mich in einem ersten Schritt an *Angst* heran, für die bald in einem zweiten Schritt eine diese Angst erklärende Gefahr in meiner Fantasie auftauchte: ein Tsunami. Und in einem dritten Schritt stellte sich in der Gegenübertragung ein weiteres Empfinden ein: »Das ist ja unerträglich!«, gellte es in mir. Im vierten Schritt wurde ich einer weiteren Gefahr gewahr, einer Gefahr, die jetzt mir als Therapeut selbst drohte, nämlich von dem Gefühl des Unerträglichen überrollt zu werden. Ich drohte, so wurde mir augenblicklich klar, in einen Zustand der projektiven Identifikation zu geraten, worin ich mich von Unerträglichem überwältigt fühlen würde. Meine Wachsamkeit in Verbindung mit meiner Skepsis half mir dabei, auf den sicheren Boden des Reflektierens zurückzufinden. Das ermöglichte mir paradoxerweise, dass ich den gerade eben entkommenen Gefühlen so etwas wie *mehr Raum* in mir geben konnte.

Was meine ich mit diesem Begriff *mehr Raum geben*? Ich habe oft den Eindruck, einem Gefühl mehr Raum geben zu müssen, wenn ein Patient oder eine Patientin Empfindungen beschreibt, für die ich im Narrativ keinen mir passend erscheinenden Zusammenhang erkennen kann. So fragte ich mich hier, welche Bedeutung meine Gegenübertragungsassoziationen wohl haben, und verstand, dass sie vermutlich in metaphorisierender Weise zum Ausdruck bringen, dass sich im unbewussten Erleben meines Patienten eine machtvolle Dynamik abspielen muss. Dazu war mir schließlich »vernichtend-überflutend« eingefallen. Für diese Einfälle hatte ich noch »mehr Raum« benötigt und hatte ihn mir gegeben.

► *Entschleunigen*, *Skepsis* und *mehr Raum geben* sind Instrumente, mit deren Hilfe im Verein mit der Gegenübertragung bislang unbewusste Zusammenhänge auftauchen können, damit sie per Reflexion begriffen werden können.

Wie mein Stundenbericht zeigt, durchlief ich in der Arbeit mit meiner Gegenübertragung zum Erleben von Ohnmacht noch eine zweite Arbeitsschleife, die schließlich zu etwas führte, was Daniel Stern und die *Boston Change Process Study Group* einen »Moment of Meeting«[2] nennen. Mir war eingefallen, dass Herr E. über Erfahrung mit Ohnmacht verfügt und welcher Art sie ist. Er hat Erfahrung im Umgang mit realer Flut und Überflutung. Diesen meinen Einfall auszusprechen, veränderte den Verlauf der Sitzung schlagartig. Wir gerieten in einen gemeinsam geteilten Zustand eines erhöhten Affektes, der hier in intensivierter Beruhigung und überraschenderweise Heiterkeit und Gelassenheit bestand, dem Gegenteil vom Distress des akuten Empfindens von Ohnmacht.

Hintergrund-Theorien

Der Sinn von Interventionen der beschriebenen Art erschließt sich, wenn wir uns an dieser Stelle einige der Theorien vor Augen führen, mit denen wir heute unsere therapeutische Arbeit, besonders die Arbeit mit der Gegenübertragung, besser verstehen können. Ich denke an Begriffe der Theorie wie *Achtsamkeit, Symbolisierung, Metaphorisierung, Mentalisierung* und *Repräsentanz.* Ich glaube, dass sich mit diesen Begriffen ein prozesshaftes Geschehen beschreiben lässt, das allen prozesshaft voranschreitenden Psychotherapien innewohnt. Ich gehe davon aus, dass die zu diesen Begriffen gehörigen Theorien den LeserInnen im Wesentlichen vertraut und bekannt sind, vielleicht mit einer Einschränkung.

Achtsamkeit ist kein Begriff der geläufigen psychoanalytischen Theorien. Aber man kann Achtsamkeit als psychische Funktion verstehen. Wenn man damit die *Fähigkeit zur Fremd- und Selbstwahrnehmung* meint, so wäre Achtsamkeit ein Strukturelement. Allerdings sucht man beispielsweise im Lehrbuch zur *Strukturbezogene(n) Psychotherapie* von Gerd Rudolf (2004) vergeblich nach der Funktion *Wahrnehmung* (Ausnahme: S. 150, ebd.). Aber bei dem Selbstpsychologen W. Milch (Milch, 2001) wird man fündig. Dieser zeigt in seinem *Lehrbuch der Selbstpsychologie* auf (S. 229 f.), dass die Säuglingsforschung auf die Bedeutung des *Affekt-Attunement*[3] hingewiesen hat. Gelingendes Affekt-Attunement bedarf der Achtsamkeit der Pflegeperson und fördert die Wahrnehmungsfähigkeit (= Achtsamkeit) des Kindes für die gesamte innere Welt seiner körperlichen und emotionalen Vorgänge. Misslingendes oder defizitäres Affekt-Attunement hingegen hat ein strukturelles Defizit der sich entwickelnden Fähigkeit zur Selbstwahrnehmung/Achtsamkeit zur Folge. Dieser Zusammenhang ist für die Arbeit mit Hilfe der Gegenübertragung und für die Entwicklung von Achtsamkeit (im Sinne von Selbstwahrnehmung) von großer Bedeutung.

Nach diesem Einschub zur Achtsamkeit möchte ich auf den Punkt bringen, in welchem Zusammenhang ich die genannten fünf Begriffe zum Verständnis der Arbeit mit Hilfe der Gegenübertragung für bedeutsam halte.

1. Mit dem Begriff der *Achtsamkeit* kennzeichnen wir eine Fähigkeit und Funktion des Selbst, die dazu führt, dass eine Person subtile Vorgänge im eigenen Inneren wie Gefühle, Körperempfinden, Fantasien, Impulse oder spontan aufkommende Erinnerungen wahrnimmt, sie vor allem aber ernstnimmt.
2. Mit dem Begriff *Symbolisierung* bezeichnen wir eine weitere Fähigkeit und Funktion des Selbst, die dazu führt, dass das mittels Achtsamkeit im eigenen Innenraum Wahrgenommene in einen anderen Modus umgesetzt werden kann, sodass dieses Wahrgenommene gegenüber einer anderen Person kommuniziert werden kann, z. B. mittels Spiel, Gestaltung, Körperausdruck und vor allem mittels Sprache.
3. Mit dem Begriff der *Metaphorisierung* bezeichnen wir die spezielle Fähigkeit im Bereich der Symbolisierungsfähigkeit, nämlich einen Begriff oder eine Gestaltung *nicht konkret* zu verwenden, sondern mit seiner Hilfe einen eher komplexen psychisch-emotionalen oder auch kognitiven Zusammenhang bildhaft

bzw. szenisch auszudrücken oder zu verstehen; dies kann mittels Wortsprache, im Spiel oder auch gestaltend-handelnd[4] geschehen. Hier sind die zeitweise fließenden Übergänge zwischen dem expliziten und dem impliziten Verstehen zu erkennen.

4. Mit dem Begriff *Mentalisierung* bezeichnen wir eine vierte Fähigkeit und Funktion des Selbst. Sie führt dazu, dass Wahrgenommenes und begrifflich Erfasstes, also Symbolisiertes, in dessen (des Symbolisierten) ursprünglichem Zusammenhang reflektiert und im Kontext seines Entstehens kognitiv verstanden werden kann.
5. Und mit dem Begriff *Repräsentanz* bezeichnen wir das Ergebnis der intrapsychischen (= emotional-mentalen) Arbeit des Selbst, wenn es mit Hilfe von Achtsamkeit, Symbolisierung und Mentalisierung einzelne Details und Zusammenhänge zu einem größeren und komplexen Bild, eben einer Repräsentanz, zusammenfügt.

Es ist das Verdienst der Autoren der strukturbezogenen Psychotherapie, dass sie uns gelehrt haben zu verstehen, dass Repräsentanzen, also komplexe und differenzierte innere Bilder, erst entstehen können, wenn das Ich einer Person in umfassender Weise die Fähigkeit entwickelt hat, seine psychische Arbeit mit Hilfe von Achtsamkeit, Symbolisierung, Metaphorisierung und Mentalisierung zu verrichten. Umgekehrt ist es das Kennzeichen eines strukturellen Defizits, wenn wir feststellen müssen, dass diese Funktionen beeinträchtigt oder gar gestört sind. Mittlerweile besteht unter psychodynamischen Psychotherapeuten ein Konsens, dass bei allen Formen psychischer Störungen, d. h. bei konflikthaften, strukturellen und traumatisch bedingten Persönlichkeitsbeeinträchtigungen, immer auch in unterschiedlichem Ausmaß strukturelle Defizite des Selbst vorliegen und behandelt werden müssen.

Die emotional-mentale Arbeit des Psychodynamikers mit dem *Symbolisieren*, *Mentalisieren* und *Repräsentieren* wird im Folgenden in weiteren Details beschrieben, ebenso die dabei auftretenden Tücken.

Symbolisieren mit Hilfe der Gegenübertragung

Der Begriff *Symbolisieren* wird in der psychoanalytischen Theoriebildung in spezifischer Weise verstanden (Lorenzer 2002). Damit wird beschrieben, dass Erleben, psychische wie auch körperliche Phänomene und Inhalte durch mentale

Arbeit in eine kommunikable Form transponiert werden können. Erst dadurch gelingt es, psychische Zustände wie Gefühle, Fantasien, Stimmungen oder Impulse für andere Menschen begreifbar zu machen. Vor allem aber sind sie erst dadurch für das Selbst des Erlebenden in denkbaren Kategorien greifbar und können reflektiert werden. Tanz, Bilder, Skulpturen sind Beispiele der Symbolisierung, die von anderen, die nicht deren Schöpfer sind, gelesen und inhaltlich erfasst werden können als Ausdruck von psychischen und körperlichen Zuständen. Allerdings ist diese *gestalterische Form* der absichtlichen Symbolisierung seines psychischen Erlebens nicht jedem Menschen möglich. Die *Sprache* hingegen ragt aus den Möglichkeiten der Symbolisierung insofern heraus, als sie jedem Menschen zugänglich ist und von jedem benutzt wird. Allerdings wissen wir, dass Menschen in höchst unterschiedlicher Weise in der Lage sind, ihre innere Welt der Gedanken und Fantasien, ihre emotionalen Zustände oder ihr körperliches Befinden in Worte zu fassen.

► Im Kontext der *Arbeit mit Hilfe der Gegenübertragung* erfasse ich mit dem Begriff Symbolisieren noch mehr! Ich bezeichne damit die *gesamte komplexe emotional-mentale Arbeit* der Wahrnehmung, der Differenzierung und der Umsetzung des im psychischen Binnenraum des Therapeuten Wahrgenommenen in passende Worte.

Damit ist also weit mehr gemeint, als beispielsweise die Selbstpsychologie mit den Begriffen Empathie oder Selbstobjekt beschreibt (Milch 2001). Mit seiner Empathie nutzt der Therapeut oder Analytiker seine Einfühlung, richtet seine Aufmerksamkeit auf die Innenwelt seines Patienten, erfasst dessen emotionalen Selbstzustand, und indem er diesen in passende Worte bringt, fungiert er als dessen Selbstobjekt. Dieser komplexe Vorgang stellt eine zweifellos wichtige und therapeutisch bedeutsame mentale und dialogische Arbeit dar. Sie resultiert aber nur aus einem Teil der Gegenübertragung, eben der Empathie des Therapeuten für den Patienten. Wenn ich hier jedoch vom *Symbolisieren im Kontext der Gegenübertragung* spreche, so meine ich denjenigen Vorgang, mit dem der Therapeut *alle Vorgänge in seinem eigenen Binnenraum* wahrnimmt, diese differenziert erfasst und sie – zunächst lediglich für sich selbst und im Rahmen seiner reflexiven Arbeit! – in angemessene Worte bringt, sie also gleichsam von der Ebene des vorbewusst Erlebten auf die Ebene des bewusst Wahrgenommenen hebt. Und mit dem Begriff *Vorgänge im Binnenraum* meine ich die ganze Vielfalt der Assoziationen und Reaktionen, die im Therapeuten während der gesamten Begegnung mit dem Patienten auftauchen. Konkrete Gefühle, diffuse Empfindungen, Stimmungen, Veränderungen der Befindlichkeit, Fantasien und Erinnerungen, selbst eigene biografische, sind hiermit ebenso gemeint wie alle Formen und Nuancen des körperlichen Selbsterlebens.

Spätestens seit in der psychoanalytischen Theoriebildung die Bedeutung des szenischen Verstehens erkannt und beschrieben wurde (Lorenzer 2002), hat die Aufmerksamkeit für die *Vorgänge der Innenwelt* des Analytikers und Therapeuten enorm an Bedeutung gewonnen. Es wurde verständlich, dass es nicht nur die verbalen Mitteilungen des Patienten sind, welche Informationen über sein unbewusstes Erleben und seine ebenso unbewusste Verarbeitung zu Tage treten lassen. Vielmehr lässt sich oftmals erst mit Hilfe des Verstehens der Szene, in die der Therapeut einbezogen ist, erfassen, was der Patient mittels seiner Worte, seiner Assoziationen und seiner Narrative nicht ausdrücken kann, was gleichwohl von ihm erlebt wird und bewältigt werden muss, ohne dass es ihm bewusst ist.

▶ Die Symbolisierung der Gegenübertragung, die Verwörterung der Vorgänge der Binnenwelt des Analytikers eröffnet erst die Möglichkeit, die unbewusste Welt des Patienten zu erfassen. Man kann sich vorstellen, dass der Therapeut dabei – ähnlich wie der Resonanzkörper eines Musikinstrumentes die Schwingungen einer Saite aufnimmt und verstärkt – die unbewussten psychischen Schwingungen seines Patienten aufnimmt, sie wahrnimmt und auf diese Weise dem Patienten Unbewusstes in bewusst Wahrnehmbares wandelt.

Damit dem Analytiker bzw. Therapeuten diese Arbeit möglich ist, bedarf es seiner Fähigkeit, eine Ich-Spaltung im Dienste des analytischen/therapeutischen Prozesses zuzulassen. Seine dazu notwendigerweise geteilte Aufmerksamkeit und Wahrnehmung gilt ständig oszillierend der gesamten Erlebenswelt des Patienten auf der einen Seite und dem Erleben seiner eigenen Innenwelt auf der anderen. Auf diese Weise entsteht die Möglichkeit, dass *drei Entwicklungsprozesse des therapeutischen Miteinanders,* die ständig nebeneinander ablaufen und einander beeinflussen, vom Therapeuten wahrgenommen und in seine Arbeit einbezogen werden können:

1. der Prozess des Narrativs, des Selbsterlebens und der Selbstreflexion des Patienten,
2. der Prozess des Gewahrwerdens der Vorgänge in der eigenen Innenwelt des Therapeuten und deren Reflexion sowie

3. der gemeinsame, in intersubjektiver Resonanz aufeinander ablaufende Prozess des intimer und differenzierter werdenden Dialogs beider über das Erleben im Moment und dessen intrapsychische Verarbeitung (= Wahrnehmung, Symbolisierung, Reflexion und Repräsentation).

Es gehört zur wesentlichen Aufgabe des Therapeuten, diese drei Parallelprozesse zuzulassen, sie wahrzunehmen, sie in Erinnerung zu halten und sie in die gesamte Arbeit des therapeutischen Prozesses einzubeziehen.

Die Wahrnehmung der Vorgänge in seiner Innenwelt konfrontiert den Therapeuten mit der Schwierigkeit, dass manche davon für den individuellen Prozess mit dem jeweiligen Patienten höchst spezifisch sind, sich aber im Prozessverlauf nur schleichend einstellen und sich häufig der bewussten Wahrnehmung entziehen. Beide, Patient und Therapeut, geraten dann *gemeinsam* (!) in spezifische, jedoch unbewusste Zustände. Oft ist es erst durch die Fallsupervision möglich, dafür eine Aufmerksamkeit zu entwickeln. Therapeut-Patienten-Paare nehmen beispielsweise im Sitzen häufig die gleiche Körperhaltung ein, ballen beinahe gleichzeitig die Fäuste, geraten in ähnliche Mimik oder auch Körperspannung. Das kann mit dem Konzept der projektiven Identifizierung (z.B. Mertens 1993, S. 30 ff.) verstanden werden, bei dem der Therapeut in der Regel über längere Zeit unbemerkt in spezifische, durch den Patienten induzierte Gefühls- oder Affektzustände gerät und so in die Gefahr kommt, diese auszuagieren. Auch mit den Begriffen der komplementären und konkordanten Gegenübertragung (Racker 2017) werden ähnliche Phänomene beschrieben. Für all diese Fälle gilt, dass in der Übertragungsbeziehung ein Beziehungsmodus mit demjenigen komplexen, wechselseitig vermittelten Erleben auftaucht, das der Patient bereits in seinen Primärbeziehungen entwickelt hat.

Es ist wichtig zu betonen, dass manche dieser Zustände des Therapeuten, in die er im Zuge einer Behandlung gerät, solche sind, die nicht zu seinem originären Selbsterleben gehören. Vielmehr werden sie im Laufe der Übertragungsbeziehung vom Patienten im Therapeuten induziert!

Ein Kollege berichtete mir ausführlich von der Krise in der modifizierten analytischen Behandlung eines Mannes, als dieser zum zweiten Mal während der therapeutischen Arbeit in einen Rückfall seines Suchtmittel-Missbrauchs geriet. Er zeigte sich fest überzeugt, dass es erst gelingen müsse, zu erfassen und zu verstehen, welches der *Zustand* ist, in den sein Patient gerät, *aus dem heraus* er rückfällig wird, bevor es möglich sei, mit ihm einen Behandlungsvertrag über seine künftige Abstinenz zu vereinbaren. Dies hatte der Kassengutachter aktuell von ihm gefordert. Er empfand sich mit dieser Forderung des Gutachters in einem ähnlichen Dilemma, wie wenn er selbst von seinem Patienten forderte, sich in solchen Momenten abstinent zu verhalten, in denen er sich weder emotional noch kognitiv regulieren könne. Wie solle er Selbstregulation von seinem Patienten in einem nicht regulierbaren emotionalen Moment fordern, noch zumal er diesen Zustand ja gar nicht kenne, in dem der Patient nun bereits zum zweiten Mal rückfällig geworden war? Der Patient sei doch so bemüht, sich selbst gerade auch *reflexiv* zu erfassen! Zum Beispiel habe er ihm kürzlich einen Text, nein, eher eine Liste mitgebracht, worin er den Versuch unternommen habe, aufzuschreiben, wie er sich in seinen verschiedenen emotionalen Verfassungen verstehe und zu kategorisieren versuche. Allerdings, so fügte er einschränkend hinzu, sei diese Liste nicht gerade hilfreich, sondern eher verwirrend und unverständlich.

Auf meine Bitte, mir die Liste einmal zu zeigen, begann der Kollege danach in seiner Patientenakte zu suchen. Er erschien mir zunehmend ratlos, während er längere Zeit vergeblich in der Akte hin und her blätterte. Dabei betrachtete er offensichtlich immer von Neuem dieselben Blätter und fand ein ums andere Mal nicht das gesuchte Blatt. Ich entdeckte mich bei dem Gedanken, ihn für unorganisiert und chaotisch zu halten, und begann, an seiner Kompetenz zu zweifeln – dies, obgleich ich ihn doch für einen sehr kompetenten und zuverlässigen, verantwortungsvollen Analytiker halte. Mein Eindruck begann sich geradezu imperativ dahingehend zu steigern, ich müsse ihm sein inakzeptables Chaos spiegeln: So geht das nicht! Etwas erschrocken bemerkte ich, wie in mir der Impuls immer stärker wurde, ihn zu beschimpfen und ihm zu sagen, wie unmöglich ich es finde, dass er so unsortiert ist. Meldet sich da mein Sadismus, fragte ich mich. Zugleich sagte mir eine andere Seite, mit ihm in dieser auch sehr verletzlich anmutenden Szene vorsichtig zu sein. Schließlich sagte ich: »Es wirkt, als hätten Sie keine Ordnung in Ihrer Akte?« Er reagierte erschrocken und betonte, noch am Abend zuvor alles durchgesehen und in die rechte zeitlich Ordnung gebracht zu haben. Gleichzeitig geriet er aber unter Tränen in einen labilisierten Zustand und äußerte, er sei äußerst irritiert, sich in seiner Ordnung nicht mehr zurechtzufinden. Und dann, »doch, nein!« (offensichtlich erleichtert ausrufend), da sei es ja, das Papier! Im selben Moment fand auch ich in mir zu meinen bislang unverbrüchlich wertschätzenden Gefühlen ihm gegenüber zurück und äußerte, dass ich ihn ja als zuverlässigen, geordneten Kollegen kenne.

Nach einer kurzen Pause sagte ich, ich hätte während seiner Suche das Gefühl gehabt, dass es wichtig sei zu benennen, wie ich ihn dabei erlebe. Daraufhin konnte er beschreiben, dass er tatsächlich während der Suche in einen merkwürdig verwirrten, beinahe desorientierten Zustand geraten sei, in dem er sich kurzzeitig so hilflos *wie sonst nicht* in seinem Leben empfunden habe. Jedenfalls sei das gerade eben ein ziemlich schwerer, wenn nicht unerträglicher Zustand gewesen. Ich fragte ihn, ob er es für möglich halte, dass dieser Zustand dem ähnele, wie der Patient sich manchmal fühle, vielleicht sogar dem, aus dem heraus ein Cannabis-Rückfall entstehen könne, jedenfalls ein für den Patienten schwer zu regulierender Zustand, zumal wenn er ihn allein durchmache? Jetzt fand der Kollege vollends in die Supervision zurück, fast ein wenig erleichtert, und äußerte, froh zu sein, in diesen Zustand geraten zu sein. Er glaube, dass ich recht habe. Irgendwie sei er offenbar über projektive Prozesse in diesen Zustand geraten. Das sei nicht seine eigene innere Welt, mit der er eben in Kontakt geraten sei. Wenn meine Hypothese stimme, dann würde er sich ja jetzt vielleicht denjenigen Zuständen annähern können, aus denen heraus sein Patient rückfällig werde.

Eine solche Induktion psychischer Zustände des Einen im Anderen ist in der Regel dann möglich, wenn der Therapeut eine ihm unbewusste Bereitschaft oder das Entgegenkommen in sich trägt, den spezifischen vom Patienten induzierten Zustand anzunehmen. So können beispielsweise die von Daniel Stern beschriebenen Vitalitätsaffekte[5] eines Patienten auf den Therapeuten übergehen, weil er Ähnliches (nicht das Gleiche!) als Erfahrung in sich trägt. Untergründige Angst, depressive Stimmung, sexuelles Begehren, paranoide Fantasien, Ablehnung/Verachtung/Wut/Hass oder maniforme Heiterkeit sind Beispiele dafür, die sich oft nur schleichend im Laufe des therapeutischen Prozesses einstellen, jedoch Schritt für Schritt eine therapeutische Beziehung und besonders auch die Gegenübertragung zunehmend prägen können. Manchmal sind es diffus-komplexe Selbstzustände,[6] die der Patient bereits im Zuge einer transgenerationalen Weitergabe in sich aufgenommen hat von Eltern, die aufgrund einer psychischen Erkrankung oder eines psychischen Traumas mit demjenigen Selbstzustand, welcher schließlich beim Therapeuten in der Gegenübertragung landet, gelebt haben. Ebenso können auch strukturelle Mängel eines Patienten auf subtile Weise den Therapeuten affizieren und ihn seinerseits in seinen strukturellen Fähigkeiten einschränken.

Auf diese Weise kann in der Gegenübertragung der zunehmend quälende Eindruck entstehen, mit Worten nicht ausdrücken zu können, was innerlich erlebt wird. In der Supervision einer stagnierenden Behandlung konnte die vorstellende Kollegin schier nicht begreifen, wieso es ihr so schwerfiel, Gefühle und Zustände ihrer Patientin in Worte zu fassen. Sie sei doch sonst in der Lage, sich angemessen auszudrücken! Sie schien ratlos und mir fiel auf, dass sie ihre mir sonst so vertraute Fähigkeit, sich zu distanzieren und sorgfältig differenziert über Patienten nachzudenken, wie verloren zu haben schien. Das Phänomen musste zunächst als etwas Rätselhaftes stehen bleiben, bis im Verlauf der weiteren Supervision klar wurde, dass die Patientin ebenfalls oftmals große Schwierigkeiten hat, in Worte zu fassen, was sie erlebt oder empfindet. Sie gerate dann ins Stammeln, fast einer Verwirrung gleich und fühle sich ängstlich und verunsichert. Als die Kollegin begriff, dass sie gleichsam von dem prekären Selbstzustand ihrer Patientin angesteckt ist und in konkordanter Gegenübertragung empfindet wie diese, fand sie mit Erleichterung zurück zu ihrer eigenen Fähigkeit, in Worte zu fassen, und bemerkte, dass damit auch ihr Denken, ihre Fähigkeit, differenziert zu reflektieren, zurückkehrte.

Ähnlich kann auch das Gefühl entstehen, Affekt- oder Erregungszustände nicht mehr genügend regulieren zu können. Es kann bei dem Therapeuten dann der Eindruck entstehen, immer wieder in Zustände zu geraten, in denen das Nachdenken versagt und die Realität nicht mehr sicher genug erkannt werden kann. In solchen Beziehungssituationen kann sich die Qualität der Beziehung des Patienten mit seinen primären Pflegepersonen reinszenieren und der Therapeut in die (konkordante) Position des Kindes von einst geraten. Ebenso ist es möglich, dass der Therapeut in diffuse körperliche Zustände gerät, die ihn schrittweise und im Prozess wiederholt machtvoll beeinflussen. Zittern, Spannung, Schmerz, Hunger, Ekel oder unklare Erregung als wiederkehrendes Grundgefühl, einem körperlichen Pan-Zustand gleich, können auftreten und sollten daran denken lassen, dass in der Gegenübertragung möglicherweise ein Selbstzustand auftritt, der in prägender Weise zur infantilen Lebenserfahrung des Patienten oder auch eines seiner Elternteile gehören kann.

All diese Zustände der Gegenübertragung können phänomenologisch hinlänglich gut mit dem Konzept der projektiven Identifizierung verstanden werden. Ich denke jedoch, dass es hilfreich ist *weitergehend* zu verstehen, dass sich in Gegenübertragungsphänomenen wie den hier beschrieben auf subtile Weise zeigt, welche Wirkung die Bereitschaft von TherapeutInnen hat, sich für die Entfaltung von Verwicklung und das Entstehen von Resonanz in intersubjektiver Bezogenheit zu öffnen. Und wie beschrieben empfinden es TherapeutInnen als ausgesprochen wohltuend, wenn es ihnen gelingt zu erfassen, dass sie gerade in eine solcherart zu verstehende Gegenübertragung geraten sind. Aber um auch psychodynamisch verstehen zu können, was in solchen Übertragungsbeziehungen geschieht, reicht es häufig nicht, ausreichend klar und differenziert mit Worten beschreiben zu können (= symbolisieren zu können), was an Erlebtem im Hier und Jetzt wahrnehmbar ist. Dazu sind weitere Schritte der mentalen Arbeit nötig.

Mentalisierung der Gegenübertragung

Theoretische Grundlagen

Der Therapeut muss im Verlauf des therapeutischen bzw. analytischen Prozesses ständig seine Mentalisierungsfunktion zur Verfügung stellen. Damit fungiert er im Verständnis der psychoanalytischen Selbstpsychologie permanent als Selbstobjekt. Der Patient bzw. Analysand übernimmt im Behandlungsverlauf ähnlich wie das Kind von der Mutter auf implizite Weise psychische Funktionen des Therapeuten. Die implizite Übernahme der psychischen Funktionen des Kindes von der Mutter und des Patienten vom Therapeuten geschieht grundsätzlich als unbewusster Entwicklungsprozess, wenn Menschen eine intersubjektive Beziehung miteinander eingehen (Details siehe Klöpper 2014, S. 300 f.). Eine Beziehung zwischen Menschen wird zur intersubjektiven Beziehung, wenn beide einander auf implizite Weise vermitteln, dass die intrapsychische Welt des Einen für den Anderen relevant ist und umgekehrt. Andernfalls bleibt die Beziehung der beiden funktional oder verharrt im Zustand einer bedeutungslosen Begegnung. Was bedeutet die Formulierung, dass die intrapsychische Welt des Einen für den Anderen relevant ist? Um diese Frage beantworten zu können, ist zumindest ein basales Verständnis der Funktion des Mentalisierens und deren Bedeutung für die Reifungsentwicklung des Menschen notwendig.

Die Mentalisierung (Fonagy et al. 2004) stellt eine zentrale psychische Funktion des Menschen dar, die sich in den ersten Lebensjahren entwickelt. Die Entwicklung zur reifen Fähigkeit der Mentalisierung durchläuft verschiedene Reifungsstufen (teleologischer Modus, Äquivalenzmodus, Als-ob-Modus, reflexiver Modus). An ihrem Ende stehen so wesentliche psychische Fähigkeiten wie die, 1.) die äußere Realität im Unterschied zur eigenen inneren erkennen zu können, 2.) die intrapsychische Welt eines anderen Menschen als eigenständig und von der eigenen unabhängig erkennen, einfühlen und denken zu können, 3.) die eigene Fantasie in Abgrenzung zur äußeren Wirklichkeit als Imagination nutzen zu können, 4.) die Fähigkeit, über psychische Inhalte (Emotionen, Affekte, Fantasien, Impulse) reflexiv und in Kontexten denken zu können, sowie 5.) die Fähigkeit, imaginäres, symbolisierendes und abstrahierendes Denken unterscheiden und selbst durchführen zu können. Diese reifen Fähigkeiten der Mentalisierung werden in der westlichen Welt von etwa 50–60 % der Bevölkerung erreicht, aber von Personen mit einem strukturellen Mangel nicht oder nur zum Teil entwickelt. Von Psychotherapeuten und Psychoanalytikern darf angenommen werden, dass sie diese Fähigkeiten in differenzierter Weise erworben haben und dass sie in der Lage sind, davon Gebrauch zu machen.

Mentalisierung im Kontext der Gegenübertragung stellt eine wesentliche, wenn nicht die zentrale Arbeit des Therapeuten im Prozess seiner therapeutischen Arbeit dar. Dabei macht er vor allem von seiner Fähigkeit Gebrauch, alle im Verlauf des therapeutischen Prozesses auftretenden psychischen und körperlichen Phänomene reflexiv durchdringen zu können. Das heißt, er hält – im Sinne der eingangs gestellten Frage nach der intersubjektiven Beziehung – das gesamte Narrativ des Patienten, dessen vielfältigen Inszenierungen sowie seine gesamte Gegenübertragung für *relevant* und setzt sich damit reflektierend auseinander. Damit initiiert der Therapeut eine intersubjektive Beziehung, sofern er dem Patienten die Ergebnisse seiner Arbeit in und mit Hilfe der Gegenübertragung reflektiert und dosiert zur Verfügung stellt. Auf diese Weise macht der Patient mit seinem Therapeuten eine ähnliche Erfahrung wie das Kind mit seinen primären Bindungspersonen im Fall einer sicheren Bindung: Er erfährt, dass er *wichtig* ist und *ernst genommen wird*, indem der Andere, der Therapeut, auf alles, was sein Erleben ausmacht – egal ob bewusst oder unbewusst –, in der Weise reagiert, dass er sich davon emotional berühren und reflexiv bewegen lässt und dies in die Beziehung zurückträgt.

▶ Dies ist der tiefe Kern der intersubjektiven Beziehung von zwei Menschen im therapeutischen Prozess: Ihre emotionalen Welten treten miteinander in Kontakt und Austausch, eingefühlt, resonant, differenziert und reflektiert, zunehmend implizit miteinander vertraut und verbunden und schließlich darüber explizit kommunizierend.

Wichtig ist nun: Die Haltung der konsequenten Reflexion des Therapeuten im Kontext wissenschaftlich abgesicherter Theorien fügt der Beziehung im Unterschied zur Alltagsbeziehung eine Dimension hinzu, welche die therapeutische Qualität der Beziehung erst entstehen lässt. Denn das wissenschaftlich fundierte

Denken des Therapeuten in den Zusammenhängen der von ihm verwendeten metapsychologischen Theorien führt dazu, dass nicht allein der Duktus des Narrativs seitens des Patienten den Verlauf des Gesprächs bestimmt, sondern dass auch die Auswahl von Theorieaspekten und die Modellvorstellung des Therapeuten davon, wie eine gesunde, reife Psyche des Menschen vorstellbar ist, die Richtung der Fortführung des Gespräches beeinflusst. Auf diese Weise wird das therapeutische Gespräch einerseits zum intersubjektiven Austausch von zwei höchst individuellen Persönlichkeiten, andererseits zu einem von der metapsychologischen Reflexion des Therapeuten dosiert geleiteten psychischen Arbeitsprozess.

► Es ist mir wichtig hervorzuheben, dass der therapeutische Dialog stets aus diesen beiden Elemente besteht, aber auch die Kraft seines Fortschreitens daraus bezieht, nämlich aus dem Nebeneinander von intersubjektivem Austausch und der Aufgabe, parallel dazu permanent psychisch-reflexive Arbeit zu leisten.

Die therapeutische Arbeit besteht grundsätzlich und für beide 1.) im Erleben und *gegenseitigen Gestalten der Beziehung* sowie 2.) im Reflektieren des Narrativs und der gestalteten Szene. Es ist dies die Arbeit mit der *Dynamik des Psychischen*, wie sie sich ständig in der therapeutischen Dyade abspielt. Aber sie ist nicht für beide gleich. Für den Therapeuten besteht die Arbeit zum einen im Symbolisieren (siehe oben), zum Zweiten im Reflektieren (= Mentalisieren), zum Dritten im Repräsentieren (siehe unten), und das heißt – alles übergreifend – im *schrittweisen* (!) Verwörtern und Kontextualisieren bislang vor- und unbewusster Inhalte und Zusammenhänge. Dem Patienten fällt demgegenüber als Aufgabe seiner psychischen Arbeit die Herausforderung zu, das mit dem Therapeuten Erarbeitete in sein Selbstverständnis zu integrieren, um es auf diese Weise künftig stets emotional und szenisch-kontextuell erinnerbar zur Verfügung haben zu können. Integrieren bedeutet in diesem Zusammenhang, dass der Patient zunehmend die Fähigkeit entwickelt, seinerseits Psychisches in sich wahrzunehmen, es symbolisieren und reflektieren zu können, um es schließlich zu größeren Zeit- und Sinn-Zusammenhängen, zu einem besseren Selbstverständnis und zu bildhaft-szenischen Vorstellungen zusammenfügen (= repräsentieren) zu können.

Diese Fähigkeit des Patienten entsteht im therapeutischen Prozess weitgehend *auf implizite Weise*, indem er kontinuierlich in diese Arbeit des Therapeuten einbezogen ist und daran teilnimmt; das lässt eine Reifung seiner psychischen Funktionen entstehen. Die dem zugrunde liegende, letztlich strukturbezogene Arbeit findet kontinuierlich neben der in Kapitel 5 beschriebenen psychodynamischen

Arbeit statt und bildet mit ihr zusammen die vom Patienten subjektiv als Einheit erlebte psychodynamische Psychotherapie. Therapeuten sollten in der Lage sein zu erkennen, dass sie dabei stets diese beiden Arbeiten nebeneinander ausführen.

Diesem Modell vom therapeutischen Dialog liegt ein weiteres Modell zugrunde, nämlich das *Modell der gesunden, reifen Psyche*, das sich im aktuellen Pluralismus psychoanalytischer und metapsychologischer Theorien finden lässt. Ich habe dieses Modell 2014 in Teil V meines Buches *Die Dynamik des Psychischen* dargestellt. Danach besteht ein Konsens dahingehend, dass die menschliche Psyche im Laufe einer sich über Jahrzehnte erstreckenden Entwicklung reift und dabei Phasen infantiler und späterer Krisen, der Konsolidierung, der erwachsenen Reife, der Altersweisheit und schließlich der Involution durchläuft. In der Theorie der Freudschen Psychoanalyse wird angenommen, dass das Kind mit dem Ödipuskomplex die wichtigste Krisenphase durchläuft und schließlich eine erste Konsolidierung seiner Instanzen (Ich, Es und Überich) erreicht, dass es danach während der Adoleszenz die beiden zentralen Triebe (Libido und Destruktion) mit Hilfe reifer Abwehrmechanismen zu regulieren lernt und dass es damit die Fähigkeit erwirbt, einerseits ein gelingendes Liebes- und Arbeitsleben zu führen, andererseits die unausweichlich dazu gehörenden Konflikte zu bewältigen vermag.

Neuere Theorien erlauben es, dieses in der Psychoanalyse ursprüngliche Bild von der Reife der Psyche zu erweitern und zu differenzieren, ohne dass die bisherigen Vorstellungen völlig aufgegeben werden müssen, wohl aber müssen sie erheblich modifiziert und ergänzt werden. Insbesondere die Entwicklungspsychologie und die Neurobiologie zeigen auf, dass das Kind vor allem in den ersten Lebensjahren eine Vielzahl von Entwicklungsstufen durchläuft, für die sich recht genau beschreiben lässt, welche psychischen Fähigkeiten in dieser Zeit entstehen. Die Säuglingsforschung, die Bindungstheorie, die Theorie der Mentalisierung, neuere Strukturtheorien und sogar die Neurobiologie zeigen unmissverständlich auf, dass die Reifung der menschlichen Psyche davon abhängig ist, wie gut die Beziehung zwischen den frühen Pflegepersonen und dem Kind in ihrem Austausch, ihrer Verlässlichkeit und ihrer Kontinuität gelingt. Damit wird anders als noch in der Entwicklungspsychologie der Triebtheorie die *Beziehung* zum Angelpunkt der Entwicklung genommen, weniger die Bewältigung des Ödipuskonfliktes.

Die *Modellvorstellung von der Reife der Psyche* kann heute auf mindestens sechs verschiedenen Ebenen der Entwicklung betrachtet werden.

1. Die Bindungssicherheit des Kindes während der ersten Lebensjahre geht einher mit
2. der differenzierten Entwicklung der psychischen Struktur (Rudolf 2004). Die Beurteilung von Bindung und Struktur stellt das wesentliche Kriterium für die Einschätzung der Reife der Psyche eines Menschen dar.
3. Weiter stellt die Beurteilung der Symbolisierungsfähigkeit eines Menschen, insbesondere seine Fähigkeit, innere Zustände zu verwörtern, ein besonderes Kriterium der psychischen Reife dar.
4. Darüber hinaus ist die Beurteilung der Fähigkeit bedeutsam, über das eigene Selbst sowie dessen Geschichte in kontinuierlich und kohärent dargestellten Inhalten zu sprechen und zu reflektieren. Schließlich stellt die
5. Fähigkeit, intrapsychische sowie interpersonelle Konflikte auszuhalten und zu bewältigen, einen wesentlichen Beurteilungspunkt für die psychische Reife dar.
6. Aus all diesem emergiert schließlich die Fähigkeit, sich selbst in multiformen Selbstzuständen existierend erfassen und als dennoch ganzheitliche Einheit empfinden zu können (= Identität mit dem individuierten Selbst).

Vor dem Hintergrund dieser Grundannahmen nimmt der Therapeut die Auswahl der wissenschaftlichen Theorien vor, wenn er während des laufenden Dialog mit seinem Patienten damit beschäftigt ist, seine Gegenübertragung im Stillen zu reflektieren und dies mit der Absicht tut, dem Patienten Unbewusstes zu dechiffrieren.

Ausgangspunkt seiner Reflexion ist die Annahme, dass der therapeutischen Situation jederzeit ein unbewusstes situatives Erleben des Patienten unterlagert ist. Das wird in der psychoanalytischen Theoriebildung als *szenisches Verstehen* (Lorenzer 2002, S. 65 ff.), *Enactment* (Milch 2001, S. 285) oder *Inszenierung* (Streeck 2000, S. 31 f.) verstanden.[7] Dabei wird von der Annahme ausgegangen, dass im Patienten – nicht zuletzt ausgelöst durch die situativ relative Abstinenz und Neutralität des Behandlers[8] – spontan und ihm unbewusst Gefühle, Stimmungen, Affekte und/oder Impulse auftauchen, die in der therapeutischen Situation eine Verschiebung von Beziehungserfahrungen aus dem Dort und Damals ins Hier und Jetzt erfahren. Der Begriff *Übertragung* beschreibt dieses Phänomen in allgemeiner Form. In jenem Moment, in dem sich der Patient dem Therapeuten gegenüber wie einst in früheren Beziehungen fühlt oder handelt, nimmt die Übertragung eine konkretere und damit (er)fassbare Gestalt an.

Aber im Verlauf der therapeutischen Beziehung werden gar nicht alle Übertragungen sicht- bzw. fühlbar. Vielmehr bleiben zahlreiche Facetten des unbewussten Übertragungserlebens des Patienten für beide verborgen. Sie zeigen sich erst, wenn es dem Therapeuten gelingt, mit Hilfe seiner Gegenübertragung aufzunehmen, was im bewussten Narrativ des Patienten verborgen ist. Mit seinem Erleben wird der Therapeut oftmals zum Teilnehmer einer Beziehungsgestalt, die – dem Patienten unbewusst – im Hintergrund der realen Begegnung mit dem Therapeuten emotional bewegt oder lähmt. Gegenübertragung kann jetzt auch verstanden werden als ›Erleben des Therapeuten in einer Beziehung, die er nie selbst geteilt hat‹. Das heißt, Gegenübertragung kann als resonante Reaktion des Therapeuten auf subliminale Botschaften des Patienten entstehen. Solches Erleben kann dem Therapeuten selbst bewusst werden, manchmal gelingt das jedoch erst mit Hilfe von Supervision (s. o.); besonders gut kann das in Gruppensupervisionen gelingen.

Wenn die Gegenübertragung verrückt anmutet, wird die Arbeit mit Hilfe der Mentalisierung komplex

Mit Hilfe des Modellverständnisses, dass die Gegenübertragung den Therapeuten mitnimmt in frühe Beziehungserfahrungen seines Patienten, kann die reflexive Arbeit beginnen, dem Patienten unbewusste Zusammenhänge zu erschließen. Allerdings führt nicht jede Gegenübertragung den Therapeuten unmittelbar in Reinszenierungen solcher Erfahrung des Patienten. Vielmehr sind zahlreiche Phänomene der Gegenübertragung nur sehr indirekte, gelegentlich sogar verrückt anmutende Hinweise, die daher zunächst unverständlich sind:

> Ich habe an anderer Stelle (Klöpper 2014, II.12) davon berichtet, wie in mir im Fall der Behandlung einer Frau mit einer zeitweise heftigen Angststörung wiederholt intensive Einfälle zur deutschen Geschichte im Dritten Reich aufstiegen. Manche meiner Bilder waren sehr konkret, handelten von Willkür und Gewalt und waren von düster-ängstigender Stimmung begleitet. Ich war darüber verwundert, beinahe irritiert, denn ich war mir der Tatsache bewusst, dass diese Zeit der deutschen Geschichte für uns beide, meine Patientin und mich, vor der Zeit unserer Geburt lag. So konnte ich mit diesen Bildern meiner Gegenübertragung wohl kaum einen Blick in ihre unmittelbar erlebte unbewusste Beziehungsgeschichte werfen. Gleichwohl war ich mir sicher, dass meine Einfälle und Fantasien mich auf eine zunächst noch rätselhafte Weise dem Beziehungserleben meiner Patientin näherbringen würden.

In Fällen wie diesem liefert die Gegenübertragung keinen unmittelbaren Zugang zur unbewussten Erfahrungswelt des Patienten. Ihr wiederholtes Auftreten kann aber wie hier einen Hinweis darauf geben, dass es einen Zusammenhang mit der Beziehungserfahrung des Patienten geben muss. Allerdings bleibt der Link, welcher die Bilder des Therapeuten mit dem Erleben des Patienten verbindet, zunächst rätselhaft. Und diese Rätselhaftigkeit gilt es auszuhalten und bestehen zu lassen. Jedenfalls wäre es ein fataler Fehler, wenn der Therapeut sich entschiede, die Rätselhaftigkeit zum Anlass zu nehmen, die Bilder seiner Gegenübertragung unbeachtet beiseitezulegen.

Dann ist es sinnvoll, bei der Reflexion zur Theorie zu greifen. Man arbeitet damit im Hintergrund seines Denkens und geht der Frage nach, welche der bekannten, wissenschaftlich anerkannten Theorien dabei behilflich sein können, den fehlenden Link zwischen Gegenübertragung und Beziehungserfahrung des Patienten zu finden. *Biografisch-kontextuelle Reflexion* auf der einen und *metatheoretische Reflexion* auf der anderen Seite bilden die beiden zentralen Ansatzpunkte, mit deren Hilfe der Therapeut auf die Suche geht nach den unbewussten Zusammenhängen, welche das Erleben des Patienten – für diesen unbeeinflussbar – prägen.

Im o.a. Fall meiner Angstpatientin beschäftigte mich die Frage, welches die Dimension der Gefahr ist, die bei ihr Panik auslöst. Ich fragte mich: Wie können meine Fantasien und Bilder aus dem »Dritten Reich« mit ihrer Angst zusammenhängen? Die Erkenntnis, dass wir beide keine unmittelbaren Erfahrungen mit den Vorgängen der deutschen Geschichte in dieser Zeit haben, ließ mich zu der Frage kommen, ob meine Bilder – das *Empfinden* von Gefahren im »Dritten Reich« – wohl ein zutreffender Link sein können für das Auslösen ihrer Panik. Hatte meine Patientin diese Gefahr gar nicht selbst erlebt, sondern die Angst möglicherweise per transgenerationaler Weitergabe übernommen? Mein Gedanke an die anerkannte Theorie (wonach die Gefühle traumatischer Erfahrungen von Traumatisierten an deren Kinder weitergegeben werden können), so dachte ich, könnte mir hier beim Verständnis unbewusster Zusammenhänge weiterhelfen. Ich habe (Klöpper 2014, S. 174 ff.) beschrieben, wie dies der Ausgangspunkt dafür wurde, dass die Patientin tatsächlich schrittweise den Weg fand, in sich die Spuren einer Übernahme derjenigen Gefühle zu entdecken, die der Vater bei einem Trauma im »Dritten Reich« erlitten hatte.

Ganz anders stellt sich die oben beschriebene Situation mit meinem Supervisanden dar, der während des Gespräches mit mir vorübergehend seine innere Ordnung verloren hatte und in einen passageren Zustand von quälender Verwirrung geraten war. Dabei entstand überraschenderweise innerhalb der Beziehung zwischen mir und ihm eine Konstellation, die wie die Reinszenierung einer Beziehungserfahrung gelesen werden kann, die allerdings nicht in das Leben der beiden Beteiligten gehört, sondern die eine Beziehungserfahrung des supervidierten Patienten abbildet. In diesem Verständnis hätte die oben beschriebene Induktion von Selbstzuständen Supervisanden *und* Supervisor erfasst. Dieses Phänomen ist als eine transpersonale Weitergabe von Affekt- bzw. Selbstzuständen zu verstehen, welche in diesem Fall die emotionale Konstellation einer Zweierbeziehung umfasst: Mein Supervisand war (wohl per projektiver Identifizierung) konkordant in den Selbstzustand seines Patienten geraten, ich hingegen (in zunächst unbewusster Induktion) in den komplementären Zustand eines bislang noch unbekannten Gegenübers in dieser Szene.

Mit solchen Überlegungen begibt sich der Therapeut bzw. hier der Supervisor auf die Ebene der Hypothesenbildung. Unter Nutzung seines Theoriewissens entstehen erste Ideen davon, wie die möglicherweise stattfindende Reinszenierung auf einer metapsychologischen Ebene verstanden werden kann, bevor sie weitergehend mit dem biografischen Wissen über den Patienten und mit seinen Beziehungserfahrungen verbunden werden kann. Die Hypothesenbildung mit Hilfe von metapsychologischen Theorie-Elementen leitet Schritte ein, mit denen bislang Unverstandenes im Unbewussten des Patienten dechiffriert werden kann, und ist daher ein wichtiger Arbeitsschritt des Therapeuten.

In der Supervision bildet sich häufig unbewusste Beziehungserfahrung eines Patienten ab, vor allem auch in Supervisionsgruppen. Daran musste ich während der Arbeit mit meinem Supervisanden denken und fragte mich, was es wohl für eine Erfahrung sein könnte, die sich hier gerade zwischen uns beiden etabliert hat. Meine in meinen Binnenraum hinein gerichtete Frage, ob in meinen Gefühlen mein persönlicher Sadismus aufgetaucht ist oder ob die Situation in der Supervision den Sadismus einer anderen Art in mir induziert hat, führte meine Reflexion weiter zu der Vorstellung, dass der Patient meines Supervisanden als Kind möglicherweise konfrontiert war mit Pflegepersonen, die in bestimmten Momenten sadistisch auf ihn reagiert haben. Kann es sein, so fragte ich mich schließlich, dass das Kind in Momenten seiner Verunsicherung, Angst oder Irritation als Reaktion darauf Strenge, Unverständnis,

Ablehnung oder Aggression erfuhr, eine Aversion, die sich rasch bis zum demütigenden Sadismus steigern konnte? Hat sich das als Re-Inszenierung während der Supervision zwischen uns beiden, zwischen Supervisand und Supervisor, abgebildet? Sollte ich den flüchtig in mir aufgestiegenen Sadismus so verstehen? Das wäre ein *Enactment* in der Supervisionsbeziehung, das eine Aussage macht über eine unbewusste Beziehungserfahrung des Patienten meines Supervisanden.

Mit Überlegungen wie diesen wird eine Hypothese konkreter, bleibt aber – und es ist wichtig, das ist in der Phase der Hypothesenbildung im Auge zu behalten – zunächst noch eine Spekulation. Im Fall der Supervision kann ein Supervisand sie mit in seine Arbeit nehmen. Gelangt der Therapeut mit seinem Patienten in eine vergleichbare Beziehungssituation, so kann ein spezifischer Arbeitsprozess einsetzen, nämlich die Überprüfung der Hypothese und ggf. deren Verwerfung. Bei einer solchen Überprüfung kann das bekannte Fallmaterial bereits erste Hinweise geben.

Gehen wir das Fallmaterial meines Supervisanden erneut durch, so ergibt sich das folgende Bild: Sein Patient hatte ausgerechnet zum Zeitpunkt der ersten Therapieverlängerung einen Rückfall in seinen Cannabis-Abusus entwickelt. Das hatte der Therapeut in seinem Antragstext mitgeteilt, und postwendend hatte der Gutachter Zweifel an der Motivation des Patienten und dessen Eignung für das Verfahren angemeldet. Er forderte den Therapeuten auf, sicherzustellen, dass sein Patient keinen weiteren Rückfall produziere, und seine Motivation dafür mit ihm zu besprechen. Das hatte das therapeutische Paar sicher als *Strenge* des Gutachters empfunden, egal ob bewusst oder unbewusst. Während der – aufgrund des Rückfalles – lediglich 10 genehmigten Sitzungen zur Klärung der Zweifel und Fragen des Gutachters war der Patient ein zweites Mal rückfällig geworden. Der Therapeut fragte sich – und brachte diese Frage mit in die Supervision –, ob sich ein bislang unbewusster Auslöser für den Rückfall seines Patienten finden ließe. – Ich fragte mich, ob all die bis hierher bekannten Zusammenhänge Hinweise ergeben, die eine Antwort auf die Frage des Therapeuten ermöglichen und ob diese Hinweise die bereits erarbeitete Hypothese validieren.

Ich denke, dass können sie tun, wenn wir den Gutachter und mich als gleiche Übertragungsfigur verstehen. Übertragungen auf den Gutachter als unbewusst erlebten Dritten in einer Zweierbeziehung kommen vor. Ausgangspunkt zum Verständnis kann jetzt meine Gegenübertragung während der Supervision sein. Mir war meine *Strenge* an der Grenze zum Sadismus aufgefallen. Kann es sein, dass darin ein Baustein für die Antwort auf die Frage nach dem den Rückfall auslösenden Moment zu finden ist?

Bei der Arbeit mit der Gegenübertragung muss der Therapeut immer wieder von seiner Fähigkeit Gebrauch machen, mit Hilfe seiner Imagination neue Möglichkeitsräume zu öffnen, sie mittels weiterer Fantasie auszugestalten (= Mentalisierung im Als-ob-Modus) und sie dann mit dem Material des aktuellen Falles und der Hypothese zu vergleichen. Dabei kann das Material der Gegenübertragung mit den Inhalten der neu entstehenden Vorstellung verwoben werden.

Ich gehe davon aus, dass die beiden Selbstzustände, in welche der Supervisand und ich gerieten, wesentliche Bestandteile der infantilen Beziehungserfahrung des Patienten sind und dass die Szene während der Supervision den Charakter einer Reinszenierung hat, ohne dass der Patient darin anwesend ist. Diese Annahmen ermöglichen es mir vorzustellen, dass es einst für den Patienten ein Gegenüber gegeben haben könnte, dass ihm ähnlich begegnet ist, wie ich mich anflugsweise gefühlt habe: streng, verurteilend, ablehnend bis verächtlich und schließlich strafend sowie demütigend bis sadistisch. Aber wie ist der Zustand des Supervisanden als konkordante Gegenübertragung zu verstehen? Ist er einfach nur irritiert oder mehr noch verstört und in seinen Ich-Funktionen vorübergehend eingeschränkt? Oder kann es sein, und das vermute ich, dass seine konkordante Gegenübertragung einen *dissoziativen Zustand* seines Patienten widerspiegelt?
Wenn ich mir vorstelle, dass der Patient Eltern hatte, die auf das Kind im Zustand der Irritation oder Angst ähnlich reagiert haben, wie meine Gegenübertragung den Weg weist, so gelange ich zu der Hypothese, dass das Kind, das der Patient einmal war, mit dem Sadismus der Eltern oder eines Elternteils traumatische Beziehungserfahrungen gemacht hat. Das würde heißen, dass mein Supervisand einen vermutlich durch Strenge und Sadismus traumatisierten Patienten behandelt, der bereits als Kind gelegentlich in dissoziierte Zustände geriet. Bekanntlich neigen Traumatisierte zum Flashback, sobald ihre Traumaerfahrung getriggert wird. Dieses Wissen führt mich zu der Annahme, dass der Patient im Falle seines zweiten Rückfalls während seiner aktuellen Begutachtung getriggert war durch die Fantasie, dass der Gutachter ihn ebenso streng, wenn nicht sadistisch (= chancenlos-ablehnend) verurtei-

len würde, wie ich es meinerseits in der Gegenübertragung empfunden habe und wie er es von seinen Eltern lebenslang kennt. Den darauf erfolgenden Flashback und daraus wiederum folgenden Zustand der Dissoziation hat er dann vermutlich nicht anders zu bewältigen gewusst als durch Cannabis-Konsum.

Komplexe Hypothesen wie diese benötigen unverzichtbar ihre Verifizierung oder Falsifizierung. Zur Arbeit der Reflexion der Gegenübertragung gehört die Bearbeitung der entwickelten Hypothese in der therapeutischen Beziehung. Das kann geschehen, indem sie – dem Erleben und Verarbeiten des Patienten nahe – dosiert und in kleinen Schritten ausgesprochen wird; dann hat der Patient die Möglichkeit, darauf zu reagieren, und der Therapeut wird erfahren, wie nah er mit seinen Annahmen den Erfahrungen des Patienten kommt. Oder der Therapeut macht von der Möglichkeit der Exploration Gebrauch und nähert sich damit seinen hypothetischen Annahmen an bzw. verwirft sie gegebenenfalls. Diese Phase der Arbeit leitet über zum dritten Teil der Arbeit mit der Gegenübertragung.

Repräsentieren

Seit dem Aufkommen der Objektbeziehungstheorie in der ersten Hälfte des vergangenen Jahrhunderts gehört die Vorstellung, dass die Psyche Repräsentanzen als Bestandteil ihrer Struktur bildet, zu den anerkannten Denkmodellen (Jacobson 1973). Danach sind Selbst- und Objektrepräsentanzen subjektive, weitgehend unbewusste und zeitlebens im Wandel befindliche Vorstellungsbilder, die jeder Mensch auf individuelle und weitgehend unbewusste Weise bildet. Sie stellen kein Abbild der Realität dar, sondern die höchst eigene Sichtweise einer Person auf die sie umgebende Welt und auf sich selbst.

Auch in der Gegenübertragung entstehen Repräsentanzen. Jedenfalls sollten wir die Vorstellungsbilder vom Patienten, seiner Lebenserfahrung und den wichtigen Personen seines Lebens, wie sie ständig im Laufe des therapeutischen Prozesses im Therapeuten entstehen, so verstehen. Und diese Repräsentanzen des Therapeuten sind ebenso wie die seines Patienten höchst subjektiv, dies aber im doppelten Sinne. Die Vorstellungsbilder des Therapeuten sind ständig durch die Botschaften geprägt, welche der Patient sendet, sowie durch die subjektive Repräsentation und die Vorstellungsfähigkeit des Therapeuten selbst. Auf diese Weise sind die Objektrepräsentanzen beispielsweise der Mutter, wie Patient und Therapeut sie in sich tragen, stets unterschiedlich! Das kann hinderlich sein, es kann aber den therapeutischen Prozess auch sehr befördern.

In den oben geschilderten Beispielen ist bereits zu beobachten, dass und wie die reflexive Arbeit des Therapeuten insbesondere unter Zuhilfenahme seiner Imaginationsfähigkeit komplexe Vorstellungsbilder entstehen lässt. Diese Arbeit verstehe ich als einen *Prozess des Repräsentierens* seitens des Therapeuten, wodurch nicht nur vorstellungsmäßige Standbilder einzelner Personen entstehen, sondern worin Bilder mit szenischer, d. h. interaktioneller Abfolge wie in einem laufenden Film imaginiert werden. In der Psychodrama-Arbeit wird dieser Prozess als *surplus-reality* bezeichnet (Leutz 1974, S. 119 f.), und damit wird zum Ausdruck gebracht, dass einer existierenden Realität etwas hinzugefügt wird. Wenn wir nun bedenken, dass die mental präsente, existierende Realität unserer Patienten oft eine verzerrte, unvollständige, jedenfalls irgendwie von der tatsächlichen Realität abweichende ist, weil unbewusste Zusammenhänge daran hindern, die ganze Wirklichkeit des erinnerten Lebens zu kennen, dann mag deutlich werden, welche Chance die Fähigkeit des Therapeuten, *surplus-reality* zu imaginieren, dem therapeutischen Prozess hinzufügt. In den oben geschilderten Hypothesenbildungen wurde bereits dargestellt, wie man sich diese Arbeit des Therapeuten vorstellen kann.

Repräsentieren der Gegenübertragung bedeutet also, von den im Therapeuten auftauchenden Gefühlen, Affekten, Stimmungen und den damit verbundenen spontanen Fantasiebildern und/oder -szenen in dem Sinne Gebrauch zu machen, dass daraus mit Hilfe des biografischen Wissens und der verfügbaren metapsychologischen Theorien hypothetische Konstrukte entwickelt werden, welche der erzählten Geschichte des Patienten fehlende Links hinzufügen, die in der Lage sein können, in seinem Unbewussten verborgene Wirklichkeit aufzuspüren, um auf diese Weise ein kompletteres, wenn auch komplexeres Ganzes der Lebensgeschichte des Patienten entstehen lassen zu können.

Die Arbeitsschritte der Symbolisierung, Mentalisierung und der Repräsentation erfolgen – und darauf hinzuweisen ist wichtig – als emotional-mentale Arbeit des Analytikers bzw. Therapeuten im Hintergrund seiner dialogischen Arbeit mit dem Patienten, bevor (!) sie ins Wort und damit in den konkreten therapeutischen Ablauf gebracht werden. Diese Arbeitsschritte münden ein in die Hypothesenbildung und fließen danach in die konkrete dialogische Arbeit mit dem Patienten ein. Die Realitätsprüfung der Hypothesen und ggf. das Durcharbeiten von deren Inhalt schließt sich dann im konkreten Arbeitsprozess an. Das darzustellen ist nicht mehr Inhalt dieses Kapitels, ist aber in seinen einzelnen Schritten in Kapitel 9 bei Elke Reinken zu finden.

Zum Schluss

Achtsamkeit, Symbolisieren, Mentalisieren und Repräsentieren der Gegenübertragung erlauben es, so mein Grundverständnis von der kontinuierlichen emotional-mentalen Hintergrundarbeit des Therapeuten, während des therapeutischen Prozesses in ständig wiederholten und zumeist sehr kleinen Schritten Facetten, Aspekte und auch größere Zusammenhänge des Gegenwartsunbewussten des Patienten in verbalisierbare Arbeitshypothesen umzuwandeln und sie dialogisch zu bearbeiten. Ich habe anhand der Fallbeispiele dargestellt, wie ich diese Arbeitsschritte in verschiedenen Situationen meiner Praxistätigkeit handhabe. Im Laufe der Jahre meiner Arbeit als Psychoanalytiker hinter der Couch, als Psychotherapeut im Sessel gegenüber und als Supervisor im Einzel- sowie Gruppensetting bin ich zu der Überzeugung gelangt, dass sich diese Arbeit mit der Gegenübertragung in generalisierender Weise beschreiben lässt, obwohl es sich dabei um eine höchst individuelle Arbeit handelt, bei der manchmal sehr persönliche und intime Inhalte wie die eigene Destruktivität, Sexualität oder der persönliche Narzissmus des Therapeuten eine große Rolle spielen.

Weil aber nach meiner Kenntnis der Literatur diese mentale Arbeit der Analytiker und Therapeuten, die im Hintergrund der konkreten dialogischen Arbeit geleistet wird, bislang nur wenig beschrieben wird, bin ich zu der Überzeugung gelangt, dass es an der Zeit ist, sich daran zu trauen, über diese enorme Leistung, die so vielfältig in den meisten Psychotherapien und -analysen vollbracht wird, systematisch zu berichten. Ich hoffe, damit einen Beitrag leisten zu können für lernende PsychotherapeutInnen und alle PsychodynamikerInnen, denen die Entwicklung einer kohärenten Fühl-, Denk- und Arbeitsweise für dieses Verfahren Probleme bereitet, die ihnen aber wichtig ist.

Wenn wir uns bewusstmachen, dass die Prozesse der Achtsamkeit, des Symbolisierens, Metaphorisierens, Mentalisierens und Repräsentierens emotional-mentale Abläufe sind, die im Alltagserleben eines jeden Menschen permanent stattfinden, weil sie im Zentrum der Ich-Funktionen des Selbst stehen, und die uns erst den Vollzug des Alltags ermöglichen, dann können wir ermessen, welche Bedeutung dieser Umgang mit der Gegenübertragung für den psychotherapeutischen bzw. -analytischen Prozess hat.

► Es ist mir wichtig zu betonen, dass die explizite dialogische Arbeit mit PatientInnen nicht allein dadurch wirksam ist, dass sie eben explizit ist und per ›Deutungsarbeit‹ erfolgt. Vielmehr ist es die implizit wirksame Erfahrung im vertrauensvollen Miteinander einer intersubjektiven Beziehung, die zur Folge hat, dass sich die Prozessabfolge: *Achtsamkeit – Symbolisieren – Mentalisieren – Repräsentieren, unter Einschluss des Metaphorisierens* als ein inneres Arbeitsmodell ›langsam einschleicht‹, d.h. per Identifikation übernommen wird. Mit der identifikatorischen Übernahme dieser Prozessabfolge mentaler Arbeit geht ein wesentlicher Reifungsschritt des Selbst einher.

Oder, wie ein Patient mir einige Jahre nach der Behandlung einmal am Telefon sagte: »Ich hab durch Sie erst gelernt, auf meine Gefühle zu achten und darüber nachzudenken. Das war das Beste, was mir passieren konnte.«

Zum Abschluss möchte ich eine meiner Patientinnen zu Wort kommen lassen, die Jahre nach dem Ende ihrer Behandlung noch einmal den Kontakt zu mir aufnahm und mir per E-Mail schrieb:

»Ich bin Ihnen sehr dankbar, dass Sie mich wieder laufen gelernt haben. Wenn Sie mich heute, Jahre nach unserer Therapie, fragen: ›Wie gehen Sie heute mit dem Missbrauch um?‹, so antworte ich Ihnen aus vollster Überzeugung: »Ich bin ein Paralympic.« Einem Paralympic wächst sein Bein auch nicht nach, aber er hat gelernt, dieses Unheil als solches anzunehmen, und es gehört nun mal zu seinem Leben. Trotz seiner Einschränkung hat er gelernt, zur Höchstform aufzulaufen und das Beste aus seinem Leben zu machen. Auch wenn sein Bein manchmal noch etwas schmerzt, wenn die Stürme des Lebens über ihn hinwegbrausen, weiß er, dass irgendwann die Sonne wieder scheint, der Phantomschmerz nachlässt und er wieder die Hürden des Lebens überwinden kann. Ich bin dieser Paralympic und Sie waren mein Trainer. Dafür bin ich Ihnen stets dankbar.«

Zusammenfassung und Schlussgedanken

1. Der rote Faden der Praxis der psychodynamischen Psychotherapie

Für das grundlegende Verständnis des Basiskonzepts, wie es der Behandlungspraxis unserer Methode zugrunde liegt, ist es sinnvoll und notwendig zugleich, zum Abschluss des ersten Teiles unseres Buches den ›roten Faden‹ des komplexen Gedankenganges aufzuzeigen, der allen Anwendungen der psychodynamischen Methode gemeinsam ist.

Dazu muss der Blick zunächst auf das *Konzept des Selbst* gerichtet werden. Denn das Verständnis der entwicklungspsychologischen Zusammenhänge, die zur Reifung und lebenslangen Weiterentwicklung des Selbst führen, stellt das zentrale Wissen zur Verfügung, worauf die Behandlungspraxis letztlich gründet. Vergegenwärtigen wir uns noch einmal:

Das konstitutionelle Selbst, mit dem ausgestattet das Kind geboren wird, verfügt

1. über angeborene Prinzipien der Selbstorganisation seiner Struktur,
2. über angeborene Fähigkeiten, Kontingenzen (Verknüpfungen von Ereignissen) zu entdecken,
3. über eine primäre Aktivität, ausgehend von
4. primären Affekten, über das Bedürfnis nach
5. Selbstwirksamkeit sowie
6. über die Fähigkeit zur
7. Bindung.

Mit dieser einerseits bereits umfassenden psychischen Ausstattung und seinem andererseits primären Unvermögen, selbst und allein sein Überleben zu sichern, ist das Kind auf eine *Beziehung* angewiesen, die nicht allein seine physische Existenz sichert, sondern die darüber hinaus seine körperliche und seelische *Entwicklung* fördert. Auf diese Beziehung ist das Kind bei seiner Geburt vorbereitet: Es ›kennt‹ die Mutter, als sei es sie selbst, indem ihm ihre physiologischen Grundrhythmen, ihre Stimme, ihr Geruch u.a. selbstverständlich sind. Die Mutter-Kind-Dyade ist im Moment der Geburt bereits mit einer rudimentären Grundausstattung existent und ›liefert‹ all das, was das Kind zur Reifung fortan benötigt.

Das alles heißt: Um das Überleben und die Reifung des kindlichen Selbst – verstanden als ein komplex strukturiertes System, das Soma und Psyche reguliert – zu sichern, ist das (allein dem Tod geweihte) Kind auf eine Beziehung angewiesen, die Soma und Psyche all das zur Verfügung stellt, was für die Entwicklung des reifen Selbst notwendig ist. In diesem Verständnis ist die Beziehung die conditio sine qua non, welche die Reifung des Selbst gewährleistet.

Dieser Zusammenhang stellt den Ausgangspunkt für die Überlegung dar, was eine psychodynamisch verstandene Psychotherapie anbieten muss, um therapeutisch, d.h. *transformativ* wirksam zu sein. Dem gegenüber muss die Mutter-Kind-Beziehung (verstanden als Prototyp der Beziehungen) ›lediglich‹ *reifungsfördernd* wirksam sein.

Um die ›Basics‹ der Behandlungspraxis zu erfassen, gehe ich davon aus, dass sie die gleichen ›Basics‹ enthalten muss, wie die gelingende Mutter-Kind-Beziehung sie enthält, *plus* einem *›Etwas-Mehr*, um nicht nur reifungsfördernd, sondern eben transformativ wirksam zu sein.

In Kapitel 4 (»Das Selbst. Struktur, Störung und relationaler Komplex«) ist sehr komprimiert beschrieben worden, welche Beiträge die Mutter ebenso wie weitere, die Reifung des Kindes fördernde Pflegepersonen leisten, damit das Selbst im ersten Lebensjahrzehnt in seinen Grundzügen reift. Es sind vor allem die Fähigkeiten der Selbstwahrnehmung, der Selbstregulation, der Kommunikation, der Symbolisierung, der Mentalisierung, des Kontextualisierens und damit einhergehend der Repräsentation, die vom Kind im steten Austausch mit den Pflegepersonen erworben werden. Das Kind ist auf all das angewiesen, damit sein Selbst sich in Richtung seiner Reifung entwickelt.

Ferner wird im 4. Kapitel verständlich, dass der *Organisation des Systems Selbst* Prinzipien zugrunde liegen, welche diese Aufgabe aufgrund angeborener Fähigkeiten selbsttätig und ohne Zutun der Pflegepersonen leisten. Und mehr noch: Diese Prinzipien bewirken, dass gerade die *Interaktion* mit den Pflegepersonen abgespeichert, repräsentiert wird. Das Kind erfasst den Handlungsdialog auf implizite Weise – also ohne ihn ›erklärt‹ zu bekommen – und lässt das Erfasste zu einem Teil seines – nicht bewussten – Wissens werden: Implizites Beziehungswissen prägt in der Folge das Selbst im Hintergrund des bewussten Gewahrseins seiner selbst.

Diese beiden Faktoren, der Beitrag, den Pflegepersonen zur Reifung der Fähigkeiten des Selbst beisteuern, und die Bedeutung, welche das implizite Beziehungswissen für das Selbsterleben des Kindes hat, sind für die ›Basics‹ der Behandlungspraxis wichtig. Denn:

1. Einen ähnlichen Beitrag, wie Pflegepersonen ihn leisten, stellen auch Psychotherapeuten zur Verfügung.
2. Das in der Kindheit erworbene implizite Beziehungswissen erfassen Psychotherapeuten – zumindest partiell – per Gegenübertragung.
3. Und dass Psychotherapeuten ihrerseits implizit wirksam werden, geschieht aufgrund der angeborenen Prinzipien der Organisation des Selbst ›von allein‹.

Im 6. Kapitel habe ich beschrieben, dass und wie im psychotherapeutischen Prozess mit den Mitteln der *Achtsamkeit, Symbolisierung, Mentalisierung, Kontextualisierung* und *Repräsentation* eine zentrale Arbeit geleistet wird. Sie hat große Ähnlichkeit mit jenen endlos vielen Mikroschritten, welche Mutter und Kind in den ersten Lebensjahren gemeinsam gehen. Und es sei daran erinnert, dass sich der damit einhergehende Entwicklungsprozess bei weitem nicht allein dadurch vollzieht, dass dabei *Worte* gewechselt werden. Vielmehr gilt für die *gesamte Abfolge* der dabei gemeinsam gemachten Schritte, dass diese und die damit einhergehende Haltung, Stimmung und Atmosphäre in der Beziehung als implizites Beziehungswissen ins Selbst aufgenommen werden.

DAS stellt *eines* der drei Elemente der ›Basics‹ psychotherapeutischer Behandlungspraxis dar.

Psychotherapeuten arbeiten mit der Gegenübertragung (Kap. 5 und 6). Sie dient dazu, nicht bewusstes und unbewusst gewordenes Interaktionserleben zu erfassen. DAS ist jenes *zweite basale Arbeitsmittel*, mit dem Therapeuten im Unterschied zur primären Pflegeperson solches Selbsterleben erspüren und erfassen, das einst dazu geführt hat, dass im Zuge der Entwicklung des Selbst maladaptive und/oder pathogen wirksame Strukturen entstanden sind (s. Kap. 4). Die Arbeit mit dem Patienten an solchen Zusammenhängen ermöglicht jenes o. a. ›Etwas-Mehr‹, als es Eltern- und Pflegepersonen-Beziehungen mit dem Kind vermögen. Die *Arbeit mit der Gegenübertragung* ermöglicht in ihrer steten Wiederholung Mikroschritte transformativ wirkender Interventionen, die aufgrund verbaler

Botschaften explizit wirksam sein können, die aber aufgrund der szenischen Eingebundenheit in die situative Beziehungsgestalt (Stimmung, Atmosphäre u.a.) zu dem führen kann, was oben ausführlicher beschrieben wurde: Now Moment, Moment of Meeting, Zwei-Personen-Unbewusstes, kreatives Unbewusstes. Durch diese szenischen Phänomene wird dieser Modus der Arbeit zum Bestandteil des in der therapeutischen Dyade erworbenen impliziten Beziehungswissens. – Dieser Modus der Arbeit hat Ähnlichkeiten mit Momenten in der Mutter-Kind-Dyade, wenn die Mutter spielend, umsorgend, beobachtend und reflektierend mit dem Kind beschäftigt ist und darüber mit ihm spricht. Ähnlich lässt die intersubjektive Beziehung emotional geladene Momente entstehen. Und im Unterschied zur Mutter-Kind-Beziehung stellt die Arbeit mit der Gegenübertragung die Beobachtung und Reflexion *pathogen wirksamer* Gefühlsmomente verbal zur Verfügung.

Schließlich gehört noch ein *drittes Element* psychodynamischen Arbeitens zu den ›Basics‹ der Behandlungspraxis. Es wird im 5. Kapitel beschrieben: Stark abstrahiert kann man diese Arbeit als *Kontextualisieren* bezeichnen. Es werden die kontextuellen Zusammenhänge zwischen aktuell bewusstem Erleben und erfahrener Lebensvergangenheit hergestellt. Damit wird – bezogen auf das Verständnis der Entwicklung des Selbst – das *empirisch-kategoriale Selbst* adressiert und dem Patienten ermöglicht, sein Selbsterleben szenisch, emotional und reflexiv in den Zusammenhängen der Beziehungserfahrungen seines bisherigen Lebens zu erfassen. – Auch diese gemeinsame therapeutische Arbeit ist ein »Mehr« als in Eltern-Kind-Beziehungen reflexiv geleistet wird. Gleichwohl greift auch diese Arbeit – in der darin enthaltenen Selbstreflexion – Elemente auf, welche die Grundstruktur des Selbst, die Relation zwischen dem *Selbst als mentaler Akteur* und dem *erlebenden Selbst*, betreffen und reifen lassen.

Diese drei Elemente psychodynamischer Arbeit als ›Basics‹ zu beschreiben hat einen doppelten Sinn. Zum einen soll damit deutlich werden, dass ihnen ein qualitativ ähnlich reifungsförderndes Potential innewohnt, wie dies in der Mutter-Kind-Dyade der Fall ist. Zum anderen soll deutlich werden, dass demgegenüber in der therapeutischen Beziehung eine Schwerpunktverlagerung der Aktivität des Therapeuten insofern erfolgt, dass er sein Augenmerk auf maladaptive und pathogen wirksame Aspekte der Selbstorganisation seines Patienten richtet und damit *transformativ* wirksam sein will.

Ich denke, dass es für Therapeuten von grundlegender Bedeutung ist zu erkennen, dass und wie ihre Beziehung und Arbeit Gemeinsamkeiten mit den Modi der Wirksamkeit der frühen Mutter-Kind-Dyade hat. Aber es muss doch immer klar sein, dass die therapeutische Beziehung einem *transformativen* Zweck dient. Aus diesem Grund wird in den vorangehenden Kapiteln betont, dass die dialogische Beziehung der Therapeut-Patient-Dyade stets begleitet sein muss von der *stillen emotional-mentalen Arbeit* des Therapeuten. Denn sie ist es, die das Potential birgt, aufzuspüren und herauszufinden, dass und wie eine Transformation seines Selbst dem Selbsterleben des Patienten guttun könnte.

Zum Abschluss des 1. Teils dieses Buches: Bei ihrer stillen emotional-mentalen Arbeit greifen TherapeutInnen außer den genannten auf weitere sehr verschiedene Theorien und Modellvorstellungen zu und lassen sich davon in ihrer Arbeit leiten. Damit setzen sie – bildlich gesprochen und nach meinem Eindruck – oberhalb der ›Basics‹ an. Die Arbeit mit den komplexen Theorien der Triebtheorie, der psychoanalytischen Selbstpsychologie, der Ego-State-Therapie, des Modells vom ›Inneren Kind‹, der Traumatherapie u. v. a. m. stellt den jeweils damit arbeitenden TherapeutInnen ›Denkräume‹ zur Verfügung, die dabei behilflich, ja oftmals unverzichtbar sind, im unübersichtlichen psychischen Geschehen des Patienten und in der therapeutischen Beziehung eine Ordnung und Orientierung zu finden. Denn die vielfältige Psychopathologie der verschiedenen Krankheitszustände (neurotische Konflikte, strukturelle Störungen des Selbst, Borderline-Störungen, Trauma-Folgen, transgenerationale Weitergaben schwerer Störungen des Selbsterlebens, depressive und psychotische Erkrankungen) erfordert in der Praxis Möglichkeiten des therapeutischen Vorgehens, die mit den Mitteln der ›Basics‹ allein nicht zu bewältigen sind. Von den Herausforderungen, die Therapeuten bei solchen Erkrankungen zu meistern haben, und wie das gelingen kann, berichten wir im zweiten Teil dieses Buches.

Solange es im Pluralismus psychoanalytischer und psychodynamischer Theorien noch keine wissenschaftlich abgesicherten Denkmodelle nach dem Motto »So geht's!« gibt, macht es m. E. Sinn, einiges Wenige wie die hier vorgestellten ›Basics‹ in Übereinstimmung mit einigen (eingangs benannten) Forschungsbefunden als wirksame, psychotherapeutisch transformative Maßnahmen anzusehen. Und wenn – wovon wir ausgehen – die Annahme zutrifft, dass das Selbst des Menschen über angeborene Prinzipien der Selbstorganisation verfügt und dass diese lebenslang wirksam sind, dann können Psychotherapeuten darauf bauen, dass es mit Hilfe dieser ›Basics‹ gelingt, gemeinsam mit dem Patienten einige Hindernisse in seinem Selbst so zu mobilisieren oder gar zu beseitigen, dass dessen Selbstorganisation wieder ungestörter im Sinne seiner Konstitution oder seines wahren Selbst im Sinne von Winnicott wirksam werden kann.

2. Die *Basics der Praxis* der psychodynamischen Psychotherapie

1. Der therapeutische Dialog der psychodynamischen Psychotherapie
bezieht die Kraft seines Voranschreitens daraus, dass zwei Elemente der therapeutischen Arbeit beider gleichwertig nebeneinanderstehen:

- **die intersubjektive Beziehung,** in der zwei emotionale Welten miteinander in Kontakt treten, miteinander vertraut und verbunden werden und einander zunehmend implizit erfassen, sowie die
- **psychisch-reflexive Arbeit,** die beide im gemeinsamen Dialog leisten.

Aus dieser gemeinsam geteilten, prozesshaft wiederholten Arbeit entsteht die implizite Wirkkraft der psychodynamischen Psychotherapie.

2. Das Modell vom therapeutischen Dialog
besteht im Erleben und gemeinsamen Gestalten der Beziehung und im dialogischen Reflektieren des Narrativs und der Szene.

Dabei fällt dem Therapeuten die Aufgabe zu, mittels

- Achtsamkeit, Symbolisieren, Mentalisieren und Kontextualisieren die
- Beziehung, Übertragung und Gegenübertragung im Kontext zu kommunizieren.

Dem Patienten fällt die Aufgabe zu,

- Psychisches in sich wahrzunehmen, zu symbolisieren und zu reflektieren,
- um es auf diese Weise in das Selbst-System zu integrieren und zu repräsentieren, d.h. es zu neuen Zeit- und Sinnzusammenhängen und zu bildhaft-szenischen Vorstellungen im Lebenskontext zusammenzufügen.

Das ist ein gleichzeitig implizit und explizit erfolgender Prozess.

3. Während des therapeutischen Dialogs
wird das mikroepisodische Geschehen während der Sitzung vom Therapeuten

- im Entstehen-Lassen von Resonanzphänomenen und Gegenübertragung sowie
- in der Haltung sorgfältiger Wahrnehmung (= Achtsamkeit, s. o.)

erfasst und symbolisiert (= Holding) und zur Mentalisierung vorbereitet (= Containment). Der Prozess seiner Mentalisierung erfolgt in zwei Schritten,

- dem Auftauchen-Lassen von Assoziationen, Fantasien und Erinnerungen (= Reverie = Mentalisierung im Als-ob-Modus)
- und der an Beziehungskontexten orientierten Reflexion.

Das sind die einzelnen Schritte der *stillen emotional-mentalen Arbeit* des Therapeuten, die in der Regel der dialogischen Arbeit vorhergehen, aber auch parallel zu ihr erfolgen. Diese Arbeit ist für das Gelingen des therapeutischen Prozesses gleichermaßen zentral wie essenziell.

4. Im therapeutischen Dialog
wird das vom Therapeuten per Achtsamkeit Wahrgenommene

- zur Sprache gebracht (= symbolisiert) und
- gemeinsam dialogisch so bearbeitet, dass beide die emotional-affektive Dimension dessen erfassen und erfahren können.

In einem anschließenden Schritt erfolgt

- die kontextualisierende Arbeit am emotionalen Geschehen im Moment der Sitzung in *gemeinsamer* Reflexion.

Es ist wichtig zu verstehen, dass mit dieser Arbeit schrittweise eine *gemeinsame emotional-mentale Bewegung* der Auseinandersetzung von zahllosen Mikromomenten der emotionalen Phänomene während der Sitzung (in klassischer Diktion: Übertragung) hin zum makroskopischen Zusammenhang der individuellen psychodynamischen Erfahrungswelt des Patienten erfolgt.

5. Mentalisieren und Kontextualisieren

Nur wenn es dem Therapeuten gelingt,

- sich in der Haltung der Resonanz vom Patienten *affizieren* zu lassen und dem in sich auftauchenden Affekt standzuhalten,
- wenn er dann assoziative Bilder auftauchen lässt und diese im Als-ob-Modus seiner Mentalisierung (Reverie) *halten* kann
- und wenn er sich dann von Affekt und Bild so weit *distanzieren* kann, dass eine Reflexion darüber möglich wird,

kann die gemeinsame Suche nach Zusammenhängen im Kontext der Beziehungserfahrung im Lebensverlauf des Patienten beginnen; dabei kann die Besinnung des Therapeuten auf ähnliche, eigene Erfahrung hilfreich sein.

Das ist das Grundmodul der stillen emotional-mentalen Arbeit in intersubjektiver Beziehung mit Hilfe kontextualisierender Mentalisierung.

6. Die strukturbezogene Arbeit

verfolgt das Ziel, auf das Strukturniveau des Selbst einzuwirken.

Das erfordert – im bislang üblichen Verständnis der Methode – die Deutung maladaptierter psychischer Funktionen, insbesondere unbewusster defensiver Abwehrmaßnahmen des Patienten. Aber …

… wichtiger als die Deutung, weil therapeutisch wirksamer, ist die Arbeitsweise des Therapeuten, in der

- Achtsamkeit, Symbolisierung,
- Mentalisierung und Repräsentation

als *kontinuierlich* wiederholte Schrittabfolge stattfindet. Sie löst unbewusste Prozesse in Mikroschritten auf.

Nota bene: Die *Arbeitsweise* ist anders wirksam als die *Deutung,* nämlich implizit! Und sie ist es, die im Verlauf der Behandlung im Selbst des Patienten repräsentiert wird.

7. WAS wirkt in der psychodynamischen Psychotherapie?

- Die dialogische Arbeit des Paares,
- die intersubjektive Qualität der Beziehung
- sowie die stille emotional-mentale Arbeit des Therapeuten

entfalten erst in ihrem steten gemeinsamen Miteinander die transformative Wirkung der psychodynamischen Psychotherapie.

Das wird dadurch möglich, dass die psychodynamische Psychotherapie dem Patienten beständig

- die Qualität einer sicheren Bindung,
- ein Holding seiner unerklärlichen oder unerträglichen Emotionen und inneren Bilder,
- ein Containing seiner affektiven Spannungen
- und schließlich deren Mentalisierung

bietet.

8. WIE wirkt die psychodynamischen Psychotherapie?

Das – inhaltlich stets miteinander verbundene – parallele Ablaufen von

- dialogischer Arbeit und
- stiller emotional-mentaler Arbeit
  (die sowohl Therapeut als auch Patient *je für sich* leisten!)
  entfaltet eine doppelte Wirkung:

- *Der explizite Text* der dialogischen Arbeit setzt eine Umstrukturierung des kognitiv (in den Substrukturen des kategorialen und biografischen Selbst) Gewussten in Gang.
- *Die implizit erfasste Botschaft* der miteinander geteilten emotional-mentalen Arbeit und Erfahrung setzt einen strukturellen Wandel der psychischen (Ich-) Funktionen und der Interaktionsrepräsentanzen des Selbst in Gang.

Damit entfaltet eine gelingende psychodynamische Psychotherapie ihre transformative Wirkung auf explizite und auf implizite Weise, indem die selbstorganisierenden Prinzipien des Selbst die Ergebnisse der vielen gelingenden Mikroschritte dieser Arbeit autonom in dessen Struktur abspeichern (vgl. Kap. 4) und so Schritte der *Reifung des Selbst* bewirken.

2. TEIL

Berichte aus den Werkstätten psychodynamischer PsychotherapeutInnen

Prolog

MICHAEL KLÖPPER

Die Macht relationaler Komplexe: »... das kann mich jederzeit wieder umhauen!«

Fünf grauhaarige Psychotherapeutinnen und Psychotherapeuten treffen sich zum letzten Mal im Jahr zur Intervision und verfallen ein wenig ins Sinnieren über sich, ihr Alter und den Lauf der Zeit. Mit einem Schmunzeln, in dem sich Rat- und Lustlosigkeit mit Neugier mischen, offenbaren sie einander ihre hin und her gerissenen Gedanken und Gefühle über den Ausstieg aus dem Beruf und den Einstieg ins Rentnerleben. Die soziale Absicherung spiele ja dank Rente und Versorgungswerk keine Rolle mehr! Und – achselzuckend – ›ach ja!‹, ein sozialer Abstieg wie vor 100 Jahren sei – zumal für Frauen – nicht zu befürchten. »Ja, der Blick zurück ins letzte Jahrhundert kann einen schon das Gruseln lehren ...«

Der Blick der fünf schweift für einen Moment assoziativ ab auf das unvorstellbare Leid, das zwei Weltkriege und der Holocaust den Völkern der Welt gebracht haben. Sie sind sich unausgesprochen einig, dass unter ihnen nicht erwähnt zu werden braucht, dass sie diese Zeit noch unmittelbar oder auch deren Nachwehen als Kleinkinder miterlebt haben. Es braucht ebenso nicht gesagt zu werden, dass für die Generation ihrer Eltern Tod, Vertreibung und Flucht sowie demütigende Erniedrigungen zum Teil des Lebens geworden waren. Damals gehörten vielfältigster Missbrauch für Frauen und geschundene Knochen und Seelen für die Männer noch zum Alltag. Es ging für diese Generation oft nur ums Überleben, nicht darum, gehört oder gesehen zu werden. Nur das »Weiter« zählte. Stehen bleiben hätte Tod bedeuten können.

Der *Rahmen* drängt zur Arbeit. Zweimal 90 Minuten stehen zur Verfügung und dringende Fälle bedürfen der Supervision.

> Frau N. hat ein Problem mit einer jungen dunkelhäutigen Frau. »Eine schöne Frau! Sie kann sich nicht vorstellen, sich von mir zu trennen. Das wäre ihr Untergang, sagt sie. Aber ich will doch spätestens im kommenden Frühjahr meine Praxis schließen. Wie soll das gehen?« Sie kenne die Patientin schon seit einer Reihe von Jahren. Sie komme immer mal wieder zu einer Beratung und sei dann wieder weg. Sie habe sich sooo gut entwickelt, habe aktuell eine leitende Position im akademischen Betrieb. Sie sei im Alter von drei Wochen von ihren Eltern adoptiert worden. Die Eltern hätten das recht gut gemacht, obgleich beide im selbständigen Betrieb sehr engagiert waren. Die Adoptivtochter habe lernen müssen zu funktionieren. Gut zu funktionieren! Wie eine Medaille hätten die Eltern die Erfolge der Tochter vor sich hergetragen. Aber das sei alles zusammengebrochen, als die ältere Adoptivschwester erkrankt und schließlich verstorben sei. Zwar habe sie weiterhin funktioniert, aber Leere und Sinnlosigkeitsgefühle hätten zunehmend von ihr Besitz ergriffen. In den Jahren der Psychotherapie habe sie ihr Abitur absolviert, ein Studium abgeschlossen und schließlich entgegen den Vorstellungen der Eltern einen gänzlich eigenen Berufsweg eingeschlagen. Sogar eine dauerhafte Beziehung sei ihr gelungen, wenn auch ohne Kinder. Sie habe eigentlich eine gute Entwicklung genommen! Doch nun sei da diese Krise, in der sie beide nicht wüssten, wie die *Trennung* der beiden voneinander gelingen könne, wie die Patientin auf ihre Therapeutin verzichten könne.

Die kleine Gruppe lässt die Schilderung des Falles und auch die Art, wie Frau N. ihn vorträgt, auf sich wirken. Es falle auf, sagt die eine, dass sie von *Trennung* wie von einer *Katastrophe* spreche. So, als wäre danach einfach alles zu Ende. Als könne man sich dann nicht mehr vor dem Absturz in Leere und Sinnlosigkeitsgefühle retten. Allerlei Einfälle zu Möglichkeiten einer guten Trennung werden nun in der Gruppe geäußert und Lösungsvorschläge eingebracht. Doch nichts davon erscheint Frau N. aussichts- oder hilfreich. Vielmehr verstummt sie langsam. Ihr Gesicht erstarrt! Was denn so schlimm sei an Trennung, wird in der Gruppe gefragt. Ihr Kopf ist jetzt auf die Brust gefallen, der Körper bebt sichtlich, bis schließlich ein stilles Weinen in ihr beginnt, das langsam heftiger wird.

Erst nach einiger Zeit in nun offensichtlichem Schmerz kann sie von ihrem eigenen Schicksal als Kind unmittelbar nach dem Krieg berichten, von den bis in die Schulzeit anhaltenden, wiederholten *Trennungen* von ihren Eltern und von den Unterbringungen in anderen Familien. Tief bewegt hören die anderen jetzt zu. Behutsam ermutigen sie jetzt Frau N. auszusprechen, welche Gefühle, Erinnerungen, Bilder und Erfahrungen in ihrem Weinen eingeschlossen sind. Die Vertrautheit der seit über zehn Jahren zusammenarbeitenden Kolleginnen und Kollegen ermöglicht es Frau N. nun, über Trennung, Verlust, Angst, Leere und Sinnlosigkeitsgefühle in ihrer Kindheit zu sprechen. Aber nach einiger Zeit kann sie auch über die Kehrseite dieser tief schmerzhaften Erfahrung sprechen, über Erfahrungen von Sicherheit, Kontinuität, Vertrauen und emotionaler Aufgehobenheit in Beziehungen. All das hat Frau N. in ihrem Leben tatsächlich gefunden. Unverbrüchlich! Indem sie sich das in Erinnerung ruft, findet sie langsam zu sich, zu ihrem Leben als erwachsene Frau und zu ihren Fähigkeiten als erfahrene Therapeutin zurück. Die Macht der Gefühle und Erfahrungen in ihren ganz persönlichen *relationalen Komplexen* ebbt ab. Erleichtert kann sie wieder als Kollegin in den Kreis der Gruppe eintreten und vermag bald mit den soeben noch so intensiv erlebten Bildern und Gefühlen reflexiv zu arbeiten. Jetzt können Vorstellungen davon in ihr auftauchen, wie Schritte der Trennung der beiden aus der therapeutischen Beziehung heraus möglich erscheinen.

Einige Zeit später beginnt Frau S. von ihrem Fall zu sprechen. Beschwichtigend sagt sie in die Runde, dass sie nicht viel Zeit benötige. Es gehe ihr lediglich darum, besser begreifen zu können, warum sie mit psychotischen Patienten so schlecht arbeiten könne. Bei diesen gerate sie – »wie auf Glatteis« – in Unsicherheit. Sie könne dann ihre Position nicht halten und wisse oft nicht mehr, worum es geht. Wenn sie in solche Zustände komme, drohe sie, sich »schuldig zu fühlen«, weil sie nicht richtig aufpassen und sagen könne, wo es langgeht. Das sei ganz furchtbar! Eigentlich kenne sie sich doch in solchen Gefühlsverfassungen aus! Sie habe damit so lange in ihrer Analyse zugebracht und schließlich mit Hilfe ihres Analytikers begreifen können, dass sich diese emotionale Verfassung schon als kleines Kind an der Seite ihrer Mutter gebildet hätte. Diese sei zeitlebens in unterschiedlich schwerem Ausmaß depressiv gewesen und sie habe sich dann an deren Seite für das Wohlergehen der Mutter allein verantwortlich gefühlt. Aber immer wieder habe es Phasen und Momente gegeben, in denen sie überhaupt nicht mehr gewusst habe, was in der Mutter vorgeht. Dann sei sie in schier unerträgliche Abgründe von Schuldgefühlen, Angst und Verzweiflung geraten, für die sie sich dann auch noch ganz allein verantwortlich gefühlt habe. Jetzt, wo sie sich daran im Zusammenhang mit ihrer Patientin erinnere, habe sie genug Abstand und Kraft, nicht erneut in eine Wiederauflage dieser kindlichen Gefühle zu geraten. Und sie fühle sich gerade hier in der Gruppe in ihrer Rolle als erfahrene Therapeutin und erwachsene Frau sicher genug, um nicht abzustürzen in jene unerträglichen Gefühlswelten ihrer Kindheit. Aber sie habe immer mal wieder das Gefühl: »Das kann mich jederzeit wieder umhauen!« Erfahrungen, wie sie sie mit ihrer Mutter gemacht habe, »bleiben für ewig! Die wird man nicht wieder los. Man kann nur lernen, damit umzugehen. Aber wenn sie dann doch mal wiederkommen, sind sie schrecklich!« Und sie erinnert sich an eine gemeinsame Intervisionssitzung, in der sie überrollt worden war von den emotionalen Zuständen ihres ganz persönlichen *relationalen Komplexes*, wie er einst in der Beziehung mit der Mutter entstanden war.

Diese nunmehr zweite Selbstoffenbarung in der Runde öffnet psychische Schleusentore. Ein »Ja, das kenne ich auch!« lässt bei dem einen die Geschichte seiner Mutter auftauchen, die lebenslang panische Angst hatte, erneut wie einst im Krieg in die Psychiatrie zu kommen. Ihr Leben sei durch wiederholte, unterschiedlich intensive psychotische Episoden geprägt gewesen. Aber alle in der Familie hätten die Krankheit der Mutter verschwiegen. Wie lange habe er an gruseligen Panikzuständen gelitten, ehe er begreifen konnte, wie diese mit den verborgenen psychotischen Zuständen der Mutter zusammenhingen.

Sogleich betritt bei einem anderen seine psychotisch-verrückte Familie gleichsam den Raum. Er erklärt, warum er so kompetent und angstfrei im Umgang mit »verrückten« Menschen sei. Beide führen diese Lebenserfahrungen nicht weiter aus, lassen aber wie bereits Frau S. keinen Zweifel daran, dass auch sie während ihres Lebens in der Kindheit komplexe emotionale Zustände in sich aufgenommen haben, *relationale Komplexe*, deren erneutes Auftauchen sie ebenfalls »jederzeit wieder umhauen« könnte. Eine Stimmung von Verblüffung und Erleichterung breitet sich in der Gruppe aus. Derart intim waren sie bislang noch nicht miteinander gewesen, sich gegenseitig so mitzunehmen in das abgründige Erleben, das sie in sich tragen.

An dieser Stelle lässt ein Blick zurück auf die anfänglichen Assoziationen der fünf am Beginn ihrer Zusammenkunft die Annahme zu, dass in ihren Einfällen zum Altern sowie zu den sozialen Zuständen und Kriegsereignissen im letzten Jahrhundert auf implizit-resonante Weise eine intersubjektive Verbundenheit entstanden war, welche die individuellen Besonderheiten des eigenen Kindheitserlebens an die Oberfläche der Erinnerung gedrängt hat. Und man darf wohl davon ausgehen, dass so, wie es hier sichtbar geworden ist, die schwerwiegenden, oftmals traumatischen Beeinträchtigungen der Kriegselterngeneration die psychische Reifung und Gesundheit zahlreicher Kinder nachhaltig geprägt haben. Dabei sind, wie dieser kleine Ausschnitt aus fünf Lebensgeschichten zeigt, schwere Beschädigungen der seelischen Reifung von Kindern entstanden, bei denen die Eltern oft die Verursacher waren, die aber auch deswegen dazu wurden, weil sie selbst beschädigt oder gar traumatisiert durch ihr Leben stolperten. Dabei sind in den Kindern aus komplizierten Lebenserfahrungen, die kaum oder gar nicht für sie zu bewältigen waren, bleibende psychische Schäden mit *relationalen Komplexen* im unbewussten Hintergrund des Momenterlebens entstanden.

Am Beispiel der hier versammelten fünf Menschen soll gezeigt werden, welche Macht *relationale Komplexe* haben, die hervorgehen aus dem *Wechsel- und Zusammenspiel vom Sein der Eltern und der emotionalen Einstellung des Kindes auf die einstmals über Jahre hinweg wiederholte spezifische Beziehungskonstellation mit ihnen.* Der Blick auf die Kriege und die unerträglichen politischen und sozialen Verhältnisse im letzten Jahrhundert kann ermöglichen zu erkennen, dass die Ursachen psychischer Erkrankungen meist weit komplexer in Beziehungen und weiteren Zusammenhängen zu suchen sind als in einer konflikthaften Eltern-Kind-Konstellation oder in der triebhaften Ausstattung eines Patienten. Sobald es gelingt, auch das Sein und das Geworden-Sein der Elterngeneration(en) während einer Psychotherapie mit in den Blick zu nehmen, eröffnen sich für den Prozess der Bewältigung des Problems, das hinter dem Symptom verborgen ist, neue Möglichkeiten, und für den Patienten entstehen bislang undenkbare Chancen des Umgangs damit. Und nicht zuletzt entstehen auch Chancen der Versöhnung mit den Eltern.

Der Blick auf die beschriebene Gruppensituation soll aber noch einen weiteren Aspekt der Macht solcher *relationalen Komplexe* zeigen. Wir sehen darin ein relativ typisches Phänomen, das in Supervisionen häufig auftaucht, nämlich dass ein Therapeut in Kontakt kommt mit eigenen biografischen Erfahrungen, dass er von diesen unbemerkt blockiert wird und dass er in der Folge seine therapeutische Kreativität im Umgang mit dem Patienten verliert. Das Beispiel von Frau N. zeigt, dass *intersubjektive* Phänomene dafür verantwortlich sind. Die zunächst so rätselhaft erscheinende beharrliche Äußerung ihrer Patientin, mit Trennung nicht umgehen zu können, wird dadurch für die Therapeutin zum Problem, dass sie in ihrem eigenen Leben einst wiederholt die gleiche Erfahrung hat machen müssen, Trennungen (von der Mutter weg in eine fremde Familie) nicht bewältigen zu können. Und eben genau dies prägte auch die früheste, ihr jedoch unbewusste Beziehungserfahrung der Patientin in ihrer dritten Lebenswoche, nämlich mit einer Trennung von der Mutter weg in eine fremde Familie nicht umgehen zu können. In dieser therapeutischen Situation waren zwei traumatisierte Frauen erneut mit ihrem vergleichsweise ähnlichen Problem im unbewussten bzw. verdrängten Hintergrund konfrontiert, zumal eine Trennung der beiden am Ende der

Psychotherapie bevorstand. Und ohne es zu bemerken stiegen in beiden ihre jeweiligen individuellen *relationalen Komplexe* im Kontext von Trennung, d.h. Beziehungs- und Objektverlust auf. Dafür keinen Bewältigungsmodus zu haben, wurde zum gemeinsam geteilten *intersubjektiven* Erleben und blockierte den Fortgang des therapeutischen Prozesses.

Die Hilfe der Supervision bestand für Frau N. nicht darin, diese Zusammenhänge kognitiv erkennen und bewältigen zu können. Vielmehr bestand sie darin, dass im Rahmen der Supervision ein gemeinsam geteilter Raum entstand, in dem sie sich ihrer infantilen Trennungs- und Verlusterfahrung erneut emotional öffnen konnte. Erst nachdem dies möglich gewesen war, konnte sie wiedererkennen, worin für sie inzwischen (nach umfangreicher Selbsterfahrung, als erfahrene Therapeutin und als erwachsene, verheiratete Frau im Leben stehend) schon lange die Möglichkeit besteht, die Erfahrungen und Gefühle im Kontext der Traumaerfahrung zu ertragen: in der Existenz inzwischen gewonnener sicherer Bindungen in beständigen Beziehungen. In dieser Episode zeigt sich:

Die Macht *relationaler Komplexe* kann jeden davon Betroffenen jederzeit wieder umhauen. Mit diesen Zusammenhängen, vor allem aber damit, wie sich dieser Macht begegnen lässt, setzt sich dieses Buch(-projekt) auseinander. Im folgenden, zweiten Teil unseres Buches wird in zahlreichen Details und Beispielen gezeigt, wie diese Macht mit Hilfe der *Arbeit in psychodynamischen Prozessen* gemindert werden kann, aber auch, dass trotzdem zeitlebens davon etwas übrig bleibt.

KAPITEL 7

Botschaften aus dem Bauch

Über die Einsamkeit des Therapeuten am Beginn der Behandlung

JOHANNES WARNEBOLDT

Stumm so lange
Nicht los gewagt
Farbe werfend – über Gesichter
Glitzernde Töne
In die Luft
Splittern

Tränen bei Greetsiel
Vom Wind
Über graue Steine wehend
Songtext des Autors, unveröffentlicht 2022

Meine kasuistische Darstellung bezieht sich auf die Erstgespräche mit dem hier I. genannten Patienten. Ausgewählt habe ich den Beginn dieser – auch während des Schreibens fortlaufenden – Behandlung, weil mich die anfangs verwirrende Begegnung mit diesem sichtbar leidenden Menschen sehr berührt und zu vielfältigen Reflexionen inspiriert hat. Erst in einem intensiven Mentalisierungsprozess konnte ich die mit Empathie unterfütterte Entscheidung treffen, mit diesem Patienten eine Therapie zu beginnen.

In den *kasuistischen Text* sind Reflexionen eingewoben, die ich in zwei verschiedenen Kontexten entwickelte: im Prozess der jeweiligen Stunde und zwischen den Sitzungen.

Als zweiter Teil meines Beitrags folgt auf den kasuistischen Text eine *metapsychologische Nachbetrachtung*. In deren erstem Abschnitt skizziere ich den Teil meiner schöpferischen, mentalisierenden Arbeit, der sich im Nachgang der probatorischen Sitzungen und beim Nachdenken über diese Behandlungsphase beim Schreiben dieses Textes entfaltete – Gedanken zu meinen konkreten Beziehungserfahrungen mit Herrn I. In einem zweiten Abschnitt möchte ich einige allgemeinere Überlegungen zum Thema des kreativen, auch intersubjektiven Unbewussten von Patienten und Therapeuten vermitteln. Dieser Abschnitt liegt mir besonders am Herzen, weil ich hoffe, unterstreichen zu können, in welch großem Umfang »das kluge Unbewusste« (Dijksterhuis 2010) die innere Verständnisarbeit des Therapeuten lenkt und inspiriert.

Kasuistischer Text

Der 47-jährige Herr I. vereinbarte mit mir ein Erstgespräch, weil ihm der behandelnde Facharzt für Psychiatrie und Psychotherapie im Verlauf der Akutbehandlung geraten hatte, sich einen neuen, weiterbehandelnden Psychotherapeuten zu suchen. Als Begründung nannte der Kollege die zu enge persönliche Beziehung zwischen ihm und dem Patienten. Die aktuelle Therapie hatte Herr I. begonnen, nachdem sich seine seit dem 19. Lebensjahr wiederkehrenden Magen- und Darmbeschwerden im letzten Jahr verschlechtert hatten und eine hochbelastende depressive Verstimmung dazugekommen war.

Ich begrüße den langen, schmalen Mann im Gegenlicht meines Praxisflurs. Seine spitze Nase springt mir in Verbindung mit den eingefallenen Wangen sofort ins Auge. Das blasse Gesicht mit den dunklen Ringen um die Augen und den geröteten Lidrändern unterstreicht meinen Eindruck einer unendlichen Erschöpfung. Beim Anblick von Herrn I. assoziiere ich eine lange Krankheit, die ihn auszehrt bis zum Tode, wie früher die ›schwindsüchtigen‹ Tuberkulose-Kranken. Von Beginn unserer Gespräche an begleitet mich die Vorstellung, der leger gekleidete Patient sei zu dünn angezogen, und ich verspüre den wiederkehrenden Impuls, ihm eine wärmende Decke um die Schultern zu legen.

In unserem Erstgespräch schildert Herr I., um Sachlichkeit und medizinische Detailgenauigkeit bemüht, seine Leidensgeschichte. Ich verspüre eine atemlose Hetze, die in seine Erzählung gleichsam eingewoben ist, wenn er von der aktuellen Verschlechterung seines Zustandes seit dem letzten Sommer berichtet.

In meinem Nachfragen nehme ich seinen medizinischen Fachjargon auf und versuche, eine kohärent verknüpfte Krankheitsanamnese zu erheben. Angestrengt suche ich Fakten zu identifizieren und medizinische Zusammenhänge zu verstehen. Trotz meines hartnäckigen Bemühens misslingt es mir, eine sprachlich und gedanklich nachvollziehbare Vorstellung von seiner Geschichte zu entwickeln. Stattdessen gerate ich in einen verwirrenden Wirbel aus Einzelheiten. Zum Beispiel notiere ich ohne inhaltliche Verknüpfung Namen von Psychotherapeuten und Behandlungseinrichtungen, die Herr I. im Laufe der letzten Monate kennengelernt hatte. Die Fülle der Details zum Verlauf der Magen-/Darmerkrankung seit dem 19. Lebensjahr überfordert mich. Nur »der blutige Stuhl« (Herr I., wörtliches Zitat), unter dem der Patient bei der Ersterkrankung gelitten hatte, sticht aus der nüchternen Erzählung heraus. Aber der Strom der affektentkleideten Worte reißt auch dieses plastische Detail hinweg.

Ich frage Herrn I. nach seiner Ausbildung, weil ich während des Gesprächs überlege, ob der Beginn der Magen-/Darmerkrankung mit der Schwellensituation zwischen Jugend- und Erwachsenenalter zu tun haben könnte. Die Fakten notiere ich: zwei Semester Jura nach dem Abitur, dann Schauspielschule und später Heilpraktikerausbildung. Welche innere Bedeutung es für den Patienten hatte, dass er das Studium abbrach, und weshalb er die Schauspielschule absolvierte, entgeht mir. Ohne genaue Erinnerung bin ich mir gleichzeitig sicher, der Patient habe mir etwas zu seinen Motiven für die Berufswahl erzählt. Habe ich nicht aufgepasst? Ich erlebe mich wie geistig abgeschaltet. Im Nachsinnen über meine Verwirrung in der Sitzung verstärkt sich mein Eindruck, abwesend zu sein. Auch in meinem Protokoll erkenne ich keine Struktur. Zunehmend werde ich von Müdigkeit übermannt.

Im Mittelpunkt von Herrn I.s Erleben stehen Schmerzen und seelisches Elend. Sowohl die Magen-/Darmbeschwerden als auch das Erleiden tiefster Hoffnungslosigkeit und Erschöpfung tauchen für den Patienten grundlos zu Hause oder bei der Arbeit auf. Am Ende des Gesprächs weiß ich kaum, wie Herr I. lebt und welche Beziehungen er pflegt. Nur das Theater als Arbeitsplatz und als innerer Topos für die Bedrohung der Existenz durch die Krankheit habe ich lebhaft vor Augen. Besonders belastet ihn das Bauchgrimmen während der Aufführungssituation. Er erlebe sich dann wie in einem Gefängnis, schwitzend eingesperrt im grellen, heißen Scheinwerferlicht. Drei Stunden lang könne er dann nicht weg, müsse durchhalten und leide unter der Angst zu scheitern. Zuschauer und Mitspieler bleiben unerwähnt.

Der Eindruck, von einer Fülle für mich unverständlicher Bruchstücke überwältigt zu werden, wird noch verstärkt, als Herr I. mir sowohl den Arztbrief der stationären Psychotherapie als auch eine von ihm gefertigte, mit medizinischen Fachbegriffen versehene Geschichte seiner Erkrankungen per Mail schickt.

Bei der Reflexion über diese erste Sitzung nehme ich drei sehr unterschiedlich anmutende »Zustände« oder Haltungen in mir wahr, die ich nicht unmittelbar in einem reflexiven Modus für mein therapeutisches Vorgehen fruchtbar machen konnte.

Zuerst werde ich berührt von der Gestalt und dem körperlichen Ausdruck des Patienten. Der verkörperte Kummer weckt in mir den Impuls, Herrn I. schützen, also »wärmen« und ihn bedecken zu wollen.

Die zweite Haltung entsteht in dem versachlichenden, mit Fremdwörtern gespickten, akademisch anmutenden Diskurs mit dem Patienten. Diese Haltung, die ich als komplex organisierten Teil meiner Person oder auch als *Ich-Anteil* verstehe, charakterisiere ich als gefühlsvermeidenden, rationalisierenden, medizinischen Bescheidwisser. Erst im weiteren Verlauf der Gespräche und meiner Reflexion werde ich diesen medizinischen Bescheidwisser auch als Teil meiner Gegenübertragung begreifen können (siehe unten meine Assoziation zu *Max und Moritz* von Wilhelm Busch).

Der dritte Zustand, in den ich gerate, ist durch hoffnungslose Resignation und sprachlose Hilflosigkeit charakterisiert, in der ich meine geistig-emotionalen Fähigkeiten zur Reflexion, zur Klärung und Orientierung sowie meine Fähigkeit zur angemessen strukturierenden Gesprächsführung zu verlieren scheine. Ich fühle mich, als könnte ich mit meinen Verständigungsversuchen kein Gehör finden, als wäre keine Begegnung möglich. Die von mir erlebte, so leidvoll anmutende (projektive) Überwältigung werte ich im Sinne der konkordanten Gegenübertragung als wichtigen Hinweis auf frühe Erfahrungen des Kindes, die vermutlich mit ausgeprägter Verlassenheit und mit erheblicher emotionaler Resonanzlosigkeit verbunden waren.

Unterfüttert werden diese Einschätzungen weiter durch meinen Eindruck der sozialen Leere, in der Herr I. zu existieren scheint. In mir entstehen keine lebhaften, inneren Vorstellungen zu den Beziehungen mit seiner Ehefrau und mit seinem Sohn, die er beide in den Erstgesprächen erwähnte. Ich werte das als Hinweis auf wenig entwickelte, vom Patienten symbolisierbare Objektrepräsentanzen.

Beiläufig wird die projektive Überwältigung auch dadurch in mir lebendig, dass Herr I. schon beim morgendlichen Kaffee – im Fernzug auf dem Weg zu Freunden – durch meinen Kopf marodiert, während ich gedankenlos der vorbeijagenden, in gelbes Licht getauchten Landschaft nachsinne. Ich erlebe mich in meiner Privatwelt von den Gedanken an Herrn I. überfallen. Statt in meiner beglückenden, intimen Morgenstimmung verweilen zu können, werde ich, als ob es gegen meinen Willen passierte, in die mit dem Leid von Herrn I. verknüpfte Fantasiearbeit hineingezogen.

In mir taucht das Bild von Schneidermeister Böck auf, dieser dürren Gestalt aus Wilhelm Buschs Geschichte *Max und Moritz* (1865), der sich beim Sturz ins Wasser schwer verkühlt. Assoziierend verbinde ich die angesägte Brücke mit dem Weg des Patienten ins Leben. Die zwei Rabauken Max und Moritz (als abgespaltene, aggressive Anteile) lassen ihn bzw. Meister Böck ins kalte Wasser stürzen. Die hager-sachliche Ehefrau von Böck wärmt ihn mit dem Bügeleisen und steckt ihn ins Bett im Sinne einer medizinisch korrekten Behandlung. Diese sachliche Versorgung ohne resonantes Mitgefühl verknüpfe ich assoziativ mit der Beziehungsgestaltung der Mutter, die ich als sachlich-korrekt versorgende Person mit geringer affektiver Resonanzfähigkeit fantasiere.

Das Auftauchen der oben beschriebenen Assoziationen bleibt für mich zunächst befremdlich und unverständlich. Ich erkenne im Narrativ des Patienten keine faktische Unterfütterung für die Assoziation. Dass die Worte seiner Erzählung nicht, wie es mir sonst in Erstgesprächen widerfährt, spontane Assoziationen wachrufen, irritiert mich. Wieso lösen seine Worte in mir keine unmittelbar kenntliche Mentalisierung aus, die mir im Gespräch hilft, sein inneres Erleben zu verstehen? Das Fehlen der Mentalisierung – diese beredete, mit Worten verkleidete Sprachlosigkeit – ruft in mir genau jene inspirierende Irritation hervor, die mir den Weg in die frühe Kindheit weist. Zusätzlich befeuert wird meine Reflexion durch das eigene Erleben großer, körperlich anmutender Erschöpfung, obwohl ich kurz zuvor noch wohlgemut meinen Kaffee genoss, voller Vorfreude auf die Begegnung mit meinen Freunden. Wie sich an der »Meister-Böck«-Assoziation zeigt, wird meine Fantasie vor allem durch seine Gestalt belebt, die verkühlt, ausgedörrt und zutiefst erschöpft wirkt. Schneider Böck hat – so wie der Patient in meiner Vorstellung – nichts zuzusetzen, deshalb ist er auf die Hilfe von außen angewiesen.

Was ist eigentlich die Schuld von Schneider Böck? Hat er überhaupt Schuld? Max und Moritz, diese frechen, gegen scheinbar ehrbare Bürger rebellierenden Jungs, die für Widerstand und verletzende Aggression stehen – sie stören den bürgerlichen Trott, sabotieren und unterminieren ihn wie Guerilleros, die keine offene Auseinandersetzung wagen dürfen. Am Schluss der Max-und-Moritz-

Geschichte werden sie barbarisch-blutig vollständig vernichtet und den Hühnern zum Fraß vorgeworfen. Überhaupt sind die Beziehungen in der Geschichte durch erhebliche Lieb- und Bindungslosigkeit gekennzeichnet. Die Menschen scheinen einander zu »verdinglichen«.

Während des Nachdenkens stelle ich fest, dass Herr. I. in mir verschwindet – ebenso, wie das Bild von Schneider Böck vergessen ist. Max und Moritz beherrschen nun in meiner Fantasie mit ihren Streichen die Szene. Ich assoziiere Max und Moritz, Ober- und Unterbauch oder Gemüt und Körper als unkontrollierbare Chaoten, die nur zu stören und zu zerstören scheinen, gelenkt durch Rachsucht und Aggression.

Übergangslos sehe ich den Schauspieler Herrn I. vor meinem inneren Auge, wie er drei Stunden lang fröhlich tun muss, lacht, singt, tanzt und rezitiert, der von einer Rolle und Verkleidung in die nächste schlüpft, während gleichzeitig Körper und Gemüt rebellieren.

Die gesamte Erlebnis-/Reflexionssequenz, die ich hier beschreibe, geschah während der Zugreise. Für die weiteren Gespräche mit dem Patienten nahm ich die Verwunderung über den Gegensatz zwischen meiner mit heftigen Affekten besetzten Max- und Moritz-Assoziation und der vordergründigen Emotionsarmut der geschilderten Vorgeschichte mit. Und ich fragte mich, ob und in welcher Weise die Figuren meiner Assoziation mit der Selbstorganisation zu tun hatten.

In den weiteren probatorischen Sitzungen erzählt der Patient wiederkehrend von der quälenden Erwartung des als katastrophisch bewerteten Zusammenbruchs auf offener Bühne. Die Befürchtungen vor den körperlichen Beschwerden, die Angst vor seiner Angst und die Fantasie öffentlichen Versagens verstärken sich gegenseitig. Er erlebe Zustände höchster Verzweiflung und Einsamkeit, für die er keine Worte habe, vor allem morgens, wenn er widerwillig aufwache. Diese Art Agonie oder Lähmung sei dann so beherrschend, dass er überzeugt sei, sich nicht bewegen zu können.

In diesen Gesprächsschleifen scheint mir I. fortlaufend zu klagen, monoton sprechend, seine Beschwerden ausmalend, ohne Erholung oder Beruhigung, ohne Anfang und Ende.

Eine spürbare, sichtbare Resonanz auf meine Fragen und Rückmeldungen und auf das Mitgefühl, das ich zum Ausdruck bringe, kann ich bei ihm zeitweilig nicht erkennen. Ich zweifle selbst an meiner Erinnerung zu den Gesprächen, frage mich, ob ich mein Mitgefühl real verbal und non-verbal mitgeteilt oder ob ich mir das nur eingebildet habe.

Im Fortgang der Gespräche kann ich dann bei dem Patienten zunehmend klarer unterschiedliche Selbstanteile wahrnehmen, die manchmal sehr schnell wechselnd auftreten. So begegnet mir ein *hartnäckiger und akribischer Erklärer*, der eine Fülle von Details zu Erkrankungen und Erklärungen zu den Beschwerden parat hat. Dann erlebe ich Herrn I. als überwältigt von einem *Erleben verzweifelter Verlassenheit* und ohne Trost durch eine spürbare Bindung an andere. Diesen Zustand lernte ich schon in der Gegenübertragung durch die projektive Überwältigung kennen, in der ich mich als scheiternder, hilfloser und ungeeigneter Therapeut wahrnahm.
Herr I. selbst berichtet von einem Zustand, in dem er sich trotz erheblicher Symptome oder auch trotz erheblichen Erholungsbedürfnisses *fortwährend antreibt*. Und beiläufig klingt ein *entwertender Selbstanteil* an, beispielsweise in den wiederkehrenden Vorbemerkungen zu selbstoffenbarenden Aussagen: »Das klingt jetzt vielleicht blöd …« (wörtliches Patientenzitat aus Vorgesprächen).

Mit Hilfe des Nachsinnens über die konkordante Gegenübertragung, die mich auf die frühe Kindheit des Patienten in ihrer sprachlosen, körperlich erlebten Hilflosigkeit verweist, gelange ich zu einer zunehmend spürbaren Haltung von Mitgefühl und Verständnislust. Ergänzt wird dieser Prozess durch die projektiv-identifikatorisch hervorgerufenen Belebung des Ich-Anteils in mir, den ich als »medizinischen Bescheidwisser« benenne. Diesen Ich-Anteil verstehe ich als Ausdruck der komplementären Identifikation meiner Gegenübertragung. Ich leite also aus dem Auftreten dieses Ich-Anteils in mir eine Vorstellung ab, wie die Beziehung der Mutter zu ihrem Sohn als Säugling gestaltet gewesen sein könnte: anfangs möglicherweise Ablehnung als hoffnungsloser Fall, später sachlich-nüchterne, medizinisch korrekte Betreuung bei mangelnder feinfühliger Resonanz.

Sowohl die konkordanten als auch die komplementären Aspekte meiner Gegenübertragung helfen mir, unter Ressourcengesichtspunkten die großen Anstrengungen von Herrn I. zu würdigen, die er seit dem bewussten Beginn des Leidens an den Magen-/Darmbeschwerden im 19. Lebensjahr unternommen hat, um diese zu bewältigen. Als Ressourcen sehe ich:

- Er setzte sich vielfältig mit schulmedizinischer Diagnostik und Therapie auseinander, was auch in seinen Wortschatz und seine Beschreibungen einfließt.
- Der Heilpraktikerausbildung könnte als Motiv der Wunsch nach autonomer Bewältigung und Selbstregulation zugrunde liegen.

- Einerseits betrachte ich die »Flucht ins Medizinische« also als Versuch, die wiederkehrend erlebte, sprachlose Ohnmacht und die Erfahrung von bedrohlich erlebten Körpersensationen abzuwehren. Andererseits sehe ich darin einen Bewältigungsversuch, der dem Überleben dient, das Erlebte aber gleichzeitig verwirrend verschleiert.
- Als weitere Ressourcen und gleichzeitig Ausdruck seiner Abwehr realisiere ich, dass Herr I. trotz wiederkehrender erheblicher körperlicher Schwäche neben der Anstellung als Schauspieler weitere berufliche Interessen (Fotografie, Gastengagements in anderen Theaterprojekten, Moderation) pflegt.
- Außerdem unterhält er tragfähige Beziehungen zu Arbeitskollegen und Vorgesetzten im Bühnenbetrieb, die ihn auch in den Krankheitsphasen unterstützen. Seit 20 Jahren konnte er eine tragfähige Partnerschaft mit seiner Ehefrau entwickeln und eine (anklingend) liebevolle Beziehung zu seinem Sohn pflegen.

Als Folge meines Mentalisierungsaktes zur Gegenübertragung kann ich einerseits (libidinös besetzte) Entdeckerfreude in Verbindung mit der wiedererlangten, größeren Distanz in mir spüren. Andererseits bekomme ich eine Idee davon, wodurch meine anfängliche Ablehnung einer Behandlung belebt worden sein könnte. Erst jetzt entsteht in mir die Vision einer konstruktiven Therapie, in der die Integration der abgespaltenen Selbstanteile möglich werden könnte. Und es verlebendigt sich in mir die Hoffnung, der Patient könnte mit meiner Unterstützung das »Verkörperte« in Repräsentanzen transformieren. Ich stelle mir vor, wie Herr I. anfängt, sich in feinfühligem Wahrnehmen zu üben und nach einer Sprache zu suchen, die das eigene Erlebte und die Erfahrung von Beziehungen auszudrücken vermag. Hier also, an diesem Punkt, gewinne ich Zugang zu meiner reifen, empathischen Seite und erlebe mich wieder als kompetenten Therapeuten.

Mit Herrn I. zusammen entwickele ich am Ende der Vorgespräche *ein basales psychosomatisch-somatopsychisches Modell*, das die gegenseitige Beeinflussung von psychischen und körperlichen Funktionen umfasst und das ausdrücklich würdigt, dass er neben den sogenannten »funktionellen« Beschwerden auch Erkrankungszeichen mit histologisch-biochemisch fassbaren Veränderungen erleidet (Zeichen der erosiven Gastritis bei der Magenspiegelung, Bindehautentzündungen). In dieses Modell suche ich gemeinsam mit ihm die Fülle an Beobachtungen und der ihm vorliegenden, medizinischen Befunde zu integrieren. Und gleichzeitig rege ich die Suche an nach möglichen Verbindungen zwischen dem körperlichen Erleben und den gegenwärtigen sowie den biografischen, psychosozialen Erfahrungen.

Im Nachgang frage ich mich, wieso ich mich auf diese theoretisierenden Überlegungen mit dem Patienten eingelassen habe. Intuitiv und unreflektiert versuchte ich möglicherweise, mit dem Selbstanteil in Kontakt zu kommen, den ich oben als hartnäckigen und akribischen Erklärer bezeichnet habe. Ich frage mich auch, ob hier ein Konkurrenzthema aufscheint. Ein differenzierteres Verstehen folgt erst im Verlauf der ersten Therapiephase (siehe den ersten Teil der »Metapsychologische Nachbetrachtung«, den Abschnitt »Verwicklung und Entwicklung in der Begegnung«).

Im Suchprozess des Verstehens berichtet Herr I. zunächst beiläufig, in dürren Worten im Protokoll vermerkt, von seiner Frühgeburt und »einigen Tagen im Brutkasten«. Ich nehme das zur Kenntnis, ohne mich aufgerufen zu fühlen, diese Tatsache näher zu untersuchen, diffus von dem Eindruck bestimmt, es könne sich nur um wenige Tage im Krankenhaus gehandelt haben. Auch die Zwillingsschwester ist mir nicht präsent. Erst im wiederholten Prozess des Nachklingen-Lassens der Stunde entdecke ich mein beiläufiges, affektarmes Hinnehmen dieser Information. Meine Reaktion korrespondiert mit der nüchternen Schilderung des Patienten. Erst die von mir angeregte Nachfrage bei der Mutter ergibt, dass I. im 7. Monat mit etwa 1800 g geboren wurde, anfangs im Brutkasten lag und insgesamt zwei Monate in der Klinik verbrachte.

Diese dürre Faktenlage über die Frühgeburt verbinde ich mit meinem Wissen über den Stand der Perinatalmedizin in den 70er Jahren des letzten Jahrhunderts, um eine Vorstellung in mir lebendig werden zu lassen, was Herr I. erlebt haben könnte. Die Kinderheilkunde dieser Zeit arbeitete mit entwicklungspsychologischen Vorstellungen, die den medizinisch korrekten Umgang mit Säuglingen prägten, aber aus heutiger Sicht überholt sind und unangemessen erscheinen. Dazu gehörten u. a. die folgenden Grundannahmen, die zu traumatischen Folgen führen konnten:

- Säuglinge haben noch kein Schmerzempfinden; deshalb wurden Operationen im Säuglingsalter zum Teil ohne Analgesie durchgeführt.
- Die Existenz eines biopsychosozialen Erinnerungssystems des Säuglings war unbekannt.
- Die Bedeutung von emotionalen und körperlichen Bindungserfahrungen für das Wohlbefinden der Kinder wurde systematisch unterschätzt, weshalb auch bei normalen Geburten und bei Krankenhausbehandlungen von Säuglingen/

Kleinkindern die Mutter/Eltern und das Kind regelhaft über längere Zeiträume getrennt wurden.

Ich versuche mir vorzustellen, was dem im 7. Monat geborenen Herrn I. widerfahren sein könnte: kurz nach der frühen Geburt in einem Brutkasten liegend, ohne Körperkontakt, mit Schläuchen im Magen, vielleicht auch in der Luftröhre, zeitweilig gequält durch Missempfindungen oder Reizungen der Schleimhäute durch die Sonden. Eine feinfühlige, resonante Tröstung und Beruhigung durch Körperkontakt und Ansprache findet nicht statt. Die Ernährung erfolgt nicht nach Hungergefühl, sondern nach Zeitplan. Die Erscheinungen des Körpers, insbesondere des Magen-/Darmtrakts, der »Bäuerchen« macht, der verdaut und arbeitet, werden nicht von liebevoll resonanter Zuwendung begleitet.

Die Art der Beziehungsgestaltung, die Sprachlosigkeit des Leidens, die mir blass erscheinenden Bezugspersonen und die Fakten, die ich nach und nach über die frühe Kindheit des Patienten erfuhr, ließen mich am Ende der Vorgespräche also an schwerwiegende Bindungstraumatisierungen (Brisch 2022) und medizinische Traumata durch überlebensnotwendige Behandlungen (Besser 2002, siehe auch Abb. 1) denken.

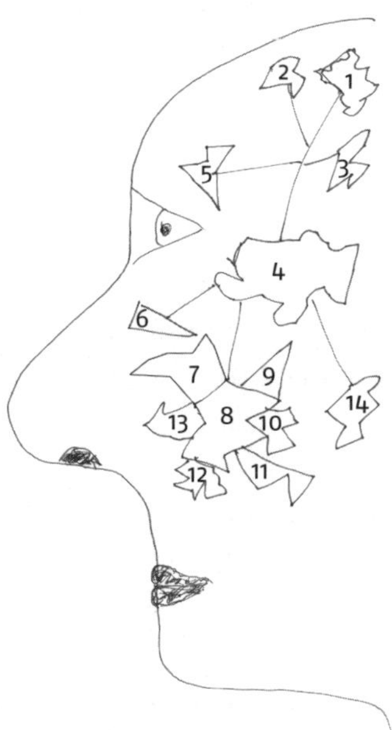

1 = Kontext/Atmosphäre
2 = Beziehung
3 = Emotion
4 = Dissoziation/Amnesie
5 = Geräusch/Klang
6 = Bild/Szene
7 = Geruch/Geschmack
8 = Körperempfindungen
9 = Muskelspannung
10 = Temperatur
11 = Schmerz
12 = Druck
13 = Lage
14 = Gedanken

Abb. 1: Fragmentierte, implizit-prozedurale Speicherung traumatischer Erinnerung nach Lutz Besser (2002), Zeichnung Johannes Warneboldt

Metapsychologische Nachbetrachtung

Verwicklung und Entwicklung in der Begegnung

Als wichtige Ressource zur Entwicklung inspirierender Assoziationen in psychotherapeutischen Prozessen dient mir die jahrzehntelange, leidenschaftliche Lektüre verschiedenster Literatur: Vom Kinderbuch über den Roman mit »Tiefgang« bis hin zum entspannenden Krimi reicht mein Repertoire. Zur komplexen Verwicklung in der Begegnung mit Herrn I. kam mir ein Zitat von Siegfried Lenz (1968, S. 397) in den Sinn: »Eingerahmt von meinen Leuten, von Erinnerungen umstellt, getränkt von den Ereignissen an meinem Ort, unterwandert von der Erfahrung, daß Zeit nichts, aber auch gar nichts heilt, weiß ich, was ich zu tun habe und was ich tun werde morgen früh. Scheitern an Rugbüll? Vielleicht kann man es so nennen.« (Resümee des Ich-Erzählers am Ende der *Deutschstunde.*) Dieses Resümee des Abschieds enthält die verdichtete Erkenntnis eines langen, reflexiven Erzählprozesses, man könnte auch sagen: eines neuen Narrativs; in diesem werden die Folgen zeitgeschichtlich bedingter, direkt erlebter und transgenerational weitergegebener, interpersoneller Traumatisierungen gewürdigt und die schmerzlichen Auswirkungen, aber auch die gewonnenen Ressourcen integriert. Als Chiffre für die Transformationsprozesse, die der Ich-Erzähler bei der Entwicklung des neuen Narrativs durchlaufen hat, verstehe ich die paradox anmutende Frage: »Scheitern an Rugbüll?« (Rugbüll ist der Name des Heimatdorfes des Ich-Erzählers.)

Vielleicht markiert das Paradox des Scheiterns als heilsame Lösung auch den Beginn meiner Begegnung mit Herrn I., der von vielgestaltigem Bauchweh geplagt und von schrecklich einsamer, jenseits der Worte angesiedelter Verzweiflung heimgesucht um Behandlung bat. Und vielleicht musste ich als Therapeut erst orientierungslos zwischen den Fragmenten dieses Lebens herumirren, um die roten Fäden des Verstehens zu entdecken. Schon in der Begrüßungsszene teilt mir Herr I. *verkörpert* mit, was er braucht, nämlich Zuwendung und lebensnotwendigen Schutz, was in meinem Handlungsimpuls, ihm eine *wärmende Decke umzulegen,* Resonanz findet. Dieser erste Eindruck belebt in mir Schritt für Schritt die Vorstellung, dass ich einem traumatisierten Überlebenden begegne. Von der verbalisierten Erkenntnis war ich aber anfangs, wie Sie, verehrte Leserinnen und Leser, aufgrund des kasuistischen Textes wissen, noch weit entfernt.

In der Szenerie, die ich mit dem Patienten in den folgenden Stunden auch im Sinne des Reenactments gestaltete, orientiere ich mich metapsychologisch vor allem an der Grundannahme einer traumabedingten Zersplitterung des Erlebniszusammenhangs (siehe oben, Abb. 1) und der zentralen traumatherapeutischen Idee der strukturellen Dissoziation (siehe unten, Abb. 2).[1] Der Begriff der Dissoziation wurde federführend von Pierre Janet vor allem als Folge schwerer Traumatisierungen im Sinne einer passiven »Entknüpfung« oder Dis-Assoziation betrachtet (1889). Die strukturelle Dissoziation entsteht nach van der Hart, Nijenhuis und Steele (van der Hart et al. 2008, S. 18) »im Falle einer Traumatisierung an bestimmten entwicklungsgeschichtlich vorbelasteten Sollbruchstellen in der Persönlichkeitsstruktur«.

Um die einzelnen Erlebnissplitter, die in den ersten Sitzungen auftauchten, in einen biografischen Sinnzusammenhang zu bringen, reichten die probatorischen Sitzungen bei weitem nicht aus. Gleichwohl gelang es, gemeinsam mit dem Patienten eine Erlebnisspur zu entdecken, die die frühkindlichen Traumatisierungen durch die medizinische Behandlung als Frühgeborener hinterlassen hatten. Erst lange nach den probatorischen Sitzungen ließen sich die Hintergründe des unglaublich entdramatisierten, emotionslosen Narrativs über die Frühgeburt dieser beiden Zwillingskinder erkennen. Durch hartnäckiges Nachfragen konnte I. sehr überzeugende Hinweise auf traumatische, durch ausgedehnte dissoziative Amnesien gekennzeichnete Ausblendungen im Erinnern der Mutter entdecken. Die Abwehr der Affekte erwies sich als Teil des Seelenschutzes, mit dem die Mutter ihre eigene, vielgestaltige Todesangst und Verzweiflung bändigen musste. Als 5-jähriges Mädchen hatte sie in der Eifel auf einem der letzten Schlachtfelder des Zweiten Weltkrieges fünf Monate dauernde Kämpfe mit wechselndem Frontverlauf überlebt.[2]

Bis heute bin ich einerseits inspiriert, andererseits irritiert und verwundert darüber, dass ich mich als ermächtigt erlebt habe, Herrn I. zu behandeln. Welche Einsichten haben trotz meiner Zweifel und der identifikatorisch erlebten Verzweiflung zur positiven Entscheidung beigetragen?

Wie an dem kasuistischen Teil dieses Textes deutlich wird, liegen meiner Entscheidung bewusstseinsfähige Erkenntniselemente zugrunde. Ich erlebe mich als empathisch und auch als von Verständnislust erfüllt. Die identifikatorische Teilnahme am Reenactment ist für das Verständnis aufgrund der gelingenden Reflexion hilfreich. Intrapsychisch weist mein reflexives Containment auf die beginnende, konstruktive Integration der Selbstanteile hin. Im Rahmen meiner Gegenübertragungsanalyse beginne ich zu verstehen, dass die von mir *Ich-Zustände* oder Selbst-Zustände genannten wiederkehrenden Beziehungsmuster zwar einerseits als strukturelle Spaltung (= Dissoziation) im Sinne der »aktiven«, unreifen Abwehr (siehe beispielsweise die Selbst- und Objektbeziehungstheorie nach

ANP = Anscheinend Normaler Persönlichkeitsanteil = neuronales Netzwerk oder Ego-State, der adaptive Funktionen, also die Anforderungen des Alltagslebens in der Gegenwart, erfüllt und vom Trauma nichts weiß

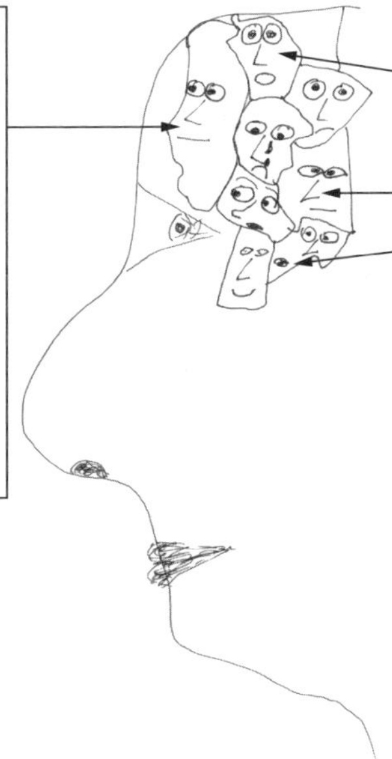

EP = Emotionale Persönlichkeitsanteile = neuronale Netzwerke, die unaufgelöstes, traumatisches Material (abgestuft oder vollkommen abgespalten vom ANP und von den anderen EP) enthalten/repräsentieren bzw. der Abwehr von Traumainhalten dienen. Speicherung vor allem im impliziten Gedächtnis. Bezogen auf Herrn I. habe ich zunächst neben dem ANP (siehe unten) 4 EP kennengelernt:

1. den medizinischen Bescheidwisser oder hartnäckigen, akribischen Erklärer (Abwehr traumatischen Erlebens),
2. einen sprachlosen, verzweifelt-hoffnungslosen, körperlich vollkommen erschöpften Ich-Anteil,
3. einen selbstentwertenden Ich-Anteil oder Kritikeranteil (Trauma-Abwehr),
4. Antreiber (Trauma-Abwehr).

Abb. 2: Modell der strukturellen Dissoziation, inspiriert von dem Buch *Trauma und Dissoziation mit neuen Augen* sehen (2014) von Sandra Paulsen; Zeichnung Johannes Warneboldt

Kernberg 1988, Clarkin et al. 2001) betrachtet werden können, dass aber das Modell zur traumabasierten Dissoziation im Janetschen Sinne (siehe auch Abb. 2) mein Verständnis der fehlenden Realisation und Integration aus dieser anderen Perspektive sehr belebt. Meine spielerischen Perspektivwechsel helfen mir, das szenische Narrativ des Patienten als Chiffre zu verstehen, welche ich zunächst in mir wahrnehmen, reflektieren, symbolisieren und verbalisieren musste (Prozess des reflexiven Containments). Beide Modelle helfen mir, eine Vorstellung über die Organisation des Selbst und die Art der inneren Beziehungsbilder oder Objekte zu bekommen. Das Janetsche Modell der strukturellen Dissoziation hilft mir auch dabei, das Traumageschehen selbst unter interpersonellen Gesichtspunkten in den Blick zu nehmen.

Parallel erlebe ich unmittelbar im Beziehungsprozess, dass sich neben »einigen kleineren und größeren Eilanden« des bewussten Verstehens »weite, leere Meere« im Bewusstsein auftun, die mich auf das »Zwei-Personen-Unbewusste« (nach Mertens 2013) im intersubjektiven Raum hinweisen. Dort begegnen der Patient und ich uns in Mustern, die durch das jeweilige implizite Beziehungswissen geprägt sind. In deren »Verwörterung« als Ich-Anteile versuche ich, diesen Mustern auf die Spur zu kommen. Ohne es schon bewusst zu verstehen, begegnen sich hier zwei Menschen mit belastenden, transgenerational transportierten Traumaerfahrungen. Auch die primären Bindungserfahrungen des Autors waren durch bedürfnisfeindliche Reglementierungen mit der Folge höchster Verzweiflung schon in der frühen Säuglingszeit geprägt. Insofern stellte meine im ersten Gespräch erlebte Hilflosigkeit in der Reflexion vor allem auch einen Hinweis dar auf das vorsprachliche Erleben von Not, die auch der Patient erfahren haben könnte. An dieser Stelle taucht meines Erachtens eine Art *implizit-prozedurale Resonanz* auf, die den Beziehungsaufbau im Unbewussten sowohl bei mir als auch dem Patienten fördert.[3]

Wie oben beschrieben, taucht die Max- und Moritzfantasie in mir überfallartig, »wie aus dem Nichts«, bei meiner realen Zugreise in einem sehr privaten Moment auf. Zwar versuche ich während der schnellen Verschriftlichung erste assoziative Verknüpfungen herzustellen. Aber eigentlich erscheinen mir die Fantasie und die sich anknüpfenden Einfälle wie Halluzinationen, Trugwahrnehmungen, die ich in mein *Verständnis-NICHTS* hineinimaginiere. Vom Ende des biografischen Explorationsprozesses her reflektiert, an dem ich klare Indizien für die frühgeburtlichen und frühkindlichen Erschütterungen hatte, begegnet mir im Wechselspiel der emergenten Dyade das Nicht-Repräsentierte (nach Leuzinger-Bohleber 2014) oder, neurobiologisch-traumatherapeutisch gesprochen: die im biopsychosozialen Erinnerungssystems des Säuglings traumatisch zersplitterte Erfahrung des Lebensanfangs. Dieser beginnende Entdeckungsprozess des »Nicht-Repräsentierten« wird durch die oben gemachte Bemerkung (»Das Fehlen der Mentalisierung – diese beredete, mit Worten verkleidete Sprachlosigkeit …«) markiert, in der ich verwundert feststelle, dass ich durch die verbalen Mitteilungen des Patienten keine lebhaftere Vorstellung von seiner Innenwelt bekomme.

Im Verlauf unserer ersten Gespräche entdecke ich weitere Hinweise auf Ressourcen von Herrn I. So nimmt er die unterschiedlichen, symbolisierenden Perspektiven auf, die ich ihm im Hinblick auf seine Biografie anbiete, und beginnt, in ermutigenden Nuancen ein verändertes Narrativ seiner Geschichte zu gestalten. In der gemeinsamen Verständigung auf ein basales psychosomatisch-somatopsychisches Modell gelingt mir und uns als Ausdruck der *Co-Kreation* intuitiv (während ich zunächst im Bewusstsein das Beziehungsgeschehen negativ bewerte: »theoretisierende Überlegungen«, »Konkurrenzthema«) eine Art affektentkleidete Zuwendung. Die schmerzabgewehrte (strukturell dissoziierte) Begegnung der beiderseits vorhandenen *Bescheidwisser* könnte eine bindungsfördernde Resonanzerfahrung beim Patienten hervorgerufen haben.

Diese Co-Kreation der Begegnung ist also möglicherweise nicht nur als dysfunktionales Beziehungsmuster zu verstehen, sondern zugleich könnte das Muster auch eine Überlebensressource (das Symptom als bestmögliche Lösung eines zugrunde liegenden Problems) darstellen.

Ermutigung zum kreativen Spiel und zur Nutzung des schöpferischen Unbewussten

Die Entwicklung der Spielfähigkeit stellt für mich eine wichtige Voraussetzung für weitere schöpferische Prozesse in der Therapie dar, die zum Entstehen einer reifen relationalen Mentalisierung führen (siehe M. Klöpper in diesem Buch, S. 69, S. 110). Meines Erachtens ist jede Therapie, in der die Behandlerin bzw. der Behandler das schöpferische Potential und die Ressourcen des Patienten nicht realisiert und in der nur auf seine Krankheit als Fehlfunktion geschaut wird, zum Scheitern verurteilt.

Welche Bedeutung hat das multiperspektivische Spiel mit verschiedenen metapsychologischen Modellen für die Entwicklung therapeutischer Kreativität im Behandlungsprozess? Den Begriff des »multiperspektivischen Spiels« (mit verschiedenen theoretischen Modellen und biografischen Erkenntnissen) hat der Autor geprägt, um die Notwendigkeit zu illustrieren, mit *verschiedenen Verständniswerkzeugen* auf die therapeutische Begegnung von Patient und Therapeut zu schauen – so wie der Astrophysiker mit verschiedenen theoretischen Modellen (z. B. Quantenphysik oder Allgemeine Relativitätstheorie) und mit verschiedenen Instrumenten (z. B. Radar, optische Teleskope, Sonden) seinen Forschungsobjekten begegnet. Erfolgreiches Mentalisieren gelingt nur in Verbindung mit der Entwicklung von differenzierten Spielfähigkeiten. Winnicott (2020) hat im Rahmen seiner Arbeit die Bedeutung der Spielfähigkeit bei der Entwicklung von reifen Selbst- und Objektrepräsentanzen hervorgehoben. Fonagy (2003, Fonagy & Target 2006) arbeitete dann die Bedeutung des Spiels im Konzept der gelungenen Mentalisierung heraus (siehe auch das *Lehrbuch Mentalisieren* von Ulrich Schultz-Venrath, 2013). Im Variieren und Erproben verschiedener Perspektiven auf die Begegnung und das biografische Material kann der Therapeut zusammen mit dem Patienten modellhaft die Spielfähigkeit und in der Folge auch die Fähigkeit zur Mentalisierung fördern. Möglich wird dieser Vorgang jedoch nur, wenn der Therapeut zuvor seine Spielfähigkeit biografisch, in der Selbsterfahrung und im Umgang mit den verschiedensten metapsychologischen Modellen entwickeln konnte.

Um die transformatorischen Auswirkungen der (auch spielerischen) Begegnung im Therapieprozess zu verstehen, müssen wir Therapeuten meines Erachtens auch »das kluge Unbewusste« (nach Dijksterhuis 2010) sowohl in uns selbst als auch in unseren Patienten zu würdigen lernen.[4]

Die untenstehende Skizze (Abb. 3) dient dazu, mein Nachdenken über die Komplexität therapeutischer Begegnungen zu verdeutlichen. Zu diesem Zwecke möchte ich Sie, interessierte Leserinnen und Leser, einladen, einen Moment innezuhalten und achtsam Ihre Reaktion auf die Skizze wahrzunehmen. Was geht Ihnen durch Kopf und Herz, was erleben Sie? Vielleicht schreiben Sie auch ungefiltert und spontan einige Stichworte auf?

Wenn Sie und ich unsere verbalisierten und/oder zeichnerisch symbolisierten Vorstellungen (auch Fragen, Anmerkungen, Kritik) zu dem unten skizzierten Sachverhalten vergleichen könnten, würden wir schnell die Vielfalt und die Unterschiedlichkeit unserer Begriffswelten identifizieren. Und wir würden bald ähnliche und differente metapsychologische Bezugssysteme erkennen. Im Prozess der Auseinandersetzung mit Ihren Erkenntnissen würde für mich als hier am Schreibtisch nachsinnender Autor ein unvorhersehbar komplexeres Modell meiner Begegnung mit Herrn I. entstehen. Nicht nur meine diagnostische Betrachtung würde um viele Facetten bereichert werden, auch mein therapeutisches Instrumentarium könnte um inspirierende, erhellende Klangfarben erweitert werden.

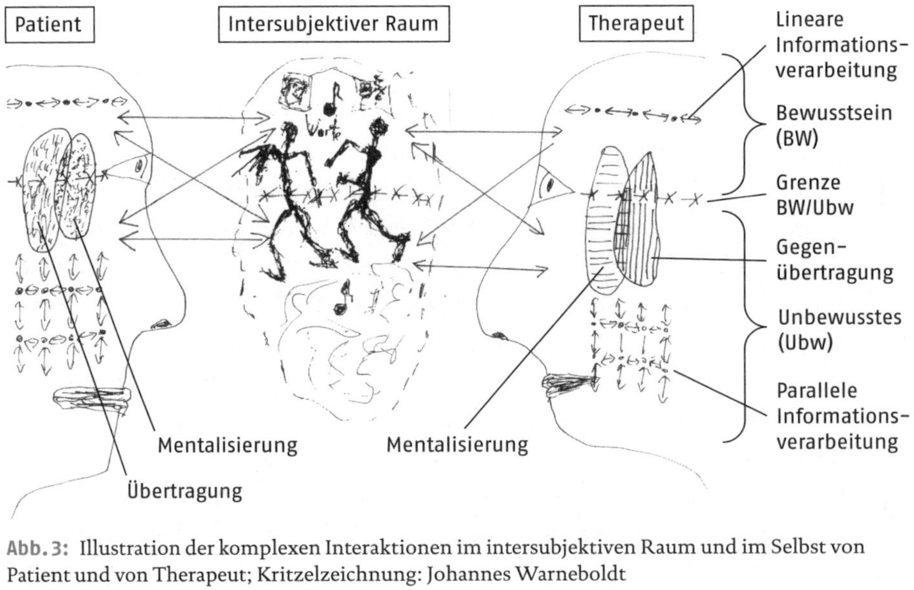

Abb. 3: Illustration der komplexen Interaktionen im intersubjektiven Raum und im Selbst von Patient und von Therapeut; Kritzelzeichnung: Johannes Warneboldt

Deshalb sind für mich als einem schöpferischen Therapeuten die Supervision und Intervision so hoch bedeutsam. Gleichzeitig aber entsteht in der Co-Kreation (siehe in diesem Buch den Beitrag von G. Teßmann, S. 229 ff.; siehe auch M. Klöpper, etwa zu den ›Basics‹ in »Zusammenfassung und Schlussgedanken«) von Patient und Therapeut im intersubjektiven Raum eben auch eine höchst differenzierte Erlebnisgestalt, die auf das Individuum »Therapeutenmensch« zurückwirkt.

Ich bekomme also in drei Erkenntnisfeldern Inspirationen in der intersubjektiven Dyade. Erstens generiere ich Einsichten für das Verstehen und die Therapie des individuellen Patienten. Dazu gewinne ich mit diesem einen Patienten Erkenntnisse, die überindividuell für zukünftige Behandlungen nützlich sind. Und ich mache intersubjektive Erfahrungen mit dem jeweiligen Patienten, die mich als private Person jenseits meiner Therapeutenrolle, im Sinne der Selbsterfahrung, reifen lassen (siehe auch Kap. 10 dieses Buchs von Chris Jaenicke).

Warum erscheint es mir als so wichtig, diese Aspekte zu skizzieren?

Weil ich schemenhaft sowohl in der therapeutischen Interaktion selbst als auch beim Schreiben ständig ein Unbehagen wahrnehme. Während ich einerseits einen Aspekt der Begegnung mit meinem bewussten Denken beleuchte, entgleitet mir andererseits eine andere Perspektive ins Unbewusste oder Vorbewusste. Das Unbehagen scheint auf dieser Grenze zwischen Bewusstsein/Vorbewusstsein und Unbewusstem angesiedelt zu sein. Diesen Widerspruch zwischen dem bewussten Wissen und dem daraus abgeleiteten therapeutischen Intervenieren einerseits sowie andererseits der wiederholten Erfahrung, intuitiv (also, in meiner Sicht, basierend auf komplexen unbewussten Prozessen) therapeutisch zu handeln, verbinde ich mit der Frage, was mich überhaupt ermächtigt, als Psychotherapeut und Mensch Aussagen über Beziehungen, aber auch zu psychologischen Theorien zu machen, wenn gleichzeitig klar ist, dass mein Wissen und Verstehen höchst unvollständig ist. Mein Bewusstsein funktioniert wie das Hantieren mit einer Taschenlampe in einem dunklen Raum, wobei ich, um im Bild zu bleiben, zwar allgemein *weiß*, dass es – über das, was mit der Taschenlampe sichtbar wird, hinaus – noch andere Gegenstände in diesem Raum geben muss. Gleichzeitig weiß ich aber auch, dass der Gegenstand meiner bewussten Betrachtung in dem Moment aus dem Bewusstsein verschwindet, in dem ich den *Lichtstrahl der bewussten Erkenntnis* in eine andere Richtung lenke. Währenddessen werden parallel in der vermeintlichen Dunkelheit meines Unbewussten ständig Entscheidungen über die Welt generiert oder neue Modelle über komplexe Zusammenhänge emergiert, die mir nicht unmittelbar und willentlich zugänglich sind.

Wenn ich die Gedanken des oben skizzierten Zwiespalts auf die konkrete Therapie von Herrn I. beziehe, erkenne ich das (vermutlich intuitiv gelenkte) Pendeln meines metapsychologischen Fokus. Das bedeutet gleichzeitig, dass andere, eben noch »gedachte« metapsychologische Ideen aus meinem reflexiven Bewusstsein verschwinden. Der gesamte bisher geschriebene Text ist ein variationsreiches Beispiel für den pendelnden oder oszillierenden, metapsychologischen Fokus und für den pendelnden biografisch mitwirkenden Fokus.

Als Leserin bzw. Leser stellen Sie schnell fest, dass ich aus unterschiedlichen psychologischen Modellen verschiedene, mir als hilfreich erscheinende Theoriekonzepte verwende. So finden Sie z. B. schon im kasuistischen Teil Überlegungen zur Übertragung und Gegenübertragung als einem psychoanalytischen, metapsychologischen Teilkonzept zur Beziehungsgestaltung zwischen Therapeut und Patient. Im von mir verwendeten Begriff der »projektiven Überwältigung« beziehe ich mich theoretisch auf den von Melanie Klein erstmals beschriebenen Abwehrmechanismus der projektiven Identifizierung. Abwehr und Abwehrmechanismus sind Aspekte eines psychoanalytisch-tiefenpsychologischen Konzeptes über den Aufbau und die Funktion des seelischen Erlebens. Ebenso nehme ich mit der Verwendung des Begriffes »symbolisierbare Objektrepräsentanzen« ein spezielles Theoriekonzept (Objektbeziehungstheorien) aus dem Kanon der psychoanalytischen Theorieentwicklung auf, um mein Gegenübertragungserleben und auch das Patientenselbst zu beschreiben und darüber zu reflektieren. Parallel dazu prägen die metapsychologischen Perspektiven des Ego-State-Modells und der strukturellen Dissoziation schon meinen Blick. Die beiden letztgenannten Teilkonzepte haben deutlich vor dem bewussten Gebrauch in der Reflexion meinen Umgang mit dem Patienten *unbewusst* mitbestimmt.

Woraus gewinne ich also überhaupt und grundsätzlich meine Überzeugung und Ermächtigung, diesen »unmöglichen Beruf« hinreichend kompetent ausüben zu können?

Im idealen Fall entwickle ich als »Therapeutenmensch« durch meine Biografie, die ermutigende, vielfältige und inspirierende Ausbildung und durch die reale Erfahrung gelungener Psychotherapien diese Überzeugung der eigenen therapeutischen Wirksamkeit.

Zur Ermutigung möchte ich am Ende meiner Betrachtung Sie, verehrte Leserinnen und Leser, und mich, den immer wieder zweifelnden Autor, an die Ergebnisse der Kreativitätsforschung, der neurobiologischen Entdeckungsreisen und der Psychotherapieforschung (siehe auch Theo Piegler, Kap. 2, und meine Endnoten zu diesem Kapitel) erinnern.[5]

Nicht nur die Forschung, auch Sie im konkreten Arbeiten als Therapeuten und

Therapeutinnen, haben die hilfreiche Wirksamkeit intuitiver therapeutischer Maßnahmen festgestellt. Unser Erleben wird durch komplexe neurobiologische Netzwerke bestimmt, in denen unbewusste und bewusste Prozesse zusammenarbeiten. Es gibt vielfältige und ernstzunehmende Hinweise darauf, dass wir Menschen bzw. wir Therapeuten die Bedeutung unseres bewussten Erlebens fürs Funktionieren in der Welt systematisch über- und den Anteil unserer unbewusst gesteuerten Gestaltung unserer Begegnungen mit der Außenwelt unterschätzen. Die gute – mich als Zweifler erleichternde – Nachricht ist also, dass auch bzw. vor allem im Unbewussten komplexe Prozesse parallel und einander befruchtend ablaufen. Die Gesamtheit aller vom jeweiligen Psychotherapeuten als inspirierend angesehenen metapsychologischen Modelle fließt in diese überwiegend unbewusst ablaufenden Prozesse ebenso ein wie die Fülle seiner verschiedenen biografischen Erfahrungen. Sowohl die in der Therapie von Patienten und Therapeuten initiierten Verständnis- als auch die initiierten Veränderungsprozesse können nur dann ihre konstruktive Wirkung entfalten, wenn beide Beteiligte schöpferisch daran arbeiten, den Austausch zwischen diesen beiden modellhaft angenommenen Sphären (Bewusstsein und Unterbewusstsein) in beide Richtungen zu fördern. Neben der Anwendung differenter, inspirierender metapsychologischer Modelle und dem Gebrauch unterschiedlicher therapeutischer Techniken[6] gilt es, auf die kreativen, persönlichen Ressourcen des Therapeuten bzw. der Therapeutin zurückzugreifen. Die Erforschung des kreativen Potentials des Patienten/der Patientin muss parallel zum Vorgenannten von Beginn an ein therapeutisches Leitmotiv sein, um den gemeinsamen, schöpferischen Begegnungsraum zu eröffnen.

Schlussbemerkung

»Beim Schreiben weiß man manchmal ja, wo man in den Wald hineingeht, nicht aber, wie und wo man wieder aus dem Wald herauskommt«, erzählte der *Zeit*-Herausgeber Theo Sommer in einem Interview (Sommer 2020).

Dieses Zitat fasst meine Erfahrung als Autor dieses Textes treffend zusammen. Beim Schreiben verstand ich Schritt für Schritt besser, dass das Herumirren Teil eines schöpferischen Erkenntnis- und Veränderungsweges sein kann. Diese Erkenntnis ruft Freude in mir hervor, eine Überraschung am Ende dieser Zeilen.

Gleichzeitig illustriert dieses Zitat auch eine Grunderfahrung, die ich als Therapeut mache, nämlich dass ich glaube, etwas zu wissen und mich orientieren zu können. Und dass ich andererseits auch in den notwendigen Reenactments mit den Patienten zusammen aushalten muss, zeitweilig im Wald herumzuirren. Wo und wie ich mit dem Patienten »aus dem Wald« herauskommen werde, kann ich nicht wissen, weil die unvorhersehbaren Prozesse in dieser wunderbar kreativen, emergenten Begegnung den Weg zeichnen.

Verdichtet gesagt, versuchte ich in diesem Kapitel zu beschreiben, wie das intersubjektive Miteinander und parallel dazu mein aufmerksames, differenziertes Containment sowie immer von Neuem mein Mut zur eigenen Subjektivität den Prozess des Anfangs der Behandlung bestimmten.

KAPITEL 8

Die Arbeit am Widerstand aus intersubjektiver Perspektive

GEORG TEẞMANN

Einleitung, oder: Wo es immer wieder hakt

Im vorliegenden Beitrag stelle ich die Arbeit am *Widerstand* aus einer *intersubjektiven Perspektive* dar. Dies geschieht am Beispiel der Behandlung einer Frau im Alter von 42 Jahren, die im Folgenden, anonymisiert, als Frau R. bezeichnet wird. Der Titel dieses einleitenden Abschnitts – »Wo es immer wieder hakt« – soll auf jene Situationen im therapeutischen Prozess verweisen, in denen sich *Widerstandsphänomene* zeigen. Ich richte den Fokus auf diese Situationen, weil sich in ihnen die für den Fortgang einer Behandlung entscheidenden Wegkreuzungen auftun. Hier entstehen Fragen wie: Welche Richtung möchte ein Patient im Weitergang einschlagen? Was hindert ihn daran oder hält ihn davon ab, in die gewünschte oder angestrebte Richtung weiterzugehen?

Bei der Auseinandersetzung mit dem *Widerstand,* der sich an der Wegkreuzung zeigt, steht ein Patient in der Behandlung, bildlich gesprochen, an einer Grenzlinie. Diesseits der Grenze befindet er sich auf vertrautem Terrain. Er kennt sich aus und weiß sich zu bewegen, ohne dass Gefühle von Angst und Bedrohung aufkommen oder überhandnehmen.

Dieses Territorium, das einerseits Sicherheit gibt, andererseits aber immer auch eine Begrenzung des eigenen Bewegungsraums bedeutet, wird im Laufe der Selbstentwicklung abgesteckt. Seine Entstehungsgeschichte beginnt mit der Anpassung des Selbst an vorgefundene Beziehungsverhältnisse in der Primärfamilie sowie mit der ebenfalls in diesem Kontext gemachten Erfahrung der eigenen Wirksamkeit, also der Erfahrung, dass Beziehungen aktiv verändert werden können.

Grundsätzlich verfügt das Selbst über zwei Strategien, um in diesem Spannungsfeld die subjektiv als beste Möglichkeit empfundene Balance zwischen der eigenen Stabilität und dem Aufbau befriedigender Beziehungen zu anderen zu erreichen und aufrechtzuerhalten: Es kann sich entweder an das Familiensystem anpassen oder auf eine Veränderung desselben hinwirken (vgl. Rudolf 2000, S. 155 f.). Die durch Verfolgen der ersten Strategie gewonnene Sicherheit, in der alles seinen bekannten Platz hat und auch behalten soll, um die innere Ordnung nicht zu stören, hat ihren Preis. Die Höhe und die Art des Preises sind dabei von der individuellen Form der Balance abhängig, die entweder den *Selbst-* oder aber den *Beziehungspol* betont. Die Betonung, besonders aber die Überbetonung des einen oder des anderen bedeutet immer eine Einschränkung des jeweils Zurückgestellten, nämlich entweder eine »enge Objektbindung zu Lasten der Selbständigkeit oder forcierte Unabhängigkeit durch Verzicht auf Objektnähe« (ebd., S. 156).

Jenseits der Grenze des vertrauten Territoriums öffnet sich ein Gebiet mit neuen Möglichkeiten des Handelns und des Erlebens von sich selbst und anderen sowie damit der Beziehung zu sich selbst und zu anderen. Dieses Neuland zu betreten und zu erkunden bedeutet, durch Unsicherheiten und Ängste hindurchgehen zu müssen, die, intensitätsabhängig, einen mehr oder weniger starken *Widerstand* hervorrufen können. Die Entscheidung, sich mit diesem *Widerstand* auseinanderzusetzen, *muss* indes nicht notwendigerweise zu einer Entscheidung zugunsten der Exploration des Neulands führen. Man kann sich auch bewusst für die Aufrechterhaltung des Status quo entscheiden. Diese bewusste Beibehaltung der eigenen Grenzen sowie die Akzeptanz der Grenzlinien können eine das Selbst entlastende Wirkung haben und somit zu dessen Kohärenz beitragen.

Vor dem Hintergrund dieser einleitenden Beschreibung der Thematik möchte ich in den sich nun anschließenden Abschnitten Folgendes aufzeigen: Aus einer intersubjektiven Perspektive betrachtet handelt es sich beim *Widerstand* eines Patienten nicht um dessen Problem, auf das der Therapeut unbeteiligt und gleichsam außen vor bleibend schaut. Vielmehr werden beide auf ihre jeweils individuelle Weise von dem konflikthaften Kräftespiel zwischen den bewahrenden, am Vertrauten festhaltenden und den eine Veränderung anstrebenden Strebungen erfasst. Bei dem hier besprochenen *Widerstand* handelt es sich also nicht um einen *Widerstandszustand des Patienten*, sondern um ein *dynamisches Widerstandsgeschehen zwischen Patient und Therapeut,* an dem beide Parteien beteiligt sind. Charakteristisch für dieses Geschehen ist, dass sich die Begegnung der beiden an diesem Prozess Beteiligten auf einer unbewussten, vorbewussten oder bewussten Ebene vollziehen kann, wobei die von beiden jeweils für sich gefundenen Balancen zwischen den oben genannten widerstreitenden Strebungen aufeinandertreffen und miteinander in eine Wechselwirkung treten. Abhängig von dem Umgang mit dieser Wechselwirkung kommt es in der Behandlung zu einem Prozess, der die Weiterentwicklung des Patienten fördert oder verhindert.

Frau R. stelle ich im übernächsten Abschnitt »Das Erstgespräch: ›Wer kommt denn da?‹« vor. Ich habe dieses Gespräch ausgewählt, da sich in ihm, rückblickend betrachtet, die oben beschriebenen *Widerstandsphänomene* »in statu nascendi« zeigen, die im weiteren Therapieverlauf eine zentrale Rolle spielen. Auf die Schilderung des Erstgesprächs folgt in den nächsten Abschnitten ein Zeitsprung in die 58. bis 60. Sitzung. Entlang der mir in diesen Sitzungen bewusst gewordenen Gefühle, Gedanken, Fantasien und Assoziationen schildere ich in den jeweils zugehörigen Reflexionen, wie mir *das Widerstandsgeschehen* in seinen verschiedenen Aspekten nach und nach immer besser zugänglich wurde.

Da es in diesem Beitrag darum geht, Einblick in meine *emotional-mentale Arbeit** als Psychoanalytiker zu geben, wird der »Scheinwerfer« in der Beschreibung des Zweipersonen-Stegreifstücks, das Frau R. und ich kreiert haben, hauptsächlich auf mich und meine Reflexionen des Geschehens in der Therapie gerichtet sein. Der Begriff »Stegreifstück« ist bewusst gewählt, um zu verdeutlichen, dass Analytiker und Analysand ihre Interaktionen im Behandlungsprozess nicht vorausplanen und dementsprechend konstruieren können. Aus diesem Grund sprechen Stern et al. in diesem Zusammenhang von einer Co-Kreativität zwischen Therapeut und Patient, durch die etwas psychisch Neues hervorgebracht wird: »Was auf diese Weise entsteht, war zuvor nicht existent und konnte von keinem der beiden Partner in Gänze vorhergesehen werden.« (Stern et al. 2012, S. 132)

Subjektivität, Intersubjektivität, Übertragung und Gegenübertragung

Bevor ich beginne, aus dem Erstgespräch zu berichten, möchte ich mein Verständnis der wesentlichen Begriffe *Subjektivität, Intersubjektivität, Übertragung* und *Gegenübertragung* skizzieren. Zentral für meine Sicht auf die therapeutische Beziehung sind die Begriffe *Subjektivität* und *Intersubjektivität*. Allein darin, dass

* Zur Erklärung dieser Begrifflichkeit siehe Kapitel 5 von Michael Klöpper, v. a. den Abschnitt »Psychodynamische Hypothese und Konzeptualisierung der Behandlung«.

ich mein Verständnis dieser theoretischen Konzepte darlege, zeigt sich schon, dass die *emotional-mentale Arbeit* des Analytikers nicht voraussetzungslos ist. Vielmehr basiert der mit dieser Arbeit verbundene Erkenntnisprozess auf bestimmten Vorannahmen, zu denen u. a. das psychoanalytische Theoriewissen des Therapeuten sowie die von ihm bevorzugten theoretischen Konzepte gehören, die in seine Interpretationen und Reflexionen einfließen (vgl. Mertens 1990, S. 53 ff.). Wie Mertens sagt, zählt zu diesen Vorannahmen darüber hinaus auch das Wissen des Therapeuten um eigene *lebensgeschichtlich erworbene Interaktionsformen:*

> »Das Wissen um eigene biografische Sinnzusammenhänge, um unbewußte Dimensionen konflikthafter Interaktionen und charakterstrukturelle Niederschläge, wie es vor allem in der eigenen Selbsterfahrung aufgrund der Lehranalyse, aber auch aufgrund fortlaufender Selbstreflexion erworben wurde und wird, stellt ein wichtiges Interpretationsmodell zur Verfügung.« (Mertens 1990, S. 56)

Die Fähigkeit, sich in die Erlebenswelt des Patienten hineinzuversetzen, geht also über das die Reflexion mitbestimmende Theoriewissen hinaus und kann nur aus der stets lebenserfahrungsgeprägten Perspektive des Therapeuten heraus erfolgen. Diese Einsicht über die Beschaffenheit des Erkenntnisprozesses in therapeutischen Beziehungen macht deutlich, dass der unvermeidbare Ausgangspunkt unserer therapeutischen Arbeit die eigene *Subjektivität* ist:

> »[…] über alles, was wir anschauen, breitet sich der Schleier unserer Subjektivität. An jedem Baum, jeder Lampe, jeder Person, die wir wahrnehmen, klebt unsere Subjektivität. Es gibt keine Gedanken, kein Wort, kein Gefühl oder kein Handeln unseren Patienten gegenüber, das nicht hochgradig subjektiv wäre.« (Jaenicke 2010, S. 14)

So grundlegend die *Subjektivität* als Ausgangspunkt ist, so wichtig ist es aber auch zu erkennen, dass der Prozess der therapeutischen Arbeit sich nicht anhand der *Subjektivität* allein fassen lässt. Wie Ermann (2014, S. 98) formuliert, sind *Bipersonalität* und Wechselseitigkeit eine »Bedingung der sozialen Grundkonstitution des Menschseins in jeder Begegnung«. Da auf der Ebene menschlicher Interaktion also völlige *Bidirektionalität* herrscht, muss unser Verständnis der therapeutischen Arbeit um die Dimension der *Intersubjektivität* erweitert werden:

> »In dieser Perspektive steht die Beziehung und Bezogenheit zwischen zwei Subjekten im Vordergrund der Beobachtung. An die Stelle des Patienten als Objekt der Behandlung durch einen außenstehenden Therapeuten rückt […] das analytische Paar, das in der Begegnung eine neue Wirklichkeit erschafft. Aus dieser Sicht ist die Entwicklung des Patienten in der Analyse das Ergebnis einer Begegnung, in der beide Beteiligte […] aufeinander Einfluss nehmen und sich in gewisser Weise auch verändern.« (Ermann 2014, S. 94)

Anknüpfend an dieses Zitat gehe ich davon aus, dass zwischen Therapeut und Patient vom ersten Moment der Begegnung an ein *intersubjektives Feld* entsteht, das von beiden gemeinsam geschaffen wird. Diese Auffassung unterscheidet sich von der in den Kapiteln 1 und 5 von Michael Klöpper geäußerten Vorstellung, dass eine *intersubjektive Beziehung* in der therapeutischen Arbeit erst aufgebaut werden muss. Meine Sichtweise finde ich bei Jaenicke (2014b) wieder:

> »Intersubjektiv kennzeichnet jedes psychologische Feld, das durch die Wechselwirkung zweier – oder mehrerer – Menschen und ihrer einmaligen Erfahrungswelten zustande kommt, gleichgültig auf welchem Entwicklungsniveau sie organisiert sind. […]. Um diese Definition von Intersubjektivität vom Gebrauch anderer Autoren abzugrenzen, muss betont werden, dass sie weder das Erlangen von symbolischem Denken noch das Erlangen eines Selbst als Subjekt beinhaltet hat. Es [das psychologische Feld, G. T.] bezeichnet auch nicht eine Form von intersubjektiver Bezogenheit wie Stern (1985 [entspricht Stern 1992, G. T.]) sie beschreibt, noch erfordert es ein gegenseitiges Erkennen, wie Benjamin (1995) es vertritt.« (Ebd., S. 63)

Dieses grundsätzliche Verständnis von *Intersubjektivität* ist für mich damit verbunden, dem Patienten die Chance zu bieten, die qualitativen Möglichkeiten seiner intersubjektiven Bezogenheit im Zuge eines *Reifungsprozesses seines Selbst* zu entwickeln und zu entfalten. In dieser Intention findet die Vorstellung vom Aufbauen einer intersubjektiven Beziehung als Aufgabe und Ziel der Therapie wieder ihren Platz. In dem Gebrauch des Begriffs *Selbst* zeigt sich, dass ich in meiner Auffassung von *Intersubjektivität* nicht so weit gehe, dass ich das *Konzept eines Selbst* als Struktur und Träger einer Kontinuität des Selbsterlebens aufgeben möchte zugunsten einer Vorstellung, die das Selbst grundsätzlich nicht mehr als Struktur begreift, sondern nur als einen dynamisch-interaktionellen Prozess. Wie Bohleber (2006) aufzeigt, hieße das – bewusst zugespitzt formuliert –, das Subjekt auf die kontingenten Effekte von Kontexten zu reduzieren, in denen sich das Selbst auflöst. Was die Konsequenzen dieser Vorstellung wären, führt Ermann (2014, S. 62) anschaulich aus: »Wie ich mich gegenwärtig erlebe, wie ich glaube zu sein, hängt vor allem von meinem sozialen Umfeld ab, das sich ständig verändert, und von der zwischenmenschlichen Situation, in der ich mich gerade befinde.« Dem stellt Bohleber (2006, S. 209) kritisch gegenüber,

> »[…] dass wir immer mehr sind als unsere Kontexte und mehr als ein ko-konstruiertes Subjekt. Das Selbst in seiner eigenständigen Funktion als Autor und handelnder Akteur, als eine autonome Instanz, die sich selbst bestimmen kann, wird ausgeblendet. Ein im intersubjektiven Paradigma üblich gewordenes Denken, das vom ganzheitlichen Subjekt spricht, verdunkelt die differenzierte Psychodynamik, der die Strukturtheorie Rechnung trägt. Das Intrapsychische geht im Intersubjektiven auf, wobei die Leitkonzepte intersubjektive Strukturprinzipien und Erfahrungsmuster sind. Theoretisch verschwunden ist ein Ich, das zwar abhängig von unbewussten Kräften ist, aber dennoch ein bestimmtes Maß an Autonomie erworben hat. Denn vor allem, wenn das Ich aus der Anerkennung des eigenen Unbewussten heraus handelt, aber auch, wenn es dem Ich-Ideal als einer individuellen Richtschnur folgt, ermöglicht dies ein gewisses Maß an Freiheit von den Einbindungen in die intersubjektiv strukturierte Umwelt.«

Hierin schließe ich mich Bohleber an. Auch wenn es sich letztlich vielleicht als illusionäre Hoffnung erweisen sollte, möchte ich vor dem Hintergrund meines Menschenbildes und der damit verbundenen Werte an dem hier beschriebenen gewissen Maß an individueller Freiheit und der damit verbundenen Selbstverantwortlichkeit des Subjekts festhalten. Auch möchte ich mich nicht durch das Aufgeben eines *(Selbst-)Strukturmodells* der Beschreibungs-, Erklärungs- und Verstehensmöglichkeiten der *intrapsychischen Dynamik* und der in ihr wirksamen psychischen Funktionen berauben. Deshalb wird die *intrapsychische Perspektive* in meinen Reflexionen über das Behandlungsgeschehen mit Frau R. immer wieder miteinbezogen. (In Kap. 4 entwickelt Michael Klöpper ein komplexes Modell des Selbst, das eine differenzierte metapsychologische Reflexion von dessen Struktur und Dynamik ermöglicht.)

Mit einem *Strukturmodell des Selbs*t wird auf einer metapsychologischen Reflexionsebene das Individuum in seinem biografischen Geworden-Sein erfasst. In der gewachsenen Struktur des Selbst schlägt sich die innere Ver- und Neubearbeitung der Vergangenheit nieder. Wie Stern et al. (2012) feststellen, beeinflusst diese Vergangenheit die relational-interaktiven Möglichkeiten, die das Individuum in der Gegenwart im Umgang mit dem jeweils Anderen hat. Gleichzeitig können diese Möglichkeiten in der Psychotherapie »durch den gegenwärtigen Kontext der Patient-Therapeut-Interaktion subtil re-organisiert« (Stern et al. 2012, S. 152), somit erweitert und verändert werden. Dazu führen Stern et al. aus:

> »Obwohl [...] jedes Individuum eine Vergangenheit hat und in die neue Begegnung ein Repertoire an potentiellen Möglichkeiten des ›In-Beziehung-Seins‹ einbringt, wird die dyadische Situation unserer Ansicht nach gegenüber den Ereignissen aus der Vergangenheit dominieren. Nach diesem Modell gibt sich die Art und Weise, wie die Vergangenheit der beiden Beteiligten ihre Interaktionen beeinflusst, in den Übertragungs- und Gegenübertragungsäußerungen zu erkennen. Durch die aktuellen Interaktionen werden die Übertragungsmanifestationen der Vergangenheit rekontextualisiert. Die gegenwärtige dyadische Richtung wird kontinuierlich aus der jeweiligen Vergangenheit der beiden Individuen diejenigen Elemente selektieren, die benutzt werden können, um in der Dyade eine gemeinsame Richtung herauszuarbeiten. Und jene Elemente werden rasch zu neuen, gemeinsam erzeugten Elementen des Prozesses zwischen den beiden Partnern kombiniert. Insoweit aber beide Beteiligte eine gemeinsame Richtung zu konstruieren beginnen, werden die kreativen Elemente der Therapie die statischen, in der Vergangenheit verankerten häufig überschatten.« (Stern et al. 2012, S. 154)

Als Nächstes erläutere ich mein Verständnis der Begriffe *Übertragung* und *Gegenübertragung*. Ich beginne mit dem Begriff der *Gegenübertragung*. Zeigen wird sich, dass ich – im Vergleich zu Michael Klöpper in seinen Ausführungen zur *Gegenübertragung* (vgl. dazu Kap. 6.) – deutlicher das Konzept der *Gegenübertragung* als »reine« Reaktion auf den Patienten relativiere, stärker die *intersubjektive Verflochtenheit* von Patient und Therapeut in Prozesse der *Gegenübertragung/Übertragung* in den Vordergrund stelle und das Eingehen der *Subjektivität des Therapeuten*, seiner Eigenanteile, in diese Prozesse betone. Aber trotz meiner folgenden kritischen Betrachtung des Begriffs der *Gegenübertragung*, die dies ausführt, verwende ich ihn weiterhin wegen seiner theoriegeschichtlichen Verwurzelung und festen Einbürgerung im psychoanalytischen Denken und Sprachgebrauch. Aufgrund der in ihm enthaltenen Präposition *gegen* passt der Begriff gut zu unserem Erleben in der therapeutischen Arbeit und im Lebensalltag; denn subjektiv haben wir den Eindruck, dass wir in einer Begegnung mit einem anderen Menschen auf diesen reagieren.

Die Abbildung der subjektiven Beziehungserfahrung in der *Gegenübertragung* ist aber nicht nur eine Reaktion, sondern immer auch mit den Eigenanteilen des Therapeuten verwoben und von diesen bestimmt. Das vom Therapeuten in der therapeutischen Arbeit Erlebte und Wahrgenommene spiegelt stets seine Beziehungserfahrung mit dem Patienten wider (vgl. dazu auch Wolf 1998, S. 178 ff.) und liefert damit das hilfreiche und notwendige Rohmaterial für die Aufgabe, den Patienten zu verstehen.

An diese Einsichten anknüpfend verstehe ich die *Gegenübertragung* grundsätzlich im Sinne eines *ganzheitlich-speziellen Konzepts* (vgl. König 1993, S. 15 f. u. S. 33 f., sowie Mertens 1991, S. 18 ff. u. S. 50 ff.). Mit *ganzheitlich* ist gemeint, dass alle Gefühle, Bilder, Fantasien, Erinnerungen, Gedanken, Körperreaktionen und Handlungsimpulse, die im Therapeuten entstehen, als *Gegenübertragung* begriffen werden. Dies bedeutet idealtypisch für die *emotional-mentale Arbeit* des Therapeuten, dieses gesamte Erleben in sich selbst zuzulassen und wahrzunehmen. Das Adjektiv *speziell* bezieht sich darauf, dieses Erleben einer Reflexion zu unterziehen, mit dem Ziel, die verschiedenen Aspekte voneinander zu differenzieren, sie ihren Entstehungsquellen zuzuordnen und in ihren Funktionen zu verstehen. Dies ist der Weg, der Erkenntnisse über die *intrapsychische Dynamik* von Therapeut und Patient ermöglicht sowie zu Einsichten über die *intersubjektive Dynamik* führt, die sich in der therapeutischen Beziehung entfaltet. Die *emotional-mentale Arbeit* bewegt sich dabei oszillierend zwischen der Ebene des Erlebens und der Ebene des Reflektierens hin und her.

Diese Darstellung ist in zweierlei Hinsicht als idealtypisch zu bezeichnen: Zum einen wird die hier dargestellte Differenzierung, wie Mertens (1991, S. 50) realistisch feststellt, »letztlich freilich nie vollständig gelingen«, und zum anderen kann das Zulassen und das Wahrnehmen der *Gegenübertragung* in ihrem Fluss durch eine innere Abwehr des Therapeuten behindert und blockiert werden. Letzteres kann dadurch verursacht werden, dass gewisse Einfälle oder Fantasien vom Therapeuten in seiner ersten Reaktion als ungeheuerlich erlebt werden, da sie mit den eigenen Werten kollidieren oder schmerzhafte biografische Erfahrungen berühren. Sie können beim Therapeuten die Angst auslösen, in seinem Selbst verletzt zu werden. Dies wiederum mobilisiert *innerpsychische Abwehrbestrebungen*, die dem Ziel dienen, die Struktur sowie die Grenzen und damit die Kohärenz des Selbst zu schützen. Auf diese Weise kann ein *Gegenübertragungswiderstand* entstehen, der gegen »das Bewußtwerden der Gegenübertragung und gegen die Auflösung der Gegenübertragung [und damit] gegen das Bewußtwerden bestimmter Gefühle, Affekte und Phantasien« (Mertens 1991, S. 27) gerichtet ist. In einer anderen von Mertens beschriebenen Variante wird sich der Therapeut der zuvor beschriebenen Gefühle, Affekte und Fantasien zwar bewusst, doch es gelingt ihm nicht, mit ihnen umzugehen. In diesem Szenario bleibt er in der daraus resultierenden *Gegenübertragung* verhaftet. Dies wiederum kann dazu führen, dass der Therapeut sich mit dem Patienten in einem *gemeinsamen Widerstand* verbündet (vgl. Mertens 1991, S. 27). Die hier beschriebenen Prozesse können sich auf einer unbewussten, vorbewussten oder bewussten Ebene abspielen.

Gemäß dem intersubjektiven Verständnis der therapeutischen Dyade ist die Vorstellung, dass die *Gegenübertragung* von Eigenanteilen des Therapeuten geprägt ist, nicht ausreichend. Vielmehr ist von einer ständigen Wechselwirkung zwischen dem Patienten und dem Therapeuten auszugehen. Orange (2004) macht dies deutlich, wenn sie Stolorow et al. (1987, S. 13) zitiert, denen zufolge »Patient und Analytiker gemeinsam ein unauflösliches psychologisches System« bilden (Orange 2004, S. 90). Im Sinne des Einflusses des Beobachters auf das Beobachtete tragen Therapeuten nach Orange (2004) zur Formung der Erfahrung des Patienten bei. Umgekehrt ist der Therapeut ein durch den Patienten Beobachteter und damit Geformter. Der entscheidende Gedanke hierbei ist, dass der Begriff *Gegenübertragung* von der Möglichkeit ausgeht, der Therapeut könne »außerhalb des Erlebens des Patienten stehen […], als ob Gegenübertragung ein abgegrenztes Ding wäre, das ein Kliniker *benutzen* könnte« (Orange 2004, S. 92, Hervorhebung im Original). Orange bezieht die gegenteilige Position und spricht sich für die Verwendung des Begriffs der *Co-Übertragung* aus: »Ich glaube, dass Verstehen unvereinbar damit ist, abseits zu stehen. Ich glaube, dass der Begriff ›Co-Übertragung‹ besser unsere Teilnahme *zusammen mit* dem Patienten im intersubjektiven Feld oder Spielraum des psychoanalytischen Gespräches anerkennt« (ebd., S. 92, Hervorhebung im Original).

Zu dieser Position von Orange passt Körners Grundverständnis von *Übertragung*, dem ich mich anschließe. Er vertritt den Standpunkt, die *Übertragung* sei ein ubiquitäres Geschehen, das also nicht nur in psychoanalytischen Kontexten, sondern auch in Alltagssituationen auftritt. Für ihn gibt es nicht die Möglichkeit, nach den Kriterien »wahr« oder »falsch« zwischen einer *realistischen* und einer *Übertragungsbeziehung* zu unterscheiden, da wir alle dazu neigen, »in unseren sozialen Situationen den Anderen zu verwenden, indem wir ihm eine Rolle anbieten, die ihm nach unseren eigenen *working models* zukommen soll« (Körner 2015, S. 110; vgl. ebd., S. 67). Da wir nichts anderes haben als diese

*Arbeitsmodelle,** bleibt uns im Grunde genommen gar nichts anderes übrig, als mit diesen auf die Welt und die Menschen zuzugehen, unsere inneren Entwürfe an sie heranzutragen und auf diese Weise Beziehungen aufzunehmen. Die *Übertragung* ist in der Psychotherapie demnach als ein *subjektiver Beziehungsentwurf* des Patienten zu verstehen, der seine *working models* im Dialog mit dem Therapeuten widerspiegelt. »Dessen Gegenübertragung ist sowohl eine Antwort auf die Übertragung des Patienten als auch ein eigener Beziehungsbeitrag, eine Übertragung« (ebd., S. 67). Die *Komplexität der Wechselwirkung* in dieser gegenseitigen Einflussnahme aufeinander lässt sich aus Sicht des Therapeuten so zusammenfassen: Mein Erleben des Patienten ist vom ersten Moment der Begegnung an durch mich mitgeformt, und das von ihm in diesem Erleben auf mich Wirkende ist wiederum durch meine Wirkung auf den Patienten mitgeformt.

In diesem komplexen Prozess der Wechselwirkung begegnen sich Patient und Therapeut in ihrer Geschichtlichkeit, mit all ihren Voreinstellungen und Voreingenommenheiten (vgl. Orange 2004, S. 96 f.). Dies sind die Aspekte, mit denen im herkömmlichen Sinne die Inhalte von Übertragungsprozessen beschrieben werden. Wie bereits bei Mertens' Überlegungen zum Erkenntnisprozess des Analytikers anklang, gilt für den Therapeuten daher, dass er seine *Co-Übertragung*, seinen Standpunkt mit der sich daraus ergebenden Perspektive erkennen und damit »die Linsen kennen« muss, durch die er den Patienten erfährt (vgl. Orange 2004, S. 96 f.). Dies bedeutet für den Therapeuten:

> »Um psychoanalytisch verstehen zu können und psychoanalytisches Verstehen zu verstehen, müssen wir unsere persönliche Geschichtlichkeit anerkennen und unsere Voreinstellungen prüfen. Um psychoanalytisch zu arbeiten, müssen wir Zugang zu unserer Geschichtlichkeit haben. In meinem Fall muss ich zum Beispiel wissen, wie ich durch meine Stellung in der Familie auf Einzelkinder oder auf jüngere Geschwisterkinder reagiere, wem gegenüber ich Neid entwickeln kann, wem gegenüber ich mich übermäßig verantwortlich fühle oder mich als unverantwortlich und schädlich sehe. Wir müssen uns darauf vorbereiten, unsere Horizonte selbstkritisch zu betrachten und jene Voreinstellungen zu revidieren, die unsere Fähigkeit einschränken, das Erleben eines anderen Menschen zu verstehen.« (Orange 2004, S. 97 f.)

* Der Begriff *Arbeitsmodell* wird in diesem Kontext nicht im Sinne des in Kapitel 3 beschriebenen funktionalen Aspekts des Unbewussten gebraucht, sondern hier ist mit dem *Arbeitsmodell* gemeint, welches Bündel an Vorstellungen, Erwartungen, Befürchtungen, Erklärungen, Sinngebungen jemand in die Begegnung mit anderen Menschen hineinträgt.

Eine wesentliche Aufgabe der Psychotherapie besteht darin, diesen von Orange beschriebenen Prozess, in dem der Therapeut Zugang zur eigenen Geschichtlichkeit gewinnt, auch beim Patienten zu fördern und auf einer sowohl kognitiven als auch gefühlsmäßig-erlebenden Ebene zur Entfaltung kommen zu lassen. Ziel der gemeinsamen Arbeit ist es, dass der Patient die von ihm bewusst oder unbewusst entwickelte Art und Weise der Beziehungsgestaltung, der Positionierung in der Welt und der Sicherung seines Selbstgefühls oder, abstrahierend gesagt, sein *Selbstsein im Bezogensein* (vgl. Antoch 2001 S. 37 ff.) als sein Kunstwerk* (an-) erkennt und in seine Verantwortung nimmt. Die aktuelle Art und Weise der Gestaltung durch den Patienten ist als die *für ihn bisher bestmögliche Fassung* anzusehen und zu bewerten.

Damit wandelt sich das Verständnis des Begriffs *Widerstand*: Auf der einen Seite bedeutet das Sich-Einlassen auf eine therapeutische Beziehung und auf eine Selbstauseinandersetzung im Erleben des Patienten die Aussicht auf die Erfüllung der Hoffnung oder des Wunsches, eine gute, ihn in der Veränderung unterstützende Beziehungserfahrung mit einem anderen Menschen zu machen. Auf der anderen Seite stellt es auf allen Bewusstseinsebenen aber auch eine Gefahr oder Bedrohung für die bisher entwickelte, vertraute Fassung mit den dazugehörigen Anpassungs- und Bewältigungsmodi dar. Das erzeugt Angst, die wiederum dasjenige Phänomen entstehen lässt, das behandlungstechnisch als *Widerstand* bezeichnet wird. Gegen das Auftauchen dieser Angst ist der Therapeut, der kein Übermensch ist, ebenso wenig gefeit wie der Patient. Auch er kann sich durch seine aktuelle, *subjektive* Wahrnehmung des Patienten in seinem Selbst-Gleichgewicht unbewusst oder bewusst als gefährdet erleben. Wenn dies geschieht, werden seine Interventionen mehr davon bestimmt sein, sich zu schützen, als sich empathisch in seiner stellvertretenden Introspektion auf sein Gegenüber einzulassen. Den Begriff *Widerstand* in diesem Sinne als ein intersubjektives Phänomen zu verstehen, ermöglicht es uns, einen von Respekt, Anerkennung und Empathie getragenen Umgang mit dem Patienten zu entwickeln, statt sein Verhalten als Anzeichen einer Nicht-Kooperation, Verweigerung oder latenten Aggression zu sehen.

---

* Nach Alfred Adler ist jeder Mensch Künstler seiner eigenen Persönlichkeit und somit Bild und Künstler zugleich (vgl. Adler 1991, S. 7).

Das Erstgespräch: »Wer kommt denn da?«[1]

Ich begrüße eine attraktive Frau, die auf mich lebendig und energievoll wirkt. Bei der Begrüßung denke ich im ersten Moment: »Wer kommt denn da?«, und habe sofort den Gedanken, dass dies eine Frau ist, die auf Männer wirken will. Ich frage mich, ob ihr vielleicht gar nicht bewusst ist, was sie dafür tut, um diese Wirkung zu erzeugen. Ihre freizügige Bekleidung beschäftigt mich im weiteren Verlauf des Gesprächs. Die Kleidung einer Patientin oder eines Patienten sehe ich, genauso wie die des Therapeuten, als einen Ausdrucks- und Mitteilungsaspekt des *handlungsdialogischen Miteinanders* an.[2] Ich frage mich, wie man so gekleidet zu einem Erstgespräch, also in gewisser Weise zu einem offiziellen Anlass kommen kann. Die Bekleidung passt für mich in ein Café auf einer Strandpromenade: in Jeans-Shorts, als Oberteil ein Träger-T-Shirt, das ein tiefes Dekolleté freigibt. Irritiert und verunsichert weiß ich nicht, wo ich meine Blicke hinlenken soll. Ich frage mich, ob sie eine Frau ist, die verführen möchte, die ihre Wirkung auf Männer testet und daraus vielleicht Selbstbestätigung gewinnt. Geht sie vielleicht davon aus, dass man(n) sie nur dann interessant findet und mit ihr zu tun haben möchte, wenn sie ihre weiblichen Reize präsentiert? Ich muss an die Mädchen aus meiner Klasse denken, die sich einen Spaß daraus machten, die Lehrer zu verunsichern, indem sie Bein und Brust zeigten und triumphierten, wenn ein Lehrer errötete und seine Verlegenheit sichtbar wurde.

Im Zusammenhang mit der obigen Formulierung »offizieller Anlass« denke ich auch an Diskussionen im Team aus der Zeit meiner früheren Kliniktätigkeit. Dort wurde thematisiert, wenn Patienten in einer als nicht angemessen empfundenen oder bewerteten Kleidung zur Therapiesitzung erschienen. Auseinandergesetzt wurde sich mit der Frage, was dies ausdrückt, ob es z. B. Ausdruck davon sein könnte, dass die Situation nicht ernst genommen wird; denn Therapie, hieß es, sei immerhin keine lockere Freizeitveranstaltung.

Eine Verunsicherung wird bei mir indes nicht allein durch die freizügige Kleidung ausgelöst, sondern entsteht gleich im ersten Moment der Begrüßung auch aus einem anderen Grund. Als Kontrast zu meinem oben genannten Eindruck von Lebendigkeit und Energie, die Frau R. für mich ausstrahlt, erlebe ich ihren Händedruck, zwischen ihr und mir ein weiterer *Moment des Handlungsdialogs*: Sie gibt mir die Hand wie beiläufig, lasch. Ich habe das Gefühl, einen weichen Gegenstand zu berühren. Dies löst bei mir eine Verunsicherung bezüglich der Frage aus, wie ich ihr Handgeben erwidern soll. Die Verunsicherung ist mit der Vorstellung verbunden, dass ich ihr durch einen zu starken Händedruck wehtun könnte, sowie mit den assoziativen Gedanken, dass Frau R. den Berührungskontakt vermeidet, nicht greifbar wird und mir die Bestimmung des Maßes der Aktivität überlässt. Auch schaut sie mich beim Handgeben nicht an und geht an mir vorbei. Auf mich macht dies den Eindruck, als würde ich nur nebenbei registriert und nicht wirklich wahrgenommen. Dies löst in der *Gegenübertragung* einen leichten Ärger und ein leichtes Gekränktsein aus. Aufgrund der Schnelligkeit, mit der dies alles während der Begrüßung geschieht, habe ich den Eindruck, dass Frau R. mir entwischt und in den Behandlungsraum flüchtet. Ehe ich meine Gefühle, Eindrücke und Gedanken sortieren kann, ist der Begrüßungsmoment schon vorbei.

Im Behandlungsraum kann ich Frau R.s Erzählen zunächst nicht folgen. Sie spricht sehr schnell, als ob sie einen Rapport gäbe, den sie hinter sich bringen und erledigen möchte. Ich komme nicht dazu, etwas gefühlsmäßig auf mich wirken zu lassen und mit Bildern zu verbinden. Ich denke, dass es auf diese Weise weder mir noch Frau R. möglich ist, Gefühle zu dem Erzählten zu entwickeln. Ich eile hinterher, um die Inhalte überhaupt gedanklich aufzunehmen. In mir kommt auch Ärger auf, da ich die Situation so erlebe, dass Frau R. sich nicht auf mich als Zuhörer einstellt. Ich schwanke zwischen dem Impuls, sie zu unterbrechen, und dem Impuls, Rücksicht zu nehmen; ihre Schnelligkeit könnte schließlich auch schlicht Ausdruck ihrer Aufregung im allerersten Gespräch sein. Vielleicht zeigt sich in der Schnelligkeit ihres Erzählens aber auch ihr *Widerstand*, mit den eigenen Gefühlen und/oder mit mir als jemandem in Kontakt zu kommen, durch den sie eine empathische Reaktion auf ihre Gefühle erfährt. Dies würde für sie vielleicht das Entstehen von zu viel Nähe zu sich selbst und zu mir bedeuten.

Diese Gedanken registriere ich und höre ihr weiter zu. Ich möchte sie nicht aus dem Konzept bringen und sage mir, dass dies unser erstes Gespräch ist und dass ich sie noch viel zu wenig kenne, um einschätzen zu können, ob Interventionen, die Nähe herstellen und sie gefühlsmäßig berühren, eine Überforderung darstellen.

In einem ihrer ersten Sätze spricht Frau R. von einer Depression, die in der Vergangenheit diagnostiziert worden sei. Die Depression sei im Zusammenhang mit einer Krise aufgetreten, ausgelöst durch die tödlich verlaufende Erkrankung der Mutter. Während dieser Zeit habe sie eine ambulante Verhaltenstherapie begonnen. Nach dem Tod der Mutter sei die Trennung von ihrem Ehemann erfolgt. Sie habe ihn verlassen, danach Suizidgedanken entwickelt und sich deswegen in stationäre Behandlung begeben. Weiter erzählt Frau R., dass sie seit ungefähr einem halben Jahr einen gestörten Schlafrhythmus habe, unter großer innerer Unruhe leide, energielos und erschöpft sei, sich bei der Arbeit überfordere und an ihre Grenzen komme. Sie habe Angst, wieder in eine Depression zu geraten.

Die Inhalte dieser Mitteilungen – Depression, Erschöpfung, Erkrankung und Tod der Mutter, Trennung von ihrem Ehemann und Suizidalität – erlebe ich wie die Schlagzeilen in einem Nachrichtenticker, bei denen ein vertiefender Blick auf den inhaltlichen Hintergrund fehlt. Meine Nachfragen aufgreifend spricht Frau R. ausführlicher und differenzierter über ihre Situation am Arbeitsplatz. Aus ihren Schilderungen entsteht für mich ein plastisches Bild ihrer dortigen Situation. Ich frage mich, ob dies ein Ausdruck davon ist, dass dieser Lebensbereich für sie angst- und konfliktfreier ist.

Ich erfahre, dass sie die Leiterin eines Hospizes ist. Als ich das höre, habe ich sofort Bilder von Menschen unterschiedlichen Alters vor Augen, die auf den Tod zugehen. Diese Bilder lassen mich traurig berührt sein, und ich frage mich, wie Frau R. mit der emotionalen Belastung durch diese Arbeit zurechtkommt. Darauf von mir angesprochen, sagt sie – so, als ob diese Nachfrage nicht weiterer Gedanken und Aufmerksamkeit wert sei –, dass der Tod zum Alltag der Arbeit dazugehöre; das sei »normal«. Sie berichtet dann, dass die Arbeit ihr Spaß mache. Sie mache diese gut, aber im Team gebe es viele Konflikte. Sie sei eine »direkte Person«, die ihren Mund aufmache, wenn sie etwas störe. Sie mache das, was sie für richtig halte. Davon, dass ihre Art und Weise, die Arbeiten zu erledigen, die beste ist, sei sie überzeugt. Sie ärgere sich daher und könne es nur schwer ertragen, wenn andere die Arbeiten nicht entsprechend ihren Vorstellungen erledigten, sondern stattdessen – in ihren Augen – auf umständliche Weise und zu viel Zeit brauchten. Dies führe dazu, dass sie viele Dinge lieber selbst mache. Meine Assoziation ist, dass Frau R. innerhalb ihres Teams ein »Ein-Frau-Team« bildet.

Ich teile Frau R. meinen Eindruck mit, dass sie ein klares Bild von ihren Fähigkeiten in der Arbeit habe, sich dort selbst behaupten könne und dass die Arbeit vielleicht aus ihrer Sicht nicht ihr vorrangiges Thema für eine Therapie sei. Sie bestätigt meinen Eindruck und sagt, dass die Beziehungen zu Männern ihr Hauptproblem seien. Dies hänge mit ihrem Vater zusammen. Sie wähle immer Männer aus, die ihr nicht guttäten, die auf One-Night-Stands aus seien. Um sich gegenüber Männern sicherer zu fühlen – im Kontakt »locker« zu sein –, trinke sie auf Partys Alkohol. Nach der Trennung von ihrem Ehemann sei sie längere Zeit Single gewesen und habe mehrere Affären gehabt, in denen sie sich unglücklich gefühlt habe. Sie wolle verstehen, weshalb sie immer wieder in solche Beziehungssituationen komme. Wenn sie etwas »aufgedröselt« habe und »verstehen« könne, dann, so ihre Eigeneinschätzung, könne sie besser damit umgehen und etwas verändern.

In mir entstehen im Sitzungsverlauf eine bildliche Vorstellung und ein bestimmtes Körpergefühl im Hinblick auf das Kontaktverhalten von Frau R. Ich erlebe dieses folgendermaßen: Ich habe das Gefühl, dass sie Kurven nicht weich, sondern eckig ausfährt; dass sie gerade Linien zieht und keinen Bogen schlägt. Dies verleiht ihr eine gewisse Härte, etwas Schneidendes. Die Wahl des letzten Wortes ist zwar zu drastisch, gibt jedoch die Richtung meines Empfindens an. Bei mir entsteht eine körperliche Anspannung, als ob ich mich aufrecht hinsetzen müsste, anstatt mich entspannt im Sessel zurückzulehnen. Ich denke, dass Frau R. Gefühle und alles Weiche unbewusst abwehrt und gleichsam abschneidet. Verstärkt wird dieser Eindruck noch durch den Klang ihrer Stimme. Er hat etwas Entschiedenes und Bestimmendes: so, als ob Frau R. dadurch klarmachen wollte: »Das ist es. So ist es.«

Mich lässt dies einen Schritt zurückweichen, da es mir so vorkommt, als würde ich eine von Frau R. gezogene rote Linie übertreten, wenn ich Fragen nach ihren Gefühlen stelle. In meiner Vorstellung nehme ich eine Abweisung vorweg, die erfolgen würde, wenn ich auf ihre Gefühle fokussierte. Dies ist ein Beispiel für das in Anmerkung 2, S. 380, angesprochene *Be-handelt-Werden* im *handlungsdialogischen Geschehen*, in diesem Fall durch eine Patientin, nämlich durch Frau R. Das *Be-Handeln* geht jedoch grundsätzlich auch vom Therapeuten aus. Beide Beteiligte, Patient und Therapeut, *be-handeln* sich gegenseitig mit allem, *was* sie tun und *wie* sie es tun. So ist der *Inhalt* des Gesprochenen eingebettet in die *Art des Sprechens* mit ihren körperlich-gestischen, nonverbalen Ausdrucksaspekten und dem dadurch entstehenden Emotional-Atmosphärischen im Beziehungsfeld. Beispielhaft hierfür erlebe ich die oben geschilderte Beziehungssituation mit Frau R. Ich habe das Erleben, dass sie mir signalisiert: »Bleiben Sie auf Distanz und treten Sie mir nicht zu nahe!« Diese Botschaft ist bei mir wirksam, da sie auf den »Boden« meiner entstandenen Verunsicherung und Vorsicht fällt, mit dem Ergebnis, dass ich Frau R. den Rückzugsraum lasse, den sie sich nach meinem Empfinden durch ihr Verhalten zu schaffen versucht.

Reflexionen zum Erstgespräch

In meinen Reflexionen konzentriere ich mich auf das *Widerstandsgeschehen*. Vorher möchte ich aber meine vorläufigen psychodynamischen Überlegungen nach dem Erstgespräch wiedergeben; denn ohne eine Bezugnahme auf eine angenommene Konfliktthematik, auf die *Verarbeitungs-*[3] *und Bewältigungsmodi*, die ein Patient bisher unbewusst diesbezüglich entwickelt hat, sowie auf die *Struktur des Selbst* ist das *Verstehen des Widerstands* in seiner Sinnhaftigkeit und Intentionalität nicht möglich.

Nach dem ersten Gespräch mit Frau R. kann ich, metaphorisch gesprochen, nur ein Bild skizzieren, mit groben Pinselstrichen und Flächen, die unausgefüllt bleiben. Für die Details und Feinheiten fehlt z.B. noch die Unterfütterung mit mehr Wissen über Frau R.s Biografie, etwa in Form von Berichten über Erinnerungen an Beziehungsepisoden und deren emotionale Bedeutung. Auffällig ist, dass Kindheitserinnerungen in dem, was Frau R. erzählt hat, keine Rolle spielen. Die Eltern sind deshalb für mich – im übertragenen Sinne – noch nicht sichtbar geworden. In dem Wissen, dass auch etwas Nicht-Gesagtes etwas aussagen kann, frage ich mich, ob das Weglassen der Kindheit und der Erinnerungen an die Eltern – mit Ausnahme eines vereinzelten Hinweises auf den Vater und die vergleichsweise kurze Erzählung über den Tod der Mutter – ein Ausdruck dafür ist, dass Frau R. unbewusst das Aufkommen emotionaler Turbulenzen fürchtet, wenn sie den Blick zurück zum Dort und Damals wendet. Dass sie die Kindheit außen vor lässt, ist dann als Ausdruck eines *Widerstandes* gegen eine zu weitgehende Selbstöffnung verstehbar. Das Selbst soll so davor geschützt werden, in eine Dysbalance zu geraten, ausgelöst durch die Erhöhung des internen Spannungszustandes, der mit den mit der Kindheit assoziierten Gefühlen und Affekten verbunden ist.

Frau R. schildert eine depressive Symptomatik. Die Wendung der Aggression gegen sich selbst kann bei ihr offenbar bis hin zur Suizidalität eskalieren. Da für diese Eskalation Trennungen, also Objekt- und Liebesverlust, ursächlich zu sein scheinen, stelle ich die Hypothese auf, dass Frau R. in nahen Beziehungen – wie früher als Kind gegenüber den Eltern – in eine Abhängigkeit gerät. In dieser Abhängigkeit wird sie durch zwei Dinge gehalten: zum einen durch die unbewussten kindlichen Bindungsbedürfnisse nach Sicherheit und Geborgenheit sowie nach Liebe und Bestätigung und zum anderen durch die Hoffnung, dass diese Bedürfnisse doch noch erfüllt werden. Vor dem Hintergrund dieser Annahmen gehe ich vorerst davon aus, dass Frau R. in ihrer Entwicklung die Aufgaben,[4] die sich mit dem *depressiven Grundkonflikt*[5] stellen, nicht hinreichend gut bewältigen konnte.

Da psychodynamische Überlegungen ohne eine Rückbindung an das im ganzheitlichen Sinne verstandene Erleben in der *Gegenübertragung* einen spekulativen, intellektualisierenden Charakter bekommen und zu einem Spielen mit theoretischen Konzepten werden können, kehre ich zurück zu dem, was ich im Erstgespräch wahrgenommen und erlebt habe. Die von Frau R. berichtete Erschöpfung und Selbstüberforderung in der Arbeit machen mich nachdenklich und besorgt mit Blick auf ihren Umgang mit sich selbst. Ich frage mich, ob sie vielleicht zu sehr davon überzeugt ist, dass ihre Arbeitsweise die einzig richtige ist (narzisstische Thematik) und ob sie sich deshalb zu viel Arbeit aufhalst, ohne sich durch das Delegieren von Aufgaben genügend zu entlasten. Meine Assoziation, Frau R. bilde ein Ein-Frau-Team innerhalb des Teams, weist vielleicht auf ihre Überbetonung des Autarkiestrebens hin, die sich mit den Sätzen »Ich brauche andere nicht« und »Ich kann es selbst so oder so am besten« zusammenfassen lässt. Mit diesen *Überzeugungen* versucht sie, ihre Unabhängigkeit zu bewahren und die Abhängigkeit in Beziehungen – das Angewiesensein auf ihren Partner – zu vermeiden. Auf diese Weise werden auch die mit Beziehungen verbundenen Wünsche, Bedürfnisse und Sehnsüchte abgewehrt.

Diese Hypothesen bilden eine erste Vorstellung vom *Modus der Verarbeitung und Bewältigung des depressiven Grundkonflikts* durch Frau R. Die oben genannten *Überzeugungen* ergänzend ist dieser Modus bestimmt von dem Motto: »Wenn ich nicht auf andere angewiesen bin, dann kann ich auch nicht verlassen und enttäuscht werden.«

In diesen psychodynamischen Überlegungen zum Konfliktverarbeitungsmodus und zu der damit verbundenen *Abwehr*, die an Frau R.s Selbstbeschreibung (Narrativ) sowie an die von mir berichteten Assoziationen und Vermutungen anknüpfen, nehme ich eine *intrapsychische Perspektive* ein. Mit ihr lässt sich ein erster heuristischer Hintergrund für das Verstehen der *Widerstandsphänomene*, die sich im Erstgespräch zeigen, herstellen. Vor diesem Hintergrund lassen sich die geschilderten *Widerstandsphänomene* als Manifestationen der *intrapsychischen Abwehr* von Frau R. im Außen begreifen. Dieses Außen ist kein luftleerer Raum, in dem sich Frau R.s Abwehr in Form des Widerstands eins zu eins – oder anders gesagt: in Reinform – abbilden würde. Vielmehr betritt Frau R. mit ihrer *Abwehr* gerüstet unser gemeinsames Beziehungsfeld. In unserem Interagieren in diesem Feld sind wir, wie an anderer Stelle theoretisch ausgeführt, an dem sich zwischen uns entfaltenden *Widerstandsgeschehen* auf unsere je individuelle und aufeinander einwirkende Weise beteiligt. Dieser Wechselwirkung gehe ich in meinen weiteren Rückblicken auf das Erstgespräch nach, indem ich mein eigenes

Beziehungserleben aufgreife, um meine *Verwicklung* in die sich in Frau R.s Verhalten zeigenden *Widerstände* zu untersuchen und um zu überprüfen, inwieweit sich meine psychodynamischen Überlegungen *bisher* validieren lassen. Die Betonung liegt bei der Validierung auf »bisher«, da die weiteren Erfahrungen in der Behandlung dazu führen können, die bisher getroffenen Annahmen zu differenzieren oder über Bord zu werfen und neue Annahmen zu entwickeln.

Konstatieren kann ich meine *Verwicklung* in den beschriebenen Bewältigungsmodus von Frau R., in ihren damit verbundenen *Widerstand*, sich auf ihre Gefühle einzulassen, und in ihren damit verwobenen *Widerstand* gegen das Entstehen eines emotionalen Kontakts mit mir. Bevor ich diese *Verwicklung* vertiefend beschreibe, möchte ich die theoretische Basis für deren Verständnis darlegen.

Anknüpfend an die schon erfolgten theoretischen Ausführungen zum *handlungsdialogischen Geschehen* und diese erweiternd verstehe ich den Begriff *Verwicklung* als Synonym für den Begriff *Handlungsdialog* sowie für den *Vorgang des Enactments*, wie er von Mertens (2009) verstanden wird. Das *Enactment* »beinhaltet überwiegend nichtbewusste interaktive Regulierungen aus dem impliziten Gedächtnis« (Mertens 2009, S. 82). Der Analytiker verstrickt sich

> »mit seinem Patienten in unterschiedlicher Intensität in einen unbewussten Handlungsdialog. Dennoch stellt dies keine Katastrophe dar, sondern im Gegenteil: Das allmählich bewusstwerdende und dann immer stärker reflektierbare Enactment stellt nicht nur neue Erkenntnisse über den Patienten und die Interaktion mit ihm zur Verfügung, sondern die Transformierung des Enactments, die sich über viele Stunden hinziehen kann, ist neben der Durcharbeitung psychodynamischer Konfliktthemen im autobiografischen Gedächtnismodul mit die wichtigste Dimension des analytischen Prozesses. Nach intersubjektiver Auffassung beginnt diese Durcharbeitung und Transformierung im Therapeuten.« (Ebd., S. 82)

Die Bewusstwerdung der *Verwicklung* auf der Ebene des *Enactments* ist begrenzt. Denn »selbst einem geschulten Therapeuten [kommen] anfänglich nur Bruchteile reflexiv zu Bewusstsein […], wie z. B. Videoaufnahmen über das non- und paraverbale Ausdrucksverhalten besonders deutlich machen können (vgl. Krause 1997, Streeck 2004)« (Mertens 2009, S. 82). Die im Erstgespräch entstandene *Verwicklung* stellt sich für mich wie folgt dar: Schon im nonverbalen Anfangsmoment des Händeschüttelns bei der Begrüßung von Frau R. geriet ich in eine Verunsicherung bezüglich der Frage, ob ich mit einem zu festen Händedruck bei der Begrüßung einen zu merklich fühlbaren körperlichen Kontakt herstellte, der Frau R. wehtun könnte. Ich geriet in diesem Moment in meiner *Gegenübertragung*[6] in eine Ambivalenz. Auf der einen Seite hatte ich die Bereitschaft, auf Frau R. zuzugehen und mit ihr in einen emotionalen Kontakt zu kommen, mit dem Ziel, eine erste Verbindung herzustellen. Auf der anderen Seite stand die Verunsicherung, ob ich dafür das richtige Maß finden oder Grenzen überschreiten würde. Mit dem Wissen um den weiteren Verlauf der Behandlung kann ich rückblickend feststellen, dass damit schon zum Auftakt das im Verlauf wiederkehrende *Motiv der Verunsicherung* aufgetaucht war, das sich in der im nächsten Abschnitt dargestellten 58. Sitzung wiederfindet: meine Verunsicherung darüber, ob ich in meinem therapeutischen Handeln gegenüber Frau R. zu viel verlangte, zu invasiv agierte, zu fordernd war und bei ihr zu intensive Gefühle auslöste.

Grundsätzlich ist zu meiner Verunsicherung anzumerken, dass sich im *Umgang mit dem Widerstand* für das therapeutische Handeln immer wieder neu die Frage stellt, ob der Patient unter- oder überfordert wird. Auf der einen Seite gehe ich nicht davon aus, dass er seine konflikthaften Themen, die mit stark negativen Gefühlen und Affekten verbunden sind, immer irgendwann von selbst mitteilen wird. Vielmehr geht es für den Therapeuten darum, den

> »Beobachterposten aufzugeben und sich […] Patienten ›in den Weg zu stellen‹, zum Beispiel […] den Widerstand einer Patientin […] zu thematisieren. Sich derart ›in den Weg zu stellen‹ fühlt sich an, wie wenn man sich in einen Fluss stellt: Man spürt den Druck der Strömung und die Versuchung, sich einfach treiben zu lassen oder, noch besser, wieder ans sichere Ufer zurückzukehren.« (Körner 2018, S. 63)

Auf der anderen Seite gilt es, anzuerkennen und zu berücksichtigen, dass der *Widerstand* auch dazu dient, die persönlichen *Toleranzgrenzen* zu schützen. König (1993) vergleicht diese Funktion anschaulich mit den Bremsen eines Autos: »Man kann zu viel oder zu wenig bremsen. Durch das ›Bremsen‹ wahrt der Patient seine Toleranzgrenze.« (König 1993, S. 77) Letztlich geht es darum, das *optimale Widerstandsniveau* zu erreichen, auf dem der Patient ein noch ausreichendes Sicherheitsgefühl hat, zugleich aber auch auf dem Weg in die angestrebte Zielrichtung vorankommt. Um im Vergleich mit dem Autofahren zu bleiben: Jeder Patient hat sein eigenes Fortbewegungstempo.

Aus einer intersubjektiven Perspektive geht es allerdings nicht nur um die *Toleranzgrenzen des Patienten*, sondern immer auch um die *des Therapeuten*. Beide,

Patient und Therapeut, befinden sich in einem fortlaufenden Abstimmungsprozess, in dem die *Toleranzgrenzen* beider gegenseitig und gemeinsam ausgelotet werden. In der therapeutischen Behandlung stellt sich die Frage, inwieweit diese Grenzen entsprechend den Veränderungswünschen und -zielen des Patienten erweitert werden können. Für das Voranschreiten in Richtung der Therapieziele ist es wichtig, dass die *Toleranzgrenzen des Therapeuten* letztlich ausreichend höher sind als die des Patienten, damit er diesen beim Betreten von Neuland begleiten und unterstützen kann.

Diese grundlegenden Gedanken zur Bedeutung und Funktion des *Widerstands* und zum Umgang mit ihm konzeptualisieren noch nicht die Ebene der *Verwicklung* zwischen dem Patienten und dem Therapeuten in einem sich zwischen ihnen konstellierenden *Widerstandsgeschehen*, in das beide ihren Eigenanteil einbringen. Um diesen theoretischen Schritt zu vollziehen, muss ich zurück zu meiner Verunsicherung: Ich verstehe diese als eine *konkordante Identifizierung*[7] mit der Angst und der Vermeidung von Frau R., ihre Gefühle zuzulassen und damit in »echten« Kontakt zu sich selbst und zu anderen Menschen zu treten, worüber in einer Beziehung erst Nähe entstehen kann. Dies führt dazu, dass Frau R. nicht nur in ihrem Beruf, sondern auch innerhalb unseres therapeutischen Zwei-Personen-Teams ein Ein-Frau-Team bildet. Diese Position, mit der sie ihre Autonomie und ihre Unabhängigkeit bewahrt, schützt sie durch die von mir in der Darstellung des Erstgesprächs beschriebenen Verhaltensweisen, die ich als Signale dafür aufnehme, dass sie Kontakt und Nähe vermeiden möchte und ich ihr gegenüber auf Distanz bleiben soll.

Meine *Verunsicherung* sehe ich aber nicht nur als eine *identifikatorische Reaktion* auf Frau R.s Verhalten an, sondern auch als etwas, das durch meine innere Empfänglichkeit vor dem Hintergrund eigener Verunsicherungs- und Beschämungserfahrungen befördert wird. Sie sensibilisieren mich dafür, in der Kontaktaufnahme mit Frau R. ebenso wie diese mir gegenüber vorsichtig zu sein. Ich frage mich, wovor ich mich und Frau R. schützen wollen könnte. Zur Beantwortung dieser Frage wende ich mich der Untersuchung der *Selbst- und Beziehungsregulierung* zu, die Frau R. und ich vorzunehmen scheinen, sowie den damit verknüpften *Rollen*, die wir jeweils selbst einnehmen und uns gegenseitig zuschreiben. Dies führt mich zurück zum Erstgespräch und zu dem Gefühl des Unbehagens, das mich, bildlich gesprochen, dazu brachte, den »Hebel der Weiche« umlegen zu wollen (= Abwehr), um nicht in Richtung Verunsicherung und Beschämung weiterfahren zu müssen. Dieses Unbehagen ist vielleicht ein wichtiges Signal für die von Frau R. und mir einerseits erwünschten und andererseits unerwünschten

Gefühle, die lieber abgewehrt werden sollen (Konfliktthematik). Ich vermute, dass es uns beiden darum geht, Verunsicherung und Scham loszuwerden, die bei mir als Mann durch eine Frau – in diesem Fall Frau R. – und bei ihr durch einen Mann – in der Gesprächssituation durch mich als männlichen Therapeuten – ausgelöst werden. Ich denke in diesem Kontext an Frau R.s Aussagen, dass die Beziehungen zu Männern ihr zentrales Thema seien und dass durch sie ihr Selbstwertgefühl bedroht sei und »kippen« könne. Das Einbrechen ihres Selbstwertgefühls gegenüber Männern kann sie letztlich mit ihren »Bordmitteln« (*regulativen Ich-Funktionen*) nicht auffangen. Dieses Defizit versucht sie mit Alkohol zu kompensieren, um sich gegenüber Männern »locker« zu machen und sicher zu fühlen. Auch setzt sie gegen die Gefährdung ihres Selbstwertgefühls sowie gegen die damit verbundene Verunsicherung und Beschämung »die Waffen einer Frau« ein, die mich in der Kontaktaufnahme verunsichern und bei mir Beschämungserfahrungen in der Erinnerung wachrufen. Auf diesem Wege landet der Schwarze Peter der Unsicherheit und der Schamgefühle bei mir.

Aus der Perspektive des nach dem Sitzungsende gewonnenen inneren Abstands frage ich mich, ob ich in dem Moment, in dem ich mich an die Teamdiskussion über angemessene Kleidung erinnerte, meine Verunsicherung und Schamgefühle zu bewältigen versuchte. Es könnte nämlich sein, dass ich versuche, diese Gefühle abzuwehren, indem ich die Tür für ein normierendes, (ab-)wertendes, von meinem Über-Ich gesteuertes Denken öffne, das mich in eine vermeintlich überlegene Position bringen soll, aus der heraus ich sagen kann, was man zu tun und zu lassen hat. Zu dieser Überlegung komme ich durch Erinnerungen, die mir erst nach der Sitzung mit Frau R. wieder ins Bewusstsein kamen: Anders als die Mädchen in meiner Klasse fand ich die Situationen, in denen der Lehrer rot wurde, nicht witzig, da auch wir Jungen in der Klasse Zielobjekte waren, bei denen Verlegenheit hervorgerufen werden sollte. Aus eigener Erfahrung weiß ich, wie unangenehm die Beschämung sein kann, die durch das nicht kontrollierbare Rotwerden hervorgerufen wird. In meinen Überlegungen sage ich mir, dass ich diese Möglichkeit der *Abwehr* eines mir unbehaglichen Erlebens in der *Gegenübertragung* durch die Einnahme einer Sicherheit gebenden Über-Ich-Perspektive im Blick behalten muss. Diese *Abwehrbewegung* ist die mögliche Weichenstellung für einen *Gegenübertragungswiderstand*, der, falls er unbewusst bleibt, verhindern könnte, dass ich in dem *Prozess des stellvertretenden introspektiven Verstehens* von Frau R. meine Gefühle und Erinnerungen zulassen und nutzbringend ausloten kann. Ein solcher *Gegenübertragungswiderstand* könnte auch dazu führen, dass Frau R. im übertragenen Sinne der Fantasie- und Vorstellungsraum verstellt wird, um die sinnlichen, erotischen und sexuellen Bedürfnisse erkunden zu können, die dem Selbst Vitalität und Kraft geben.

Die 58. Sitzung: Gefühle und das Innere Kind

In der folgenden Darstellung des Sitzungsgeschehens nehme ich eine Detailbetrachtung des *Widerstands* vor, wobei ich den Fokus auf zwei Themen richte, die ich schlagwortartig mit *Gefühle* und das *Innere Kind*[8] benenne. Damit treffe ich eine Entscheidung darüber, welche Aspekte des Prozesses und der Inhalte des komplexen Geschehens unseres Beziehungsfeldes ich sichtbar werden lassen möchte. Auch wenn ich andere Aspekte in den Vordergrund hätte rücken können, ist die Entscheidung für die genannten Foki nicht willkürlich, sondern das Ergebnis meiner Einschätzung, welche Fäden aus dem Netzwerk ineinander verwobener Themen, das sich in jeder Sitzung über die Interaktion entfaltet, im therapeutischen Prozess bedeutungsvoll sind und wahrscheinlich eine mutative Wirkung entfalten können. Dabei orientiere ich mich an den beiden folgenden Fragen:

1. Welche Themen haben die stärkste emotionale Aufladung, die für die »Hitze« sorgt, die bei einem Patienten innerlich etwas in Bewegung setzt, ohne zu überhitzen und damit die Selbstregulationsfähigkeit zu überfordern?[9]
2. Wo zeigt sich bei diesem Temperaturanstieg ein *Widerstand*, verstanden als das Geschehen, in dem Altes und Neues konflikthaft aufeinandertreffen und in dem sich die Frage stellt, ob der Patient bereit ist, die Abwehrmaßnahmen, die ihm ein Gefühl von Sicherheit geben, zu verändern oder zu lockern, um bisher unbewusst oder bewusst gezogene Grenzen zu überschreiten und das eigene Territorium zu erweitern? Kurz gesagt: Ab wann ist der Patient bereit, den *Widerstand*, mit dem die Grenzen verteidigt werden, zu lockern?

Nach diesen einleitenden Ausführungen steige ich an der Stelle in die Sitzung ein, an der Frau R. nach einer ausführlichen Schilderung der Überlastungssituation im Hospiz, bedingt durch personelle Ausfälle, plötzlich das Thema wechselt.

> Sie berichtet, wegen einer umfangreichen Zahnbehandlung habe ihr der Arzt über das Wochenende Schonung verordnet, da der Körper Kraft für die Wundheilung brauche. Am Wochenende sei sie deshalb zu Hause geblieben. Eigentlich möge sie es, Zeit für sich zu haben, um zur Ruhe und bei sich selbst

anzukommen, aber dann mache sie doch Sport oder unternehme andere Aktivitäten. Dies habe sie nun nicht gekonnt. Sie sagt: »Meine Stimmung ist gekippt. Ich habe mich allein gefühlt, einsam. Bin traurig geworden. Ich habe eine starke Sehnsucht nach Richard gehabt.« (Richard ist ein Mann, den sie kennengelernt hatte und bei dem sie den Eindruck hatte, dass er sich für sie interessierte.) Zudem habe sie Kopf- und Nackenschmerzen bekommen. Normalerweise könne sie ihre Kopf- und Nackenschmerzen zuordnen, wüsste also, mit welcher Belastung diese zusammenhingen. In diesem Fall habe sie es jedoch nicht gewusst.

Ich teile Frau R. an dieser Stelle meine Deutung ihrer Schilderungen mit. Diese lautet, dass Frau R. durch die ärztliche Schonungsverordnung auf sich selbst zurückgeworfen und mit ihren Gefühlen konfrontiert worden sei. Anders als üblich habe sie sich nicht mit Aktivitäten ablenken können.

Frau R. stimmt mir zu. Ich stelle auch die Verbindung her, dass die Kopf- und Nackenschmerzen möglicherweise mit ihrer Sehnsucht nach einem Partner in Zusammenhang stünden, da diese unerfüllte Sehnsucht zu einer inneren Spannung führen könne. Indem ich diese möglichen Zusammenhänge zwischen körperlichen Schmerzen und dem komplexen Gefühl der Sehnsucht aufzeige, das mit Beziehungswünschen in Verbindung steht, möchte ich Frau R. dazu anregen, Gebrauch von ihrer Mentalisierungsfähigkeit* zu machen und ihre innere Dynamik differenzierter zu sehen. Diese Intervention soll bei Frau R. einen inneren Prozess anstoßen. Sie soll sich der Affekte, Wünsche und Bedürfnisse – also der Motive, die in ihre Sehnsucht einfließen – gewahr werden und sie benennen, um sie ihrem Bewusstsein zugänglich zu machen. Dieser Prozess soll sie im Ergebnis dazu in die Lage versetzen, bewusste und selbstverantwortete Entscheidungen in Bezug auf ihren Umgang mit den erkannten und gefühlten Bedürfnissen und Wünschen zu treffen. Ich begreife diesen Prozess als eine *Integration* von zuvor somatisierten, unbewussten Affekten und damit verbundenen, ebenfalls unbewussten oder auch zum Teil vorbewussten Motiven. Er führt dazu, dass die fraglichen Affekte und Motive in den verschiedenen *Substrukturen des Selbst* repräsentiert werden können.

Frau R. meint bezogen auf ihre Sehnsucht, es sei gar nicht »so dramatisch«. Ich denke hingegen, dass sie ihre Gefühle nicht ernst nimmt, sondern bagatelli-

---

* Zum Begriff der Mentalisierung und deren Bedeutung in der therapeutischen Arbeit siehe die Kapitel 4 und 6 von Michael Klöpper.

siert. Sie versucht, ihre Gefühle auf diese Weise intrapsychisch abzuwehren und der weiteren Beschäftigung mit der Sehnsucht einen *Widerstand* entgegenzusetzen. Vielleicht ist in Frau R.s Skalierung der Intensität ihrer Sehnsucht im unteren Bereich, mit der diese als unwichtig deklariert und abgetan wird, auch eine elterliche Stimme wiederzuerkennen oder die einer anderen wichtigen Bezugsperson, mit der sie sich identifiziert hat und die Teil ihrer eigenen Selbstbewertung geworden ist. Ich vertrete gegenüber Frau R. die Auffassung, eine Sehnsucht müsse nicht »dramatisch« sein, damit es sinnvoll sei, sich mit ihr zu beschäftigen. Um eine »starke Sehnsucht« handele es sich ja allemal, wie sie selbst gesagt habe.

In diesem Moment nehme ich bewusst eine andere Haltung gegenüber ihrer Bagatellisierung ein und konfrontiere Frau R. mit ihrer Äußerung, die sehr wohl eine Gefühlsintensität zum Ausdruck gebracht hat. Mit dieser Intervention stelle ich mich dem *Widerstand* entgegen, indem ich den Fokus entgegen Frau R.s Blickabwendung wieder auf ihre Gefühle und ihre Sehnsucht richte. Außerdem gebe ich – falls meine Annahme stimmt, dass Frau R. mit ihren Gefühlen so umgeht, wie ihre Eltern mit ihnen umgingen – im Unterschied dazu die Erlaubnis für eine Lockerung von einengenden und Konflikte aufrechterhaltenden Über-Ich-Normen und Ich-Ideal-Anforderungen (vgl. Wöller & Kruse 2001, S. 92): Es muss nicht erst ganz schlimm kommen, bis man seine Gefühle anerkennen und sich mit ihnen auseinandersetzen darf.

Ich biete Frau R. eine weitere mögliche psychische Spannungsquelle für die Kopf- und Nackenschmerzen an. Ich sage ihr, die Spannung könne auch daher rühren, dass sie sich eine Partnerschaft einerseits wünsche, andererseits aber auch davor weglaufen wolle. Mit dieser Aussage präsentiere ich Frau R. einen möglichen Zusammenhang zwischen den von ihr berichteten Schmerzen und einem *Konflikt*, erneut mit der Intention, Frau R.s *Mentalisierungsfähigkeiten* anzuregen und letztlich einen Integrationsprozess anzustoßen.

In diese Intervention fließt mein theoretisches Wissen um die Re- und Desomatisierung von Affekten ein. Wie ich Frau R. mitteile, ist dies für mich nicht nur blasse Theorie, sondern durch meine eigene Erfahrung empirisch bestätigt. Ich selbst habe an mir die Erfahrung gemacht, dass sich Gefühle und starke Affekte in ein vegetatives Korrelat und in muskuläre Verspannungen verlagern können. Darüber hinaus habe ich die Erfahrung gemacht, dass diese körperlichen Zustände sich wieder (auf-)lösen, wenn die in ihnen somatisierten Gefühle und Affekte einen unmittelbaren Ausdruck finden. Dies kann in dem Beziehungskontext stattfinden, in dem sie entstanden sind, aber auch in

Gesprächen mit Außenstehenden oder über eine Form der inneren Verarbeitung. Bei all diesen Möglichkeiten für (Auf-)Lösungsprozesse ist die entscheidende Voraussetzung, dass die fraglichen Gefühle und Affekte sowohl subjektiv als auch intersubjektiv akzeptiert und anerkannt werden.

Frau R.s Reaktion auf meine Ausführungen lässt sich als ein kurzer *moment of meeting*[10] bezeichnen. Mit einem Lächeln, das auf mich verlegen wirkt, fragt sie, ob ich meine, dass dies – der von mir hergestellte Zusammenhang – der Grund für ihre Kopfschmerzen sei. Und sie fährt fort, dass sie dies im Grunde die ganze Zeit beschäftige.

Frau R.s Verlegenheit, in der ihr Schamgefühl zum Ausdruck kommt, verunsichert mich, denn diese Verlegenheit erweckt in mir das Gefühl, Frau R. sehe in mir den Wissenden. Ich fühle mich in einer überlegenen Position: als ob ich die Wahrheit gepachtet hätte und über die Deutungshoheit verfügte. Dies ist mir unangenehm. Ich möchte den Dialog mit Frau R. auf Augenhöhe[11] und nicht, dass sie sich unterlegen fühlt.

Im Nachhinein werde ich mich fragen, ob mir diese Position der Überlegenheit und die damit verbundene *Idealisierung* meiner Person deshalb so unangenehm ist, weil sie meinem Wunsch nach einem partnerschaftlichen Umgang auf dem Boden einander wechselseitig zugesprochener Gleichwertigkeit im zwischenmenschlichen Miteinander widerspricht. Hier meldet sich deutlich die innere Stimme, die meine Werte vertritt.

Mit einigem Abstand betrachtet scheint mir dieses Rekurrieren auf meine Werte als Erklärung aber zu kurz gegriffen. Eher dürfte es eine Rationalisierung sein; oder wenn es doch eine Erklärung ist, dann kommt in ihr zumindest nur *ein* Motiv für meine Abwehrbewegung gegenüber der empfundenen *Idealisierung* zum Ausdruck. Emotional wirksamer in meiner Schwierigkeit, diese *Idealisierung* anzunehmen, ist aber die Scham, die ich selbst in der *konkordanten Identifizierung* mit der Scham der Patientin erlebe. Diese *Identifizierung* wird befördert und aufgeladen durch eigene Schamerfahrungen und die auf diesen früheren Erfahrungen basierende Angst vor weiterer Beschämung. Neben der Orientierung und haltgebenden Wirkung, welche die *Idealisierung* einer anderen Person bieten kann, birgt sie in meiner Erfahrung auch das Potential, sich klein und verunsicherbar zu fühlen und damit einer Beschämung des eigenen Selbstwerts ausgesetzt zu sein. In mir gibt es den Impuls, uns beiden diese Gefühle zu ersparen. Diagnostisch werte ich dies als einen Hinweis auf das unbewusste Bedürfnis von Frau R., ihr narzisstisches Gleichgewicht auf Kosten von Selbstöffnung und von Nähe in Beziehungen zu schützen.

Bezogen auf die Quellen der Symptome betone ich Frau R. gegenüber, dass es sich bei meiner Deutung um eine Vermutung handelt. Ob diese zutrifft, so sage ich ihr, werde sich nur dann beantworten lassen, wenn sie auf ihre Gefühle achte und diese ernst nehme. Darauf reagiert Frau R. prompt, und zwar mit der Aussage: »Mit meinen Gefühlen habe ich Schwierigkeiten. Diese Schwierigkeit ist im Grunde mein Thema.« Kurz denke ich, dass Frau R. mit dieser Aussage eines ihrer zentralen Therapiethemen – den Umgang mit ihren Gefühlen – selbst benannt hat. Ich frage mich, wie ich diese Aussage am besten aufgreifen und mit dem bisher Gesagten in Zusammenhang bringen kann. Doch ehe ich zu einer inneren Antwort komme, wechselt Frau R. das Thema. Sie berichtet von einem Vortrag, den sie gehört habe und in dem es um die Themen »Arbeit mit dem Inneren Kind«, »Selbstannahme« und »Zusammenführung des Erwachsenen mit dem Inneren Kind« gegangen sei.

Mich überrascht Frau R.s abrupter Themawechsel, und ich denke daran, dies als *Ausdruck eines Widerstands* zu deuten, bei ihren Gefühlen zu bleiben. Als sie dann aber erzählt, dass im Rahmen des Vortrags auch eine Demonstration der Arbeit mit dem *Inneren Kind* stattgefunden habe, stellt sich bei mir jedoch eine andere Deutung ein: nämlich, dass ihr Bericht über den Vortrag nicht unbedingt als ein Themenwechsel anzusehen ist, der von der vorherigen Fokussierung auf die *Gefühle* wegführt, sondern dass sie – im Gegenteil – mit dem *Inneren Kind* genau den Selbstanteil benannt hat, der vermutlich die ängstigenden, als schwächend und verunsichernd erlebten Gefühle und Affekte verkörpert. Anscheinend wehrt sie die Kontaktaufnahme mit diesem inneren Anteil ab, da er mit einem *Selbstzustand* einhergehen kann, der ihr Gefühl von Sicherheit und Geschütztsein ins Wanken bringt und sie einer ängstigenden Bedürftigkeit aussetzt. Gleichzeitig wird diese Kontaktaufnahme von ihr auf der bewussten Einsichtsebene aber als wichtige, zu bewältigende Aufgabe angesehen. Da sie also rational einsieht, dass sie eigentlich einen Schritt gehen müsste, emotional aber noch nicht dazu in der Lage ist, handelt es sich hierbei um einen ihr *bewussten Widerstand*.

Frau R. sagt, dass sie die Imaginationsübungen zu dem »Inneren Kind« zwar machen wolle, dies zurzeit aber viel zu anstrengend sei, »zu viel Psychologie«. Sie wolle »einfach nur mal auf den Weihnachtsmarkt gehen oder tanzen«. Vor dem Hintergrund meiner Selbsterfahrung in der Lehranalyse kann ich Frau R.s Bedürfnis, von den schwierigen Themen und Gefühlen wegkommen und lieber in etwas Leichtes und erfreulich Lebendiges eintauchen zu wollen, gut nachvollziehen. Auch werte ich es – ohne dies ihr gegenüber auszusprechen –

als positiv, dass sie sich nicht von ihrer mit einem (über-)hohen Anspruch verbundenen Leistungsorientierung bestimmen lässt, sondern dem Lustprinzip folgen möchte. Ich denke daran, dass mir die Strategie, sich lieber vom Lustprinzip leiten zu lassen, als unbequeme Probleme anzugehen, aus dem eigenen Verhaltensrepertoire vertraut ist. Besteht vielleicht aus diesem Grund in mir eine bejahende Resonanzbereitschaft, die wiederum meine *konkordante Identifizierung* mit Frau R.s ausweichender Reaktion gegenüber der Arbeit mit dem *Inneren Kind* befördert? Und bin ich vielleicht deshalb drauf und dran, mich mit dem *Widerstand* zu verbünden, der darin zum Ausdruck kommt? Um dem *Widerstand* nicht nachzugeben und nicht im übertragenen Sinne mit Frau R. »tanzen zu gehen«, richte ich den Blick wieder auf die Themen *Inneres Kind* und *Gefühle*. Ich erinnere Frau R. daran, dass sie in einer der vorherigen Sitzungen von einem Workshop berichtet hatte, in dem es um die Imagination zum *Inneren Kind* ging, und dass sie die Imaginationsübungen auch damals nicht habe praktisch umsetzen wollen. Dies verknüpfe ich damit, ihr meinen Eindruck mitzuteilen, dass sie zwar viele Einsichten habe und Themen klar benennen könne, es aus meiner Sicht aber darum gehe, eine Verbindung zwischen dieser Ebene und ihren Gefühlen herzustellen.
Frau R. wiederholt, dass sie die Arbeit mit dem *Inneren Kind* als zu anstrengend empfinde; gerade auch im Zusammenhang mit der derzeitigen Belastung bei der Arbeit sei ihr dies zu viel. Obwohl ihr klar sei, dass es genau darum gehe und dies wichtig sei, wolle sie es im Moment einfach nicht. Ich frage mich, ob dies eine Ausrede im Sinne eines *Widerstands im Gewand einer Rationalisierung* ist. Aber ich reagiere auf ihre Aussage mit Unsicherheit, da ich mich ebenfalls frage, ob ich ihre derzeitige Überlastungssituation bei der Arbeit stärker berücksichtigen und aufpassen sollte, sie nicht zu überfordern. Ich werde vorsichtig. Dies wird verstärkt durch den Gedanken, dass die Annäherung an den Selbstanteil des *Inneren Kinds* vielleicht eine zu tiefe emotionale Ebene berührt und dass es womöglich noch nicht an der Zeit ist, diese Ebene zu betreten. Die Wahrnehmung des Kindlichen in sich ist für Frau R. vermutlich noch zu ängstigend. Das kindliche Selbsterleben ist vermutlich mit Verlust- und Mangelerfahrungen verbunden, die, wenn sie ins Bewusstsein kommen, schmerzhaft fühlbar werden und Frau R. mir gegenüber in eine verletzbare Position bringen. Beides löst in ihr Angst aus.
Hier haben auch die Scham und die Angst vor der Scham (die *Schamangst*) ihren Platz. Letztere schützt Frau R. als *Signalangst* vor Gefühlen, die ihr narzisstisches Gleichgewicht bedrohen, ihr Selbstbild als erwachsene Frau unter-

graben und sie anderen Personen gegenüber verletzbar machen könnten. Auch erlebt Frau R. die Beziehung zu mir vielleicht noch nicht als ausreichend sicher. Das führt dazu, dass ich den Blick wieder zurück auf das Wochenende richte, von dem Frau R. erzählt hat. Ich frage sie, was sie sich am Wochenende von Richard gewünscht hätte, wenn er da gewesen wäre. Meine Annahme ist, dass ich sie mit dieser Frage eher in ihren Wünschen und Gefühlen als erwachsene Frau anspreche und es für sie deshalb leichter ist, diese in sich zuzulassen und auszusprechen.

Frau R.s Antwort auf meine Frage fällt kurz aus: »Fürsorge.« Als ich nachfrage, was sie sich darunter vorstelle, wird an ihrer Mimik deutlich, dass es ihr unangenehm ist, darauf näher einzugehen. Sie reagiert mit Schweigen. Ich verstehe ihr Schweigen als *Widerstandsphänomen* und teile ihr meinen Eindruck mit, dass ihr etwas unangenehm werde. Zugleich teile ich ihr aber auch mit, dass ich mir vorstellen kann, dass sie sich in so einer Situation wie der am Wochenende vielleicht wünscht, in den Arm genommen zu werden. Wenn man so will, springe ich in diesem Moment über Frau R.s Widerstandsmauer, indem ich die Wünsche[12] benenne, die hinter dieser Mauer auf Durchlass warten könnten. Frau R. greift dies nicht auf. Ich frage mich erneut, ob ich sie vielleicht bedränge. Auf der einen Seite denke ich, dass sie mit der Aussage, sich Fürsorge zu wünschen, und mit der Mitteilung, sich am Wochenende einsam und traurig gefühlt zu haben, für ihre Verhältnisse schon sehr viel über ihr Befinden mitgeteilt hat. Diese Aussagen waren in meinem Erleben keine distanzierten Mitteilungen, sondern mit Gefühl aufgeladen. Auf der anderen Seite denke ich aber auch daran, dass es wichtig ist, die Hürde (den *Widerstand*) zu überwinden und die Sehnsucht sowie die Wünsche nach Fürsorge nicht nur an-, sondern wirklich auszusprechen und sie auszufantasieren, um sie auf diese Weise mit Inhalten zu füllen. Denn erst dann lässt sich erkennen, inwiefern es sich dabei um kindliche Wünsche oder um die einer erwachsenen Frau handelt.

Ich folge dem letzteren Gedanken und sage Frau R., dass es aus meiner Sicht wichtig sei, sich auf die eigenen Fantasien einzulassen, da die eigenen Wünsche nur auf diese Weise deutlicher – und deutlich genug – werden könnten. Wie ich ihr erkläre, habe sie in der heutigen Sitzung bereits in deutlichen Worten benannt, wie es ihr gehe – einsam, traurig und sehnsüchtig – und was sie sich wünsche: einen Partner und Fürsorge. Wie ich ergänze, sei es aber entscheidend, nicht bei diesem Schritt stehenzubleiben, sondern darüber hinauszugehen. Es sei wichtig, sich auf die Fantasien einzulassen und sie auszusprechen, da ihr dies ermöglichen könne, in engeren Kontakt zu ihren Gefühlen zu kommen. Auf diese Weise baue ich für Frau R. eine Brücke zu einer Sichtweise, durch die deutlich wird, warum es sich lohnt, sich nicht von dem *Widerstand* bestimmen zu lassen. Damit möchte ich die Seite in ihr ansprechen, die diesen Schritt machen möchte; ich möchte sie motivieren und mich gewissermaßen mit ihr verbünden. Die zuletzt genannten Überlegungen für Frau R. noch einmal zusammenfassend, halte ich fest, was sie bisher geschafft hat – Gefühle und Wünsche zu benennen – und was durch den *Widerstand* bisher noch blockiert wird, nämlich mit den Gefühlen in Kontakt zu kommen.

Ich schließe daran die Frage an, was bei ihr passiere, wenn sie anfange, sich auszumalen, was sie sich in ihrer Sehnsucht wünsche oder wie die Fürsorge hätte aussehen können. Damit führe ich Frau R. wieder an die Grenze heran, die durch den *Widerstand* gezogen wird, und stelle mich diesem im Sinne Körners entgegen. Frau R. sagt, dass sie dann im oberen Brust- und Halsbereich ein Spannungsgefühl bekomme. Ihr Hals schnüre sich zu. »Ich weiß aber nicht, was dies bedeutet«, ergänzt sie. In diesem Moment fasst sie sich an den Hals und zieht die Schultern nach oben. Ich interpretiere dies – in meinen Gedanken, nicht ihr gegenüber – als eine Abwehr auf der körperlichen Ebene, durch welche die Gefühle buchstäblich abgeschnürt werden sollen und durch die verhindert werden soll, dass die Gefühle in Fluss kommen.

Auf Frau R.s Ich-weiß-nicht-Aussage reagiere ich spontan mit einem leichten Ärger; denn ich habe das Gefühl, dass sie hier etwas abschneidet und dass ich zurückgewiesen werde. Mich erinnert dieses Verhalten an Aussagen aus anderen Sitzungen, in denen Frau R. Gefühle benannt und dies sofort damit kommentiert hatte, nicht zu wissen, warum sie diese fühle. Ihr Ich-weiß-nicht klingt für mich wie ein Ich-will-nicht. Ich höre es wie die Botschaft »Lassen Sie mich in Ruhe!« Der Prozess, in sich hineinzuspüren, die körperlichen Empfindungen ernst zu nehmen und auf sich wirken zu lassen, ist damit abgeblockt. Ich stoße also wieder auf einen *Widerstand.*

Auf der Ebene des impliziten Austauschs geschieht jedoch etwas anderes: Fast wie in einem Reflex mache ich die Bewegungen nach, die Frau R. bei der Schilderung ihrer körperlichen Empfindungen gemacht hat, fasse mir also ebenfalls an den Hals und ziehe die Schultern nach oben. Diese Beobachtung greife ich auf und beschreibe Frau R., was ich dabei körperlich empfunden habe: dass ich sofort eine Spannung in den Schultern und im Nackenbereich bekommen habe und dass ich, wenn ich mir vorstellte, diese Spannung würde anhalten, dies als zunehmend unangenehm empfände. Frau R. bestätigt, dass es ihr genauso gehe. Ich sage ihr, dass ein Andauern dieser Anspannung, die ich in meiner körperlichen Mitreaktion gerade nur begonnen habe zu spüren, das Entstehen der Kopfschmerzen, von denen sie berichtet habe, erklären könne. Ohne dies ihr gegenüber auszusprechen, interpretiere ich ihre Schulter-, Nacken- und Kopfschmerzen als Ausdruck der Abwehr ihrer Gefühle, vor allem ihrer vielfältigen Sehnsüchte, also der bislang noch voneinander undifferenzierten kindlichen und erwachsenen Wünsche.

Reflexionen zur 58. Sitzung

In der Sitzung war ich damit beschäftigt, wie ich den beschriebenen *Widerstand* von Frau R. aufgreifen kann, sich auf ihre *Gefühle* und auf die Begegnung mit dem *Inneren Kind* einzulassen. Auf der theoretischen Ebene geht es beim *Umgang mit dem Widerstand* aus einer intersubjektiven Perspektive um Folgendes: Patient und Therapeut müssen die Toleranzgrenzen ihres jeweiligen Selbst gemeinsam austarieren. In diesem Prozess treffen zwei entgegengesetzte Ziele aufeinander: zum einen das Ziel, die vertraute Selbst-Balance mit den gewohnten Mitteln aufrechtzuerhalten, und zum anderen das Ziel, die gewünschte Veränderung zu erreichen. Die Herausforderung besteht darin, dass eine Veränderung nur dann erzielt werden kann, wenn eine Dysbalance zugelassen wird, durch die das Gefüge des Selbst in Bewegung kommt und vorübergehend in eine Unordnung gerät. Aus dieser Unordnung kann es durch die Integration bisher nicht gemachter Selbst- und Beziehungserfahrungen anschließend zu einer Neuordnung und damit zu einer Strukturveränderung des Selbst kommen. Mit Frau R. befinde ich mich in diesem Prozess des gegenseitigen Auslotens der Toleranzgrenzen.

Stern et al. (2012, S. 134) bezeichnen diesen Prozess als ein »Aushandeln von Intention und Richtung« in der Interaktion des therapeutischen Paares. Sie untersuchen und stellen diesen co-kreierten Prozess auf der Ebene des *impliziten Beziehungswissens* dar.* Dieser Prozess werde konstituiert »durch den Austausch, der fortwährend und innerhalb von Sekundenbruchteilen zwischen Patient und Therapeut abläuft und aus relationalen Schritten besteht, das heißt aus nonverbalen Vorgängen wie gesprochenen Phrasen, Schweigepausen, Gesten, Veränderungen der Körperhaltung oder auch Themenwechseln« (ebd., S. 124). Aspekte dieses Prozesses auf der implizit wirksamen Ebene, deren ich gewahr geworden bin, habe ich in der Darstellung der beiden Sitzungen aufgegriffen. Als Beispiel sei hier

---

* Zum Begriff des impliziten Beziehungswissen siehe die Beiträge (insbesondere Kapitel 1, 3 u. 6) von Michael Klöpper.

an drei Erlebnisse und Ereignisse erinnert: das Händeschütteln im Erstgespräch, Frau R.s Stimme sowie der Moment, in dem ich mir reflexartig und fast synchron mit Frau R. an den Hals gegriffen habe. Wenn ich solche *Aspekte der impliziten Beziehungsebene* wahrnehme, gehe ich davon aus, dass ich immer nur die Spitze des Eisbergs wahrnehme.

Auf einer Frau R. und mir *bewussten dialogischen Ebene* geht es um die Themen das *Innere Kind* und die *Gefühle.* Auf der *impliziten Ebene* ist der Prozess, diese Themen zu besprechen, durch ein permanentes Vor und Zurück gekennzeichnet, »wobei einhergehend mit jedem Schritt getestet wird, was jeder der Beteiligten zum Auftauchen einer neuen gemeinsamen Richtung beitragen und wie er damit umgehen kann« (Stern et al. 2012, S. 142). Diese implizite Beziehungsebene hängt nach Stern et al. (2012, S. 134) auch mit der *Ebene der psychodynamischen Bedeutung* zusammen. Auf diese Ebene komme ich nun zurück. Ich frage mich deshalb wieder, welche Rollenbeziehungen Frau R. und ich in Szene setzen, welche Bilder von Objekten mit den dazugehörigen Zuschreibungen mit diesen Rollenbeziehungen verbunden sind und welche Bezüge diese möglicherweise zu Erfahrungen von Frau R. in ihren Primärbeziehungen haben.

Frau R.s Beschreibungen ihrer Eltern, insbesondere, wie sie diese in ihrer Kindheit erlebt hat, blieben bisher recht allgemein. Sie wurden von ihr kaum durch geschilderte Erinnerungen plastisch und lebendig gemacht. Aus dem, was ich bisher über Frau R.s Beziehung zu ihren Eltern weiß, ergibt sich für mich daher noch kein schlüssiges Bild. Ich erlebe es so, dass ich bei einer Annäherung an Frau R.s Gefühle und besonders dann, wenn ich ihr *Inneres Kind* kennenlernen möchte, ausgebremst werde. Bisher weiß ich von ihr Folgendes: Ihren Vater charakterisiert sie als jemanden, dem es nur um sich selbst gehe. Erfahren habe ich auch, dass sie seit ihrer Kindheit sehr unter dem Desinteresse ihres Vaters an ihrer Person und ihrem Leben leide und seine Anerkennung vermisse. Weder in ihm noch in ihrer Mutter habe sie jemanden gefunden, an den sie sich in ihrer Kindheit und Jugend mit ihren Gefühlen hätte wenden können.

Vor diesem Hintergrund frage ich mich, was Frau R. unbewusst möglicherweise im Außen von mir befürchtet oder im eigenen Inneren abwehrt. Ist es ihre unbewusste Angst, dass ich mich ebenfalls als jemand erweisen könnte, der nicht wirklich interessiert ist an dem, was sie erlebt und fühlt? Dass mein Interesse also nur Ausdruck meiner professionellen Haltung ist? Rechnet sie unbewusst vielleicht damit, dass ich ihr und damit letztlich auch ihrem *Inneren Kind* eine große schmerzhafte Enttäuschung zufügen könnte und dass sie damit auch mit mir das im negativen Sinne aus der Vergangenheit Vertraute in einer Neuauflage wiedererleben würde? Vielleicht ist es auch ihre unbewusste Angst, von der Intensität ihrer kindlichen Wünsche, die in ihrer Sehnsucht eingebunden sind, überschwemmt zu werden (Angst vor einem Kontrollverlust)? Oder ist es die Angst vor einer sie verletzbar machenden Abhängigkeit vom Therapeuten, die eintreten könnte, wenn sie diese Wünsche in sich zuließe (*Regression*)?

Vielleicht hat mich die Intensität dieser unbewussten Ängste von Frau R. in der von mir beschriebenen *konkordanten Identifizierung* erreicht und diese in ihrer Stärke aufgeladen. Dies könnte die Folge haben, dass ich in die oben mehrfach beschriebene Verunsicherung geraten bin, wenn es um Schritte der Annäherung an emotionale Inhalte ging. Ich frage mich, ob zum *Widerstand* von Frau R. womöglich auch die Strategie gehört, lieber präventiv mich zurückzuweisen, als ihrer negativen Erwartung entsprechend erleben zu müssen, von mir zurückgewiesen zu werden. Mit dem Ärger, der in solchen Zurückweisungsmomenten in mir aufkommt, befinde ich mich im Sinne einer *Rollenumkehr* (*komplementäre Identifizierung*) vielleicht in der Situation, in der Frau R. sich früher gegenüber ihren Eltern befunden hat und auf die sie damals mit Aggression reagiert haben mag. Oder wirke ich durch meinen Ärger zurückweisend, was Frau R. in ihrer negativen Erwartung bestätigt, dass Männer kein ernsthaftes Interesse an ihr haben und sie zurückweisen?

Aufgrund des bisherigen Verlaufs unserer gemeinsamen Sitzungen liegen für mich die folgenden Annahmen nahe: Frau R. gehört zum unsicher-vermeidenden Bindungstyp. Dies begrenzt sie in ihrer Fähigkeit, sich auf emotional-intime Beziehungen einzulassen. Dieser Einschränkung stehen ihr Wunsch und ihre Sehnsucht nach Fürsorge gegenüber. In Momenten, in denen diese Sehnsucht auftaucht, mobilisiert sich in Frau R. die Abwehr, die diesen Affekt isoliert. Die damit einhergehende Konfliktspannung »Sehnsucht versus Vermeidung von Nähe« drückt sich körperlich in entstehenden Nacken- und Kopfschmerzen sowie in einem Engegefühl im Hals aus.

Die bisherigen Überlegungen erweitere ich nun, indem ich der Frage nachgehe, auf welche Weise ich in ein *Widerstandsgeschehen* – oder, anders ausgedrückt: in ein *Widerstandsenactment* – verwoben bin? Bei der Beantwortung lassen sich *zwei Ebenen* voneinander unterscheiden: die *bewusste dialogische Ebene*, die ich als Vordergrundebene betrachte, und die *Ebene der Beziehungsdynamik*, die eher im Hintergrund ständig wirksam ist.

Auf der *bewussten dialogischen Ebene* besteht zwischen Frau R. und mir ein Konsens darüber, dass es um die Arbeit am *Inneren Kind* sowie um den Zugang zu ihren *Gefühlen* geht und darum, sich zu trauen, diese zuzulassen. Ich habe die

Aufgabe angenommen, mit ihr die Arbeit an diesen Themen anzugehen. Dem Konsens darüber, dass die Arbeit an diesen Themen nötig und sinnvoll ist, setzt Frau R. allerdings auch einen ihr *bewussten Widerstand* entgegen. Dieser steht im Konflikt mit ihrer Zustimmung und der Überzeugung, dass es für sie gut ist, sich mit dem *Inneren Kind* zu beschäftigen und einen emotionalen Kontakt zu ihm zu finden. Diese sozusagen offizielle *dialogische Ebene* ist in die *Ebene der Beziehungsdynamik* zwischen Frau R. und mir eingebettet und mit ihr verwoben, eine Ebene, die in Hinsicht auf uns beide von *Ambivalenzen* bestimmt ist. Bei Frau R. besteht die *konflikthafte Ambivalenz* zwischen der Überzeugung, dass es gut für sie wäre, sich mit dem *Inneren Kind* zu beschäftigen und einen emotionalen Kontakt zu ihm zu finden, und dem *Widerstand*, den sie dieser Arbeit entgegensetzt. Mit dieser Ambivalenz korrespondiert meine Unsicherheit bezüglich der Frage, ob ich Frau R. bedränge, ihr gegenüber zu invasiv auftrete oder zu viel von ihr fordere, wenn ich z. B. in der 58. Sitzung in meinen Interventionen den Fokus auf ihre *Gefühle* oder das *Innere Kind* lege und mich damit der *Strömung des Widerstands* (vgl. Körner 2018) entgegenstelle. Ich habe dann die Sorge, dass ich Frau R. nicht genügend Rückzugsmöglichkeiten lasse und ihr damit die Distanz verwehre, die nötig wäre, damit sie ausreichend Sicherheit gewinnt und das Gefühl bekommt, dass sie den Raum hat, selbst zu bestimmen, wann sie welche Schritte machen möchte. Im Allgemeinen bin ich eher vorsichtig, aber in diesem Fall fiel mir auf, dass die von mir beschriebenen Befürchtungen und Unsicherheiten so hartnäckig wiederkehrten, wie ich dies aus anderen Behandlungen nicht kannte. Ich komme gegenüber Frau R. in ein ambivalentes Schwanken zwischen einem Adgredi und einem Sie-Lassen.

Ausschnitt aus der 59. Sitzung: Negative Übertragung – Leistung und Anspruch

In der vorherigen, der 58. Sitzung war schon angeklungen, dass im *Widerstandsgeschehen* zwischen Frau R. und mir das Thema *Leistung und Anspruch* eine Rolle spielte. In den folgenden Sitzungen 59 und 60 wurde für mich deutlicher erleb- und erkennbar, in welch starkem Ausmaß wir beide im *Widerstandsgeschehen* in dieser Thematik miteinander verwoben waren.

Frau R. bringt in der 59. Sitzung, als es wieder um das *Innere Kind* geht, in ihrem *Widerstand* erstmals für mich spürbar ihre *Aggression* zum Ausdruck, indem sie sagt, sie fühle sich »bockig«. Zwar wisse sie, was sie tun wolle – dies bezog sich hier auf das Hören der CD zum *Inneren Kind* –, aber sie mache es eben nicht. Sie habe keine Lust und fühle eine Sperre. Sie habe »ganz viel Angst«, wisse aber nicht, warum und wovor. Das Kennenlernen der Arbeit am *Inneren Kind* auf dem oben erwähnten Workshop sei für sie ein Schlüsselerlebnis gewesen. Dort sei ihr klar geworden, dass dies ihr zentrales Thema sei. Sie sagt dann allerdings sehr abrupt, schroff, wobei sie verärgert klingt: »Ich will Normalität, Ruhe, mich nicht mit dem ganzen Psychokram so beschäftigen. Mein Job ist anstrengend. Alle zerren an mir.«
In diesem Moment fühle ich mich zurückgestoßen, so als ob Frau R. mit dem Alle-zerren-an-mir indirekt zu mir sagte: »Lassen Sie mich in Ruhe!« (*Ausdruck ihres Widerstands*). Ärger kommt in mir auf, auch wegen der Entwertung, die in dem Wort »Psychokram« steckt, das ich auf unsere therapeutische Arbeit beziehe. Bei mir stellt sich eine Dann-eben-nicht-Haltung ein. Ich frage mich, ob ich gerade ebenfalls bockig werde.
Meine Distanzierung löst sich jedoch wieder auf, als der Gedanke in mir aufkommt, dass hinter Frau R.s Zurückweisung und Entwertung die von ihr kurz benannte starke Angst steht, sich auf die Arbeit am *Inneren Kind* und die damit verbundenen Gefühle einzulassen. Ich kann mich Frau R. wieder zuwenden und eine explorative Haltung einnehmen, die von der Frage geleitet ist, was gerade zwischen uns beiden und in ihr geschieht. Ich greife ihre Äußerung, bockig zu sein, auf und schildere die Szene, die daraufhin bildhaft in mir auftauchte: »Mir kommt es vor, als ob ein Lehrer eine Schülerin etwas fragte und diese prompt und ohne zu zögern mit ›Weiß ich nicht‹ antwortete; so, als ob es damit für Sie abgeschlossen sei und Sie sich auch nicht bemühten, eine Antwort zu finden.«
Frau R. bestätigt dies: »Das meine ich mit ›bockig‹. Ich weiß nicht, warum und wozu. Ich stecke fest.« Ähnlich wie im Erstgespräch hat ihr Tonfall auch hier etwas Ab-Schneidendes. Ihre Aussage des Nicht-Wissens hört sich – genau wie in der in mir aufgetauchten Szene – so an, als ob sie einen Schlusspunkt setzen und sich nicht daran machen wollte, sich innerlich auf die Suche nach Antworten zu begeben. Ich erlebe dies als Abbruch der Zusammenarbeit, was bei mir wiederum Ärger auslöst. Mich irritiert aber auch die oben beschriebene Szene – die Lehrer-Schülerin-Situation –, die in mir aufkam. Ich frage mich, was dieser Vergleich impliziert. Bin ich im übertragenen Sinne der Lehrer, der

einer Schülerin etwas beibringen möchte? Der ihr eine gewisse Leistung abverlangt und nun ungeduldig geworden ist, weil er einen zu hohen Leistungsanspruch hat – dies auch noch bei einer Frau, die ohnehin von sich selbst sagt, »perfektionistisch« zu sein und hohe Ansprüche an sich selbst zu stellen? Mir wird unwohl bei diesen Gedanken, da eine Lehrer-Schülerin-Rollenverteilung, wie sie zwischen uns beiden entstanden zu sein scheint, eine Selbstöffnung bei Frau R. nicht fördern wird, im Gegenteil. Ich frage mich, in was für eine Art von Beziehung ich hier mit Frau R. geraten bin. Fährt sich gerade etwas zwischen uns fest? Erwarte ich etwas, das sie nicht möchte? Mir kommt wieder in den Sinn, was ich gedacht habe, als Frau R. das erste Mal das Wort »bockig« gebrauchte. Ich hatte den Gedanken, dass Erwachsene dieses Wort verwenden, um das Verhalten von Kindern zu bewerten. Ich frage mich, ob mit dieser Wortwahl das *Innere Kind*, somit der kindliche Selbstanteil von Frau R., aufgetaucht ist, verbunden mit einer negativen inneren Bewertung, die vielleicht auch ihre Vermutung darüber zum Ausdruck bringt, wie ich sie bewerte *(Projektion)*. Ich frage mich, welche Angst möglicherweise hinter diesem Bockig-Sein steht.
Frau R. schlage ich vor, in die Imagination zum *Inneren Kind* zu gehen, wie sie dies von ihrer CD her kennt. Mein Gedanke ist, dass sie auf diesem Weg vielleicht in Kontakt damit kommt, was ihr Bockig-Werden auslöst. Frau R. greift meinen Vorschlag auf. Das Bockig-Werden spielt aber keine Rolle. Stattdessen lässt sie nun innere Bilder zu und berichtet mir darüber. Sie sagt, das Kind komme auf sie zugelaufen. Beide freuten sich. Dann werde sie traurig, wisse aber nicht, warum. Dies kommentiert sie sofort: »Ich bin ärgerlich auf mich. Bin verärgert, traurig und etwas angespannt. Der Kiefer tut weh. Ich bin missgestimmt. Ich stresse mich. Muss da ran. Muss vorankommen. Ich bin nicht die Geduldigste. Es ist ein Problem: Wenn ich etwas erkannt habe und habe dann keine Lösung, wie ich mit meinen Gefühlen zurechtkomme – dies macht mich unsicher. Ich habe kein Resultat. Wenn ich Yoga mache, dann stellt sich Ruhe, innere Zufriedenheit ein.«
Diese Aussage verwirrt mich. Ich verstehe nicht, was auf einmal los ist. In mir entsteht Druck. Besonders beschäftigt mich, dass Frau R. sagt, sie wolle Resultate sehen. Inwiefern kommt hier ihr Anspruch an sich selbst zum Ausdruck und inwiefern der Anspruch an mich, dass die Therapie schnell zu positiven Ergebnissen führen soll? Kritisiert sie gerade die Therapie? Hat sie vielleicht eine ganz andere Vorstellung von einem Veränderungsweg als ich? In meinem inneren Dialog sage ich mir, dass Frau R. gerade aus dem Erleben der inneren

Bilder des Zusammentreffens mit dem *Inneren Kind* ausgestiegen ist. Sie betrachtet sich jetzt aus der Perspektive des Über-Ichs und der Leistungsansprüche, die sie an sich selbst stellt *(Ich-Ideal-Inhalte)*. Sie kommt unter Druck und verurteilt sich. Ihre Unsicherheit und Unklarheit kann sie schwer aushalten. Negative Gefühle führen sie in ihrem Erleben auf ein unsicheres Terrain, und es ist noch unklar, wo diese Gefühle herrühren. Um zu einem Verständnis ihres Entstehens zu gelangen, müssen diese Gefühle jedoch erst einmal zugelassen, ausgehalten und mit situativen Kontexten in Verbindung gebracht werden. Frau R.s Bestreben, etwas erkennen, lösen und zu schnellen Resultaten kommen zu wollen, ist für mich ein Ausdruck des Wunsches, den Weg zu einer Veränderung unter Umgehung der Gefühle abzukürzen, da dies Entlastung und den Gewinn von Kontrolle bedeutet. Diese Strategie bietet ein Gefühl von Sicherheit, während sie im anderen Fall der Angst ausgesetzt ist, im Sich-Einlassen auf ihre Gefühle den Boden unter den Füßen zu verlieren und unterzugehen.

Reflexionen aus der Rückschau auf die 59. Sitzung

Die Sitzung war von Frau R.s Hin- und Herschwingen zwischen Widerstand und Selbstöffnung geprägt. Korrespondierend dazu wechselten sich bei mir die mit Unsicherheit verbundene Vorsicht und das aktive Fokussieren auf die *Gefühle* und auf das *Innere Kind* von Frau R. ab. In diesem Prozess haben wir gemeinsam die *Toleranzgrenzen* erweitert. Frau R. hat damit begonnen, ihre Traurigkeit zuzulassen, die in der Sitzung davor noch körperlich festgehalten und blockiert war. Ebenso war sie für mich, wie berichtet, in der Äußerung ihres Ärgers spürbar geworden. Dies werte ich als eine progressive Entwicklung im Sinne einer *Lockerung des Widerstandes*. Diese Lockerung ermöglicht einen lebendigeren Kontakt zwischen Frau R. und mir, wobei sie sich sicher genug fühlt, um Ärger zu zeigen und Traurigkeit zu fühlen.

Ich komme in meinen Überlegungen an den Punkt, an dem ich mir wiederum die Frage stelle: Welchen Anteil an der *Verwicklung* oder *Verwobenheit* in dieses wechselseitige Beziehungsgeschehen habe ich bzw. hat das Wirksamwerden meiner eigenen Geschichtlichkeit in meiner inneren Resonanz auf Frau R. und in meinem Handeln ihr gegenüber? Mir scheint, dass Frau R.s *Widerstand*, sich dem *Inneren Kind* gefühlsmäßig anzunähern, in eine Beziehungsdynamik zwischen ihr und mir eingebettet ist, in der sie in eine *Kind-Rolle* rutscht. Während in ihr ein *kindlicher Selbstanteil* angesprochen wird, nehme ich die Rolle eines Erwachsenen ein, der von dem *Kind* – oder, anders gesagt, dem *kindlichen Selbstanteil* von Frau R. – die Erledigung einer bestimmten Aufgabe verlangt. Das *Kind* reagiert darauf bockig. So betrachtet, ist Frau R. auf eine ganz andere Weise mit ihrem *Inneren Kind* in Kontakt gekommen und von ihm in der Sitzung emotional bestimmt worden, als es von den beiden erwachsenen Personen – Frau R. und dem Therapeuten – über die Arbeit mit dem *Inneren Kind* auf der imaginativen Ebene angestrebt worden war (nämlich in einer von beiden auf einer rationalen Ebene als sinnvoll angesehenen Weise). Für das *Kind* stellt sich diese vernünftige Intention ganz anders dar. Ich nehme an, dass es Angst hat, nicht genügend leisten zu können und bei der Umsetzung dieser Aufgabe zu versagen. Ich vermute, dass Frau R. – oder, genauer gesagt, der *kindliche Selbstanteil* – projektiv erwartet, dass ich genauso reagieren könnte wie der Vater.

Ich denke in diesem Zusammenhang an Frau R.s Erzählung, ihr Vater hätte ihre Mutter immer wieder »niedergemacht«, weil sie in seinen Augen alles falsch gemacht hätte. Mit ihrer Arbeit in seinem Geschäft sei er immer wieder unzufrieden gewesen. An früherer Stelle hatte ich bereits von dem bis in die Gegenwart unerfüllten Wunsch von Frau R. berichtet, dass ihr Vater Interesse an ihrem Leben zeigen und sich bei ihr danach erkundigen möge, wie es ihr geht. Sie sehnt sich danach, endlich durch ihn Anerkennung zu erfahren. Vor diesem Hintergrund vermute ich, dass ich in der Therapiesitzung die *Aggression des Kindes* – herunterreguliert durch einen erwachsenen, kontrollierenden Selbstanteil von Frau R. – in Form von Bockigkeit und Zurückweisung zu spüren bekommen habe. Das *Kind* schützt sich vor seiner Angst, in den Augen des Vaters zu versagen, ihn zu enttäuschen und dann wiederum selbst darüber enttäuscht zu sein, von ihm keine Anerkennung zu erhalten, indem es diese Angst in eine aversive Reaktion wendet.

Ich wiederum fühle mich in meinen gut gemeinten Absichten zurückgewiesen sowie in meinem therapeutischen Angebot infrage gestellt und abgewertet – so, als ob ich Frau R. etwas Unzumutbares zumuten würde. Ich frage mich, ob hier eine Rollenumkehr stattfindet, in der ich in die Position komme, in die letztlich der kindliche Selbstanteil von Frau R. zu geraten fürchtet (*komplementäre Gegenübertragung*). Im Nachhinein kommt es mir so vor, dass ich in der Therapiesitzung immer wieder gegen die von mir vermuteten Zuschreibungen negativer väterlicher Aspekte angehe und nicht aufhöre, Anläufe zu nehmen, um Frau R. zur *Arbeit mit dem Inneren Kind* zu ermutigen. Nur ansatzweise habe ich dabei auf die *negativen Übertragungsaspekte* fokussiert und diese in der Übertragung zur Sprache gebracht. Stattdessen habe ich durch meine Aktivitäten und Erklärungen versucht, Frau R. davon zu überzeugen, dass ich ein *gutes Objekt* bin.[13] Im Zuge dieser Überlegungen wird mir klar, dass ich stark mit dem Wunsch von Frau R.s *Innerem Kind* nach einem *guten Objekt* identifiziert bin, in dem es sich positiv spiegeln kann, und dass ich diesen Wunsch aufgrund meiner eigenen Geschichte sehr gut nachempfinden kann. In mir tauchen Erinnerungen an Lern- und Übungssituationen sowie Leistungspräsentationen auf, die von Vorwürfen, Abwertungen und Beschämung geprägt und mit Aggression aufgeladen waren. Laden diese Erinnerungen meine *konkordante Identifizierung* mit dem Inneren Kind von Frau R. in der *Gegenübertragung* auf, sodass ich mich mit ihm solidarisiere, ihm am liebsten zur Seite springen möchte? Möchte ich damit auch – oder gerade – diesen kindlichen Selbstanteil davon überzeugen, dass ich ein *gutes Objekt* bin?

Mich beginnt die Frage zu beschäftigen, ob über all dem das *Aufgreifen der negativen Übertragungsaspekte* und die Bewusstmachung von deren Wirksamkeit in der Beziehung zu mir zu kurz kommt. Die *negativen Übertragungsinhalte* zu erkennen ist aber wichtig, da sie in den *Widerstand* mit einfließen und ihn aufrechterhalten. Erst über deren Bewusstwerdung entsteht die Möglichkeit, sie zu überprüfen und neu zu bewerten.

Ausschnitt aus der 60. Sitzung: Das Widerstandsgeschehen verdichtet sich

Im Verlauf der 60. Sitzung kommt es im Zusammenhang mit der Thematik *Anspruch und Leistung* zu einer weiteren Verdichtung der Beziehungsdynamik zwischen Frau R. und mir. In dieser Sitzung bringe ich die beiden Themen *Gefühle* und das *Innere Kind* aktiv ins Spiel (wie ich es mir vorgenommen hatte, falls Frau R. diese nicht von sich aus aufgreifen sollte). Im Sinne von Körner (2018) folge ich Frau R. nicht auf dem Weg zum sicheren Ufer. Mit hoher, fester Stimme willigt sie ein. Diese Stimmlage hatte ich schon einmal erlebt, nämlich als Frau R. während ihrer Rufbereitschaft in einer Therapiesitzung einen Anruf erhielt. Ich erlebe diese Stimme als nicht mit ihr verbunden, vielmehr klingt sie distanziert, geschäftsmäßig und wirkt wie von ihren Gefühlen abgetrennt. Ohne Frau R. mitzuteilen, wie ihre Stimme auf mich wirkt, spiegele ich ihr nur meinen Eindruck, dass sie meinen Vorschlag, sich in dieser Sitzung mit den Themen *Gefühle* und das *Innere Kind* auseinanderzusetzen, in einer hohen Stimmlage zugestimmt habe. Ich sage dies in einem hinterfragenden Tonfall, woraufhin Frau R. erwidert: »Ich schreie nicht ›Juhu!‹

Ist nicht mein Thema. Gut, dass Sie es sagen. Man muss mich zu meinem Glück zwingen. Ich reiße mich nicht darum; weiß aber, dass es gut für mich ist.«

Sie schildert dann auch, wie es ihr nach der letzten Sitzung ging: »Ich erinnere mich gut, wie ich gegangen bin. Eine Mischung: ärgerlich, dass ich es nicht hinkriege. Ich erinnere mich, weil ich nicht gerne hierherkomme. Gefühle sind die Baustelle. Ich kriege es nicht hin, habe keine Lösung; fühle mich deshalb hilflos. Deshalb komme ich nicht gerne hierher. Ich habe das Gefühl, hier eine Prüfung ablegen zu müssen und es nicht hinzukriegen. Ich weiß, dass Sie es nicht so sehen. Habe keinen Zugang zu meinen Gefühlen, komme da nicht dran. Wieso auch immer. Ich habe eine Sperre. Weiß nicht, warum. Die ayurvedische Massage diese Woche hat mir gutgetan. Da kam etwas ins Rollen. Spannend. Ich habe es zugelassen. Da tut sich etwas. Aber ich kann darauf nicht bewusst Einfluss nehmen. Nicht ich mache es. Ich habe aber alles gern unter Kontrolle.«

Durch diese positive Schilderung der Massagen, in der sie an ihre Gefühle herangekommen sei, fühle ich mich indirekt kritisiert und das Geschehen in der Therapie als ineffektiv abgewertet. In diesem Moment fange ich an, mich zu ärgern, und ich frage mich, ob ich überreagiere, indem ich hier einen Bewertungsbezug auf meine therapeutische Arbeit herstelle. Das sagt vielleicht mehr über meine Kränkbarkeit in dieser Situation aus als über eine in Frau R.s Schilderung verpackte Kritik an der Therapie. Aber der Gedanke ist da: Während der Massage-Anwendung kommt sie offenbar viel besser an ihre Gefühle heran als in der Therapie. Dies setzt mich unter Druck. Damit ist das Thema *Anspruch und Leistung* noch offensichtlicher als in der vorherigen Sitzung auch bei mir gelandet. Als Veränderung erlebe ich, dass bei Frau R. nicht mehr das Bockig-Sein im Vordergrund steht. Stattdessen spricht sie dieses Mal die Gefühle an, die »in zweiter Reihe« dahinterstehen: Versagensangst und Hilflosigkeit. Dies ist ein Öffnungsschritt, mit dem Frau R. mich hinter ihre Verteidigungslinie blicken lässt und mit dem sie sich angreifbar und verletzbar macht. Ich werte dies auch als Zeichen dafür, dass sich Frau R.s *Toleranzgrenzen* in der unmittelbaren Beziehung zu mir ausgeweitet haben.

In meiner Nachfrage fokussiere ich darauf, wie Frau R. die Situation im Hier und Jetzt sowie meine Person erlebt (Beginn einer Arbeit *in* der Übertragung[14]). Frau R. wiederholt, dass sie die gewünschte Leistung nicht erbringe: »[…] ich weiß, dass Sie sich nichts wünschen. Ich fühle es aber so, dass Sie sich dies wünschen. Ist das eine Übertragung? Ich muss geschubst werden, um meine Komfortzone zu verlassen. Auf der anderen Seite denke ich: Sie können mich auch in Ruhe lassen.«

Ich empfinde Entlastung darüber, dass Frau R. ihr Erleben so klar auf den Punkt bringt. Indem ihr Leistungsdruck und ihre Versagensangst in der therapeutischen Beziehung aufgreifbar werden, öffnet sich für sie auch die Tür für die bewusste Neuerfahrung, dass der Therapeut sich nicht von ihr abwendet, wenn sie keine Leistung erbringt, und dass sie nicht sein aufmerksames Interesse verliert, wenn sie seinen Erwartungen nicht entspricht. Mein Entlastungsgefühl entsteht aus dem Erleben, dass atmosphärisch eine Entspannung zwischen Frau R. und mir entstanden ist, nachdem sie ihre Angst ausgesprochen hat, in der Therapie zu versagen, die ihr vorkomme wie eine Prüfungssituation. Ihr klares Benennen des Konfliktes zwischen den Wünschen, geschubst und in Ruhe gelassen zu werden, würde es zwar auch ermöglichen, diese explorierend aufzugreifen.

Zunächst verfolge ich diese Möglichkeit jedoch nicht. Stattdessen greife ich ihre Annahme auf, ich als Therapeut könnte etwas von ihr wünschen oder erwarten: »Was halten Sie von einem anderen Ton, einer Umformulierung: dass ich von Ihnen nicht etwas im Sinne einer Forderung oder Anforderung wünsche, sondern wenn ich sagen würde oder Sie sich vorstellen: dass der Therapeut sich eine Veränderung wünscht in dem Sinne, dass es für Sie eine gute Entwicklung wäre, die Sie sich selbst wünschen und über die er sich für Sie freut?«

Mir wird bewusst, dass ich mit dieser Äußerung aufhöre, konsequent *in* der Übertragung weiterzuarbeiten. Denn ich lasse es mit diesen Formulierungen offen, ob *ich* ihr dies wirklich wünsche und ob *ich* mich freue. Vielmehr öffne ich den Vorstellungsraum eines Was-wäre-wenn und betrete damit die spielerische Ebene des Als-ob. Ich frage mich, weshalb ich dies tue. Wird mir gerade etwas zu viel, indem mir etwas zu nah kommt? Ist dies der Grund, weswegen ich auf die Ebene des Was-wäre-wenn gehe?

Frau R.s Reaktion auf meinen Was-wäre-wenn-Vorschlag: »Das meine ich nicht. Das kommt in meinem Denken nicht vor. Wenn ich mir das vorstelle, dann verschwindet mein Ärger ein bisschen.«

In den Aussagen von Frau R. wird für mich deutlich, wie sehr sie auf die Erwartungen und Wünsche anderer ausgerichtet ist. Angesichts dessen denke ich erneut, wie wichtig es ist, eine wohlwollende Perspektive einzubringen, die ihr das Gefühl vermittelt, dass jemand an dem interessiert ist, was *sie* sich wünscht und was *sie* erreichen möchte. Metapsychologisch betrachtet geht es hierbei behandlungstechnisch um die Entlastung von einem strengen, verurteilenden *Über-Ich* im Bunde mit einem fordernden *Ich-Ideal*. Ich versuche, diese Entlastung zu erreichen, indem ich eine Perspektive und Haltung einbringe, die sich von Frau R.s projektiven Annahmen unterscheidet. Gegenüber Frau R. halte ich deshalb noch einmal fest, dass sie einen ganz bestimmten Wunsch meine: nämlich einen, der gleichgesetzt ist damit, dass etwas erwünscht sei, und der mit einem Forderungscharakter sowie einem entsprechenden Druck einhergehe, dass sie etwas Bestimmtes tun und leisten solle. Die Modulation meiner Stimme gibt dieser Aussage auch einen fragenden Charakter. Frau R. bestätigt dies: »Diese Art von Wünschen meine ich.«

Reflexion zum Widerstandsgeschehen

Im Nachhinein denke ich, dass Frau R. in der 60. Therapiesitzung die Tür für die Erfahrung aufgestoßen hat, dass andere nicht immer diese Art von Wünschen an sie richten. Sie hat damit begonnen, sich für den Gedanken zu öffnen, dass anderen ihr Wohl und ihre Entwicklung im Sinne von Selbstverwirklichung und -entfaltung am Herzen liegen. Ich gehe davon aus, dass es sich hierbei von ihrer Seite um einen *Übertragungswunsch* mit der Hoffnung auf dessen Erfüllung handelt. Sie möchte lieber diese Erfahrung machen, als wieder in den negativen *Übertragungserwartungen* bestätigt zu werden. In letzteren erwartet sie, dass auch ich ein Gegenüber bin, das sie an den gleichen strengen Maßstäben misst und mit den gleichen hohen Ansprüchen bewertet, wie sie dies von ihrem *Über-Ich* und *Ich-Ideal* kennt. Diese Vorstellung ist für sie mit der Bedrohung verbunden, in meiner Bewertung durchzufallen. Auch erlauben ihr *Über-Ich* und ihr *Ich-Ideal* nicht das Zulassen von Schwäche. Da ist kein Platz für ein trauriges Kind. Der Kontakt mit ihm muss vermieden werden, da er das *Selbst* aus dem Gleichgewicht bringen könnte.

Diese negativen Übertragungserwartungen und -ängste von Frau R. lassen sich, aus einer objektbezogenen Perspektive betrachtet, mit den verinnerlichten Beziehungserfahrungen in Verbindung bringen, die sie mit ihrem Vater gemacht hat: die Beachtung, Anerkennung und Zuwendung zu verlieren, wenn sie die von ihrem Vater erwarteten Leistungen und Erfolge nicht erbringt. Durch ihre unbewusste *Identifikation* mit dem Vater sind dessen Anforderungs- und Anspruchshaltungen in Frau R.s *Über-Ich* und *Ich-Ideal* eingegangen und wirken auf den Umgang mit ihr selbst ein. Die beschriebenen *negativen Übertragungsanteile* zeigen sich deutlich darin, dass Frau R die Therapiesitzung als Prüfungssituation erlebt, in der Betonung ihrer Ziel- und Lösungsorientierung sowie in ihren entsprechenden Äußerungen, es nicht »hinzubekommen« und nicht schnell genug Fortschritte zu machen. Diese negativen Übertragungen aufseiten von Frau R. spiegeln sich bei mir in den Erinnerungen an meine Schulzeit, die sich einstellen, in den mit diesen Erinnerungen verknüpften Assoziationen und darin, dass ich mir in unseren Therapiesitzungen wie ein Lehrer vorkomme.

Nach diesem *Blick auf die Übertragungen in ihrer Verbindung mit der intrapsychischen Dynamik* möchte ich nun zur Reflexion meines Beitrags am *Widerstandsgeschehen* und zu meiner Verwobenheit in das Beziehungsgeschehen zwischen Frau R. und mir zurückkommen. Ich gehe davon aus, dass Frau R. meiner Unsicherheit und Sorge sowie der sich darauf gründenden Vorsicht möglicherweise auf einer *impliziten Ebene des Beziehungsgeschehens* gewahr geworden ist: durch ausbleibendes Nachfragen sowie durch mein Zögern, sie durch entsprechende Aufforderungen dazu zu ermutigen, sich ihrem *Inneren Kind* zuzuwenden und mit ihm Kontakt aufzunehmen. Auch die wiederholt von mir an sie gerichteten Erklärungen, die hier nur ausschnittsweise wiedergegeben wurden, transportieren im Subtext der ausgesprochenen Inhalte vielleicht die Botschaft, dass man nicht einfach loslegen könne, sondern vorher sehr viel wissen müsse, um sich abzusichern und die Kontrolle zu behalten. Ich frage mich, woher meine Vorsicht rührt und mit welchen Affekten sie im Zusammenhang steht. Weshalb bin ich in den Therapiesitzungen wiederholt mit der Frage beschäftigt, ob ich Frau R. in meinen Interventionen vielleicht zu viel zumute; ob ich zu invasiv, zu fordernd oder zu bedrängend sein könnte? Mir wird klar, dass sich diese sich wiederholenden Befürchtungen auch als Ausdruck eines *Widerstandes* interpretieren lassen. Mir kommt der Satz: »Bloß vorsichtig ins Wasser gehen, nicht gleich hineinspringen«, in den Sinn.

In diesem Zusammenhang muss ich an meine eigene Herangehensweise an Dinge denken, die mich ängstigen. Eine Erinnerung an den Schwimmunterricht durch meinen Vater taucht auf. Er hatte darauf bestanden, ich müsse vor dem Wechsel aufs Gymnasium schwimmen können. Damit hatte er eine deutliche Anforderung formuliert. Ich hatte von jeher eine Heidenangst, den Kopf unter Wasser zu tauchen. Ich zauderte, zögerte, näherte mich der Wasseroberfläche, doch bevor es zur Berührung kam, schreckte ich zurück. Mein Vater wartete geduldig ab, bis ich es von selbst wagte, meinen Kopf ganz kurz und mit zugehaltener Nase unter Wasser zu tauchen. Nachdem ich dies das erste Mal getan hatte, empfand ich Siegesgefühle – Stolz, Freude – und große Erleichterung.

Diese Erinnerung, die sich in meine Reflexionen über das Therapiegeschehen gemischt hat, handelt ebenfalls von einem *Widerstand*. Dieser *Widerstand* wurde von meiner Angst befeuert, etwas Neues zu wagen. Diese Parallele regt mich dazu an, einen genaueren Blick auf die Erfahrungen zu werfen, die ich damals gemacht habe, als es darum ging, das Wagnis einzugehen, meine »Komfortzone« – wie Frau R. es für sich genannt hat – zu verlassen.

Die beschriebene Erinnerung steht für mich für zwei Aspekte, die zentral sind, wenn man jemanden bei Veränderungsprozessen unterstützen möchte, und die unvermeidlich mit der Überwindung von Angst verbunden sind. Der eine Aspekt besteht darin, die fragliche Person mit Herausforderungen zu konfrontieren und spezifische Anforderungen an sie zu formulieren. Diese Konfrontation ist sowohl mit einer Haltung der Bestimmtheit als auch mit der Überzeugung verbunden, dass diese Herausforderungen und Anforderungen nach allgemeiner Erfahrung zumutbar sind. Dies ist mein Verständnis von dem, was Körner (2018) als das *Sich-dem Widerstand-entgegen-Stellen* bezeichnet. Der ergänzende Pol hierzu, und damit der zweite oben angesprochene Aspekt, besteht in dem, was ich das Lassen nenne. Damit meine ich die Bereitschaft, der fraglichen Person die Zeit zu geben, diese Herausforderungen und Anforderungen auf ihre Art zu bewältigen und sie in ihrem Tempo in die Angst hinein und durch sie hindurch gehen zu lassen. Dies erfordert vonseiten des Therapeuten die Fähigkeit, das individuelle Tempo jedes Patienten wahrzunehmen.

Mein Vater hatte meinem *bewussten Widerstand* – meiner Angst vor dem Untertauchen – in der oben geschilderten Episode die Anforderung entgegengesetzt, es sei an der Zeit, dass ich schwimmen lerne. Am Beckenrand zeigte er jedoch Geduld. Anstatt mich aktiv zu ermutigen oder gar zu drängen, wartete er ab, bis ich schließlich selbst den Schritt machen würde, meinen Kopf unter Wasser zu tauchen. Auf einer impliziten Beziehungsebene vermittelte er mir damit, dass er mir vertraute.

Diese Überlegungen zu meiner Kindheitserinnerung führen mich in meinem Nachdenken über das intersubjektive Geschehen zwischen Frau R. und mir zu folgendem Ergebnis: Meine Vorsicht und mein Zögern sind nicht von der Angst vor einem intensiven Affekt der Traurigkeit bestimmt, sondern von dem – auf eigener Erfahrung beruhenden – Wissen darum, mit welcher Macht Ängste zugreifen können und wie schwer es sein kann, diese auszuhalten. Durch die Verbindung mit der eigenen Entwicklungsgeschichte ist bei mir also eine starke *Identifikation mit der Angst* von Frau R. entstanden. Affiziert von Frau R.s Angst, die sich mit meiner eigenen Geschichte und meinen eigenen Erfahrungen mit der Angst verknüpft hatte, überkam mich ein Schuldgefühl und eine entsprechende Scheu davor, Frau R. möglicherweise das Erleben einer massiven Angst zuzumuten. Entgegen meiner therapeutischen Überzeugung, dass sich die Konfrontation mit der Angst nicht vermeiden lässt, wenn eine Veränderung erreicht werden soll, war ich in den Sitzungen mit Frau R. also auch mit ihrem Wunsch verbunden, diese Angst zu umgehen und in der »Komfortzone« zu bleiben.

In der Identifikation mit Frau R.s Angst aufgrund meiner eigenen Geschichte kam in mir auch eine Unsicherheit bezüglich der Frage auf, ob Frau R. strukturell über genügend Selbstregulationsfähigkeiten verfügte, um die aufkommende *Angst* in sich zu halten. Ich musste nicht nur daran denken, dass Angst einen so heftig erfassen kann wie eine Flutwelle, sondern auch an den Verstärkereffekt durch die (zusätzliche) Angst, die (ursprüngliche) Angst nicht mehr kontrollieren zu können. Nachträglich fällt mir auf, wie sehr in meinen Überlegungen die *Angst* in den Fokus gerückt war. Dies führt mich zu dem Gedanken, dass diese Fokussierung auf die Angst der Abwehr anderer Gefühle gedient haben könnte. Aus dieser Perspektive stellt sich mir die Frage, ob es vorrangig vielleicht gar nicht nur um die Angst ging, sondern um die *Traurigkeit.* Könnte es sein, dass Frau R.s Angst auf die Intensität ihrer Traurigkeit hinweist? Ihre Angst wäre dann als mögliches Warnsignal dafür zu deuten, dass das Ausmaß ihrer Traurigkeit die Auffangmöglichkeit ihres Selbst überfordert. Diese Warnung wäre sehr ernstzunehmen. Ich war in der Sitzung unsicher geworden, was ich Frau R. zutrauen konnte.

In meinem Nachdenken über die mit Frau R. geteilte *Widerstandsdynamik* fällt mir rückblickend auf, dass ich die Bedeutung der Scham nicht genügend einbezogen habe. Entsprechend habe ich in meiner Deutung das Gefühl oder die Angst, sich vor jemand anderem schwach und bedürftig zu zeigen, nicht ausreichend berücksichtigt. Habe ich vermeiden wollen, dass Frau R. in meiner Gegenwart beschämt war? Auch hier gibt es eine Verbindung zur Angst, nämlich zur *Scham-Angst.*

Erweiterung der Perspektive durch Supervision: Über den Tellerrand des Anspruchs und der Leistung hinausblicken

Im Laufe meiner Reflexionen über die zwischen Frau R. und mir entstandene *Ambivalenz- und Konfliktdynamik,* in der sich ihr und mein Ambivalenz- und Konflikterleben miteinander verschränkt hatten, war ich mir sicher geworden, dass das Thema *Anspruch und Leistung* offensichtlich auch bei mir angekommen war. In einem supervisorischen Gespräch wurde mir jedoch etwas klar, das ich zuvor nur in Ansätzen wahrgenommen hatte: nämlich, dass es zwischen Frau R. und mir noch eine *weitere Ebene der verwobenen Ambivalenz- und Konfliktdynamik* gab, die ein tieferliegendes und grundlegenderes Beziehungsthema berührte als die *Verwicklung* in die oben ausführlich beschriebene Dynamik um *Anspruch und Leistung*. Letztere stand nicht für sich allein, sondern hatte – wie im Rahmen der psychodynamischen Überlegungen im Abschnitt »Reflexionen zum Erstgespräch« ausgeführt – intrapsychisch und interpersonell eine wichtige Funktion: Sie stellte den Versuch dar, den depressiven Grundkonflikt zu bewältigen und das narzisstische Gleichgewicht herzustellen. Bei dem als tieferliegend und grundlegender bezeichneten Beziehungsthema handelt es sich um den Prozess, im Rahmen der Selbst-Entwicklung die für einen wichtigen Bezugspersonen in der Kindheit – in der Regel die Eltern – als (gute) Objekte verinnerlichen zu können. Voraussetzung hierfür ist, dass man hinreichend oft die Erfahrung macht, von diesen Personen in seinem So-Sein wahrgenommen, akzeptiert, geliebt und wertgeschätzt zu werden. Von denselben Personen muss man sich außerdem in der Entfaltung seiner Fähigkeiten und Lebensinteressen hinreichend unterstützt und gefördert erleben. Erst auf dieser Basis ist es möglich, eine eigene unverwechselbare Identität zu entwickeln.

Im Verlauf des Supervisionsgesprächs kamen mir Szenen aus meiner eigenen Lebensgeschichte, die diese Beziehungsthematik berühren, schlagartig wieder ins Bewusstsein. Da mir diese Erinnerungen eigentlich durch meine eigene Lehranalyse bekannt und wohlvertraut sind, war ich sehr überrascht, dass ich nicht schon früher im Behandlungsverlauf in dieser Klarheit daran gedacht hatte. Im Vorbewussten stehen mir diese biografischen Facetten in ihrer emotionalen Bedeutung abrufbar zur Verfügung. Sie füllen mein theoretisches Verständnis der Selbst-Entwicklung mit Leben. Die in dem Supervisionsgespräch aufgestoßene Tür zu meiner eigenen Biografie brachte mich auf die Frage, ob ich in meinem *Gegenübertragungserleben* in eine *konkordante Identifizierung* mit der Angst von Frau R. geraten war. Konnte es sein, dass meine Unsicherheit bezüglich der Frage, ob ich womöglich zu invasiv vorging, zu viel verlangte und generell überfordernd wäre, ein Widerhall des Schmerzes und der Scham war, sich in seinem So- und Selbstsein von den elterlichen Objekten nicht sicher geliebt und anerkannt zu wissen?

Der damit verbundene Schmerz sowie die damit verbundene Scham und (Selbst-)Unsicherheit gehen tiefer als bei einem Leistungsversagen. Denn hier geht es um die *basale Angst*, nicht richtig zu sein und eigentlich anders sein zu müssen, kurzum, nicht dazu berechtigt zu sein, Wertschätzung und Liebe zu erfahren. Je nachdem, wie ausgeprägt der maligne Charakter dieser verinnerlichten Objektbeziehungserfahrungen ist, können solche Gefühle im Selbsterleben nicht nur mit der Angst verbunden sein, Wertschätzung und Liebe möglicherweise nicht zu verdienen, sondern mit der Überzeugung, dass es wirklich so ist. Dass ein solcher Mangel an verinnerlichten *guten Objekterfahrungen* sich negativ auf die Selbstrepräsentanz und die weitere Selbst-Entwicklung auswirkt, liegt auf der Hand. Ebenso klar ist, dass solche Gefühle und Gedanken alles andere als förderlich für den Umgang mit den *Grundkonflikten der Autonomie und der Identität* sind, die beide in der psychischen Entwicklung zeitlich nach dem *depressiven Grundkonflikt* angesiedelt sind und deren Bewältigung darauf aufbaut, wie gut der jeweils vorherige Grundkonflikt gemeistert werden konnte.[15]

Dass ich in dem supervisorischen Gespräch die Verbindung zu dieser grundlegenderen Beziehungsthematik herstellen konnte, erleichterte mich. Es ließ ein Gefühl von Weite entstehen, verbunden mit dem Erleben, dass sich mir ein neues Wahrnehmungsfeld erschlossen hatte, um Frau R. und das Beziehungsgeschehen zwischen uns beiden zu verstehen. Auch hatte ich das Gefühl, festen Boden unter den Füßen zu haben, da ich mich in bestimmten Aspekten der benannten Beziehungsthematik gut auskenne. Auf dieser Basis fühlte ich mich ausreichend sicher, um Frau R. hinsichtlich dieser Beziehungsthematik auf ihrer inneren Erkundungsreise zu begleiten und die dazugehörigen Gefühle und Affekte (mit-)tragen und in mir halten zu können (*Holding* und *Containing*).

Bezogen auf mich selbst hat sich durch die Blickweitung ein neuer Raum aufgetan. Eigentlich ist mir dieser Raum gar nicht neu, sondern mit seinen Inhalten wohlbekannt; ich hatte ihn lange aber nicht mehr bewusst betreten, da der Gedanke, ihn ordnen und aufräumen zu müssen, anders als früher für mich seinen Aufforderungscharakter verloren hatte. Durch den von mir wiedergewonnenen Zugang zu diesem Raum wurde es in der Therapie mit Frau R. möglich, dass hier auch für diese andere grundlegendere Beziehungsthematik ein *Sprech-* und *Hörraum*, ein *Emotionsraum* sowie ein *Handlungs-* und *Erlebensraum* entstehen konnten (vgl. zum Verständnis dieser Begriffe Will 2019, S. 81 ff.).

Fazit

Wie in der Einleitung beschrieben, habe ich mir mit diesem Kapitel das Ziel gesetzt, die Arbeit am Widerstand auf der Basis eines intersubjektiven Grundverständnisses der therapeutischen Beziehungssituation darzustellen. Im Folgenden fasse ich die zentralen Aspekte zusammen, die für diese Arbeit am Widerstand charakteristisch sind: Wie am Anfang dieses Beitrags in der Auseinandersetzung mit den Begriffen *Intersubjektivität*, *Übertragung* und *Gegenübertragung* ausgeführt wird, bedeutet die Einnahme einer intersubjektiven Perspektive nach meinem Verständnis, vorauszusetzen, dass Patient und Therapeut gemeinsam ein Beziehungsfeld schaffen, in dem sie fortwährend miteinander interagieren und aufeinander einwirken. Kurzum: Ob sie es wollen oder nicht, Patient und Therapeut beeinflussen sich gegenseitig. In diesem Zusammenspiel beider Protagonisten entfaltet sich ein *Übertragungs-* und *Gegenübertragungsgeschehen*, das durch die *Arbeitsmodelle* von Beziehungen bestimmt ist, die sowohl Therapeut als auch Patient im Laufe ihrer jeweiligen Biografien entwickelt haben und die dem Bewusstsein in unterschiedlichem Umfang zugänglich sind. In diesem *Übertragungs-* und *Gegenübertragungsgeschehen* entfaltet sich intersubjektiv die unbewusste Dynamik der inneren Konflikte beider. Dies ist das entscheidende Kapital, aus dem geschöpft werden kann. Denn in der Auseinandersetzung mit dieser Dynamik können dem Patienten nicht nur die eigenen inneren Konflikte Schritt für Schritt bewusstseinszugänglich werden, sondern auch die mit ihren je adaptiven und mit den lebenseinschränkenden Kosten verbundenen Modi, die er im Laufe der eigenen Entwicklung zur Bewältigung dieser Konflikte entwickelt hat. Sich dieser Konflikte und Modi bewusst zu werden, ist die Voraussetzung dafür, sie verstehen und durcharbeiten zu können. Dieser Prozess ermöglicht es dem Patienten, in Selbstverantwortung Entscheidungen darüber zu treffen, wie er in der Gegenwart und Zukunft seine Beziehungen und sein Leben gestalten möchte.

Was kann der Therapeut dazu beitragen, dass der Patient die Erfahrungen, die er mit dem Therapeuten im Behandlungsverlauf macht, im Sinne der Kapitalausschöpfung für einen positiven Veränderungsprozess nutzen kann? Entscheidend dafür ist die fortgesetzte *emotional-mentale Arbeit* des Therapeuten. In dieser macht er sich das Geschehen in der *intersubjektiven Übertragungs- und Gegenübertragungsmatrix* bewusst und setzt es zu metatheoretischen Konzepten in Beziehung, anhand derer sich das Beziehungsgeschehen möglichst erlebensnah erfassen lässt. Die metatheoretischen Konzepte bilden hierbei ein triangulierendes Moment und damit auch ein Korrektiv. Denn sie bieten dem Therapeuten Hilfestellung bei der Aufgabe, sich von dem unmittelbaren Erleben des Beziehungsgeschehens zwischen ihm und dem Patienten zu distanzieren und reflektierend auf dasselbe zu schauen. Der Therapeut kann sich dabei freilich nicht wie Münchhausen am eigenen Zopf aus dem Sumpf ziehen. Letztlich bleibt er auch in seiner Distanzierung und in seinen Reflexionen in seiner Subjektivität verhaftet, die er nie restlos ablegen kann.

Wo hat in dem bisher Ausgeführten der *Widerstand* seinen Platz? Das Hineingezogen-Sein in das gemeinsame *Geschehen einer geteilten und sich verwebenden Konfliktdynamik* bedeutet auch, dass *Widerstände* auftauchen. Der *Widerstand* tritt in jenen Momenten und Situationen auf, in denen im Patienten die Angst aufkommt, dass die Balance seines Selbst gefährdet ist und dass seine bisherigen Versuche, diese Balance herzustellen oder aufrechtzuerhalten, scheitern könnten. Diese Versuche, mit denen der Patient immer wieder gegen entstehende Dysbalancen und aufbrechende Fragmentierungen des Selbst ankämpft, sind mehr oder weniger erfolgreich und werden von zwei Dingen getragen: den *Modi zur Verarbeitung und Bewältigung von Konflikten* sowie den *strukturellen Möglichkeiten zur Selbstregulation*, die der Patient im Laufe seines Lebens entwickelt hat.

Das Aufkommen von Angst ist in einer Psychotherapie unvermeidbar. Psychotherapien werden begonnen, um Veränderungen zu erreichen. Das bedeutet, Neuland zu betreten und Vertrautes hinter sich zu lassen. Auch Dysbalancen des Selbst, so leidvoll sie sein mögen, gehören aus Sicht des Patienten zu diesem Vertrauten, wohingegen neue Wege und Alternativen, sich zu stabilisieren, unvertraut und unerprobt sind. Beim Vordringen ins Neue wird der Patient mit vielfältigen Ängsten konfrontiert. Diesen Schritt zu wagen, erfordert daher – um nur eine Voraussetzung unter vielen zu nennen – ein beträchtliches Maß an Vertrauen in sich selbst und andere Menschen. Aber gerade dieses Vertrauen ist bei vielen Patienten in unterschiedlichem Ausmaß erschüttert. Deshalb ruft die oben beschriebene Angst, die jedem therapeutischen Prozess inhärent ist, einen *Widerstand* hervor. Aus Sicht des Patienten hat dieser eine Schutzfunktion: Er soll das Vertraute bewahren und Ängste in Schach halten.

Zentral für das *Verständnis des Widerstands aus einer intersubjektiven Perspektive* ist dabei jedoch, dass es sich bei dem in der Behandlung auftauchenden *Widerstand* nicht um ein Problem allein des Patienten handelt. Es ist nicht so, als bliebe der Therapeut an diesem Geschehen unbeteiligt und als könne er darauf, gleichsam außen vor bleibend, als ein Problem des Anderen schauen. Aus einer intersubjektiven Perspektive betrachtet handelt es sich bei dem aufkommenden *Widerstand* nicht um etwas, das allein beim Patienten anzusiedeln ist, sondern um ein *dynamisches Widerstandsgeschehen* zwischen Patient und Therapeut, von dem beide gleichermaßen erfasst werden und an dessen Entwicklung beide gleichermaßen beteiligt sind; denn nicht nur im Patienten, sondern auch im Therapeuten ist das Streben wirksam, die Selbst-Balance auf die vertraute Weise aufrechtzuerhalten oder wiederherzustellen. Der Therapeut ist also auf keinen Fall vor dem Aufkommen eigener Ängste gefeit. Bildlich gesprochen sitzen Therapeut und Patient in einem Boot, wobei Ersterer den entstehenden Windverhältnissen und dem Seegang genauso ausgesetzt ist wie Letzterer. Diese Einsicht bildet die Grundlage für das Entstehen der in diesem Beitrag beschriebenen Verwicklung des Therapeuten in ein *gemeinsames Widerstandsgeschehen* mit dem Patienten, das ich auch als *Widerstandsenactment* bezeichne. Diese *Verwicklung* findet parallel zu dem *bewussten dialogischen Geschehen* immer auch oder gerade auch auf einer *impliziten Beziehungsebene* statt, die ein *handlungsdialogisches Geschehen* ist, in dem sich Patient und Therapeut *wechselseitig be-handeln.*

Wenn dies alles so ist, was kann der Therapeut dann tun? Die Antwort habe ich beispielhaft anhand der Beschreibung des Einsichtsprozesses gegeben, der sich bei mir im Zuge des Supervisionsgesprächs eingestellt hat. Wie ich gezeigt habe, muss der Therapeut für das erfolgreiche Voranschreiten der Therapie in *Vorleistung* gehen. Er muss die konflikthaften Themen und die damit verbundenen Gefühle und Affekte, die im intersubjektiven Feld zwischen ihm und dem Patienten mit *komplementären oder konkordanten Rollenverteilungen* lebendig geworden sind, in sich selbst ausreichend wahrnehmen, erkennen, differenzieren, verstehen und integrieren können. Die Wachheit und Achtsamkeit sollte sich dabei auch auf das implizite handlungsdialogische Beziehungsgeschehen richten.

Dies alles zusammen macht auf einer *intrapsychischen* Ebene die *emotional-mentale Arbeit* des Therapeuten aus. Seine inneren Differenzierungs- und Integrationsleistungen sowie seine Fähigkeit, die Affekte und Gefühle, die in ihm in dem Beziehungsgeschehen mit dem Patienten entstehen, halten und regulieren zu können, bilden die Voraussetzung dafür, dass er dem Patienten in ausreichendem Maße das zur Verfügung stellen kann, was Michael Klöpper und Theo Piegler in diesem Buch als Holding, *Containing* und *Mentalisierungsförderung* beschreiben. Bezogen auf das *Widerstandsgeschehen* steht der Therapeut dabei vor der Aufgabe, *seine Verwicklung in das Widerstandsgeschehen* überhaupt erst einmal zu erkennen und sich dann der eigenen Ängste bewusst zu werden. Hier ist der Therapeut in seiner Fähigkeit gefordert, mit diesen Gefühlen so umzugehen, dass er sich aus der *Involvierung in das Widerstandsgeschehen* lösen kann. Es muss ihm gelingen, seinen eigenen *Widerstand zu lockern.* Denn erst dann ist er dazu in der Lage, in seinen Interventionen

gegenüber dem Patienten das richtige Maß zu finden. Dies ist ein komplexer Abwägungsprozess, in dem er sich Antworten auf folgende drei Fragen geben muss: Erstens, welche Handlungsmöglichkeiten stehen mir als Therapeut zur Verfügung, um mich dem Widerstand in den Weg zu stellen? Zweitens und drittens, kann ich dem Patienten die Konfrontation in der von mir angedachten Weise überhaupt zumuten oder inwieweit muss ich den Widerstand des Patienten in seiner Bremswirkung, die dem notwendigen Schutz der Toleranzgrenzen seines Selbst dient, respektieren? Wenn der Therapeut es schafft, in seiner *mentalen Arbeit* und in seinem *Interventionshandeln* Antworten auf diese Fragen zu finden, die der Tragfähigkeit der therapeutischen Beziehung entsprechen und die den Patienten in der Umsetzung nicht überfordern, leistet er einen wesentlichen Beitrag zum Entstehen eines therapeutisch positiv wirkungsvollen Beziehungsfeldes zwischen ihm und dem Patienten. Ein solches Beziehungsfeld fördert Integrations- und Veränderungsprozesse beim Patienten, die zu einer Stabilisierung des Selbst beitragen und dessen Kohärenz stärken und die das Vertrauen des Patienten in sich selbst sowie in Andere erhöhen. Dies erweitert seine Möglichkeiten, im Sinne eines Freiheitsgewinns sich Anderen gegenüber in seiner Spontaneität und Lebendigkeit zu zeigen, ihnen gegenüber seine Gefühle zuzulassen und seine Bedürfnisse zu vertreten.

KAPITEL 9

Die schwarze Frau

Die Analyse einer transgenerationalen Weitergabe über vier Generationen

ELKE REINKEN

Mein Beitrag gliedert sich in vier Teile: Nach der Darstellung eines Fallbeispiels gehe ich in einem zweiten Teil näher auf verschiedene Aspekte der Ego-State-Therapie ein, die ich für die Arbeit mit Selbst-Anteilen, wie sie im Beispiel geschildert werden, als hilfreich ansehe. Der dritte Teil verbindet das Fallbeispiel und die Ausführungen zur Ego-State-Therapie, indem ich genauer die transgenerationale Weitergabe eines traumatischen Komplexes um einen bestimmten Selbst-Anteil untersuche. Am Ende des Beitrags stehen, als vierter Teil, Abschlussgedanken.

Fallbeispiel Frau S.

Frau S. war eine 37-jährige, sympathische Frau mit blonden schulterlangen Haaren, die manchmal burschikos-jugendlich, dann wieder etwas schüchtern-zurückhaltend wirkte und deutlich jünger zu sein schien. Bis zu der Szene, die ich beschreiben werde, war sie seit 2 Jahren in einer zweistündigen analytischen Behandlung im Sitzen bei mir. Als sie kam, beschrieb sie, dass sie schon lange unter tiefen, quälenden Selbstzweifeln, depressiven Phasen mit suizidalen Gedanken und Fremdheitserleben litte. 2010 seien diese Symptome immer stärker geworden und zu der Zeit auch von einer Phase der Magersucht begleitet worden. Schon solange sie denken könne, empfände sie sich als »unwert«, nicht so gut wie die drei Jahre ältere Schwester, als »störend« und unfähig. Nach dem Abitur habe sie nicht gewusst, was sie hätte studieren sollen. Nach einem Semester Medizinstudium, welches sie nach dem Vorbild der Schwester begonnen habe, habe sie dies abgebrochen und über 22 Semester eine Geisteswissenschaft studiert, habe den Abschluss aber nicht gewagt. Dies habe, neben einer Affäre mit einem Mann, der sie sexuell ausgebeutet habe, 2010 zu der ersten schweren depressiven Phase und einer Magersucht-Symptomatik geführt. Eine Körpertherapie half ihr aus dieser Krise und sie begann 2012 ein Ingenieurstudium. Dies erschien ihr grundsätzlich auch als der richtige Weg, aber es konnte ihre quälenden Selbstwertzweifel, weitere depressive Phasen wie auch ein Gefühl, »aus einzelnen, unverbundenen, sich gegenseitig abstoßenden Teilen zu bestehen«, nicht mildern.

Die Szene, die ich beschreiben werde, ereignete sich um die 160. Stunde der analytischen Therapie. Im Prozess gab es bis hierhin wiederholt Phasen eines stabilisierenden Auftriebs, doch schien es, dass diese guten Entwicklungen stets von einer komplexen, hoch destruktiven inneren Kraft unterhöhlt und dann niedergeschmettert und das vorsichtig Gewachsene wieder eingerissen wurde.

Über die Ergebnisse der Erforschung dieses inneren Systems möchte ich zunächst eine Übersicht geben, um dann anhand der Beschreibung einer Sitzung die erwähnte Szene darzustellen, in der eine wichtige Wende erfolgte. Diese Sitzung vermag auch unsere vorherigen gemeinsamen Erkundungen beispielhaft aufzuzeigen.*

Beim Erspüren von Gefühls- oder Selbstzuständen, sowohl der des Patienten bzw. der Patientin als auch meiner eigenen, versuche ich die Erlebensweise in den unterschiedlichen Qualitäten der Sinneseindrücke spürbar werden und, wenn schon möglich, symbolisch innere Bilder entstehen zu lassen. Diesen Arbeitsprozess erfahre ich als sehr hilfreich, um auf diese Weise einen Symbolisierungs- und Mentalisierungsvorgang in Gang zu setzen. Diesen werde ich im Verlauf des Textes ausführlicher darstellen.

* Ich werde zur besseren Übersicht die reflektierenden Prozesse meiner eigenen Arbeit während und zwischen den Therapiestunden sowie jetzt im Nachhinein in kursivierter Schrift absetzen.

Entsprechend dem in obiger Passage zu meiner Arbeitsweise Gesagten ließ sich im Verlauf der Analyse bei Frau S. zunächst eine destruktive Kraft erfühlen, für welche wir die Metapher ›innerer Rucksack‹* fanden. Diese sie ›beschallende Stimme‹ vermittelte Frau S. mit beständigen Kommentaren ihre berufliche Unfähigkeit, obwohl sie mittlerweile ein anerkanntes Mitglied eines Teams in einer renommierten Firma war. Auch ihre Körperlichkeit, ihre Fähigkeit, eine Beziehung zu führen oder eine Familie zu gründen, wurden beständig mit strengen Entwertungen begleitet: »Du bist zu dick, du isst zu viel, du strengst dich nicht genug an, du bist nicht gesellig genug, du bist nicht gut genug, du bist wertlos, du wirst das nie schaffen.«

Sie erlebte sich von dieser sie kontinuierlich beschallenden Stimme niedergedrückt und hatte das Gefühl, dass etwas schwer auf ihren Schultern lag, diese regelrecht heruntergedrückt wurden und sie nach vorn gebeugt wurde, so dass sie sich gar nicht aufrichten konnte und den Kopf gesenkt hielt. Bei der Frage, seit wann sie diese Stimme kenne, entstand das Bild einer ›Päckchenpackerin‹: »Schon als Kind«, so erinnerte sie sich, »überkam mich, wenn etwas in der Familie nicht stimmte, ich die Stimmung zu Hause nicht einordnen konnte, über etwas nicht geredet wurde, was in der Luft lag, wenn ich das Gefühl hatte, im Weg zu sein, zu viel, zu laut, zu aggressiv zu sein, etwas mit mir nicht stimmte, im Freundeskreis etwas war, eine Angst, eine Panik, die habe ich dann ausgesperrt.« Es entstand das Bild, dass sie es wie in ein Päckchen gepackt und über die Schulter geworfen habe.

Aus der imaginierten Vorstellung der immer größer werdenden Anzahl an ›Päckchen‹ und dem körperlichen Erleben des Niedergedrückt-Werdens entstand das Bild eines ›schweren Rucksacks‹. So konnte einerseits der Prozess des Abspaltens und Auslagerns von belastendem und unverdaubarem Selbsterleben betrachtet werden, andererseits tauchte die Frage auf, wie aus diesen in den ›Säckchen‹ ausgelagerten kindlichen, verletzten Gefühlen ›im Rucksack‹ dieses destruktiv Niederredende entstanden sein konnte. Hierdurch begann sich auch eine gemeinsame, intersubjektive Sprache von ihr und mir zu entwickeln.

* Im Text werde ich Zitate oder Bilder der Patientin in doppelte Anführungszeichen (»…«) setzen, gemeinsam in den Stunden entwickelte Begriffe oder von mir in reflektierenden Kommentaren eingebrachte Formulierungen in einfache Anführungszeichen (›…‹).

Für mich war es immer wieder fast unerträglich zu erleben, wie diese sympathische, burschikose, hübsche junge Frau sich niedermachte, sich gleichsam zugrunde richtete und ihre einzige ›Zu-Flucht‹ zu sein schien, immer wieder in ihr Elternhaus zurückzukehren, wo sie sich hoch ambivalent für die braven und helfenden Seiten gemocht fühlte, assertive oder gar aggressive jedoch wenig akzeptiert wurden. Ich empfand dann eine zunehmend aufgeladene Wut gegen eine noch nicht erkennbare, ihr innewohnende Struktur, die dem ›Rucksack‹ noch ›übergeordnet‹ zu sein schien. Der ›Rucksack‹ schien sie eher wie eine ›Dauerbeschallung‹ zu begleiten. Ich ahnte eine unbewusste Substruktur in der psychischen Gesamtstruktur des Selbst der Patientin, welche sie hochaggressiv niederdrückte und klein hielt. Dabei war ich meinerseits immer wieder eingenommen von eigenen heftigen Impulsen, die wütend schreien wollten, dass dieses ›giftige Innere‹ die Patientin endlich loslassen solle. Ich spürte in diesem Aufbegehren und Kämpfen-Wollen in irritierend heftiger Weise einen mir persönlich bekannten, eigenen rebellisch-wütenden Anteil, der gegen bigotte Normen und moralisierende Unterdrückung lebendiger, authentischer, wütender Impulse aufbegehrt. Spürte ich in dieser, meiner Seite die Resonanz zu einer der Patientin noch wenig bekannten und wie gelähmt wirkenden Wut? Wollte sich meine eigene rebellische Wut an deren Seite stellen, sie schütteln und rütteln und dazu bewegen, endlich aufzuwachen?

Ich versuchte, diese meine eigene Kraft zu halten, sie als einen wichtigen Hinweis zu nehmen. Ich deutete, wie ich dachte, einen neurotischen Konflikt und ermunterte Frau S., kleine Schritte zu gehen. Ich erkannte aber später, dass diese Interventionen von meiner beschriebenen jugendlichen Kampfeshaltung gegenüber der destruktiven Kraft in der Patientin durchzogen waren. Ich, d.h. diese Seite in mir, wollte die Patientin mitnehmen, herausführen in ihr eigenes, selbstbestimmtes Leben, die unsinnig erscheinenden Fesseln sprengen. Es schien von außen so klar und deutlich zu sein.

Frau S. ließ sich zeitweise ermuntern, begehrte auf und ging vereinzelt Schritte. Aber sie schien sich immer wieder etwas ›Stärkerem‹ in ihrem Inneren zu unterwerfen, und die vorher befreiende Wut schien dann die unterwerfende und entwertende Seite noch aufzuladen und sie stärker werden zu lassen. So grenzte sie sich z.B. von ihrer Mutter ab oder geriet in Streitgespräche mit ihr. Sie konnte dies aber als erwachsene Person nicht lange halten, regredierte und erlebte sich bald in einem jüngeren Selbstzustand, wie eine trotzige 3- bis 4-Jährige, die wütend aufbegehrt, dann wieder klein beigibt.

Ich versuchte dieses Geschehen deutend zu vermitteln, und Frau S. erinnerte sich an eine Szene aus der Kindheit. Darin habe sie, so die Patientin, als junge Grundschülerin in einem Theaterstück die Hauptrolle gespielt, eine Maus. Sie habe dafür großen Applaus erhalten. Aber als sie in die Menge geschaut habe, habe sie in ihrem »inneren Blick« plötzlich eine »schwarze Frau« im Publikum sitzen sehen, die sie gehässig und herablassend angeschaut habe. Sie habe ihr vermittelt: »Das war ja wohl gar nichts!« Ohne es damals bewusst wahrgenommen zu haben, wurde ihr nun klar, dass diese »schwarze Frau« sie, zumindest seitdem, innerlich begleitete. Das Auftauchen dieses Bildes für die ihr innewohnende unterwerfende Struktur gab uns die Möglichkeit, diese ›innere Gestalt‹ wie ein Gegenüber kennenzulernen.

Für die Arbeit mit solchen Zuständen oder Selbst-Anteilen empfinde ich die Theorie und Herangehensweise der Ego-State-Therapie als sehr hilfreich. Das folgende Geschehen greift dies auf und ich werde mehr dazu im zweiten Teil dieses Beitrags schreiben.

Ich lud Frau S. des Öfteren dazu ein, die »schwarze Frau« als einen Anteil in ihr selbst zu verstehen (ich werde dies später metapsychologisch genau differenzieren), welcher eine eigene Geschichte hatte, diesen wahrzunehmen und von sich als Gesamtperson, ihrem erwachsenen, reiferen Ich, zu unterscheiden. Aber das schien sich nicht wirklich befreiend auf sie auswirken zu können. Ich begann einen Komplex wahrzunehmen, bestehend aus einer unterwerfenden Seite und einem Selbst-Zustand, der sich unterwirft. Dieser Komplex schien unauflösbar und, wie dissoziiert, ein eigenes, ihr selbst wenig zugängliches Leben zu führen. Er dominierte die ganze Person.

Ich fragte mich immer wieder, warum das erwachsene Ich der Patientin, mit all dessen deutlich spürbaren Fähigkeiten, einer wissenden Tatkraft, einer jugendlichen Abenteuerlust, einer warmen Empathie und dieser feinen Schönheit, in ihrem Leben so wenig bestimmend wirken durfte. Warum musste dieses innere Unterwerfungssystem sie so zugrunde richten? Für wen? Meine Wut stieg immer wieder innerlich brausend an. ›Wer war diese schwarze Frau?‹

Ich erkannte schließlich in einer Supervision, wie oben schon angedeutet, dass sich diese innere »schwarze Frau« meinen Erforschungen entzogen haben könnte, weil ich, als Therapeutin, stärker in der wütend-kämpferisch aufbegehrenden Position verfangen gewesen war, als ich geglaubt hatte. Diese verwickelte Position generierte sich aus einem Anteil von mir, welcher mit den abgespaltenen, wütend aufbegehrenden kindlichen Gefühlen der Patientin in Resonanz gegangen war. Weitergehend überlegte ich, ob diese Position von den abgespaltenen Gefühlen der Patientin projektiv identifikatorisch aufgeladen worden sein könnte, da sich die Intensität der aufschäumenden Wut in mir fremd und nicht allein als meinem Anteil zugehörig anfühlte. Gleichzeitig wurde mir klar, dass meine Kampfeshaltung durch eigenes zu frühes und forciertes Agieren die Abwehrformation in ihr noch mehr aktiviert und sich das innere System der Patientin durch die anbrandende Wut zu sehr bedroht gefühlt haben mochte. Ich erkannte, dass es wichtig war, diese wütenden Impulse noch deutlich länger zu containen.

Die Bedeutung der »schwarzen Frau« musste erst noch weiter verstanden, die innere Funktion dieser Figur erst noch gewürdigt werden, bevor eine Veränderung möglich werden konnte.

So fand ich zu einer therapeutisch hilfreicheren inneren Position zurück, indem ich meinen eigenen wütenden Anteil wieder gut zu differenzieren und die verdrängte Wut der Patientin containend wahrzunehmen und zu halten vermochte. In dieser therapeutischen Haltung versuchte ich, zu der von mir wahrgenommenen ›giftig unterwerfenden Seite‹ der Patientin, der »schwarzen Frau«, einen inneren Kontakt aufzubauen. Ich wollte sie wirklich verstehen und als etwas für das Selbst-System und die innere Dynamik Wichtiges kennenlernen, auch wenn diese Funktion noch nicht wirklich ersichtlich war.

Ich werde nun die eingangs erwähnte Sitzung um die 160. Stunde, in der eine Wende erfolgte, eingehender vorstellen.

> Frau S. berichtet in dieser Stunde von Träumen, welche sie in den Tagen davor gehabt habe. In diesen wäre sie von Männern begehrt worden, aber nur auf eine bestimmte Weise, als Gebrauchsgegenstand. Danach sei sie sehr verstört gewesen. Im Traum habe sich das ganz normal angefühlt, den Mann zu befriedigen. Es habe einerseits eine erotisch sexuelle Komponente gehabt, andererseits eine tröstende und fürsorgliche.

Während sie das schildert, gerate ich in eine ganz gehässige Stimmung. Ich bin erschrocken über diesen plötzlichen Wechsel der Gefühle in mir und versuche zu erspüren, woher diese kommen mögen.

Das Motiv der Selbstaufgabe und der sich aufopfernden Fürsorge, das in diesen Träumen auftauchte, ist mir (welcher Seite von mir, frage ich mich, als mir dies nun bewusst wird) schon lange ›ein Dorn‹ im Auge, und zwar insbesondere die Fürsorge in der Beziehung zu ihrem im Herbst letzten Jahres an Krebs gestorbenen Vater.

Schon in früheren Therapiestunden ist deutlich geworden, wie sehr sie sich als Mädchen nach der Liebe ihres Vaters gesehnt hatte. Dieser aber sei ein sehr zurückgezogener Mensch gewesen, der aufgrund einer angeborenen Erkrankung in der frühen Nachkriegszeit nicht »hätte überleben sollen«. Da er eigentlich ein »Aufgegebener« gewesen sei, hätte sich dessen Mutter nicht wirklich an ihn gebunden. Das habe ihn introvertiert und zurückgezogen werden lassen, so hat die Patientin für sich verstanden. Aber sie habe versucht, ihm das zu geben, was er gebraucht habe, habe eher ihn in den Arm genommen, als dass er sie in den Arm genommen hätte.

Auch in diesem Zusammenhang, so erinnere ich mich, hatte ich in früheren Sitzungen eine immense Wut gespürt, und ich überlege, ob hier meine eigene Wut, ähnlich wie oben beschrieben, in Resonanz mit einer verdrängten, enttäuscht-wütenden kindlichen Seite der Patientin gegangen ist. Ich frage mich, ob meine Wut auch hier projektiv identifiziert aufgeladen wird und sich gegen die sich aufopfernde, kümmernde Seite der Patientin richtet: Gibt sie sich auf, um ›ein wenig Aufmerksamkeit zu bekommen, ohne zu begreifen, was sie eigentlich tut‹?

Im Laufe der Analyse war es Frau S. schon möglich gewesen, diese Dynamik der Selbstaufgabe betrübt wahrzunehmen. Doch wurde diese noch sehr gesteigert, als der Vater Anfang des vorherigen Jahres an Krebs erkrankte und sie ihren eigenen Weg gänzlich aufgab, um ihn voller Hingabe und Zärtlichkeit zu pflegen und mit ihm zu reden, um zumindest noch ein wenig emotionale Nähe mit ihm zu teilen.

Die anbrandende wütend-enttäuscht unverständige Position, welche ich in jener Zeit der Abschiedsphase vom Vater in mir spürte, konnte ich erst einmal nur wahrnehmen und halten, da ihre aufopfernde Hingabe und der Wunsch, noch etwas von ihrem Vater zu bekommen, nur schwer vom natürlichen Abschiedsprozess zu trennen war.

In der Stunde aber, die ich beschreibe, kippen meine wütenden Gefühle plötzlich in eine gehässige, giftige Stimmung. Etwas in mir möchte sie sadistisch und böse ›mit der Nase darauf stoßen‹, was sie da in der Beziehung zu ihrem Vater mit sich ›macht und gemacht hat‹.

Ich versuche mich zu fassen und ›rette‹ mich zunächst zu einer deutenden Frage, wieweit ihr diese Haltung in den Träumen (mit den Männern) bezüglich der Haltung zu ihrem Vater bekannt vorkäme. Ich fühle mich auch mit dieser vorsichtigen Frage so ›böse‹. Ich frage mich, nach einer Erklärung als Halt im Strudel suchend, ob ich hier meinerseits in einer eigenen negativen Übertragung oder in einer komplementären projektiven Identifizierung gefangen bin.

»Die Frage ist interessant«, antwortet Frau S., »ein weiterer Traum handelte auch von meinem Vater, wie ich ihn gepflegt habe. Damals, real (Anm. E. R.: als sie ihren Vater während der Krebserkrankung gepflegt hat), war es eine schöne intime Nähe, im Traum war es nicht schön, weil ich auch wusste, dass er nicht mehr da ist, und im Traum war ihm die Nähe auch zu viel. Es war keine Kommunikation da, anders als damals real.«

Ich fühle mich jetzt so von diesem Gefühl, ihr wehtun zu wollen, gequält, dass mir kaum eine Distanzierung gelingt.

Ich versuche mich mit einer erneuten Deutung: »Ob sich da eine Seite in Ihnen gebildet hat, die meint, so auf Männer zugehen zu müssen, um irgendetwas von ihnen zu bekommen?« Sie kann dies zwar introspektiv bejahen, der Prozess in der Stunde verändert sich aber nur wenig dadurch, weil der Patientin dies schon bekannt ist.

Ich ringe darum, mich in meinen inneren Positionen und Gefühlszuständen zu verstehen, und beginne in einem inneren triangulierenden Prozess mit meiner ›inneren Therapeutin‹ zu verstehen, mit welchen unterschiedlichen Anteilen der Patientin ich projektiv identifiziert sein mag. Welche ihrer Anteile haben an mir bekannte eigene Substrukturen meines Selbst ›angedockt‹, welche eigenen Anteile sind mit Seiten der Patientin in Resonanz gegangen, haben eigene Übertragungen auf diese Anteile der Patientin oder sind noch projektiv von diesen aufgeladen worden?

Ich spüre die eben beschriebene jugendlich wütend-enttäuschte Position, die so wütend auf die aufopfernde Seite in ihr ist. Aber dies hat nun eine andere Qualität. Ich fühle mich nun von einer archaisch giftigen, gemeinen Kraft aufgeladen. Ich kann diese Kraft, diese, wie ich annehme, ›neue Resonanzposition‹ in meinem Inneren in einer mir bekannten, archaischen Seite verorten. Diese ist eine Seite in mir, welche eine lange Geschichte über die mütterlichen Generationen hinweg hat. Das plötzliche Anfluten dieser giftig wirkenden Gefühle in meinem Inneren verwundert mich aber sehr, da ich diese Position oder Seite in meinem Inneren mittlerweile als gut integriert und milde empfinde. Anders als bei der wütenden jugendlichen Seite empfinde ich hier nicht das Wirken einer ›eigenen Agenda‹. Das In-Resonanz-Gehen dieser meiner archaischen Seite lässt mich ahnen, dass ich von den Gefühlsintensitäten der »schwarzen Frau« projektiv aufgeladen worden bin.

Mein Erleben eröffnet mir nun weitere Gedankengänge und Fühlmöglichkeiten bezüglich der Geschichte der »schwarzen Frau«, die ich zuvor zwar schon theoretisch erwogen habe, die sich nun aber weiterentwickeln. Ich spüre wieder zu meiner eigenen »archaischen Mutter-Position« und nehme nun einen neidisch ödipal-rivalisierenden Charakter wahr. Ich merke, wie in mir der Satz aufsteigt: »Siehst du, du bekommst auch nichts von ihm. Du sollst auch nicht glücklich sein.« Gerade so, als wollte die Mutter der Tochter diese besondere Position beim Vater nicht gönnen. Ich frage mich, ob dieser Einfall etwas über die Beziehung meiner Patientin mit ihrer Mutter wiedergab. Oder wieweit eigene Gefühlszustände meiner archaischen Seite in diesem Feld aktiviert worden sein mögen, die diesen Einfall entstehen ließen?

Die »schwarze Frau« war, so denke ich, in ihrer Ödipalität bis jetzt im therapeutischen Prozess noch nicht verstehbar gewesen.

Nach den Intensitäten dieser ›inneren Stromschnellen‹ kann ich mich wieder distanzieren und komme endlich zu der eigentlich schon gewonnenen Haltung zurück, welche die destruktive Seite positiv erforschen will.

Nach meinen inneren sortierenden Ausflügen kann ich mich wieder dem inneren System der Patientin und insbesondere der »schwarzen Frau« zuwenden. Ich frage: »Was meint die schwarze Frau denn dazu?« Hier greife ich darauf zurück, wie wir schon häufiger in einen ›imaginierten Dialog‹ mit diesem inneren personifizierten Anteil ihres Selbst getreten sind.

Frau S.: »Das hätte gar nicht anders laufen können, als dass sich die Männer von dir abwenden.«

Th.: »Und was meint sie bezüglich der Beziehung zu Ihrem Vater?«

Frau S.: »Ich hätte mich in der Kindheit mehr bemühen, mehr bei ihm sein, mehr Leistung zeigen, mehr einen graden Weg gehen sollen.«

Ich frage mich verwundert, ob das die Position der »schwarzen Frau« ist, wie ich sie eben meinte, wahrgenommen zu haben, oder ob sie wieder in die sich unterwerfende, aufopfernde Position gerutscht ist. Ich frage mich dies, weil in mir wieder diese Wut anflutet, welche ich mittlerweile als einen Indikator für die abgewehrte Wut der

Patientin ansehe, die sich gegen ihre sich unterwerfende, angepasste, versorgende Seite richtet.

Ich versuche also wieder zur erforschenden positiven Haltung gegenüber der »schwarzen Frau« zurückzukommen und mich an sie zu wenden.

Ich lade die Patientin erneut ein, die »schwarze Frau« aus einer betrachtenden Position wahrzunehmen und zu ihr hinzuspüren. So haben wir es auch schon in vorherigen Stunden versucht. Dabei hat sie sich schließlich auch spürbar mit ihr identifiziert und ist zwischen den beiden Positionen hin- und heroszilliert.

Frau S.: »Man muss sich aufopfern, man muss sich kümmern, um gesehen zu werden, um als gute Tochter zu gelten. Du bist nicht so gut wie die anderen. Mutter hat sich im Vergleich zu Freunden auch nie so gut gesehen wie diese.«

Ich bin verwundert über diesen Vergleich und erinnere mich, dass in einer vorherigen Stunde deutlich geworden war, dass die »schwarze Frau« interessanterweise schon immer im Leben der Patientin gewesen ist. »Die schwarze Frau« war bei der Geburt der Patientin bereits »Anfang 30«.

Da kam mir plötzlich ein Einfall: »Sagen Sie einmal, lebte die schwarze Frau denn schon in Ihrer Mutter?«

Frau S. spürt nach: »Ja, da war sie schon da. Sie hat ihr große Selbstzweifel vermittelt. Das Gefühl, dass die anderen wichtiger sind und sie sich selbst nicht in den Mittelpunkt stellen soll.«

Meinem Einfall folgend, dass es sich um eine transgenerational weitergegebene Figur handeln könnte, frage ich: »Wann ist die schwarze Frau denn zu ihrer Mutter gekommen? Hat es die schwarze Frau schon vorher gegeben?«

Frau S.: »Meine Großmutter hat auch so sehr versucht, für ihre Mutter da zu sein, sie zu pflegen.«

Ich überlege, wie ich Frau S. wieder mehr in fühlenden Kontakt mit der »schwarzen Frau« kommen lassen kann – sich nicht nur zu erinnern –, und komme auf die Idee, etwas bildreich zu fragen: »Wenn wir im Fotoalbum der schwarzen Frau blättern würden, als sie jung war …«

Frau S.: »Ich sehe sie als trauriges Mädchen. Sie hat auch versucht, ihre Mutter zu erreichen.«

Am Ende dieser Stunde ist Frau S. tief berührt, und zugleich hat sie eine betrachtende Position gegenüber der »schwarzen Frau« aufgebaut. Sie fühlt jetzt eine neue Verbundenheit mit ihrer Mutter und Großmutter.

In der nächsten Stunde hat sie Migräne. Frau S. beschreibt, was sie empfindet: »Etwas fühlt sich befreiter an, auch so etwas wie Mitgefühl mit diesem traurigen Mädchen, aber etwas scheint sich dagegen auch aufzulehnen, gegen …, gegen diese Entmystifizierung. Die schwarze Frau hat Angst, ihre Macht zu verlieren, und etwas in mir hat auch Angst. Es bricht ein Pfeiler weg, der sagt, dass es sicher ist zu wissen, dass es so ist, dieses *nicht gut genug …*«

Sie vermag in der Stunde aber dann mit einer neuen Distanz die subtilen Mechanismen ihrer Mutter wahrzunehmen, mit denen diese, auch aktuell, versucht, sich in ihr Leben »zu weben und es mit ihren Fäden zu durchziehen«.

In den Stunden darauf können wir die Geschichte der schwarzen Frau bis in die Generation der Urgroßmutter erforschen. Frau S. hatte die Möglichkeit, weitere Informationen über ihre Urgroßmutter einzuholen. Diese war die zweite von vier Schwestern. Die Schwestern, so die Patientin, hätten ein schillerndes Leben geführt, eine sei mit einem Varieté unterwegs gewesen, eine andere sei nach Südamerika ausgewandert und hätte dort etwas aufgebaut. Die Urgroßmutter wiederum sei ungewollt mit der Großmutter schwanger geworden und hätte den Vater ihres Kindes heiraten müssen. Die Großmutter habe Frau S. noch zu Lebzeiten erzählt, dass sie immer der Liebe ihrer Mutter hinterhergelaufen sei, aber stets das Gefühl gehabt habe, das Leben der Mutter »kaputtgemacht zu haben, weil diese den Mann, den sie nicht geliebt hätte, habe heiraten müssen«.

Seitdem hat sich in diesem forschenden Prozess eine zunehmende Differenzierung der inneren Selbstzustände und Selbst-Anteile entwickelt. Dabei war es möglich, aus inneren, noch wenig greifbaren Zuständen innere Bilder und zunehmend symbolisierbare Selbst-Anteile entstehen zu lassen und diese in ihren Beziehungen untereinander zu erforschen. Über den weiteren Prozess werde ich unten berichten.

Ego-States und Ego-State-Therapie

Ich werde im Folgenden innerhalb dieses zweiten Teils zunächst darauf eingehen, wie ich *Ego-States als repräsentationale Systeme im Selbst* verstehe. Danach werde ich *Aspekte aus der Praxis der Ego-State-Therapie* und *die Arbeit mit der*

Gegenübertragung und der projektiven Identifizierung in dem Konzept der Ego-State-Therapie beschreiben.

Ego-States als repräsentationale Systeme im Selbst

Ideengeschichtliche Entwicklung von Repräsentationen psychischer Zustände aus analytischer Perspektive

Bevor ich mich der Diskussion des Falles weiter zuwende, möchte ich einige wichtige theoretische Aspekte aufgreifen, welche mich bei der beschriebenen Arbeit mit der Patientin im Hintergrund begleitet haben. Mit Hilfe dieser Aspekte habe ich mein Erleben immer wieder triangulierend verstanden und mich orientiert. Ein zentraler Theorieaspekt ist die Entwicklung von Repräsentationen psychischer Zustände bei Säuglingen, Kindern und Erwachsenen. Ich möchte erklären, warum ich die Arbeit mit den Ego-States als hilfreich empfinde, vor allem, um im repräsentationalen System des Selbst arbeiten zu können.

Die ideengeschichtliche Forschung zum Verständnis der Repräsentationen vom Selbst und dem Anderen ist in einem ständigen Prozess der Entwicklung und Veränderung. Vertreter der objektbeziehungstheoretischen Schulen unterschiedlicher Richtungen wie auch die Bindungstheoretiker entwickelten Modelle davon, »daß wiederholte, invariante Aspekte der Beziehungen zwischen dem Selbst und anderen abstrahiert und zu inneren, repräsentationalen mentalen Modellen strukturiert werden (Johnson-Laird 1983)« (Fonagy et al. 2004, S. 49).

Kernberg (1992) entwickelte aus objektbeziehungstheoretischer Perspektive das Konzept einer Selbst-Objekt-Affekt-Einheit (Self-object affect unit, SOA), in welcher die Interaktionserfahrung mit einem Objekt gespeichert wird. In dieser Selbst-Anderer-Affekt-Einheit finden sich das Objektbild, das Selbstbild, das aus dieser Interaktion entsteht, und der begleitende Affekt.

Bowlby begann in seinen Forschungen ein Repräsentationssystem zu entwickeln, welches sich an den Bindungserwartungen orientierte, die in frühen dyadischen Beziehungserfahrungen im Laufe der Entwicklung verinnerlicht wurden. Die inneren Repräsentanzen all dieser Erfahrungen und deren Bindungsqualität bezeichnete Bowlby als »inneres Arbeitsmodell«, ein Organisationsmuster der Vorstellung von sich selbst, von den Bindungspersonen und der Beziehung zu diesen (Grossmann & Grossmann 2003).

Klöpper beschreibt aus Sicht der Bindungstheorie, der analytischen Säuglingsforschung und der Theorie der Mentalisierung in Kapitel 4 dieses Buchs (ausführlicher in Klöpper 2006, 2014), wie im System der frühen Mutter-Kind-Dyade von Beginn an unzählige jahrelange Beziehungserfahrungen und handlungsdialogische Austauschprozesse stattfinden. Durch diese Interaktionen, die sich ständig wiederholen, werden die innerlich noch nicht repräsentierten primären Affekte, motivationalen Systeme (Lichtenberg 1991b) und triebhaften Regungen des konstitutionellen Selbst zunächst in einem implizit-prozeduralen und erst später in einem explizit-deklarativen Modus gespeichert. Stern (1992) bezeichnet die Niederschläge solcher frühen Interaktionsmuster, welche sich ständig wiederholen, generalisierte Interaktionsrepräsentanzen (sogenannten RIGs, represantations of interaction that have been generalized). Aus den einzelnen Episoden mit den jeweiligen Situationsmustern, den Selbst- und Objektrepräsentanzen, der prozeduralen Interaktion und dem affektiven Geschehen werden abstrahierte Verdichtungen. Darin kondensieren sich die Selbst- und Objektaspekte zu Repräsentanzen mit den jeweiligen affektiven Ladungen und mentalen Bewertungen. Jedes RIG bildet hierbei ein gleichartiges Interaktionsmuster ab. Dabei entsteht eine große Vielzahl solcher gleichartigen Interaktionsmuster. Demgegenüber erarbeitet Klöpper in Kapitel 4 den Begriff des relationalen Komplexes – ein durch eine überkomplexe Vielfalt an einzelnen RIGs und szenisch erinnerbaren Beziehungserfahrungen entstandener Komplex im Selbstsystem. Dieser stellt die »*Gesamtheit der ursächlichen Zusammenhänge* einer pathologisch verlaufenen Reifungsentwicklung eines Menschen, der darin retrospektiv erkennbaren Beziehungsdynamik(en) und deren vielgestaltige Repräsentationen im Selbst« dar (Kap. 4, S. 111).

Fonagy et al. (2004) beschreiben, wie das Selbstgefühl des Säuglings aus der affektiven Bindung zur primären Bezugsperson hervorgeht. Im Fall von überwiegend sensiblen und gut abgestimmten Beziehungserfahrungen mit feinfühligen und markierten Spiegelungen wird das innere Erleben durch die Internalisierung der spiegelnden Verhaltensweisen der wichtigen Bezugspersonen in Form von angemessenen sekundären Selbstrepräsentanzen abgebildet. Daraus entsteht ein komplexes Selbstsystem aus angemessenen Selbst- und Objektrepräsentanzen. Dabei stellen die Erfahrungen der Affektregulierung in den primären Beziehungen eine wichtige Vorbedingung dar, Fähigkeiten der Mentalisierung (s. Kap. 4) zu entwickeln, d. h. die Fähigkeit, eigene und fremde Affekte und mentale Inhalte unterscheiden zu lernen, darüber nachdenken und kommunizieren zu können. »Durch chronisch unsensible oder fehlabgestimmte Betreuungsstile entsteht im Aufbau des Selbst eine Verwerfung, die das Kind zwingt, die Repräsentation des mentalen Zustandes seines Objektes als einen Kernbestandteil seiner selbst zu internalisieren« und Aspekte eines »fremden Selbst« in das eigene Selbst zu internalisieren (Fonagy et al. 2004, S. 323). Hierauf werde ich genauer in der Beschreibung der transgenerationalen Weitergabe der schwarzen Frau eingehen.

Diese metatheoretischen Konzepte der Repräsentationen stellen Aspekte eines Theoriekorpus dar, das bei meiner Arbeit stets im Hintergrund wirkt.

Kurzer Abriss der Entwicklung der Ego-State Therapie

In der direkten therapeutischen Arbeit mit Patientinnen* empfinde ich das Konzept der Ego-State-Therapie als hilfreich, da es eine symbolisierungs- und mentalisierungsfördernde Herangehensweise ist, um mit den Repräsentanzen zu arbeiten, welche in prägenden Beziehungen entstanden sind. Dieses Konzept möchte ich im Folgenden kurz darstellen.

John und Helen Watkins (Watkins & Watkins 2019) entwickelten in den 1980er Jahren diesen emotional intensiv erlebbaren und kreativen Ansatz, der sich aufgrund seiner analytischen Wurzeln gut in mein analytisches Denken und Arbeiten integrieren lässt. Die historische Entwicklungslinie der Ego-State-Therapie verläuft in etlichen Strecken parallel zu den oben dargestellten Entwicklungen des Verständnisses der Repräsentanzen und ist mit diesen Entwicklungen verwoben. Diese Linie geht auf Ansätze des Analytikers Paul Federn (1871–1950) zurück, eines Schülers Freuds, der 1938 zunächst über die Schweiz nach Amerika emigrieren musste. Federn war Freuds Theorien eng verbunden, kam in seinen Forschungen zum Ich-Verständnis in den Psychosen, zur Richtung von Besetzungsströmen auf das Ich und das Objekt, zu den Phänomenen der Depersonalisation und Derealisation und zum Traum im Laufe der Zeit aber zu zum Teil anderen Schlüssen als Freud.

Federn (2017) beschäftigte sich ähnlich wie Pierre Janet mit der Vielheit, der Multiplizität, des Psychischen in dessen genuin entwicklungspsychologischem oder traumatisch-dissoziativem Ursprung. Er beschrieb das Ich-Gefühl** als das erfahrbare Gesamtgefühl der eigenen lebendigen Person und vertrat die Auffassung, dass das Ich aus einer Anzahl von Ich-Zuständen (in der amerikanischen Übersetzung: Ego-States) bestehe, welche in der Kindheit entstünden und einen eigenen Ursprung, eine eigene Geschichte, sowie eigenständige Gedanken und Gefühle in sich trügen.

---

* Ich werde in meinem Text das generische Femininum bei Patientin und Therapeutin nutzen, als kleinen Ausgleich zum generischen Maskulinum meiner Kollegen.

** Dies korreliert mit dem von Klöpper in Kapitel 4 beschriebenen erlebenden Selbst mit seinem Ich-Empfinden.

John G. Watkins (1913–2012), Professor für Psychologie und Direktor der klinischen Ausbildung der Universität von Montana, USA, ein Schüler von Edoardo Weiss, der wiederum von Federn analysiert und von Freud ausgebildet worden war, entwickelte mit seiner Frau Helen die Ego-State-Therapie als ein vorwiegend hypno-analytisches Behandlungsverfahren, welches auf den psychoanalytischen Theorien Federns aufbaute. Darin begannen sie mit den Ich-Anteilen zu arbeiten. Nach ihrem Verständnis bestand das Konflikthafte nicht allein zwischen den Instanzen des Es, Ich und Über-Ich, sondern zwischen diesen Sub-Selbsten oder Ich-Zuständen (Ego-States). Watkins definierte einen Ich-Zustand als ein »organisiertes Verhaltens- und Erfahrungssystem, dessen Elemente durch ein gemeinsames Prinzip zusammengehalten werden und das von anderen Ich-Zuständen durch eine mehr oder weniger durchlässige Grenze getrennt ist« (Watkins & Watkins 2019, S. 45). Dabei »enthält ein Ich-Zustand sowohl Elemente mit einer Ich-Besetzung als auch solche mit einer Objektbesetzung, vorausgesetzt, sie sind in einem zusammenhängenden Muster gemeinsam organisiert. Dieses Muster kann eine bestimmte Altersstufe oder eine Beziehung im Leben des Individuums repräsentieren. Oder das Individuum kann dieses Muster entwickelt haben, um mit einer bestimmten Situation fertig zu werden, und von daher seinen spezifischen Charakter erhalten.« (Ebd.)

Derjenige Ich-Zustand im System, welcher mit einer größeren Menge an Ich-Energie besetzt ist, wird von der umfassenderen Person als das »Selbst im Hier und Jetzt« oder das exekutive, ausführende Ich erlebt. Es enthält eine Reihe von Verhaltens- und Erfahrungselementen, die sowohl aus Sicht des Individuums als auch von außen betrachtet mehr oder weniger konstant sind. Dieses Ich erfährt die anderen Ich-Zustände, soweit es ihrer gewahr wird, als etwas Objekthaftes (ebd., S. 46). Das heißt, je nachdem, wie sehr die jeweiligen andern Ich-Anteile integriert oder unintegriert sind, werden sie als ich-synton oder als ich-dyston, fremd und abgespalten erlebt.[1] Im Zentrum dieses Ichs sehen John und Helen Watkins ein »Kern-Ich« (Core-Self), welches in der weiteren Entwicklung des Ego-State-Ansatzes als eine allen Ego-States zugrunde liegende Instanz verstanden werden kann, ein innerer Kern, ein inneres Selbst, das mit tieferem Wissen, ureigenen Ressourcen und der Fähigkeit des inneren Beobachters verbunden ist (Leutner 2021).

Ego-States – Symbolisierung der episodischen Repräsentanzen im Selbst

Die oben beschriebene Linie der Repräsentanzenbildung und die Entwicklung des Ego-State-Ansatzes zusammen ermöglichen es, die in solch komplexen Systemen entstandenen Selbst- und Objektrepräsentanzen mit den entsprechenden affektiven Ladungen, handlungsdialogischen Informationen und kognitiven Bewertungen als Ego-States zu fassen und vor allem auch mit diesen zu arbeiten. Peichl (2013a, S. 100 f.) entwickelt in diesem Sinne das Bild der »Ego-States als Dramaturgie der episodischen Repräsentanzen«.

Wie beschrieben, verläuft die entwicklungspsychologische Bildung der Ego-States, verstanden als komplexe intrapsychische Repräsentanzen, in unzähligen sich wiederholenden Beziehungserfahrungen mit den wichtigen Bezugspersonen. Diese Bezugspersonen reagieren auf noch nicht bewusst repräsentierte motivational-funktionale Systeme, triebhafte Regungen und entsprechende primäre Affekte des konstitutionellen Selbst des Kindes.

So lassen sich, abgeleitet von den motivational-funktionalen Systemen (Lichtenberg 1991b, Lichtenberg et al. 2000), folgende Bedürfnis- und Entwicklungslinien benennen, auf welche diese unzähligen Beziehungserfahrungen prägend einwirken:

- die Entwicklung des Körper-Ichs mit den physiologischen Bedürfnissen,
- die Linie der Bindungsbedürfnisse und der libidinösen Bedürfnisse, geliebt zu werden und zu lieben,
- die Entwicklung der neugierigen, autonomen Kräfte,
- die Linie der narzisstischen Bedürfnisse im Rahmen der Selbstwert-Entwicklung,
- die Entwicklungslinie der assertiven und aggressiven Selbstbehauptungsbedürfnisse
- wie auch die sinnlich-lustvollen, sexuellen Bedürfnisse.

Die episodischen Repräsentanzen werden in neuronalen Netzwerken (Peichl 2013a; Siegel 2010) zunächst implizit-prozedural im limbischen System, dem Stammhirn und verbundenen corticalen Strukturen vorsprachlich, körpernah und erst mit den Jahren bewusster, d. h. explizit deklarativ, gespeichert werden. Dementsprechend befinden sich auch die jeweiligen Aspekte der Ego-States auf unterschiedlich bewussten mentalen und emotionalen Entwicklungsniveaus. So finden sich im therapeutischen Dialog häufig nur entsprechende Körperempfindungen, undefinierbare oder unerklärbare Gefühlszustände, die erst mit der Zeit des therapeutischen Erforschens ihren Sinn- und Beziehungszusammenhang in der jeweiligen Entwicklungsgeschichte eines Ego-States erhalten. Durch traumatische Erlebnisse können Ego-States und ihr Erleben auf den jeweiligen Entwicklungsniveaus jedoch auch abgespalten und je nach Ausmaß der Traumatisierung teilweise oder komplett vom bewussten Erleben der Person dissoziiert werden.

Dadurch kann sich eine unterschiedliche Anzahl von Ego-States entwickeln, welche sich aus den unzähligen Beziehungserfahrungen als Cluster oder neuronale Netzwerke herausbilden. Dennoch lassen sich zentrale Ego-States aus den grundlegend wirksamen – sowohl positiven als auch pathogenen – Beziehungserfahrungen herausarbeiten.

Ego-States: Ich-Anteile oder Selbst-Anteile?

Es folgen noch ein paar mir wichtig erscheinende Gedanken zum Begriff *Ego-State* und der Frage, ob Federns ursprünglicher Begriff der Ich-Anteile, welcher als Ego-States ins Amerikanische übersetzt wurden, als Ich-Anteil oder Selbst-Anteil rückübersetzt werden müsste (Peichl 2013a).

Die begriffliche Ungenauigkeit und Vieldeutigkeit der Begriffe des Ich und des Selbst hat – seit Freud und durch die analytischen Schulen hindurch – eine lange Tradition. Ich folge aufgrund meiner analytischen Prägung weitgehend den hier dargestellten Konzepten des Begriffs des Selbst als übergeordnete Struktur der Psyche, wie Michael Klöpper sie in Kapitel 4 ausführlich dargestellt hat. Darin führen die Beziehungserfahrungen des *Selbst mit dem Anderen* und die jeweilige affektive und mentale Verfasstheit zu inneren Abbildern, den sekundären, aufgrund von Spiegelung entstehenden Repräsentanzen, welche maßgeblich daran beteiligt sind, das Selbst aufzubauen.

Das Ich ist wiederum als eine Untereinheit des Konstruktes Selbst zu verstehen, in welchem sich die Ich-Funktionen finden. Bei Paul Federn wie auch dem Ehepaar Watkins wurde noch keine begriffliche Unterscheidung zwischen Ich und Selbst vorgenommen, wie sie durch die Entwicklungen der Ich-Psychologie und der Selbstpsychologie auf unterschiedliche Weise vorangetrieben worden ist.

In dem oben erarbeiteten Verständnis sind »Ego-States« Selbst-Anteile der implizit wie auch explizit erworbenen Repräsentanzen aus der Interaktion von Selbst und Objekt mit den entsprechenden affektiven Ladungen. Sie sind in der hier dargelegten intersubjektiven selbstpsychologischen Theorie dem Selbstsystem zuzurechnen. In obigem Verständnis möchte ich »Ego-States« als »Selbst-Zustände« oder Selbst-Anteile aus dem Englischen rückübersetzen.

Peichl (2013a) plädiert, um eine weitere Aufsplitterung durch eine neue Begrifflichkeit in der Ego-State-Therapie zu vermeiden, im Wissen um die tiefere Bedeutung des Unterschiedes von Selbst und Ich, wie ich es oben dargelegt habe, dafür, Ich-Zustand und Selbst-Zustand synonym zu verwenden. Ich denke, dass in der

Praxis nach einem subjektiven Gefühl beides verwandt werden kann, wenn man nicht, wie hier, theoretisch stringent vorgehen möchte.

Ich werde im weiteren Vorgehen demnach von Selbst-Anteilen sprechen. Besser noch lassen sich die Selbst-Anteile, die Ego-States, im analytischen Verständnis und der Beschreibung der Struktur des Selbst folgend als Sub-Strukturen im Selbstsystem verstehen, also als Sub-Selbste.

Aspekte aus der Praxis der Ego-State Therapie

Typologie der Ego-States nach Kai Fritzsche

In überwiegend positiven, angemessenen und feinfühligen Beziehungserfahrungen können im reifenden Selbst *ressourcenreiche Ego-States* mit angemessen abgebildeten Selbst- und Objektrepräsentanzen und gesunden Ich-Funktionen entstehen. Bei unangemessenen, uneingefühlten, defizitären, kolonisierenden oder traumatisierenden Beziehungserfahrungen mit psychisch belasteten Bezugspersonen entstehen entsprechend sogenannte *verletzte Ego-States* mit zumeist verdrängten, abgespaltenen oder kolonisierten Gefühlszuständen, einem verzerrten, unangemessenen Selbstbild und ebenfalls negativen, je nach Reife des Selbst verzerrten Objektrepräsentanzen und Beziehungserwartungen.

Als dritte Gruppe von Ego-States lassen sich solche finden, die man als Träger von Bewältigungsmodi, als *destruktiv oder negativ wirkende bewältigende Ego-States* (im analytischen Duktus: Abwehrmodi) verstehen kann. Auf diese werde ich im weiteren Verlauf genauer eingehen.

Die verletzten und die bewältigenden Ego-States können im Rahmen eines relationalen Komplexes (Klöpper, Kap 4) beschrieben werden. Ich werde dies weiter unten aus der Perspektive der Ego-States herleiten.

Aspekte aus den Interventionsmöglichkeiten des Ego-State-Ansatzes

In diesem Buch untersuchen wir – und versuchen in den Werkstatt-Berichten unsere subjektiven Eindrücke zu vermitteln –, »wie psychodynamische Psychotherapeutinnen wirksam werden«. Diesem Anliegen folgend versuche ich hier in aller Kürze wichtige Aspekte aus dem Ansatz der Ego-State-Therapie darzulegen, die mir persönlich in der therapeutischen Arbeit helfen, wirksam zu sein. Diese Wirksamkeit benötigt sowohl die fühlende Erlebens- als auch die mentalisierende Verstehensebene. So liegt für mich die Wirksamkeit und der Charme der Arbeit mit dem Ego-States Ansatz darin, einen sowohl erlebens- und fühlnahen als auch symbolisierungs- und mentalisierungsfördernden Zugang zu den Selbst-Anteilen in ihrem beziehungsgeschichtlichen Geworden-Sein zu gewinnen, um diese Selbst-Anteile dann in der Gesamtperson integrieren zu können.

Symbolisches Entstehen-Lassen der Ego-States und therapeutischer Zugang zu ihnen: Der therapeutische *Zugang zu den Ego-States* kann aus dem Narrativ der Lebensgeschichte, aus den Berichten von in der Stunde erlebten Gefühls- oder Selbst-Zuständen, aus immer wiederkehrenden Beziehungserfahrungen oder Beziehungserwartungen in der Gegenwart, aus Körperzuständen, Selbstzuschreibungen, aus dem Beziehungsgeschehen zwischen Therapeutin und Patientin, aus den Gegenübertragungsreaktionen oder aus sich spontan entwickelnden Metaphern entstehen. Über das Erforschen der Gedanken, Gefühle, Körperempfindungen, Handlungsimpulse und Sprachmuster, die mit diesen Selbst-Zuständen auftauchen, können im Zusammenhang mit der Geschichte der Patientin weitere Bilder auftauchen und kann langsam die Entstehungsgeschichte dieser Ego-States klarer hervortreten. In der Fallbeschreibung ist so z. B. aus dem Körpererleben des Niedergedrückt-Werdens meiner Patientin und des Bildes der »Päckchen, die über die Schulter geworfen wurden«, das Bild des ›Rucksacks‹ entstanden. Mit diesem körpernah erlebten ›Rucksack‹ konnten wir dann gemeinsam weiterarbeiten.

Beim parallelen Prozessieren (s. Klöpper, Kap. 5) zwischen empathischem Zuhören, dem Erleben von eigenen Gegenübertragungsgefühlen, dem Raumgeben für das szenische Geschehen und dem mentalen Reflektieren entstehen so zunächst in meinem psychischen Inneren Vorstellungen über die Selbst-Anteile der Patientin. Zur Orientierung arbeite ich dabei gern mit einem Modell, einer psychodynamischen »Landkarte«, welche die Entwicklungsgeschichte und Psychodynamik der unterschiedlichen Ego-States darstellt. Auch bei der im Abschnitt »Transgenerationale Weitergabe eines traumatischen Komplexes« (s. u.) beschriebenen Psychodynamik habe ich diese Landkarte immer im Blick gehabt. Diese hier darzustellen, hätte den Rahmen des Beitrags jedoch gesprengt.

Diese in der Arbeit entstehende Landkarte der Ego-States nutze ich für mein eigenes Reflektieren über die Psychodynamik als roten Faden, aber auch psychoedukativ in der Arbeit mit den Patientinnen, um mit ihnen ein gemeinsames Modell und Verständnis der Selbst-Anteile, von deren Geworden-Sein und ihrer Beziehungen untereinander zu entwickeln. Dies wird zumeist als sehr hilfreich empfunden.

Im weiteren therapeutischen Prozess beginnen sich die Ego-States, die manchmal erst nur Körper- oder Gefühlszustände sind, weiter zu differenzieren. Für diesen Prozess können unterschiedliche Techniken z. B. aus der Hypnotherapie, der Körperpsychotherapie, der Gestalttherapie oder Systemischen Ansätzen zum Tragen kommen. Präverbale, rein implizit-prozedural gespeicherte Selbst-Zustände oder Körpersymptome können sich über das Erforschen der Körperebene und weiterer erlebensaktivierender Zugänge zu imaginierten Symbolen wandeln.

Aspekte der Arbeit mit den Ego-States: Wenn es möglich ist, die Selbst-Zustände, Körperempfindungen oder Symptome weiter auszudifferenzieren, können sie zunehmend wie zu einem »Gegenüber« werden. Je nach Differenzierungsgrad dieser Selbst-Anteile und therapeutischem Ansatz ist es möglich, diese quasi zu einer eigenen »inneren Person« bzw. diese »innere Person« zum Träger von bestimmten Selbstzuständen, Körperempfindungen oder Symptomen werden zu lassen. Diese Selbst-Anteile mit ihren Selbst- und Objektrepräsentanzen, entsprechenden Gefühlszuständen, Beziehungs- und Handlungserwartungen quasi zur »Person« werden zu lassen, hilft dabei, sie symbolisierbar und emotional fühlbar zu einem Gegenüber werden zu lassen und sie in einen therapeutisch wirksamen Prozess hineinnehmen zu können. Hierbei kann die Therapeutin dann zunehmend »direkt« mit den Ego-States arbeiten und sprechen, z. B. imaginär auf der ›inneren Bühne‹ im psychischen Inneren der Patientin oder an einem imaginierten Ort oder gestalttherapeutisch auf der »äußeren Bühne«, etwa mit der Stuhltechnik im Behandlungsraum. Dabei wird der Ego-State externalisiert. Es ist sozusagen eine Therapie nicht nur mit der ganzen Person, sondern auch mit einzelnen Sub-Selbsten. Diese Art zu arbeiten erlebe ich als sehr wirksam. Etwas humorvoll ausgedrückt, ist es wie eine Gruppentherapie im systemischen Inneren der Patientin.

So habe ich z. B. oben beschrieben, wie im gemeinsamen fühlenden Erforschen der destruktiven Struktur im Selbst von Frau S. zunächst eine längst vergessene Erinnerung aus der Grundschulzeit auftauchte, die Maus auf der Bühne und die »schwarze Frau« im Publikum. Diese Metapher konnten wir aufgreifen und daraus langsam die »innere Person«, die »schwarze Frau«, entstehen lassen. Im Abschnitt »Transgenerationale Weitergabe eines traumatischen Komplexes«, dem dritten Teil dieses Beitrags, werde ich dies weiter beschreiben.

Die Möglichkeit zu neuen impliziten Beziehungserfahrungen im Kontakt mit den Ego-States: Die Wirkmacht dieser Arbeitsweise und der Unterschied in der emotionalen Fühltiefe wurden immer wieder deutlich, wenn wir lediglich an der expliziten

Erinnerung oder dem kognitiven Verständnis für die transgenerationale Linie arbeiteten oder aber tatsächlich im direkten, nachempfindenden Kontakt mit dem Ego-State der schwarzen Frau oder anderen Selbst-Anteilen.

Die intersubjektive Arbeit geschieht also nicht nur mit der gesamten, bewussten Person mit ihren reflexiven Ich-Fähigkeiten, sondern ebenso mit deren Sub-Selbsten. Die Therapeutin fühlt sich zunächst empathisch in das Selbstsystem mit den sich herauskristallisierenden Selbst-Anteilen ein. Indem sie dann auf diese Ego-States in einer authentischen Weise emotional reagiert und mit ihnen in Resonanz geht, sich in diese Sub-Selbste gewissermaßen einschwingt, können diese Selbst-Anteile mit ihrem jeweiligen impliziten Beziehungswissen *neue implizite Beziehungserfahrungen* machen. Da dies zumeist vom bewussten Ich abgespaltene oder wenig bewusste Selbst-Anteile sind, kann, genauer gesagt, das reifere, reflektierende Ich der Person mit seinen Ich-Fähigkeiten über dieses empathische, implizite Beziehungsgeschehen Zugang zu den abgespaltenen Selbst-Anteilen erlangen und eine heilsame Vernetzung und Verbindung entstehen lassen. Auf solche Weise können diese neuen impliziten Beziehungserfahrungen auf einer tieferen, neuroanatomisch im limbischen System gespeicherten Ebene wirksam werden. So wird ein mentalisierender Prozess im Inneren dieser Ego-States unterstützt, in welchem es möglich ist, nicht symbolisierte, aber wirksame innere Repräsentanzen, welche im implizit-prozeduralen Gedächtnis gespeichert sind, immer mehr ins Bewusstsein zu heben und auf diese Weise die Ego-States in ihrer Tiefe und ihrem Werdegang zu verstehen und sie in einen Entwicklungsprozess zu überführen. Ebenso kann dann auch die Person als Ganzes eine mentalisierende Verbindung zu ihrer Biografie und den einzelnen entstandenen Ego-States sowie deren Erfahrungen herstellen und selbst eine neue und eigene Beziehung zu den Selbst-Anteilen aufbauen, wie sie es am Beispiel der Beziehungsgestaltung der Therapeutin zu den Ego-States erlebt hat. Dies entspricht der Übernahme der Ich-Funktionen der Therapeutin in das Selbst-System der Patientin.

Die Gesamtperson, bzw. das bewusste Ich, behält oder entwickelt dabei die steuernde, verstehende und integrierende Position und hilft den Selbst-Anteilen mit Hilfe ihrer reiferen Ich-Funktionen deren Affekte und Emotionen zu halten und zu mentalisieren. Hierbei ist es ein weiterer heilsamer Prozess, wenn diese Ego-States entsprechend der Psychodynamik im Selbst-System miteinander in Kontakt treten und zu kommunizieren beginnen.

Solche Prozesse des mentalisierungsfördernden Entstehenlassens der Ego-States und die beschriebene »direkte« Arbeit mit ihnen ermöglichen die Entstehung der von der Boston Change Study Group beschriebenen Now Moments (Stern et al. 2002; vgl. Piegler, Kap. 2; Klöpper, Kap. 4). Sobald die Patientin im Übertragungsgeschehen in emotionalen Zuständen bestimmter Ego-States fühlt, können zur rechten Zeit vorgenommene Deutungen oder authentische Interventionen tief wirksam sein. Der beschriebene Zugang über die Ego-States kann diese Now Moments in meiner Erfahrung noch berührender und kontinuierlicher herstellen, als wenn sie im therapeutischen Prozess durch die Übertragungsprozesse in Momenten »zufällig« entstehen.

Auf diese Weise entwickelte Frau S. im Behandlungsprozess ein Verständnis für die transgenerationale Beschaffenheit der schwarzen Frau. Aber auch die schwarze Frau selbst, verstanden als ein Sub-Selbst im Selbstsystem der Patientin, hat immer mehr ein Verständnis für ihre Geschichte entwickelt und wurde weicher und zugewandter. Sie bekam, so werde ich es später beschreiben, ihren Platz im Selbstsystem von Frau S.

Die Ansätze der Ego-State-Therapie[2] werden im Besonderen für die Behandlung von Patienten mit posttraumatischen Belastungsstörungen, dissoziativer Identitätsstörung oder einer Borderline-Persönlichkeitsstörung genutzt (Peichl 2013a). Ebenso wie Fritzsche (Fritzsche & Siebers 2020) erlebe ich sie aber auch als hilfreich für Patientinnen mit frühen Bindungstraumatisierungen und solchen auf neurotischem Niveau, um mit Selbst- und Objektrepräsentanzen, dem intrapsychischen Konfliktgeschehen zwischen diesen oder noch diffusen, wenig mentalisierten Selbstzuständen zu arbeiten oder, wie in Teil 3 weiter erörtert wird, bei dem Aufspüren von transgenerationalen Anteilen.

Die Arbeit mit der Gegenübertragung und der projektiven Identifizierung im Konzept der Ego-State-Therapie

Neben dem intra-psychischen systemischen Blick auf die Ego-States ist das Denken und Arbeiten mit diesem Konzept auch im Rahmen des intersubjektiven Geschehens mit Aspekten von Übertragung/Gegenübertragung und Prozessen der projektiven Identifikation hilfreich.

Ich habe dargelegt, wie Selbst-Anteile der Patientin mit Ego-States aus meinem eigenen Selbst-System in Beziehung getreten sind und sich projektiv identifikatorisch verwickelt haben. Klöpper und Teßmann (Kap. 8) haben den Spannungsbogen der intersubjektiven Arbeit zwischen dem klassisch objektbeziehungstheoretischen Pol auf der einen und dem gänzlich intersubjektiven Pol auf der anderen Seite beschrieben. Ich empfinde mich, ähnlich wie Teßmann, dem Aufrechterhalten des (Selbst-) Strukturmodells in der intersubjektiven Arbeit verbunden, welches ich mit dem mentalisierungsfördernden Entstehenlassen der Ego-States noch ein Stück weit ausforme.

Bei der Durcharbeitung von Prozessen der projektiven Identifizierung zwischen den Ego-States nutze ich gern ein mehrphasiges Modell von Heinz Weiß (2007) in kleinianischer Tradition, welches er in Weiterführung der Konzepte von Bion und R. Money-Kyrle entwickelt hat (ebd., S. 185 ff.). Dieses objektbeziehungstheoretische Modell gibt mir zusammen mit dem Konzept der Ego-States eine Orientierung, mich dem komplexen Prozess der Wechselwirkungen zwischen Patientin und Therapeutin und Prozessen der Co-Übertragung (Teßmann, Kap. 8) mit all ihren expliziten und impliziten mikroepisodischen Beziehungsgeschehnissen hinzugeben. In diesem Rahmen kann ich z. B. Assoziationen und Einfälle aus dem kreativen, schöpferischen Unbewussten (Warneboldt, Kap. 7) aufsteigen oder mich von körpernahen Empfindungen und Gefühlszustände mitnehmen lassen, bis ich sie in dieser Struktur wieder beginne, fassen und einordnen zu können. So kann dann ein Prozess des Wahrnehmens, Symbolisierens, Mentalisierens und Repräsentierens entstehen – wie Michael Klöpper es ausführlich in Kapitel 6 darstellt –, an welchem zunehmend auch die Patientin teilhat.

Ich stelle im Folgenden das Konzept von Weiß vor.* Weiß beschreibt dort folgende Phasen, die ich noch einmal beispielhaft auf den beschriebenen Prozess beziehen möchte:

1. Phase: *In der Anheftungsphase* heften sich »unverdaute«, nicht oder nur wenig repräsentierte und nicht integrierte Gefühle, Selbst-Zustände oder innere Objekte an die »psychische Oberfläche« (Weiß 2007, S. 185) des Therapeuten an. »Dies geschieht häufig mit Hilfe eines Merkmals oder einer Eigenschaft des Analytikers, die zu der jeweiligen Projektion passen.« Dieses Merkmal bezeichnet Weiß als »Anheftungsstelle« oder »Rezeptor«, an welchen sich die Projektion bindet. »Dadurch entsteht eine Verbindung zwischen der Psyche des Analytikers und der Projektion des Patienten, die mehr ist als lediglich die Reflexion an einer undurchsichtigen ›Spiegelplatte‹ (Freud 1912e, S. 384)« (Weiß 2007, S. 186). Dies entspricht gewissermaßen der Projektion, in der der Therapeut noch nicht wesentlich affiziert ist. In dieser Phase können bei reiferem Strukturniveau die klassischen Übertragungsdeutungen hilfreich sein.

* Da ich hier zitiere, nutze ich das generische Maskulinum.

Im hier beschriebenen Prozess nahmen ich als Therapeutin und mein Ego-State, die Jugendliche, die noch nicht mentalisierten und verdrängten aggressiven Affekte der Patientin wahr, noch ohne dass es zu größeren Verwicklungen geführt hätte.

Die **2. Phase** stellt das *Eindringen der Projektion in das Innere des Analytikers* dar, in welcher der projizierte Inhalt tiefer in das Innere des Analytikers eindringt, sein Inneres affiziert und eigene Gefühle, Gedanken und Impulse auslöst. »Das psychische Gleichgewicht des Analytikers wird alteriert, er hat das Gefühl, unter dem Einfluss von etwas in seinem Inneren zu stehen, das seine Fähigkeiten, zu beobachten und zu interpretieren, beeinträchtigt.« (Ebd., S. 188).

Dies erlebte ich, als die wütenden Affekte in meinem Ego-State, der Jugendlichen, so stark wurden und ich darin sowohl eigene Affekte der Jugendlichen in mir wahrnahm als auch fühlte, wie diese von einer zusätzlichen wütenden Ladung der Patientin projektiv identifiziert aufgeladen wurden.

In der **3. Phase** kommt es zur *Verbindung des projizierten Inhalts mit dem inneren Objekt des Analytikers.* »Die eingedrungene Projektion tendiert nun dazu, sich mit einem inneren Objekt des Analytikers zu verbinden. […] Je nachdem, ob die Projektion von einem Teil des Selbst [hier des kindlichen Selbst, E. R.] oder von einem inneren Objekt des Patienten ausgeht, entsteht eher die Bereitschaft zu einer konkordanten oder einer komplementären Gegenübertragungsreaktion (Racker 1953, 1980 [2017]). Häufig wird die Projektion aber beide Aspekte betreffen, so dass sie gleichzeitig oder auch abwechselnd einen Teil des Selbst oder ein inneres Objekt im Analytiker aktiviert.« (Ebd., S. 190) Für das Gelingen dieses Prozesses beschreibt Weiß drei Faktoren als notwendig. Einerseits benötigt der Analytiker die Fähigkeit, mit seinen eigenen infantilen Selbstaspekten in Verbindung bleiben, und die, sich mit einem ›mütterlichen Container‹ identifizieren zu können, welcher die Projektionen aufnehmen kann, ohne überschwemmt zu werden. Als Drittes benötigt er die Fähigkeit, sich distanzieren, innerlich triangulieren und eine beobachtende Position einnehmen zu können, um das Geschehen zu reflektieren. Wenn einzelne dieser Fähigkeiten schwach ausgeprägt sind oder der Therapeut/die Therapeutin droht, von den Projektionen überschwemmt zu werden, kann es dazu kommen, dass diese Projektion nicht aufgenommen wird und zu früh forciert und defensiv re-projiziert wird. Dann fühlt sich der Patient unverstanden und muss gegebenenfalls erneut und noch forcierter projizieren.

Ich greife diese Abläufe hier so ausführlich auf, weil mich genau diese Theorie in den Stromschnellen der mich überflutenden Gefühle hilfreich geleitet hat. Ich konnte in meinen heftigen Wutaffekten einerseits eigene Gefühle der jugendlichen Wütenden in mir herausdifferenzieren. An diesen Selbst-Anteil der Jugendlichen in meinem Inneren hefteten sich die abgespaltenen und nicht mentalisierten Wutaffekte der wütenden kindlichen und jugendlichen Anteile der Patientin im Sinne einer konkordanten Gegenübertragung (Racker 2017) an. Dabei richteten sich meine wütenden Gegenübertragungsgefühle auf Bewältigungsseiten in der Patientin, wollten sich sozusagen an die Seite der unterdrückten Gefühle der Patientin stellen. Doch stellte ich, wie beschrieben, dann fest, dass es nur zu einem noch stärkeren Widerstand kam, zu einer regelrechten negativen therapeutischen Reaktion. Dies ließ mich verstehen, dass ich zu der Zeit in meinem Gefühlsraum zu sehr mit meinem wütenden jugendlichen Anteil identifiziert war, der die Wut noch nicht genug halten konnte und der die Projektionen zu früh und heftig zurückgeben, re-reprojizieren wollte. Erst als ich das erkannte, konnte ich mich innerlich wieder triangulierend mit meiner Position der Therapeutin verbinden und sowohl meine eigenen als auch die projizierten wütenden Affekte der Patientin containen. Dennoch blieb das Aufflackern meiner wütenden Gegenübertragungsgefühle im Prozess ein Zeichen dafür, dass die Patientin erneut in maladaptierte Bewältigungsseiten, insbesondere der Unterwerfung geflüchtet war, während andere Affekte, auf die ich unten eingehen werde, abgespalten und projektiv projiziert wurden. Als Zweites bekam ich durch das projektive Einströmen der Affekte der *schwarzen Frau** in mein Inneres und das Anheften und Eindringen in meine eigene archaische Figur und deren eigene Gefühlswelt einen fühlbaren Zugang zu diesem Ego-State meiner Patientin.

In der **4. Phase** von Weiß, der *Transformation der Projektion,* versucht der Analytiker die Projektion weiter zu verstehen und zu transformieren. »Der Analytiker wird unbewusst versuchen, die projizierten Elemente mit vertrauten Erfahrungen zu vergleichen und sie mit Hilfe von anderen inneren Objekten und Funktionen zu ›lesen‹. Dazu muss er sie schrittweise von ähnlichen, aber nicht identischen Teilen seines eigenen Selbst differenzieren (Steiner 1996, S.1080).« (Weiß 2007, S.191) Weiß beschreibt, wie dieser Prozess weiterhin die Fähigkeiten des

* Nachdem ich die »schwarze Frau« im Fallbericht in Anführungszeichen gesetzt habe, weil wir sie zusammen entwickelt haben, werde ich im Teil »Transgenerationale Weitergabe eines traumatischen Komplexes« die *schwarze Frau,* als diesen besonderen Ego-State, kursiv absetzen.

Analytikers benötigt, ein »verstehendes gutes Elternpaar« in sich zu tragen, dass es erforderlich ist, dass »die Wiedergutmachung an den eigenen beschädigten inneren Objekten stattgefunden hat« und der Analytiker die Fähigkeit zur Symbolisierung und Triangulation besitzt.

Solcherart Symbolisierung und Triangulation waren mir nun mit der Zeit immer mehr möglich. In einem inneren Dialog mit meinen Ego-States, der wütenden Jugendlichen und meiner archaischen Seite, und deren jeweiliger Gefühls- und Erfahrungswelt arbeitete ich in einem getrennten eigenen Prozess (oft außerhalb der Stunden) an Aspekten, die meine Selbst-Anteile berührt und »offen« für die Projektion gemacht haben. Die wütenden eigenen Affekte ließen sich aufgrund ihrer Intensität ab einem bestimmten Punkt nicht mehr mit denen meines jugendlichen Anteils abgleichen, wodurch ich das Projizierte zu differenzieren begann.

Ebenso kannte ich die Hassgefühle der archaischen Seite aus ihrer eigenen Geschichte, welche ich mittlerweile als integriert erlebe, konnte in ihr aber keine eigenen solcher Gefühle zu den Ego-States der Patientin wahrnehmen. Als das Gegenübertragungsgeschehen – wie oben in Bezug auf die zentrale Stunde beschrieben – in überschwemmende Affekte von Hass, Neid, Missgunst und Wehtun-Wollen überging, konnte ich zwar meine archaische Seite als räsonierendes inneres Objekt wahrnehmen, ahnte aber, dass sie in diesem Prozess durch die Gefühlswelt der Patientin, genauer gesagt der *schwarzen Frau* mit ihrer Geschichte, affiziert worden war.

Wenn diese Bearbeitung der Projektionen möglich war, »d. h. der Analytiker diese von seinen eigenen inneren Objekten differenzieren konnte«, erfolgt laut Weiß die **5. Phase**, *die Deutung und Re-Projektion;* hier beschreibt der Autor, wie die projizierten Inhalte in einer modifizierten Form reprojiziert und vom Patienten zurückgenommen werden.

Im günstigen Fall, in dem die Deutungen aufgenommen werden, können die »verdauten Projektionen« in veränderter Form vom Patienten reintrojiziert werden. Dies ist die **6. Phase** der *Reintrojektion der modifizierten Projektion,* in welcher zugleich die Transformationsvorgänge (α-Funktion nach Bion), die im Analytiker stattgefunden haben, mit introjiziert werden. Dies entspricht einem impliziten Prozess der Identifikation mit den Funktionen des Analytikers, wie sie im ersten Teil des Buches von Klöpper beschrieben wurde. Ein weiterer Prozess des Nachdenkens, Assoziierens, Erinnerns und weiterer Wahrnehmungen in der Übertragungssituation kann nun beginnen.

Die beschriebenen Phasen, insbesondere die letzten drei, verliefen im therapeutischen Prozess mit Frau S. überlappend, sich wiederholend und dabei vertiefend. Ich werde gleich beschreiben, wie mir insbesondere das eigene Fühlen und Gegenübertragungsfühlen meiner archaischen Gestalt half, ein lebendiges Bild der Zustände der *schwarzen Frau* wie auch anderer Zustände über die Generationen hinweg zu gewinnen. Ebenso war es ein kontinuierlicher Prozess, die containten wütenden Affekte gemeinsam zu reflektieren und im beschriebenen Sinne »zurückzugeben«.

Beim Durcharbeiten von Verwicklungsprozessen und Enactments offenbare ich Patientinnen gegebenenfalls selektiv authentisch meine eigenen Anteile an dem Geschehen. Dieses intersubjektiv geprägte Vorgehen hilft ihnen, mich in meiner Ähnlichkeit, aber auch Unterschiedlichkeit zu erfassen, Vertrauen in den authentischen Dialog zu entwickeln und ein Verständnis für den gemeinsamem Prozess aufzubauen. Dadurch erleben sich Patientinnen nicht als denjenigen Teil in der therapeutischen Beziehung, der allein an der Gestaltung der (Übertragungs-)Beziehungsdynamik »schuld« ist, was bei klassischen objektbeziehungstheoretischen Deutungen leichter geschehen kann und mir auch öfters berichtet wird. Dies Vorgehen kann die Sicherheit in der therapeutischen Dyade erhöhen.

Dabei wird die Bearbeitung von Übertragungs- und Gegenübertragungsprozessen mit dem Verständnis der Ego-States von Patientinnen oft weniger bedrohlich erlebt, als wenn ich das Ich der Patientin als eine Gesamtheit und Entität anspreche. Insbesondere bei Ich-strukturell gestörten Patientinnen und Patienten mit einfachen oder komplexen dissoziativen Störungen lassen sich die konflikthaften, destruktiven wie auch die verletzten Seiten im Inneren mit weniger Widerstand aufspüren und in den Arbeitsprozess bringen, als wenn ich mit der ganzen Person arbeite, deren bewusstes Ich diese Aspekte für sich als ein Ganzheitliches gegebenenfalls noch verleugnet und abwehrt.

Transgenerationale Weitergabe eines traumatischen Komplexes

Ich werde nun in diesem dritten Teil die Weitergabe der Selbst-Anteile, insbesondere der *schwarzen Frau*, aus den unterschiedlichen Zeitperspektiven der Generationen rekonstruieren. Dabei lassen sich die Selbst-Anteile einmal in der einen, dann in der anderen Generation besser aufspüren. Sowohl in den Stunden als auch vertiefend beim Niederschreiben nutze ich einen Prozess des parallelen Prozessierens; in diesen fließen sowohl die Informationen aus dem »direkten Arbeiten« mit dem Ego-State, der »Person gewordenen« *schwarzen Frau*, meine Gegenübertragungswahrnehmungen zu ihr und den anderen Selbst-Anteilen, das Narrativ der Patientin, unser gemeinsames Sinnieren und Nachspüren vor dem Hintergrund meiner metatheoretischen Theorien ein. Insbesondere durch das »direkte Arbeiten« mit den Ego-States offenbarten sich oft überraschende und wichtige Einsichten.

Die Geschichte der schwarzen Frau

Aus dem **Narrativ** der Patientin wurde nachvollziehbar, wie sich die **Urgroßmutter** um ihr Kind, die Großmutter,* kümmern und bei dem Mann bleiben musste, den sie nicht liebte, während ihre Schwestern in die bunte, weite Welt ziehen und ihre Träume leben konnten. Um uns mehr in den Ego-State der *schwarzen Frau* einzufühlen, lud ich die Patientin ein, diese Figur in der gemeinsamen Arbeit imaginativ auszugestalten, so dass sie immer mehr zu einem Gegenüber wurde, zu dem wir in Beziehung treten konnten, oder auch die Patientin selbst in die *schwarze Frau*, als Ego-State, »hineinzuschlüpfen« vermochte.

In dieser Form des Erforschens der »Person gewordenen« *schwarzen Frau* eröffnete diese, dass sie schon zu Zeiten der Urgroßmutter entstanden sei. Sie sei jung gewesen, in ähnlichem Alter wie die Urgroßmutter selbst. Sie sei streng, hätte höchste moralische Ansprüche. Ihr äußeres Erscheinungsbild, gekennzeichnet durch strenge schwarze Kleidung, erinnerte an eine Gouvernante zu Beginn des 20. Jahrhunderts. Es wurde deutlich, wie diese Figur eine über-ich-/ich-idealhafte Instanz in der Urgroßmutter darstellte, welche aus den Normen und Gegebenheiten der Zeit und des familiären Umfeldes, ebenso wie aus den Erwartungen der Urgroßmutter an sich selbst gewachsen sein mochte. Gleichzeitig sprechen die Lebenswege der Schwestern der Urgroßmutter (Leben in einem wandernden Varieté, Auswandern nach Südamerika) von einem lustvollen Urgrund, der sich jedoch nur in der Ferne abspielen durfte. Von solchen Fantasien musste sich die Urgroßmutter verabschieden. Hingegen muss das verbotene Ausleben von Lust in einer unehelichen Beziehung in heimischen Gefilden, vor allem das sichtbare Ergebnis, ein Kind, massive Gefühle von Scham, Schuld und Schande, Wut und Ohnmacht hervorgerufen haben. Ein strenges Ich-Ideal, bestimmt von Fürsorge

* Um Verwirrungen beim Beschreiben der Mutter-Tochter-Generationen zu vermeiden, werde ich immer von der Urgroßmutter, der Großmutter, der Mutter und der Patientin, Frau S., schreiben, auch wenn es sich hier um die jeweilige Person als Kind handelt.

und Verantwortung, scheint die innere Kehrseite gewesen zu sein und diese Gefühle abgewehrt zu haben. **In den strengen Normen und der Abwehr von Gefühlen wie Scham und Wut konnten wir den Beginn der schwarzen Frau in Form einer über-ich-/ich-idealhaften strengen Figur bereits in der Urgroßmutter ahnen**.

Von der Mutter hört die Patientin, dass sich die Großmutter immer schuldig gefühlt habe. Die Urgroßmutter habe der Großmutter später vermittelt, dass sie sich genötigt gefühlt hätte, den Vater des Kindes zu heiraten, um der Schande zu entgehen. Wir konnten uns in die Urgroßmutter einfühlen – dass sie hochambivalente Gefühle diesem Kind gegenüber gehabt haben wird, geprägt einerseits von der pflichtbewussten Verantwortung für das in ihr wachsende Kind, andererseits von Scham und Schuld, von Abneigung gegenüber der Tochter und dem Mann, von Aufopferung, zu der sie genötigt war, von Wut und Ohnmacht und Traurigkeit darüber, dass sie einen eigenen Weg hatte aufgeben müssen.

In der über-ich-/ich-idealhaften Figur, den Wurzeln der *schwarzen Frau,* wirkte eine Strenge, die vorstellbar werden ließ, wie sie der Urgroßmutter ›half‹, ihre Gefühle zu verdrängen. Die Urgroßmutter, so hörte die Patientin von der Mutter weiter, habe die Großmutter spüren lassen, dass sie nicht so geliebt worden sei wie die beiden nachfolgenden Geschwister. Diese seien gehegt und gefördert worden, dem nächsten Kind, einem Jungen, sei deutlich mehr Wert beigemessen worden, die danach geborene Schwester sei mehr geliebt gewesen und hätte Dinge bekommen, die sich die Großmutter gewünscht hätte, aber nie bekommen habe. Dann sei noch ein viertes Geschwisterkind, ein weiterer Bruder, zur Welt gekommen. Dieses geliebte Nesthäkchen, so sei später herausgekommen, sei ein Kind aus einer Liebschaft der Urgroßmutter gewesen sei. Diese Liebschaft lässt noch einmal mehr erahnen, wie sehr auch in der Urgroßmutter, ähnlich wie in deren Schwestern, eigene lustvolle Strebungen und expansive Bedürfnisse gelebt hatten, die unterdrückt werden mussten, und wie sich zu deren Abwehr die über-ichhafte strenge Instanz in der Urgroßmutter entwickelt hatte. Wobei diese bei der Zeugung des jüngsten Halbbruders offensichtlich ›nicht im Dienst‹ gewesen war. Gerade das mag aber über die Generationen hinweg zur weiteren Strenge in der Entwicklung der *schwarzen Frau* geführt haben.

Wichtige Ego-States im Selbstsystem der Patientin

Ich beginne nun damit, gleichsam ein Puzzle zusammenzustellen: die Ego-States der Patientin, welche sich in der Heftigkeit und Autoaggressivität nicht aus ihrer Biografie herleiten ließen, aus den jeweiligen transgenerationalen Vorläufern zu erschließen. Der direkte Blick der Patientin auf die liebevolle, sich aufopfernde Mutter ließ das Ausmaß der selbstentwertenden und zerstörerischen Dynamik, die bei Frau S. wirksam war, lange nicht verständlich werden. Frau S. hatte jedoch implizit-prozedural tief in sich das Gefühl, seit Anbeginn ihres Lebens und schon im Mutterleib »zu viel und eine Belastung gewesen zu sein«, aber auch durch die reale Belastung der Mutter ließ sich die Intensität dieses Gefühls der Patientin nicht erklären.

Ich stelle im Folgenden kurz die wichtigen Ego-States im Selbstsystem der Patientin dar, welche sich im therapeutischen Prozess und auf der »inneren Bühne« zu zeigen begannen und differenzierbar wurden.

Ich greife hierbei die Typologie der Ego-States auf, welche sich, wie oben beschrieben, erstens in grundsätzlich ressourcenvolle, zweitens in verletzte und drittens in negativ oder destruktiv wirkende bewältigende Ego-States einteilen lassen.

In meinem Kontakt mit der Patientin imponierten zunächst die negativ wirksamen, gleichwohl in der Ursprungsbeziehung bewältigenden Ego-States. Diese destruktiv wirkenden, bewältigenden Ego-States sind im internalisierenden Beziehungsgeschehen mit der Mutter und deren Introjekten entstanden. Sie sind einerseits dem objekthaften Pol (durch Introjektion und Identifikation mit dem Objekt entstanden), andererseits dem selbsthaften Pol (durch Anpassung der verletzten Selbst-Anteile an das negativ erlebte Objekt entstanden) zuzurechnen. Beide sind aufeinander bezogen und vermitteln ein oftmals ähnliches Erleben, mal mehr aus einer »Du-Perspektive«, mal mehr aus einer »Ich-Perspektive«. Im therapeutischen Prozess arbeite ich mit den Ego-States jeweils einzeln, bis sich deren Vice-versa-Beziehung in ihrer Entwicklungsgeschichte mit den jeweiligen Beziehungserfahrungen zunehmend verstehen lässt.

Auf dem Objektpol der *destruktiv wirkenden, bewältigenden Ego-States* war bei Frau S. die *schwarze Frau* wirksam. Deren Auftauchen und weiteres Entstehen-Lassen im Prozess der Therapie habe ich oben beschrieben. Aber auch am Selbstpol war ein destruktiv wirkender, bewältigender Ego-State entstanden, ein *selbstentwertender Selbst-Anteil*, der, wider besseres Wissen, von der Wertlosigkeit der eigenen Person zutiefst und unverrückbar überzeugt war. Die festen Überzeugungen und Affekte dieses Selbstanteils waren von Scham und Wertlosigkeitsgefühlen geprägt.

Eng mit diesen beiden bewältigenden Anteilen verwoben, aber doch davon abgrenzbar, weil ich-synton erlebt und auf neurotischem Niveau organisiert, war eine über-ich-hafte Instanz zu identifizieren, die Lieb-Sein, Aggressionsfreiheit und aufopferndes Versorgen forderte. Sie ist als Objektpol im Kontakt mit der Mutter entstanden. Der korrespondierende selbsthafte Pol wird von einem *ich-ideal-haften hoch angepassten, bewältigenden Selbst-Anteil* gebildet, der einst versucht hatte, es der Mutter und den eigenen Forderungen der – durch Introjektion und Identifikation entstandenen – über-ich-haften Instanz recht zu machen. Einst war sie lieb und angepasst, später kümmerte sie sich aufopfernd, versorgend um die Eltern. Dieser Komplex war von peinigenden Schuldgefühlen für jene aggressiven und autonomen Impulse geprägt, die Frau S. in der Kindheit und Jugend ausgelebt hatte und womit sie »das Leben der Mutter so schwer gemacht habe«. Genauso peinigten sie später Schuldgefühle bei dem Gedanken, die Mutter allein zu lassen, weil sie die Empfindung hatte, dass die Mutter das Gefühl des Alleinseins nicht ertragen könne.

Neben diesen destruktiv wirkenden, bewältigenden Ego-States tauchten bei Frau S. während des Erforschens ihrer Kindheitserinnerungen auch **vitale Kräfte** auf. Dies sind jüngere Selbst-Anteile aus dem Bereich der grundsätzlich ressourcenreichen Ego-States. Sie erinnerte sich daran, wie sie noch als kleines 3- bis 4-jähriges Mädchen wild und glücklich nackt im Schlamm gespielt hatte, auf Bäume geklettert war und sich frei gefühlt hatte. Die Schwester habe sich dagegen, so Frau S., ihre Kleidchen nie dreckig gemacht und sei dafür sehr gelobt worden. Sie aber sei für dieses Verhalten wie auch für trotzig wütendes Aufbegehren abgestraft worden.

In der imaginativen Erforschung und im Entstehenlassen einer inneren Seelenlandschaft ihrer Selbst-Anteile ließen diese Erinnerungen an ihre vitalen Kräfte drei kindliche Ego-States im Alter von 5 bis 6 Jahren in ihr auftauchen, »die drei vom Gatter«. Sie stellten gemeinsam Aspekte des vitalen, autonomen, neugierigen und lustvollen konstitutionellen Selbst in ihr dar. Die drei sitzen im imaginierten Bild auf dem Gatter zu einer Weide, »ein Tor, hinter dem sich die weite Welt« auftat. Sie standen für Abenteuerlust, soziale Verbundenheit und einen guten, kraftvollen Überblick bei den anvisierten kindlichen Expeditionen, welche hinter dem Gatter nach ihnen riefen.

Dem gegenüber ließ sich bald ein jüngerer verletzter Ego-State differenzieren, ein ängstliches Mädchen, ebenfalls im Alter von 5 bis 6 Jahren, welches im elterlichen Garten traurig vor sich hin spielte, kraftlos wirkte und zum Elternhaus und der Veranda schaute. Die Welt da draußen sei böse, habe es gelernt, was das Mädchen in ängstlicher Abhängigkeit an das Elternhaus und die Eltern gebunden bleiben ließ. Und es sei gut, bei der Mutter und dem Vater zu bleiben, da sei es sicher.

Zu Beginn unserer inneren Erforschung hatte das ängstliche Mädchen, dieser kindliche, verletzte Ego-State, noch keinen Kontakt mit den dreien vom Gatter und hatte kein Wissen (!) von ihnen. Es kannte diese nicht. Dies verdeutlicht, wie sehr dieser bindungsbedürftige, traurig-ängstliche Selbst-Anteil von den anderen konstitutionellen ressourcenreichen Selbst-Anteilen in ihr abgespalten war.

In der späteren Arbeit ließen sich die drei zum Teil in erwachsenen Seiten und Stärken wiederfinden. Die Autonome tauchte das erste Mal in der Abenteurerin auf, als Frau S. nach dem Abitur allein als Pilgerin den Jakobsweg ging, und weiter darin, dass sie seitdem immer wieder allein abenteuerliche Reisen macht. Jedoch durfte die Autonomie/Abenteurerin im Leben nicht als eine Kraft wirken, die Frau S. assertiv ihren eigenen Weg gehen ließ. Neben der Abenteurerin ließen sich weitere erwachsene Stärken und gute Ich-Funktionen finden, z. B. eine tatkräftig Anpackende, eine weise, verstehende Seite und auch ein quirliger lebenslustiger Anteil. Dennoch konnten diese Anteile kein wirkliches Gegengewicht zur destruktiven, selbstentwertenden Dynamik bilden.

In der Beschreibung, wie wütende, selbstbehauptende, assertive und autonome Kräfte in der Familie und besonders im Zusammensein mit der Mutter mit moralisierendem Unterton, beschämend und Schuldgefühle erzeugend oder durch Bindungsbrüche beantwortet wurden, begann dann das Wirken der *schwarzen Frau* als Ego-State in der Mutter durchzuleuchten. Darauf werde ich gleich noch eingehen.

Frau S. erinnert sich zwar, wie sie als kleines Kind und Jugendliche sehr wütend und jähzornig war, weshalb sie dann später große Schuldgefühle in sich hegte, dass sie es der Mutter so schwergemacht habe, die sich so liebevoll für alle aufgeopfert hätte und nie ärgerlich gewesen sei. Sich mit diesem Vorbild identifizierend, hat sich der Über-Ich-/Ich-Ideal-Komplex mit der eigenen lieben, braven, aufopfernd versorgenden Seite gebildet, welche assertive und aggressive Impulse ins Gegenteil verkehrt.

So waren zu Beginn und noch lange im Verlauf der Therapie wütende Affekte abgespalten, die Patientin hatte keinen Zugang dazu, im Gegenteil waren sie insbesondere von den über-ich-/ich-ideal-haften Ego-States mit massiven Schuldgefühlen umstellt. Das kurzfristige Zulassen wütender und abgrenzender Impulse der Mutter gegenüber, welche im ersten Teil der Behandlung aufstiegen, ließen die Patientin immer wieder in regressive Zustände eines 3- bis 4-jährigen wütenden Selbst-Anteils versinken, sich dafür schämen und zu einer unterwürfigen Haltung zurückkommen. Es schien, wie oben beschrieben, kein Herauslösen aus dieser Dynamik möglich.

Die Aggression nahm ich zunächst allein in der Gegenübertragung, in der intensiven lebendigen Wut meines Selbst-Anteils, der Jugendlichen in mir, wahr. Hierbei war mein jugendlicher wütender Ego-State in konkordante Resonanz gegangen, bzw. zusätzlich noch projektiv identifikatorisch aufgeladen, mit den vollkommen abgespaltenen wütenden und rebellierenden Affekten der Patientin als Kind und als Jugendliche. Diese richteten sich gegen aggressiv niederhaltende Impulse in den drei Ego-States: der schwarzen Frau, dem selbst-entwertenden Selbstanteil und der aufopfernden, versorgenden Seite.

Dem Vater gegenüber sei sie, so Frau S., noch weniger wütend gewesen, da sie eher versucht habe, ihn, der zumeist traurig in sich zurückgezogen wirkte, zu umsorgen und zu umarmen. Dass der Vater ihrer Liebes- und Anerkennungsbedürfnisse nicht beantwortete, hat einen zentralen Beitrag zu ihrem Selbst-Gefühl – als nicht liebenswertes Mädchen und später als nicht liebenswerte Frau – geleistet.

Die deutliche ödipale Dimension und Konflikthaftigkeit, welche sich ebenfalls mit dieser Dynamik verwebt, werde ich hier nicht aufgreifen. Dieses ödipale Konfliktfeld wirkte hemmend auf die lustvoll sexuelle, libidinöse Entwicklung der Patientin. Die Paraphrasierung meiner eigenen archaischen Seite »Du wirst ihn auch nicht bekommen« deutet diese ödipale Dimension an. Doch beziehe ich mich hier auf den Strang der vitalen, autonomen, assertiven und aggressiven Kräfte, welche im Wirken der *schwarzen Frau* zunächst überwiegend verboten waren.

Die Entwicklung der schwarzen Frau in der Großmutter

Nach der beschriebenen öffnenden Stunde war es möglich, sich in das Leben der Großmutter einzufühlen. Wir versuchten zu erspüren, wie sich die Großmutter gefühlt haben mochte, indem wir die Zustände der Ego-States der Patientin fühlend wie extrapolierend anlegten. Die in ihrer Intensität und ihren Abgründen unverständliche Selbstentwertung der Patientin war dabei ein Kompass, um uns dem frühen Erleben der Großmutter zu nähern. Welche Gefühlszustände mochten darin noch tiefer abgewehrt liegen? In meiner Gegenübertragung spürte ich nur diese massiven Wutaffekte, welche sich gegen die Bewältigungsseiten, eben auch die ostentative passiv-aggressive Selbstentwertung, richteten.

Aus dem Narrativ der Patientin ging hervor, dass die Großmutter in der Beziehung zur Urgroßmutter seit frühester Zeit – erst nonverbal und später verbal – die Erfahrung gemacht hatte, sich nicht gewollt, abgelehnt und falsch zu fühlen sowie schuld an dem verpatzten Leben der Urgroßmutter zu sein. Es war vorstellbar, dass es zu anhaltenden traumatischen Beziehungserfahrungen in Form von unzureichender Einstimmung, Bindungsabbrüchen und Entbehrungen in der Beziehung zur Urgroßmutter gekommen sein mag. Die Beschreibung der psychovegetativen Auswirkungen früher Bindungstraumatisierungen[3] von Heller und LaPierre (2014) half mir, beim parallelen Prozessieren einfühlende Bilder für die frühen Zuständen namenloser Furcht und für das ständige Gefühl von Bedrohung, Allein- und Verlassensein, für Abgründe von Ohnmacht, den ständigen Schmerz und die stets vorhandene Angst zu bekommen. Es wurde ferner vorstellbar, wie der natürliche und physiologische Protest, Wut und zunehmend die verzweifelte Not sowie deren physiologische Auswirkungen auf das frühe Selbst der Großmutter zu nicht verdaubaren, nicht symbolisier- und mentalisierbaren Zuständen geführt haben mochten. Aus traumapathophysiologischer Sicht (Porges 2010; Dana 2019) frieren aggressive, sympathikotone Impulse in höchster Not ein und werden dissoziiert. So beschreiben Heller und LaPierre es auch bei frühen Bindungstraumatisierungen: »Das Baby verfällt in eine parasympathisch dominierte Erstarrungsreaktion, es ›friert ein‹.« (Ebd., S. 72) So ließ sich vorstellen, dass die primären affektiven Zustände der aggressiven, selbstbehauptenden Linie, wie sie in der Gegenübertragung mächtig wurden (s. o.), in der Großmutter eingefroren und dissoziiert gewesen sein mögen. Dies ließ ahnen, dass in dieser Erstarrung der Beginn einer Entwicklungslinie lag, die sich später *transgenerational* fortgesetzt hat. Die Großmutter wurde aber vermutlich zu einem Kind, das alles dafür tun musste, zu überleben und der Bedrohung von Bindungsverlust und Ablehnung zu entgehen. So die gemeinsam entwickelte Hypothese. Ein solches traumatisierendes Beziehungserleben beschreibt Küchenhoff (1990) als die Introjektion des frühen Traumas und der traumatisierenden Beziehungserfahrungen.[4]

In der theoretischen Weiterentwicklung der Konzeptualisierung meines Falles stellt diese Beziehungserfahrung **den traumatischen Kern des relationalen Komplexes** – wie Klöpper (Kap. 4) ihn beschrieben hat – in der Großmutter dar, welcher sich als *Repräsentation der prozeduralen Erfahrung* aus den traumatisierenden Handlungen, dem Fühlzustand der traumatisierten jungen Großmutter und dem in ihr entstehenden Abbild des Aggressors, der Urgroßmutter, bildet.

Die entstehende **Objektrepräsentanz** wird dabei aufgrund der Unreife der Differenzierungsfähigkeiten des Ichs verzerrt und von guten Objekterfahrungen abgespalten. Hier finden sich die Wurzeln der Entstehung des **Introjekts**, eines verzerrten Teilobjekts einer bösen, versagenden strengen Mutter: ein traumatisches Introjekt, welches sich nicht im Feld zwischen libidinösen und aggressiven Beziehungserfahrungen zu einem ganzheitlichen Objekt hat entwickeln können. Mehr noch werden aber zur Wahrung der positiven Beziehungserfahrungen und entsprechender positiver Repräsentanzen die bösen und die guten Aspekte innerlich getrennt gehalten. So kommt es durch diese Spaltungsabwehr zu einer Verfestigung des Introjekts. Auf diese Weise wurde die Urgroßmutter wie auch das sich bildende traumatisierende Introjekt im Selbstsystem der Großmutter zum einzig verfügbaren, emotional besetzten äußeren wie inneren Objekt, an dem in dieser Not festgehalten werden musste. Erst Generationen später konnte diese Abwehrformation nun von meiner Patientin als *schwarze Frau* symbolisiert werden und in einen Integrationsprozess gelangen.

Man kann sich vorstellen, wie im »spiegelnden Blick« der Urgroßmutter auf die Großmutter (worin sich alle verbalen und insbesondere auch nonverbalen Handlungen, Affekte, Gesten etc. dieser ablehnenden, missachtenden Haltung finden) deren **Selbstbild** entstanden ist: »Ich bin eine, die nicht sein sollte, die zu viel ist, die eine Last ist, die Schuld trägt an dem verlorenen Leben meiner Mutter. Ich bin eine Schande für sie.« Ihr wurde mit großer Wahrscheinlichkeit vermittelt, dass sie sich deshalb schämen sollte, dass es sie gab. Peichl (2007, S. 155) beschreibt diese Zusammenhänge im Rahmen von Täter-Opfer-Beziehungen: »Das Denken, Fühlen und Erleben des Patienten ist von der übernommenen Tätersicht vergiftet, durchdrungen, voller Scham zu sein, unwichtig, machtlos, unsichtbar als Person, wertlos und schlecht.« Metapsychologisch ausgedrückt wurde hierbei die primäre, noch nicht mentalisierte Selbstrepräsentanz der Großmutter mit den Gefühlszuständen der Urgroßmutter (!) aus deren eigener Lage als ungewollt Schwangere mit Gefühlen von Scham und Schuld und »eine Schande sein« sekundär kolonisiert (vgl. Fonagy et al. 2004; Klöpper 2006, S. 202 ff.). So ist vorstellbar, wie in der Großmutter eine **durch Kolonisation entstandene sekundäre Selbstrepräsentanz** von »schuld zu sein, eine Schande, böse zu sein, nicht gewollt und nicht liebenswert zu sein« entstand.

Die primären affektiven Zuständen der jungen Großmutter – Alleinsein, Verzweiflung, Minderwertigkeit und Ohnmacht auf der einen und ohnmächtig wütende Gefühlen auf der anderen Seite – werden von der Urgroßmutter in deren Lage nicht gespiegelt, gehalten und ihre Tochter wird nicht von ihr getröstet worden sein. Sie werden daher unmentalisiert abgespalten worden sein. Sie wurden zu jenen unaushaltbaren und nicht verdauten Gefühls- und Selbstzuständen, die fortan durch Abwehrmodi oder, im Sinne des Ego-State-Ansatzes, durch negative oder destruktiv wirkende bewältigende Ego-States (Fritzsche 2021) verdrängt wurden.

Der durch diese traumatische Beziehungserfahrung gebildete **traumatische Komplex** in der Großmutter besteht also aus: 1.) der unintegrierten, introjekthaft abgespaltenen und verzerrten **Objektrepräsentanz** der sie seit frühester Zeit ablehnenden Urgroßmutter (Introjekt), 2.) einer kolonisierten, entwerteten **Selbstrepräsentanz** sowie 3.) den **primären**, nicht mentalisierten **Gefühlen** mit Abgründen des Alleinseins, ohnmächtiger Wut und verdrängten vitalen und assertiven Kräften.

Intrapsychische Bewältigung und transgenerationale Weitergabe des traumatischen relationalen Komplexes

Die mich in der beschriebenen Stunde überflutenden Gegenübertragungsgefühle, der Patientin »wehtun zu wollen«, ließen mich vermuten, dass ich projektiv identifiziert in Resonanz mit dem Innenleben und den aggressiven Impulsen der *schwarzen Frau* geraten war, die mittlerweile aktiv in der Enkelin der Großmutter, meiner Patientin, wirkte.

Wie mag sich nun dieser traumatische Komplex weiterentwickelt haben und wie bis zu meiner Patientin weitergereicht worden sein?

Die intrapsychische Bewältigung des traumatischen Komplexes

Im Folgenden beschreibe ich **drei unterschiedliche Modi**, welche der Bewältigung der traumatischen Beziehungserfahrung und des hieraus entstandenen traumatischen Komplexes dienen: die Identifikation mit dem Aggressor, die Identifikation mit der kolonisierten sekundären Selbstrepräsentanz und die Identifikation mit der über-ich-/ich-idealhaften Forderung nach altruistischer Aufopferung.

Die **Identifikation mit dem Aggressor** dient der Bewältigung der traumatisierenden Beziehungserfahrung durch das äußere Objekt wie auch des intrapsychischen Wirkens des unintegrierten, traumatischen Introjekts. Die Großmutter trug die unintegrierte Objektrepräsentanz der Urgroßmutter in sich. Diese Objektrepräsentanz diente als Vorbild für einen Identifikationsprozess, durch welchen sich die ***schwarze Frau*** im Inneren der Großmutter gebildet hat. In diesem Verständnis ist also die introjekthaft abgespaltene Objektrepräsentanz das innere Vorbild für den Selbst-Anteil, den Ego-State, der sich damit identifiziert.

Watkins & Watkins (2003) nannten einen solchen durch den Modus der Identifikation mit dem Aggressor entstandenen Ego-State ein »Identofakt«, um es von der nicht integrierten Objektrepräsentanz, dem Introjekt, zu unterscheiden. Sowohl Peichl (2013b) als auch Fritzsche (2013, 2021) beschreiben, auf welche Weise solche aggressor- (oder täter-) identifizierten Ego-States helfen, die traumatischen Erlebnisse zu bewältigen. Die positive Konnotation als *Bewältigungsleistung* gegenüber einem Konzept der Abwehrformation im analytischen Duktus und auch eine zugewandte therapeutische Haltung gegenüber diesen destruktiv wirkenden bewältigenden Ego-States sind hierbei wichtige Behandlungsaspekte.

Als Bewältigung wirkt die Identifikation mit dem Aggressor aufgrund der folgenden Punkte:

- Die Übernahme der als omnipotent und machtvoll erlebten Aggressorposition ermöglicht dem Selbstsystem, ein ebensolches Gefühl von Macht und Stärke als Gegengewicht zur erlebten Ohnmacht und Hilflosigkeit aufzubauen.
- Weiter wird durch das intrapsychische Reinszenieren des ursprünglichen traumatischen Geschehens die gefürchtete Bedrohung proaktiv vorweggenommen. Dies ermöglicht es dem Selbstsystem, wiederum ein Gefühl von Kontrolle zu erleben, und vermittelt darüber hinaus dem traumatisierten Selbst, dass es dies verdient habe. Die Identifizierung gibt der, vom Opfer nicht zu verstehenden, traumatisierenden Handlung des Täters scheinbar einen Sinn, indem in dieser z. B. vermittelt wird: »Er oder sie ist so zu dir, weil du so schlecht, so wertlos, ein Nichts bist. Du hast es nicht anders verdient.«
- Die Aggression kann »ökonomisch« entlastend gegen das eigene ohnmächtige Selbst gerichtet werden.
- Die Beziehung zur überlebenswichtigen Person und die Bindung an sie wird dadurch nicht zusätzlich gefährdet, im Gegenteil durch diese Identifikation noch gestärkt.
- Ebenso befehlen diese täteridentifizierten Ego-States dem traumatisierten Selbst, keine Handlungen zu unternehmen, die weitere Aggressionen vom Gegenüber hervorrufen könnten.

Als eine **zweite Bewältigungsstrategie** kommt es zu einer weiteren Identifizierung mit der traumatisierten, sekundär kolonisierten (s. o.) Selbstrepräsentanz. Küchenhoff (1990) nennt dies die Identifikation mit dem traumatisierten Selbst (vgl. Peichl 2007, S. 155).

Peichl (2007) bezeichnet dies als ein »Opfer-Ego-State«. »Dieses Ego-State imponiert vor allem durch Selbstentwertung, Kleinheitsangst und Mangel an ›Selbst-Identität‹. Deshalb möchte ich dieses Opfer-Ego-State ›die Selbst-Entwertung‹ nennen.« (Ebd., S. 155)

Das Verständnis dieser **zweiten Identifizierung mit der kolonisierten sekundären Selbstrepräsentanz**, im Sinne einer Identitätsbildung und Strukturbildung im Selbst, ist wichtig, da dieser **selbst-entwertende Ego-State** im Gefolge ein Bollwerk gegen die Überflutung durch die primären, nicht mentalisierten Gefühle von Ohnmacht, Schmerz, abgrundtiefem Alleinsein, Scham und Schuld darstellt. In diesem destruktiv wirkenden bewältigenden Ego-State derjenigen, »die falsch, schlecht, wertlos und eine Schande ist«, entsteht ein vermeintlicher Sinn und Erklärungsversuch für das traumatisierende Verhalten des Gegenübers: »Weil ich so schlecht bin, verhält sich das Gegenüber so zu mir.« Die Aufgabe dieses selbst-entwertenden Ego-States und dessen unverrückbarer Überzeugungen ist es, primäre Gefühlszustände, die aufgrund des Traumas entstanden sind, abzuwehren und sie nicht mehr fühlen zu müssen.

Ein **dritter Bewältigungsmodus** besteht in der **über-ich-/ich-idealhaften Forderung nach altruistischer Aufopferung**. Die Patientin erzählte, wie die Großmutter der Liebe der Urgroßmutter ihr Leben lang hinterhergelaufen sei, während die Urgroßmutter die Großmutter auch noch als Erwachsene mit jahrelangem Kontaktabbruch gestraft habe. In dem Versuch, es der Urgroßmutter recht zu machen und die Bindung aufrechtzuhalten, identifizierte sich die Großmutter, so können wir uns vorstellen, mit den strengen Über-Ich-/Ich-Ideal-Forderungen der Urgroßmutter. Diese fordern altruistische Aufopferung und zugleich die Aufgabe eigener vitaler, lustvoller, autonomer und aggressiver Impulse und Bedürfnisse. So wurde es auch von der Urgroßmutter durch deren eigene Selbstaufgabe und ihren Verzicht auf eigene vital-lustvolle Bedürfnisse vorgelebt. Dieser Ego-State stellt gleichzeitig einen wichtigen identitätsbildenden Aspekt dar: Wenn die Großmutter als sie selbst schon nicht gewollt ist, dann doch zumindest als diejenige, die sich kümmert und lieb ist.

Mit diesen metatheoretischen Gedanken näherte ich mich im Verlauf der Behandlung schrittweise dem Verständnis des **bewältigenden Teiles des relationalen Komplexes,** welcher versucht, die traumatischen Beziehungserfahrungen und den daraus entstandenen traumatischen Komplex abzuwehren bzw. zu bewältigen. Dieser besteht also aus dem – mit dem urgroßmütterlichen Introjekt identifizierten – 1.) **Ego-State der *schwarzen Frau* (*»Identofakt«*)**, 2.) dem **Ego-State der Selbstentwertung** sowie 3.) der **über-ich-/ich-idealhaften**

Forderung nach altruistischer Aufopferung und Aggressionsfreiheit. Wir begannen die unbewusste Aufgabe, die diese Selbst-Anteile im Selbstsystem der Großmutter hatten, darin zu verstehen, dass sie – in ähnlich strenger Weise wie die Urgroßmutter – die primären, nicht mentalisierten, traumatisierten, ohnmächtig-hilflosen und verletzten Gefühle der jungen Großmutter unterbinden und dass sie die primären vitalen, assertiven und aggressiven Impulse abwehren. Denn diese hätten die Beziehung und Bindung zur Urgroßmutter weiter gefährden können

Weitergabe über die Generationen

Der Vorgang der **transgenerationalen Weitergabe dieses traumatischen Komplexes** wie auch des bewältigenden Komplexes von der Großmutter auf die Mutter (besser lässt es sich weiter unten bei der Weitergabe von der Mutter zur Patientin aufspüren) lässt sich so vorstellen, dass vitale, assertive und aggressive Impulse der Tochter, also der Mutter von Frau S., in der Großmutter verdrängte Gefühle von Wut und Neid aktiviert haben mögen, wenn sie die Tochter, ähnlich wie ihre Geschwister damals, als lebendig erlebt hat. Abgespaltene aggressive Impulse früher ohnmächtig-wütender Gefühlszustände der jungen Großmutter gegenüber der Urgroßmutter sowie kindlich wütende, neidvolle Impulse bezogen auf die Geschwister mögen aktiviert worden sein.

Für diese Annahme spricht, dass die Patientin in ihrer Erinnerung viel Wut der Großmutter gegenüber deren Kindern und Mann erkennen konnte, von denen sie sich wenig gesehen und geliebt gefühlt habe. Es ist also vorstellbar, dass sich vonseiten der Großmutter gegenüber der jungen Mutter eine durch die *schwarze Frau* geprägte Beziehungsgestaltung entwickelt hat, die der der Urgroßmutter zur Großmutter ähnlich war. Die *schwarze Frau* in der Großmutter (genauso wie später die schwarze Frau in der Mutter) hat auf vitale, lustvolle, assertive und aggressive Strebungen der Tochter mit aggressiver Strenge reagiert und diese verbietend konnotiert. Die primären Selbstrepräsentanzen der Mutter mögen in dieser von der *schwarzen Frau* geprägten Beziehungsgestaltung in ähnlicher Weise mit dem selbst-entwertenden Ego-State der Großmutter sekundär kolonisiert worden sein, wie ich es bei der Urgroßmutter/Großmutter beschrieben habe. Diese Überlegungen speisen sich insbesondere aus dem Verhalten der Mutter gegenüber der Patientin, das, wie ich es noch beschreiben werde, wie ein Abbild des von der Mutter erlebten Verhaltens wirkte. Ebenso ließ sich dies aus den Erzählungen von Frau S. erahnen: Ihre Mutter habe sich schon immer als kleiner und weniger wert als andere erlebt und an dieser Überzeugung unverrückbar festgehalten. Und auch mein Gegenübertragungserleben, der Patientin »wehtun zu wollen«, ließ mich in der Einfühlung in die *schwarze Frau* Impulse von neidvollem, missgünstigem Kleinhalten-Wollen wahrnehmen.

Es lässt sich damit vermuten, dass sich in diesem Beziehungsgeschehen in der Mutter ebenfalls der beschriebene **traumatische Komplex** bestehend aus 1.) dem unintegrierten, verzerrten strengen großmütterlichen Introjekt, 2.) der durch Kolonisation entstandenen, entwerteten sekundären Selbstrepräsentanz und 3.) abgespaltenen, hilflos-ohnmächtigen Selbstzuständen entwickelt hat. In der Gegenübertragung konnte ich die *schwarze Frau* in der Großmutter, paraphrasierend, sagen hören: »Ich durfte nicht leben, du sollst auch nicht so frei und lustvoll leben dürfen.« Die sekundär von der Großmutter kolonisierte Selbstrepräsentanz der Mutter mag von dem Erleben geprägt gewesen sein: »Wenn ich lustvoll, expansiv, aggressiv bin, dann bin ich böse und Mutter wendet sich von mir ab.«

Und auch in der Mutter lässt sich aus den Erzählungen der Patientin im Behandlungsverlauf der oben beschriebene **bewältigende Komplex** erkennen, bestehend aus 1.) der strengen, aggressiven, verbietenden *schwarzen Frau*, 2.) dem Ego-State der Selbstentwertung und 3.) einer sich aufopfernden über-ich-/ich-idealhaften Instanz in sich. Ich werde dies im Folgenden genauer beschreiben.

Die Entwicklung der schwarzen Frau in der Patientin

Wir kommen nun schlussendlich, als gleichsam ein Abbild der Dynamiken der Frauen der vorigen Generationen, zur Psychodynamik der Patientin, der wir jetzt direkt nachspüren und die wir noch klarer differenzieren können.

Auch ihre Mutter, so berichtete die Patientin schon früh in der Therapie, habe auf die ihrer Tochter eigenen lebendigen, lustvollen, expansiven, widerwilligen, trotzigen und wütenden Impulse und Affekte mit Strenge, Bindungsbrüchen, Liebesentzug und dem Vermitteln des Gefühls, Schuld zu tragen, reagiert. Sie sollte, ähnlich wie die Schwester, ein liebes Mädchen im weißen Rüschenkleid sein. Das war sie von ihren konstitutionellen Anlagen her jedoch nicht, mein Eindruck war im Gegenteil, dass sie im Vergleich zur Mutter wie auch zur eigenen Schwester sehr kraftvolle, eigene lustvolle und wilde, freiheitsliebende Strebungen in sich hatte.

Sie beschrieb, wie ihre authentischen Gefühle und Wahrnehmungen (»etwas stimmte nicht zu Hause, etwas lag in der Luft, worüber nicht geredet wurde«), ihre primären Affekte und vitalen Impulse (»zu laut, zu aggressiv, zu viel«) auf eine Weise beantwortet wurden, dass in ihr das Gefühl entstand, in dem, wie sie war und was sie wahrnahm, nicht richtig zu sein. Sie legte dar, wie sie selbst davon überzeugt war, etwas zu können, aber oft verhindert worden sei, dass sie dies tat, indem der Vater oder die Mutter es übernahmen, weil sie meinten, dies besser oder schneller erledigen zu können.

Ihre konstitutionellen Anlagen, Fähigkeiten und Impulse wurden also einerseits verdrängt und blieben in der wütenden 3- bis 4-Jährigen[5] und den dreien vom Gatter fixiert. Noch nicht mentalisierte, primäre Selbstrepräsentanzen und ihre primären Antriebe bzw. Motivationen und Bedürfnisse blieben zurück mit unmentalisierten, unverdauten Gefühlszuständen von Unverständnis, Beschämung, Traurigkeit, Alleinsein und Hilflosigkeit, welche sie »wie Päckchen über die Schulter warf«. Eine wunderbare Beschreibung von Verdrängung und Abspaltung dieser unintegrierten Affekte und eigenen Impulse. In der kleinen 5- bis 6-Jährigen im Garten, die traurig zum Haus schaute, konnten wir diese Zustände noch spüren. Gleichzeitig sind diese primären Selbstrepräsentanzen und ihre Antriebe bzw. Motivationen und Bedürfnisse durch die ablehnenden Reaktionen und falschen Spiegelungen sekundär kolonisiert worden. Es bildete sich eine sekundäre Selbstrepräsentanz im Sinne von: »So wie ich bin, bin ich zu viel, nicht richtig, falsch, kann ich es nicht.«

Wäre jedoch dieses Beziehungsgeschehen allein von der über-ich-/ich-idealhaften Instanz in der Mutter geprägt gewesen, wovon ich zu Beginn ausgegangen war, so hätte sich die Selbstentwertung in der Patientin vermutlich leichter lösen können. Dieser Aspekt stellt einen neurotischen Konflikt dar. Aber verwoben mit den über-ichhaften Forderungen der Mutter wirkte in den Beziehungsgestaltungen die transgenerational aufgeladene existentielle Strenge der schwarzen Frau, welche bedrohliche, abgespaltene Selbstzustände abwehrte.

Ebenso mussten die starken vitalen, assertiven und wütenden Affekte von Frau S. als Kind und als Jugendliche in diesem Beziehungsfeld abgespalten werden, weil der Rückzug und der Liebesentzug der Mutter für das konstitutionell empfindsame Kind zu bedrohlich waren. Diese Impulse müssen zusätzlich noch eine existentiell bedrohliche Qualität (für die verbietende Mutter wie die Tochter) in sich getragen haben, weil sie in der Generation der Großmutter eine existentielle Gefahr dargestellt hatten. Die Großmutter war ein nicht gewolltes Kind. Ein weiterer Rückzug der Urgroßmutter mag für die Großmutter bedeutet haben, jedes Mal näher an Abgründe von Alleinsein, Nicht-gewollt-Sein, Schmerz und Ohnmacht heranzukommen. Diese unmentalisierten und unintegrierten Gefühlszustände, so kann man annehmen, wird die Großmutter der Mutter über die Strenge der schwarzen Frau (in Identifikation mit dem Aggressor) und die sekundäre Kolonisierung der Selbstrepräsentanzen weitergereicht haben. Dies war ein

Aspekt, der dazu führte, dass die Patientin nicht wagte, die Mutter »allein zu lassen«. Sie fühlte diese Abgründe von Alleinsein in der Identifikation mit der Mutter, welche sie weder der Mutter noch sich selbst zutraute ›zu überleben‹.

Diese Abgründe von »Alleinsein, Nicht-gewollt-Sein und Eine-Last-Sein« sind die tief verletzten, abgespaltenen und nicht mentalisierten Selbstzustände, welche durch die Generationen von Mutter zur Tochter weitergegeben wurden und welche die Patientin, intuitiv fühlend, als einen sehr frühen (intrauterin und in der Säuglingszeit) Gefühlszustand in sich wahrnehmen konnte. Um diese eigenen und in Resonanz bei der Mutter wahrgenommenen Gefühlszustände nicht zu fühlen – in der unbewussten Angst, davon weggeschwemmt zu werden und sie nicht aushalten zu können –, hat die Patientin die transgenerational vorgelebten Bewältigungswege übernommen.

So entwickelte sich zunächst in diesem von der *schwarzen Frau* in der Mutter geprägten Beziehungsgeschehen auch in der Generation der Tochter der **traumatische Komplex** aus einer 1.) unintegrierten, strengen, lustvolles, eigenes und expansives Sein verbietenden mütterlichen *Objektrepräsentanz* und 2.) einer sekundär kolonisierte *Selbstrepräsentanz* eines beschämten Kindes, welches sich falsch und böse fühlte, wenn es wütend oder aggressiv war. Die 3.) *konstitutionellen, vitalen Kräfte* (lebendig, wild, frei) waren, wie beschrieben, in den Ego-States der drei vom Gatter und der 3- bis 4-jährigen und der jugendlichen Wütenden abgespalten.

Zur **Bewältigung** dieses traumatischen Komplexes entwickelte sich in der Patientin ebenso wie in den vorherigen Generationen der **bewältigende Komplex,** bestehend aus 1.) der *schwarzen Frau* – entstanden über die Wege der Identifikation mit dem Aggressor als eine strenge, lustvolles und expansives Sein verbietende transgenerational weitergegebene verfolgende Figur. 2.) entstand durch die weitere Identifikation mit der sekundär kolonisierten Selbstrepräsentanz der Ego-State der *Selbstentwertung,* der an dem eigenen Unwert wider besseres Wissen festhielt. 3.) formte sich die mit den Idealen der Mutter identifizierte destruktiv wirkende *über-ich-/ich-idealhafte aufopfernde Seite.* Die Patientin opferte sich für die Mutter auf und versuchte dabei in parentifizierter Form die Bindungsbedürfnisse des eigenen ängstlichen, bindungsbedürftigen Kindes zu stillen und die existentiell bedrohlichen Selbstzustände abzuwehren.

In der Analyse haben wir intensiv an diesen unterschiedlichen Selbst-Anteilen und Zuständen gearbeitet. Dabei tauchten in meiner Gegenübertragung immer tiefere Schichten von archaisch undifferenzierten, ohnmächtig wütenden Gefühlszuständen auf. Wichtig für mich war, wahrzunehmen, wenn meine jugendliche kämpferische Seite zu agierend und druckvoll wirkte. Ich verstand das als meine mitagierende Abwehr gegen die Gefühlsintensitäten der frühen, als unaushaltbar erscheinenden Verlassenheit. Dieses immer mehr begreifend, öffnete sich in meinem psychischen Inneren ein Prozess des Containens und Verarbeitens, der sich den Dimensionen des abgrundtiefen Alleinseins und der frühen Traumatisierung nähern konnte. Wir konnten nun beginnen, die Dimension der primären Affekte aufzugreifen, da ich mir durch die bisherige ich-stärkende Arbeit und die vertrauensvolle Beziehung erlauben konnte, meine aggressiven Gegenübertragungsgefühle immer mehr zu benennen und wirken zu lassen. Die Patientin gewann zunehmend Mut, sich den vorher als unaushaltbar erscheinenden Gefühlen des Alleinseins und ihrer Traurigkeit zu stellen. Sie konnte diese zunehmend in ihrem psychischen Inneren halten und gleichzeitig wütende Impulse zur Abgrenzung nutzen.

Die innere Landschaft der Selbst-Anteile befindet sich mittlerweile in lebendigem Austausch. Im inneren Bild sitzt die schwarze Frau nun mit der Großmutter und einer der Urgroßtanten, die in die weite Welt gezogen war, an einem Tisch im Garten und sie erzählen einander aus ihrem Leben. Die Frage, was in Frau S. geschehen würde, gäbe sie der schwarzen Frau und der Großmutter einen Teil der Last zurück und würde ihnen sagen: »Ich schaufele mich nun frei und gehe meinen Weg«, löste in ihr sehr ambivalente Gefühle aus, wobei eine ängstlich erregte Vorfreude überwog. Dieses innere Bild konnte ein Ankerpunkt für die weiteren Prozesse der Loslösung aus der transgenerationalen Verstrickung sein.

Die kraftlose Kleine hat intensiven Kontakt zu den dreien am Gatter, während sich die Erwachsene deutlich weiter aufrichtet und nun beginnt, ihren Weg zu gehen. Der Prozess ist weiterhin in Entwicklung, die einzelnen Ego-States können dabei immer mehr ein Bewusstsein für ihr eigenes Gewordensein und die transgenerationale Geschichte bekommen und weiter untereinander in Kontakt treten.

Abschlussgedanken

Wie Piegler in Kapitel 2 herausgearbeitet hat, gibt es keine einzig wahre heilsame Methode, sondern die therapeutische Herangehensweise muss zur Therapeutin passen und die Patientin zur Therapeutin und ihrer Art zu arbeiten. Ich habe hier einen symbolisierungs- und mentalsierungsfördernden Weg der Einfühlung in die Dynamik dargestellt, der mir hilft, einerseits die Dynamik der Patientin vor meinem theoretischen Hintergrund und in Verbindung mit der Ego-State-Therapie und andererseits das Gegenübertragungsgeschehen in mir und das dynamische Geschehen im Intersubjektiven Feld zu begreifen.

Ich möchte insofern dem Tenor des Geleitwortes von Ulrich Sachsse in Peichls Buch *Die inneren Trauma-Landschaften* (Peichl 2013a, S.V) auch für meine therapeutische Arbeit zustimmen, nämlich dass »die Auseinandersetzung mit dem Trauma erhebliche synthetische Wirkung entfaltet. Sehr separate, bisher klar gegeneinander abgegrenzte Therapiemethoden, Forschungsfelder und Denktraditionen bewegen sich aufeinander zu, nehmen sich gegenseitig wahr, profitieren voneinander und entwickeln sich in und an diesen Begegnungen selbst fort.«

KAPITEL 10

Eine intersubjektive Untersuchung der Bedürfnisse der Psychotherapeuten

CHRIS JAENICKE

Einleitung: Die Subjektivität des Therapeuten gerät in den Blick

Als einem Intersubjektivisten war es mir in meinen Büchern (Jaenicke 2006, 2010, 2014a) ein zentrales Anliegen, das gesamte intersubjektive Feld zu beschreiben. Da, nach unserem Verständnis, der Fokus der psychoanalytischen Untersuchung auf der Schnittmenge der beiden Subjektivitäten liegt, die eine therapeutische Dyade bilden, war es für mich unabdingbar, meine eigene Subjektivität zu beschreiben. Wenn man sowohl den therapeutischen Dialog und Prozess als auch die Heilung als eine Co-Konstruktion begreift, bedeutet das, dass die Subjektivität des Psychotherapeuten in jeder Faser seines Daseins die Therapie mitbestimmt und in jeder Reaktion des Patienten mit-impliziert ist. So kam ich dazu, dass meine Fallbeschreibungen aus intersubjektiver Sicht sich nicht nur auf eine Darlegung der Geschichte des Patienten bzw. der Patientin und von deren Konsequenzen für seine oder ihre Lebensgestaltung beschränkten, sondern auch die Auswirkungen meiner Persönlichkeit auf die Patienten und auf den Verlauf der Psychotherapien beschrieben.

Diese Vorgehensweise fand ich einerseits konsequent, da ich als Intersubjektivist, der Vollständigkeit geschuldet, wohl kaum nur die Hälfte des Feldes darstellen konnte. Zugleich löste sie bei mir ein latentes Gefühl der Scham aus, da ich ebenso wie der Patient oder die Patientin Gegenstand der klinischen Untersuchung war und, vor allem, weil ich selbst einen signifikanten Raum in meiner Beschreibung der therapeutischen Begegnungen einnahm. Wie noch zu erkennen sein wird – und was ich selbst erst durch diesen Text verstanden habe –, hing der

Grund meines Schamgefühls mit der Erkenntnis und Anerkennung der Legitimität der Bedürfnisse von Therapeuten zusammen.

Ich betonte also, dass die Asymmetrie der Beziehung und die Rollenverteilung unserer psychotherapeutischen Arbeit sich durch die beschriebene Einbeziehung des Therapeuten nicht verändern: Fokus, Zweck und Ziel des therapeutischen Geschehens bleiben die Patienten und ihr individuelles Anliegen. Verantwortlich für das Setting und die Psychotherapie sind die Psychotherapeuten. Ich beanspruchte weder Symmetrie noch Gleichheit zwischen Patient und Therapeut. Ein solcher Kollaps der klinisch-phänomenologischen und theoretischen Ebenen findet sich häufig in einer missverstandenen Kritik an der Intersubjektivitätstheorie. Ich betonte jedoch auch, dass das, was auf der asymmetrischen Ebene stattfindet, sich aus der Wechselwirkung auf der bi-direktionalen Ebene speist. Das, was auf der bi-direktionalen Ebene geschieht, ist nicht anders als das, was in jeder menschlichen Begegnung geschieht. Sullivan (1953, S. 32; Übers. von C. J.) drückte das einmal so aus: »wir sind alle nur einfach mehr menschlich als irgendetwas anderes«. Bemerkenswerterweise, so fiel mir auf, scheinen die Worte »menschlich« und »Psychoanalyse« in einem Satz oft die Konnotation zu haben, dass sie in einem Spannungsfeld existieren.

Die Asymmetrie der Beziehung wird durch unsere Expertise, unsere theoretische Ausrichtung und unsere klinische Sensibilität und Erfahrung bestimmt und unterliegt dem Zweck des therapeutischen Unterfangens. Dennoch bleibt unsere einmalige Subjektivität der übergeordnete Filter allen therapeutischen Handelns. Das, was wir ansprechen oder nicht ansprechen, betonen oder nicht hervorheben, worauf wir reagieren oder was wir ignorieren, unterliegt dem Primat unserer Subjektivität.

Gegenüber der Bedeutung, die ein traditionelles Verständnis der Konzepte der Neutralität, Objektivität und vor allem Abstinenz noch immer in der Psychoanalyse hat, stellt die intersubjektive Sichtweise und Darstellung des gesamten Feldes eines therapeutischen Prozesses einen Paradigmenwechsel, für manchen gar einen Tabubruch dar. Von daher erklärt sich mein latentes Gefühl der Scham und wird nachvollziehbar. Denn auch ich genoss zunächst eine klassisch freudianische Ausbildung. Im Laufe meiner Ausbildung entdeckte ich die Selbstpsychologie und die Intersubjektivitätstheorie. Wenn man die Geschichte der Schwierigkeit, Erneuerungen in der Psychoanalyse zuzulassen, verfolgt (s. Aron 1996), so lässt sich unschwer erkennen, dass es dabei, als rote Faden, grundsätzlich um die Ängste der Analytiker in ihrer Berührbarkeit und Involviertheit im therapeutischen Prozess geht. Von der Ein- zur Zwei-Personen Psychologie und weiter zur intersubjektiven Systemtheorie gewinnen die Bedeutung der Subjektivität des Psychotherapeuten und die Wechselwirkung der therapeutischen Dyade zunehmend an Gewicht.

In diesem Kapitel möchte ich einen Aspekt der Subjektivität des Therapeuten untersuchen, der lange sowohl aus Gründen der Scham als auch aus einem anachronistischen Verständnis der Neutralität unterbelichtet geblieben ist: den *Gewinn*, den wir als Psychotherapeuten aus unserer Arbeit ziehen.

Aspekte des Konzepts der Gegenübertragung und der »bedürfnisentleerte« Therapeut

Mein Ausgangspunkt sind die ausgezeichneten Ausführungen von Bacal und Thomson (1996) in ihrem Artikel »The psychoanalyst's selfobject needs and the effect of their frustration on the treatment: A new view of countertransference«, die ich danach vertiefe, wobei ich aber auf diesen Artikel zurückkommen werde. Zusammenfassend geht es den Autoren um die Frage, ob Psychotherapeuten überhaupt Bedürfnisse gegenüber ihren Patienten haben dürfen und welche Auswirkung diese auf den therapeutischen Prozess haben, wenn sie einfach nur aufkommen oder wenn Therapeuten frustriert werden.

Wohlgemerkt geht es dabei nicht um die allgemein anerkannten ethischen Rahmenbedingungen im Verhalten von Psychotherapeuten. Vielmehr konzeptualisieren die Autoren die emotionalen Reaktionen von Therapeuten unter dem Oberbegriff der *Gegenübertragung*. Sie zeichnen diejenigen Veränderungen auf, die dieses Konzept durchlaufen hat. Zunächst wurde die Gegenübertragung als Hindernis zur Behandlung (Freud 1910d) angesehen, dann als Schlüssel zum Verständnis des Unbewussten im Patienten (Heimann 1950) und schließlich als eine Attribuierung vonseiten des Patienten in Bezug auf den Therapeuten, die zu dessen entsprechendem Rollenverhalten führt und wobei frühe Beziehungserfahrungen des Patienten wiederholt werden.

Bedürfnisse des Therapeuten kommen in diesem Konzept und bei diesem Verständnis seiner Reaktionen nicht vor. Seine emotionalen Reaktionen sind ausschließlich durch den Patienten bestimmt und ergeben demzufolge nur Erkenntnisse über den Patienten. Ein kleiner Spalt in der Tür zur Subjektivität des Therapeuten öffnet sich erst mit der Beobachtung Kohuts (1988a), dass Psychotherapeuten sich angesichts von Spiegelübertragungen als archaische Verschmelzung durch Erweiterung des fragilen Größenselbst wie ausgelöscht fühlen können. Verständlicherweise, weil Psychotherapeuten dann nicht als getrennte Objekte mit individuellen Eigenschaften vom Patienten wahrgenommen, sondern nur in ihrer kohäsionsfördernden Verlängerung des Patienten *funktional* erlebt werden. Kohut verstand diese Reaktion als für die Entfaltung von archaischen narzisstischen Übertragungen hinderlich. Eine ähnliche Bewertung erfährt die Reaktion des Therapeuten auch bei idealisierenden Übertragungen. Hier wird die Grandiosität des Therapeuten überstimuliert und deshalb abgewehrt. So weit haben all diese Beispiele der emotionalen Reaktionen von Therapeuten eine Gemeinsamkeit: Legitime Bedürfnisse des Therapeuten kommen nicht vor.

Eine erste Wende erfolgte 1980, als Wolf das Konzept der *Selbstobjekt-Gegenübertragung* einführte. Dabei werden dem Analytiker *eigene* Selbstobjekt-Bedürfnisse zugeschrieben, die nicht unmittelbar durch den Patienten induziert werden, wohl aber durch den *Prozess*. Inzwischen wissen wir aufgrund der Erkenntnisse der Säuglingsforschung, dass das Bedürfnis, gespiegelt zu werden, ebenso wie die grundsätzliche Sehnsucht nach einer positiven Affirmation zu den existentiellen Grundbedürfnissen des Menschen gehört, von der Wiege bis zum Grab (Kohut 1987, Jaenicke 1987). Und auch die Erkenntnis, dass der Analysand diese Art der Responsivität des Therapeuten als gesundes Bedürfnis in einer Psychotherapie erwarten darf, ist inzwischen weitgehend in der Psychotherapie angekommen.

Allerdings muss ich aus meiner Erfahrung als Supervisor leider zu der Schlussfolgerung kommen, dass solche Bedürfnisse von Therapeuten noch als »ungesund« und vor allem als beschämend erlebt werden. Psychotherapeuten werden meines Erachtens in einem anachronistischen Verständnis der Rollenverteilung als geradezu *bedürfnisentleert* angesehen.

Die Unterscheidung zwischen asymmetrischen und bi-direktionalen Ebenen der Beziehung und des therapeutischen Diskurses

Um hier den Bogen kurz zurück zum Anfang meiner Ausführungen zu schlagen: Mir sind die Unterscheidung zwischen der asymmetrischen und der bi-direktionalen Ebene der Beziehung (siehe dazu Jaenicke 2017a) und das Zusammenspiel der beiden Ebenen wichtig. Auf der bi-direktionalen Ebene erleben wir alle Gefühle und Reaktionen, die wir *in jeder* menschlichen Begegnung empfinden. Auf der asymmetrischen Ebene unterliegen wir jedoch der Rollenverteilung, die der Aufgabe des Therapeuten und dem Zweck der Therapie dient. Dennoch sind *beide Ebenen* sowohl von unserer Subjektivität als auch vom intersubjektiven System der reziproken Beeinflussung bestimmt! »Neutrale Analytiker, reine Deutungen, unkontaminierte Übertragungen – keine dieser mythischen Wesenheiten hat innerhalb eines solchen Systems Bestand« (Orange et al. 2001, S. 62).

Wenn wir nun zu der Erkenntnis gelangen, dass Patient und Therapeut, wenn auch nicht in ihrer Rollenverteilung, so doch ansonsten aus demselben psychischen Holz geschnitzt sind – mehr menschlich als alles andere –, dann stellt sich die Frage, warum Bedürfnisse des Therapeuten als ungesund, schambesetzt und deshalb als unerwünscht und zu überwinden gelten. Ferner, inwiefern die Erfüllung oder Frustration dieser Bedürfnisse und Gefühle den therapeutischen Prozess beeinflusst.

Bacal und Thomson stellen dazu folgende Thesen auf: Das positive Selbsterleben eines Therapeuten bzw. einer Therapeutin wird in seiner oder ihrer Arbeit durch die fortlaufende Selbstobjekt-Responsivität des Patienten aufrechterhalten. Sie argumentieren weiter, dass die analytische Funktion der Therapeuten durch eine signifikante Frustration dieser Bedürfnisse *gestört* wird! Umgekehrt wird die therapeutische Effektivität durch das Gewahr-Werden dieser Bedürfnisse, statt sie zu leugnen, erhöht; und dabei müsse, so die Autoren, eine Deaktivierung der damit zusammenhängenden Scham erfolgen. Ferner plädieren sie für eine generelle Toleranz und Akzeptanz der Begrenzungen, wie sie in der Subjektivität des Therapeuten begründet sind.

Diesen Aspekt habe ich in meinen Schriften vertieft und insofern zugespitzt, als ich *Subjektivität und Begrenzung als synonym* betrachtet habe. Und ich habe die Rolle des Scheiterns und der Fehlbarkeit als ein zentrales und legitimes Charakteristikum des Menschseins – und par excellence des Therapeuten sowie des therapeutischen Prozesses – beschrieben.

Und wie bereits erwähnt, spielt die Persönlichkeit von Therapeuten in ihrer Gesamtheit, nicht nur in ihren Begrenzungen, die ausschlaggebende Rolle in Psychotherapien. Das intersubjektive Feld entsteht aufgrund der Begegnung der Übertragungen beider Beteiligter.

Das Modell der asymmetrischen und bi-direktionalen Ebenen der Beziehung und des therapeutischen Diskurses erweist sich als für die Beschreibung und das Verständnis der Auswirkung der *Bedürfnisse von Therapeuten* hilfreich. Die Selbstobjekt-Bedürfnisse von Therapeuten unterscheiden sich von denen der Patienten allerdings insofern, als sie durch seine therapeutische Funktion und seine Rolle repräsentiert werden, wie auch immer diese vom individuellen Therapeuten verstanden werden. Man kann aber unschwer erkennen, dass sich hinter beidem, Funktion und Rolle, subtile Wünsche (eben Selbstobjekt-Bedürfnisse[1]) des Therapeuten nach Affirmation seiner besonderen Fähigkeit zu verstehen und nach Wertschätzung seiner einfühlsamen humanen Haltung verbergen. Es bleibt offen, inwieweit dem Therapeuten diese Bedürfnisse bewusst sind, zumal unsere Ausbildung dazu verleitet, deren Erfüllung durch das Setting als selbstverständlich anzunehmen. Das pünktliche und regelmäßige Erscheinen des Patienten, seine Bereitwilligkeit, sich mitzuteilen, und sein Anhören unserer Deutungen, sein Bezahlen von Ausfallhonoraren und überhaupt seine Bereitschaft, sich einer Therapie zu unterziehen – all das sind Formen der Responsivität, die unseren (zumeist unbewussten) Selbstobjekt-Bedürfnissen entsprechen.

Plädoyer für eine grundlegende Untersuchung der Rolle der Selbstobjekt-Bedürfnisse von Therapeuten

Schwierig wird es dann, wenn wir in unserem Rollenverständnis gestört oder frustriert werden, wenn wir nicht als positiv motivierte, anständige Menschen gesehen werden. Wenn das narzisstische Gleichgewicht des Therapeuten gestört wird, kommen seine Selbstobjekt-Bedürfnisse verstärkt auf der bi-direktionalen Ebene zum Vorschein. Köhler (1984–85) hat aufgrund von Erkenntnissen der Säuglingsforschung eine Analogie zwischen den komplexen Interaktionen des Selbstobjekt-Bedürfnisses von Patient und Therapeut und denen beim Mutter-Kind-Paar gesehen. Bacal und Thomson unterscheiden zwischen einer wahrnehmbaren Intensivierung der Selbstobjekt-Bedürfnisse des Analytikers und einer fundamentaleren Frustration von dessen Selbstobjekt-Bedürfnissen und erkennen darin eine *Signalstörung*. Der Unterschied liegt im Grad der Erschütterung des narzisstischen Gleichgewichts der Therapeuten. Diese kann als eine Warnung vor einer möglichen Entgleisung des therapeutischen Prozesses verstanden werden.

Das bewusste Erleben von *Scham* kann als Indikator, als eine solche *Signalstörung* der Selbstobjekt-Bedürfnisse des Analytikers aufgefasst werden, wobei das kohäsive Selbsterleben im Therapeuten stabil bleibt. Kommt es jedoch zu einem massiveren, bedrohlichen Erleben der Erfahrungswelt und damit zu einer Bedrohung der Kohäsion im Selbsterleben des Therapeuten, so haben wir es entweder mit einer Wiederholung einer frühen, andauernden Fehlpassung auf der impliziten Beziehungsebene des Therapeuten zu tun, die viel schwieriger zu erfassen ist, besonders wenn sie auf prä-verbalen Erfahrungen beruht; oder wir haben es mit einer »kritischen Zuspitzung« im therapeutischen Prozess (Jaenicke 2010) zu tun. Immer aber geht es um das Aufeinanderprallen der gesamten Erfahrungswelt von Psychotherapeut und Patient, wobei sich *beide* existentiell bedroht fühlen können.

In solchen Fällen gilt mein Credo: Um zu verändern, muss man sich verändern lassen (Jaenicke 2006, 2010). Dieses *Konzept der kritischen Zuspitzung* und der Notwendigkeit, dass sich beide Beteiligte einer therapeutischen Dyade verändern, habe ich vertieft in dem Artikel »Individuelle Lebensthemen in der therapeutischen Beziehung: zwei Schattenmänner« (Jaenicke 2017b). Ich werde auf dieses Konzept in meinen abschließenden Bemerkungen zurückkommen. Einen Hinweis möchte ich aber an dieser Stelle noch geben: Die asymmetrische Ebene der Beziehung, die durch unsere Rollenverteilung – wir sind die Helfer, die Patienten die Hilfesuchenden – und durch den Zweck von Psychotherapie bestimmt wird, hat zur Nichtbeachtung des Einflusses dessen geführt, was auf der bi-direktionalen Ebene passiert. Das lässt mich die Frage stellen: Welcher Mensch macht etwas ohne Berücksichtigung seiner eigenen Wünsche? Die Scham, die in Verbindung mit dem Gewahrwerden oder der Besprechung *eigener* Bedürfnisse des Therapeuten einhergeht, weist deutlich genug auf einen blinden Fleck in unserem Verständnis von Psychotherapie hin.

Eine vertiefte Untersuchung der Rolle der Selbstobjekt-Bedürfnisse von Therapeuten ist notwendig, weil solche unbewussten, unerfüllten Wünsche uns dazu verleiten können, Glaubensboten unserer Einstellung gegenüber Patienten in Bezug darauf zu sein, wie ihre Heilung auszusehen habe. Es ist gut bekannt, dass die zentrale, jedoch unbewusste Quelle der Motivation einiger Psychotherapeuten, ihre Patienten zu heilen, in ihrem Bedürfnis liegt, *ihre Eltern zu heilen*! Auf diese Weise – in einer unbewussten Rollenumkehr – soll es zu einer Wiedergutmachung ihrer eigenen defizitären Selbstobjekterfahrungen kommen. Die therapeutische Arbeit mit Patienten dient dann dazu, Defekte im eigenen Selbsterleben wettzumachen, die durch eine pathologische Anpassung an die archaischen Selbstobjekt-Bedürfnisse der Sorgepersonen entstanden sind.

Einerseits ist es Teil unseres professionellen Ethos, effektiv und hilfreich zu sein, und »gut genug« zu sein ist ein Grundbedürfnis der meisten von uns Therapeuten, das es anzuerkennen gilt und womit wir auch anerkannt werden wollen; auf der anderen Seite ist die Handhabung von Phasen, in denen wir in den Augen des Patienten ungenügend sind, von zentraler Bedeutung. In solchen Phasen des Prozesses würde uns die oben beschriebene Form pathologischer Anpassung – vor uns selbst versteckt gemäß einem Imperativ zu heilen oder in einem therapeutischen Ideal – einen Strich durch die Rechnung machen und eben verhindern, dass wir therapeutisch effektiv sind. Die Scham jedoch, die unser Gefühl, zu scheitern oder begrenzt zu sein, als Signalangst begleitet, lässt auch die intersubjektive Natur von Abwehr erkennen. Hingegen blockiert eine fehlende Akzeptanz von Schwäche, Unvermögen und eigener Begrenztheit unser Vermögen, die tiefere Funktion der defensiven Affekte unserer Patienten zu verstehen.

Besonders dann, wenn wir aufgerufen sind, uns in die Räume der inneren Verwüstungen von Traumata zu begeben, können uns *Gefühle der Aussichtslosigkeit, der völligen Hilflosigkeit und des Scheiterns* packen und festhalten. Sieht man einmal davon ab, dass man als Therapeut ganz zu Recht das Gefühl bekommen kann, dass man nicht weiß, ob man aus der Begleitung in traumatische Todeszonen wieder lebend herausfinden wird, so kann man die genannten emotionalen Reaktionen als Indikator oder Signalgeber dafür nehmen, dass wir unser Augenmerk auf unsere eigenen Selbstobjekt-Bedürfnisse richten sollten und dass eine Bestandsaufnahme dieser Bedürfnisse angebracht ist. Und nicht nur die Gefühle der Scham in Bezug auf unsere Unzulänglichkeit, sondern auch Wut, Müdigkeit, Erotisierung, Hass und sogar ein vermehrtes Auftreten von Deutungen sind Signale, dass wir unseren eigenen Selbstobjekt-Bedürfnissen unbedingt mehr Achtung schenken müssen.

Es wäre ein Missverständnis von Empathie zu glauben, dass sie eine fortdauernde Entsagung hinsichtlich der eigenen Selbstobjekt-Bedürfnisse rechtfertigte. Vor allem die Neigung zu vermehrten Deutungen kann auf nicht wahrgenommene Gefühle der Entleerung mangels einer Spiegelung hinweisen, in denen wir uns als anerkannt und gesehen erleben würden. Solche Deutungen haben dann die unbemerkte, jedoch primäre Funktion der Rückversicherung unserer funktionierenden Fähigkeit als Therapeut. Winnicott soll einmal gewitzelt haben, dass Deutungen hauptsächlich dazu dienen, dem Patienten zu zeigen, was wir nicht verstanden haben. In solchen Situationen muss man zwischen pathologischer Anpassung und dem Bedürfnis unterscheiden, als Therapeut wieder ins Spiel zu kommen; das gilt besonders in chaotischen, unverständlichen Prozessen. Solche Behandlungssituationen können einerseits für Patienten problematisch sein, da sie eine Vertiefung von Prozessen der Veränderung verhindern oder verzögern können. Andererseits ist eine solche Vernachlässigung der eigenen Gefühle und Bedürfnisse nicht ratsam, weder für den Therapeuten noch für den Patienten.

Die introspektiv-empathische Forschungshaltung, welche die Intersubjektivitätstheorie als klinische Grundhaltung reklamiert, darf nicht als altruistischer Aufruf missverstanden werden, unsere Gefühle zu leugnen. Das wäre dieselbe altruistische Motivation, die wir beim Patienten in Frage stellen würden, wenn er seine Bedürfnisse leugnet. Der introspektive Teil unserer Haltung muss genau dazu dienen, unsere schamvollen Gefühle als Abwehr der Bedürfnisse zu verstehen, die wir wegen unserer Begrenzungen oder unseres Scheiterns in uns tragen. Die Verbindlichkeit der Patienten gegenüber dem therapeutischen Prozess dient auch dem idealisierenden Selbstobjekt-Bedürfnis des Therapeuten, in seiner Effektivität gespiegelt zu werden, und dem Bedürfnis, für die Patienten etwas Besonderes zu sein.

Das Aufkommen von Schamgefühlen wegen des zunehmenden Bewusstseins der damit oft zusammenhängenden Selbstobjekt-Bedürfnisse des Therapeuten führt zu einer Aufhebung der Abwehr solcher Gefühle und damit zu ihrer Enttabuisierung. Wenn das gelingt, ist das ein enormer Gewinn und eine große Erweiterung unserer Erfahrungswelten, ebenso ist es entscheidend für unsere Aufnahmebereitschaft gegenüber den Selbstobjekt-Bedürfnissen unserer Patienten.

Zwei klinische Beispiele

Kommen wir nun zu zwei klinischen Beispielen, die diese Thesen exemplifizieren und untermauern sollen.

Erstes klinische Beispiel

In einer Supervision berichtete mir ein Kollege von immer wiederkehrenden Gefühlen der Müdigkeit angesichts der monoton und affektlos vorgetragenen Erzählungen seines Patienten. Bei diesem, einem jüngeren berufstätigen Mann, war die Erziehung einer Reihe häufig wechselnder Kindermädchen überlassen worden. Beide Eltern waren von der Ausübung ihres Business, in dem der Patient später auch tätig war, überlastet und unzureichend verfügbar. Der ständige Wechsel der Sorgepersonen erforderte vom Patienten ein hohes Maß an Anpassungsleistung und führte zu seinem stets freundlichen, aber affektarmen Auftreten und schließlich Wesenszug.

Beim Therapeuten löste die Müdigkeit Zweifel an seiner therapeutischen Effektivität aus. Er sehnte sich nach dem gesicherten Status seiner ehemaligen

Klinikarbeit zurück und fragte sich, ob der Schritt in die Privatpraxis falsch war. So geriet er zunehmend in einen Strudel des Selbstzweifels, der ihn, wie er mir leicht beschämt berichtete, zu einem Enactment führte. Er griff während der Stunde hinter der Couch zu seinem Mobiltelefon, um vielleicht dort eine selbstaufrichtende, ihn belebende, von der lähmenden Müdigkeit befreiende Nachricht zu erhalten. Ich kommentierte, Affektlosigkeit der Patienten riefe oft bei Therapeuten eine ähnliche Resonanz hervor, bei der wir uns ebenfalls von unseren Gefühlen abgeschnitten und verloren fühlen könnten. Ich bezeichnete seine Reaktion als einen *Versuch der Selbstregulierung,* um sich wieder in das therapeutische Geschehen einbringen zu können. Ich beschrieb das oft als negativ und beschämend konnotierte Konzept des Enactments – nur ein kleiner, rettender Gradient von Agieren entfernt – als seinen Versuch der Selbstregulierung.

Diese Anerkennung seines legitimen Selbstobjekt-Bedürfnisses hatte einen – beinahe überraschend – vitalisierenden Effekt auf den Therapeuten und führte dazu, dass er von einem weiteren Austausch mit dem Patienten erzählte, bei dem es zu einem berührenden Moment des Kontakts zwischen den beiden gekommen war. Als der Patient berichtete, er mache sich um seine im Ausland studierende Freundin Sorgen, reagierte der Therapeut mit einem, wie er meinte, »pragmatischen«, aber beherzten Vorschlag: In Deutschland gebe es doch genügend Arbeitsmöglichkeiten für jemanden, wie sie es mit dem bald abgeschlossenen Studium sei. Ich kommentierte dies als belebenden »hightened moment« (Beebe & Lachmann 2002) der affektiven Begegnung, der dazu geführt habe, dass er sich von seiner Müdigkeit befreien konnte und sein Gefühl der therapeutischen Effektivität zurückgewonnen habe. Wir konnten jetzt abermals den schamhaften Aspekt, der in der Bezeichnung seiner Deutung als »pragmatisch« zum Ausdruck kam, besprechen.

Ich habe diese Art der Deutung, bei der Therapeuten sich durch ein anachronistisches Verständnis von Neutralität in ihren Reaktionsmöglichkeiten beschränken, als »konkretisierte Empathie« (Jaenicke 2006) bezeichnet. Im Gegensatz zur traditionellen Deutung ist konkretisierte Empathie eine Art verbal ausgedrückte direkte Hilfestellung seitens des Therapeuten gegenüber dem Patienten. Wenn ein Patient z. B. das Gefühl hat, auf schwankendem Boden zu stehen, wäre eine Aussage wie: »Ich glaube, dass es Ihnen bald wieder besser gehen wird«, ein Beispiel für konkretistische Empathie. »Die traditionelle Sichtweise, der zufolge lediglich solche Deutungen analytisch sind, die auf einer symbolischen Ebene erfolgen – und deren ursprüngliche Rechtfertigung die Vermeidung von Gratifikation war –, lässt unter Umständen die kontextuelle Beurteilung des Patienten, was seine Entwicklung und das therapeutische Feld betreffen, außer Acht.« (Jaenicke 2006, S. 82)

In der geschilderten Szene der Supervision wird noch ein weiterer Aspekt der *unbewusst hilfreichen Wechselwirkung* zwischen den Selbstobjekt-Bedürfnissen beider an der therapeutischen Dyade Beteiligter deutlich. Die positive Erfahrung des Patienten mit dem »rettenden« Vorschlag des Therapeuten erweckte im Therapeuten ähnliche Erfahrungen, nämlich den Wunsch, selbst gerettet zu werden. Indem der Therapeut seine stellvertretende Introspektion mobilisiert hatte, konnten vergleichbare Erfahrungen in ihm durch die Reaktionen des Patienten validiert werden: *Ich fühle, wie es ist, das zu fühlen, was du fühlst.* Das wiederum bedeutet für den Patienten die essenzielle Erfahrung, eine *relationale Heimat* im Therapeuten (Kahlenberg 2010, Jaenicke 2014a) gefunden zu haben. Für den affektiv entfremdeten Patienten war das eine entscheidende therapeutische Erfahrung. Ein solches Finden einer relationalen Heimat ist, wie wir in der berührten Reaktion des Therapeuten erkennen können, immer eine Ko-Konstruktion.

Zweites klinische Beispiel

Eine Patientin kam mit dem Wunsch, eine Partnerschaft fürs Leben zu finden, zu mir in die Psychoanalyse. Dass ihr 50. Geburtstag immer näher rückte, weckte in ihr die Angst, ewig allein zu bleiben, und sie befürchtete, allein altern zu müssen. Sie hatte vor 15 Jahren nach zwei längeren, aber letztendlich unbefriedigenden Beziehungen Männern grundsätzlich abgeschworen – mit Ausnahme einiger Affären.
Die traumatischste Erfahrung ihrer Kindheit war, dass sie im Säuglingsalter in ein Heim gegeben worden war, da die junge, unverheiratete Mutter sich durch ein uneheliches Kind in dem kleinen Dorf, in dem sie lebten, stigmatisiert fühlte. Ihr leiblicher Vater verließ das Land und sie lernte ihn nie kennen. Als sie drei Jahre alt war, wurde sie wieder in die Familie, die aus Mutter, Stiefvater, Bruder und Großmutter bestand, aufgenommen. Die Wiederaufnahme in die Familie erforderte von dem ursprünglich verlassenen Kind, dem seine Familie fremd war, eine enorme Anpassungsfähigkeit. In ihrem späteren Leben entwickelte sie eine ausgeprägte Fähigkeit, auf Menschen zuzugehen, speziell in ihrem großen Kreis sie unterstützender Freunde, und generell eine enorme

Vitalität, das Leben »anzupacken« und zu genießen. Zugleich hatte sie aber auch Schwierigkeiten, sich abzugrenzen und sich auf das inhärente Risiko der Verbundenheit (Jaenicke 2006) einzulassen.

Die Mutter beschrieb sie als affektiv distanziert und in ihrer Fürsorge mechanisch. Der Stiefvater war bis zu ihrem 8. Lebensjahr liebevoll und zugewandt. Es ist ihr gelungen, sich seiner späteren Versuche sexueller Übergriffe erfolgreich zu erwehren. Die Großmutter war zwar streng, unterstützte sie aber grundlegend. Zu dem jüngeren Bruder hatte sie eine liebevolle Beziehung. Die traumatische Übergriffigkeit des Stiefvaters verstärkte sich, als sie als Erwachsene ihn und ihre Mutter damit konfrontierte. Es kam zu einem Bruch mit der Familie, besonders aufgrund des Unwillens der Mutter, sich mit ihrem Mann, dem Stiefvater, auseinanderzusetzen.

In den folgenden Jahren hatte sie kaum noch Kontakt zur Familie. Ein begrenzter Kontakt blieb zum Bruder, auch dadurch, dass sie ihr Geschäft in einer von ihm finanzierten Immobilie betrieb. Sie wurde als das exotische, ausgeschlossene Mitglied der Familie angesehen.

Wir haben die Brüche in ihrem basalen Vertrauen in Verbundenheit aufgrund der Heimerfahrung, des Verlassen-Werdens vom leiblichen Vater und der Mutter, der Übergriffe des Stiefvaters und vor allem der Unzulänglichkeit der Mutter lange durchgearbeitet. Dabei gelang eine sehr schmerzhafte Durchquerung der »Wüsten« der Ablehnung, der Verlorenheit, der erlebten Lieblosigkeit und des Ausgeschlossen-Seins. Übrig geblieben ist eine weitgehende Ablösung von der Familie, eine selbststärkende Fähigkeit der Abgrenzung und eine Integration ihrer Reaktionen auf ihre Traumata. Das hatte ein größeres Ganzheitsgefühl ihres Selbsterlebens zur Folge und bedeutete eine Legimitierung von Trauergefühlen.

Die Ablösung von der Familie hatte auch mit einer Auseinandersetzung mit ihrem Bruder zu tun. Im Laufe eines Streits mit diesem über seine Immobilie, die sie von ihm erwerben wollte, wurde zugleich zum Thema, wie das zukünftige Erbe – das Haus der Mutter – aufzuteilen sei. Sie fühlte sich vom Bruder übervorteilt, der schon immer für die Immobilie eine zu hohe Miete und jetzt wieder eine ungerechte Beteiligung an den Notarkosten verlangte, und sie entschied sich deshalb, die Immobilie nicht zu kaufen und auszuziehen. Da die Familie sich daraufhin massiv gegen sie verbündete, sie verletzend beschimpfte und ihr wüste Vorwürfe der Illoyalität machte, sagte sie sich von allem und allen los. Damit fühlte sie sich befreit und stark.

Dieser Prozess der Ablösung führte aber auch zu einer ereignisreichen, therapeutisch wertvollen Begegnung zwischen uns. Da ich selbst eine traumatisch verlustreiche Erfahrung im Rahmen einer Erbschaft gemacht hatte, warnte ich sie, dass sie Gefahr laufe, durch die verwickelten Machenschaften ihrer Familie das ihr zustehende Erbe der Mutter zu verlieren. Sie hingegen konnte mir klarmachen, dass sie die pathologische Anpassung* an ihre Familie nicht mehr als Preis der Verbundenheit in Kauf nehmen wolle, sondern dass ihre neuerworbene Abgrenzungsfähigkeit und ihr neues Selbstvertrauen ihr wesentlich bedeutsamer wären. Das hatte bei mir ein völlig verblüfftes »Aha!?« zur Folge und einen weiteren Schritt der Selbsterkenntnis, was meine eigene ängstliche Verstrickung und pathologische Anpassung gegenüber meiner Familie betraf. Ich war derart gerührt und beeindruckt, dass ich ihr sagte: »Da sind Sie wohl weiter als ich«. Diese Aussage, die bei mir vom üblichen Hinterfragen, was Selbstenthüllungen des Therapeuten bei Patienten auslösen, begleitet wurde, hatte eine erstaunliche Wirkung auf die Patientin. Als ich nach ebendieser Auswirkung fragte, eröffnete sie mir, dass es in ihr das immens wichtige Gefühl gebe, von mir auf Augenhöhe behandelt und gesehen zu werden. Ich deutete das – im Stillen für mich und ohne es auszusprechen – als ein heilsames Gegengift gegen ihr basales Gefühl, die minderwertige Ausgestoßene zu sein.

Diese Szene sehe ich als exemplarisch an, zeigt sie doch, wie das Erleben von analogen schmerzhaften Erfahrungen der beiden an der therapeutischen Dyade Beteiligten wirkt und wie die heilsame Wirkung des Wechselspiels von Selbstobjekt-Bedürfnissen beider Beteiligter sein kann. Und es zeigt sich weiter, dass Veränderungen im therapeutischen Prozess eine Ko-Produktion sind, zu der sekundenschnelles implizites Begreifen gehört: ›Ich begreif, was du empfindest, und spür zugleich, wie sehr das für jeden von uns zutrifft.‹

Das durch den Verlauf der Psychoanalyse konsolidierte, von der pathologischen Anpassung befreite, authentische Autonomiegefühl meiner Patientin lässt nun einen vermehrten Fokus auf die destabilisierenden, schmerzhaften Aspekte ihrer Sehnsüchte in Bezug auf Männer zu. Wir hatten uns kurz vor der zuletzt beschriebenen Szene aus der Therapie gemeinsam an die Anfänge des therapeutischen Prozesses erinnert. Es ging damals, wie heute, um ihre Ängste, sich verbindlich auf eine Zweierbeziehung einzulassen. Diese Erinnerung deutet auf den noch vor uns liegenden Weg hin. Ich hatte zunächst gezögert, eine weitere mehr-frequente

---

* In der pathologischen Anpassung wird das authentische Selbsterleben der Aufrechterhaltung existentieller Bindungen geopfert. Das Konzept entspricht Winnicotts »falschem Selbst«.

Analyse zu beginnen, und damals war es ihr und uns gelungen, *mein Zögern durch ihr Beharren* zu überwinden. *Ihr Beharren* hatte eine stabilisierende Wirkung *auf mich*, und mein Mich-Einlassen auf sie hatte bei ihr eine Verbundenheit als Möglichkeit eröffnet, im Gegensatz zu ihren alten Erfahrungen. Darin zeigt sich: Wir haben es in unseren Therapien mit einem essenziellen Kampf der Erfahrungswelten – alte gegen potentiell neue Erfahrungswelt – zu tun. Auf der asymmetrischen Ebene liegt der Fokus, neue Welten zu betreten, nach wie vor bei Veränderungen im Patienten. Auf der bi-direktionalen Ebene jedoch sind wir als Therapeuten aufgrund unserer Lebensthemen mit-impliziert.

Fazit

Ich fasse zusammen: Unsere intersubjektiv verstandene Rolle als Psychotherapeut verlangt von uns die Bereitschaft und Fähigkeit zugleich, dass wir unseren sensorischen Innenraum für die vielfältigen und subtilen Prozesse der Resonanz öffnen und in Schwingung versetzen lassen. Allerdings gelingt es uns nicht immer, die per Resonanz in uns entstehenden Selbstzustände, Affekte und Gefühle mit Hilfe unserer Introspektion dergestalt in sinnvolle Zusammenhänge zu bringen, dass wir daraus für den Patienten hilfreiche oder zumindest erhellende Deutungen zu formulieren vermögen. Vielmehr gerät unser psychisches Kohärenzempfinden, unsere grundlegende emotionale Homöostase, durch die wir uns emotional sicher fühlen, aufgrund der bewusst zugelassenen Resonanz in Gefahr. In uns kommen Selbstobjekt-Bedürfnisse auf, d. h. wir benötigen stabilisierende Hilfe – es sei denn, wir wehren diese Bedürfnisse ab, durch Verleugnung oder mit jenen Formen der pathologischen Anpassung, die das Leben uns bereits früh gelehrt hat. Davor sollte uns ja eigentlich die Selbsterfahrung bewahren; doch das gelingt nicht immer.

Ich habe versucht zu zeigen, wie in solchen Momenten ein gelingender Umgang des Therapeuten mit seinen Selbstobjekt-Bedürfnissen aussehen kann. Allein schon, wenn die therapeutische Situation für Patient und Therapeut als gelingend erscheint, versorgt uns Therapeuten dies auf selten nur bewusst wahrgenommene Weise mit einem »Stillen« unserer Bedürfnisse: Wir *bekommen* vom Patienten etwas *zurück*.

Hin und wieder melden sich unsere Bedürfnisse aber in Gestalt von schwer erträglichen Affekten wie Scham, Angst, Wut oder anderen Erregungen; gibt uns unsere Introspektion keine Hinweise, welche diese Affekte mildern oder verschwinden lassen, so hilft die Super- oder Intervision dabei, unsere verunsicherte oder vorübergehend verlorene Stabilität zurückzugewinnen, d.h. das Selbstobjekt-Bedürfnis zu befriedigen. Schließlich sind es noch jene von uns selbst unbewältigten Themen, die mit den Themen des Patienten in Resonanz treten und zur Folge haben können, dass unsere Selbstunsicherheit und damit unsere Selbstobjekt-Bedürfnisse getriggert werden. Dann kann es geschehen, dass unsere Patienten uns Bewältigungsstrategien zeigen oder mit uns kreieren, die uns wie ein Geschenk vor die Füße fallen, und wir überrascht bemerken, dass wir es sind, die etwas *bekommen*, nicht der Patient.

Ich denke, es ist an der Zeit zu erkennen, dass den Therapeuten in und mit ihrer Arbeit dem Gebot der unverzichtbaren Abstinenz zum Trotz nicht nur reichlich vom Patienten gegeben wird, sondern dass sie lernen sollten, damit aufmerksamer und kompetenter umzugehen. Unsere Rolle als Psychotherapeuten verlangt eine andauernde Responsivität, in welcher Art auch immer diese gegenüber unseren Patienten zum Ausdruck kommt. Zugleich bildet sich mit der Annahme dieser Form des Gebens der Psychotherapeuten durch die Patienten ein Kreislauf, bei dem Geben und Bekommen eine unzertrennliche Einheit bilden.

»Der Heilungsprozess einer Psychotherapie enthält immer und notwendigerweise eine Parallelität, eine, in der die Veränderungen im Patienten korrespondierende Veränderungen im Therapeuten spiegeln« (Stolorow & Atwood 2019, S. 35; Übers. C. J.). Diese Einstellung führt unweigerlich zu einer Änderung in der Haltung von Psychotherapeuten, die durch Demut, Erleichterung und ein Gefühl von Verbundenheit gekennzeichnet ist. So gesehen kann man auch den Gewinn einer Psychotherapie für die Psychotherapeuten als gegebenen Bestandteil der intersubjektiven Auffassung unserer Profession betrachten.

Zum Ende dieses mehr als 5 Jahre dauernden Prozesses unseres Buchprojektes sitzen wir – die Autorin, die Autoren – in einer Pause der Coronapandemie wieder zusammen und betrachten die Evolution unserer Texte, fühlend, sinnierend, schmunzelnd. Michael Klöpper hatte den Grundstein für diesen intensiven Prozess gelegt, als er etliche Kollegen einlud, zusammen darüber nachzudenken, zu diskutieren und zu schreiben, was wir für die zentralen Aspekte der Wirksamkeit unserer Arbeit, der Arbeit von uns Therapeuten, halten. Die erste Zeit war von Diskussionen, Zweifeln und Zerreißproben geprägt, ob wir in der Lage wären, uns dieser herausfordernden Frage auf einem möglichst aktuellen Stand der Entwicklung und Forschung von psychoanalytischer, psychodynamischer Psychotherapie zu widmen.

Dabei kristallisierten sich die zentralen Botschaften zunächst in einem Spannungsbogen

und schließlich unter einem gemeinsamen gedanklichen Bogen heraus. Unter diesem finden sich einerseits die zentralen Wirksamkeitsfaktoren und Interventionen, welche als Basics die Arbeit von uns allen prägen. Daneben hat jede(r) von uns – die Autorin bzw. die Autoren – einen eigenen Theoriehintergrund und die subjektive und individuelle Art, zu fühlen, zu denken, zu sprechen und zu arbeiten.

In unserem Schlusskapitel gehen wir der Frage nach, was wir unseren Leserinnen und Lesern nach dem Abschluss der Arbeit an unseren Texten und für die Entwicklung ihres persönlichen Arbeitsstils noch mitteilen und anhand unserer Texte weiter erläutern möchten.

KAPITEL 11

Der psychotherapeutische Prozess aus Patientenperspektive

THEO PIEGLER

> *Der Mensch ist »nie ganz ›Herr im eigenen Hause‹ (Freud 1917). Noch viel weniger ist der Therapeut allerdings ›Herr im Hause‹ seiner Patienten«.*
>
> *S. Euler u. M. Walter (2020, S. 20)*[1]

Das vorliegende Buch beschäftigt sich vor allem mit der subjektiven Perspektive des Therapeuten und seiner mentalen Arbeit in der intersubjektiven Begegnung mit dem Patienten. Die dadurch gegebene Leerstelle in der dyadisch strukturierten intersubjektiven Begegnung – nämlich: wie sieht, erlebt und »steuert« der Patient (aus seiner Sicht) die intersubjektive Beziehung – darf allerdings nicht unberücksichtigt bleiben, ein Thema, um das es in diesem Kapitel gehen soll.

Erfahrungsberichte von Patienten

Die subjektive Erfahrung von Patienten und ihre »retrospektive Aussage über Behandlung und Behandler stellen ein Material dar, das für eine psychoanalytische Behandlungslehre viel zu wenig genutzt wird«, äußerte schon 1983 der Heidelberger Psychoanalytiker und einstige Leiter der dortigen Psychosomatischen Klinik, W. Bräutigam (Bräutigam 1983, S. 117). Entsprechend hat Renate Stingl dieses Zitat an den Anfang ihres Buches *Auf der Couch. Frauen und Männer berichten von ihrer Analyse* (Stingl 1992) gestellt, in dem vierzehn Männer und Frauen über ihre psychoanalytische Behandlung berichten. Und Esther Grundmann (2009) hat 2009 in einer Publikation über *Behandlungsberichte und Therapiegeschichten* (Kächele & Pfäfflin 2009) weitere Personen benannt, die ihre Analysen in Buchform beschrieben und aufgearbeitet haben. Hier sind diese, um einige ergänzt, aufgelistet:

- Tilmann Moser (1974): *Lehrjahre auf der Couch. Bruchstücke meiner Psychoanalyse,*
- Marie Cardinal (1977): *Schattenmund. Roman einer Analyse,*
- Dörte von Drigalski (1979): *Blumen auf Granit. Eine Irr- und Lehrfahrt durch die deutsche Psychoanalyse,*
- Claudia Erdheim (1985): *Herzbrüche. Szenen aus der psychotherapeutischen Praxis,*
- Margarete Akoluth (2004): *Unordnung und spätes Leid. Bericht über den Versuch, eine misslungene Analyse zu bewältigen,*
- Monique Klose (2012): *»Ich wollte leben« – Abenteuer einer Psychoanalyse 1983–1996.*

All diese Schriften zeigen natürlich *nur* die subjektive Patientensicht, entweder positiv oder negativ/abrechnend oder auch kritisch. Aber hier fehlt der Gegenpart, die Sicht des beteiligten Therapeuten auf das dargestellte Geschehen. Wie sehr Patienten dieses (mit)bestimmen, hat – im Extrem! – der Frankfurter Psychoanalytiker Gerd Overbeck in seinem psychoanalytischen Roman *Der Koryphäenkiller* (1997) aus Therapeutensicht zu Papier gebracht. Und er muss es wissen, denn er war bis 2005 Direktor der Klinik für Psychosomatische Medizin und Psychotherapie an der Johann Wolfgang Goethe-Universität Frankfurt.

Die wohl älteste Beschreibung einer intersubjektiven Begegnung, *aus beider Sicht* geschildert, verdanken wir Irving D. Yalom, der sie vor ca. 50 Jahren zusammen mit seiner Patientin Ginny (Pseudonym) als Buch (1974) herausgegeben hat: *Jeden Tag ein bißchen näher* (vgl. Yalom & Elkin 2001). Therapeut und Patientin hatten zu Therapiebeginn vereinbart, dass beide jeweils nach jeder Therapiestunde die Stunde bzw. die eigenen Gedanken dazu aus eigener Sicht protokolliert und dem bzw. der je anderen die Aufzeichnungen nach einem halben Jahr zum Lesen zur Verfügung stellen würde. Die Einzeltherapie umfasste insgesamt 60 Stunden. Yalom, als Psychoanalytiker existenzielle Psychotherapie praktizierend, hatte sich dieses Setting einfallen lassen und der Patientin im Anschluss an eine Gruppenpsychotherapie bei ihm angeboten, da sie, angehende Schriftstellerin, sich wegen einer Schreibhemmung an ihn gewandt hatte und nicht über die nötigen Mittel verfügte, um die Behandlung bei ihm zu finanzieren.

Man kann über sein Vorgehen im Rückblick vielleicht die Stirn runzeln, auch darüber, ob der Titel des Buches, den Ginny vorgeschlagen hatte, wirklich das Wesentliche trifft oder vielmehr einen innigen Wunsch der Patientin zum Ausdruck bringt. Aber darum geht es hier nicht. Von Interesse und was dieses Buch so einmalig macht, ist die jeweilige Sichtweise beider auf die Therapiesitzungen. Als Leser ist man gespannt auf die Stunde, als die Protokolle nach ca. 30 Sitzungen dem bzw. der je anderen ausgehändigt werden (18. Mai; Yalom & Elkin 2001, S. 118 ff.), und auf die folgende(n) Stunde(n). Werden sie sich in den Schilderungen des/der jeweils Anderen wiederfinden?

Ginny sitzt am 18. Mai dem Therapeuten in einem Minikleidchen gegenüber und spricht über ihre sexuellen Fantasien, aus Sicht von Yalom »ein sehr gespanntes, beunruhigendes Gespräch«. Ginny bemerkt zu dieser Sitzung: »[Ich] hatte [...] eine Phantasie – sie gehört zu meinen unanständigen Träumen. Wissen Sie, ich war so nervös, und ich dachte, wenn ich vorher oder einfach während der Sitzung masturbiert hätte, hätte mich das entspannt und ich hätte mich den anstehenden Problemen widmen können. [...] Ich weiß gar nicht, ob alles, was ich jetzt geschrieben habe, der Realität entspricht oder nur ein schlauer Zeitvertreib ist, um mich nicht konzentrieren zu müssen.« Im Weiteren geht sie darauf ein, wie oft sie ihren Therapeuten herbeifantasiert. Sie beendet ihren Bericht über die Sitzung mit der Feststellung: »In Ihren Aufzeichnungen nennen Sie mich Ginny. Ich dagegen rede einfach mit Ihnen. Aber vielleicht muß ich deswegen vorsichtiger sein bei dem, was ich sage; Ihre Notizen sind ein Tagebuch und meine sind nur ein Telefongespräch, bei dem ich mir ständig bewußt bin, daß ich mit Ihnen verbunden bin und daß jemand mithören kann.« Nur das erotische Element taucht bei beiden auf. Inhaltlich wird auch in den folgenden Stunden kaum auf das ausgetauschte Material eingegangen, allenfalls im Sinne gegenseitiger Idealisierung und Minderbewertung der eigenen Aufzeichnungen. In den folgenden Stunden drängt Yalom fast, endlich über die Aufzeichnungen zu sprechen, aber die Patientin widersetzt sich, ist sie doch in ihren Gedanken mit ganz anderem beschäftigt. Fast durchgängig fällt auf, wie beide im Nachhinein die Stunden oft doch sehr unterschiedlich erlebt und protokolliert haben. Aber: Wie ein roter Faden durchzieht ein starkes therapeutisches Bündnis und viel gegenseitige Sympathie alle Stunden; entsprechend hat die Therapie Ginny auch sehr geholfen! (Vgl. Kap. 2 dieses Bandes: »Was hilft?«)

Im Jahre 1996 haben Radebold und Schweizer (Pseudonym) in ihrem Buch *Der mühselige Aufbruch* die Therapeuten- und Patientenperspektive der psychoanalytischen Behandlung von Frau Schweizer, die von ihrem 65. bis zu ihrem 69. Lebensjahr in Analyse bei dem bekannten Nestor einer Psychotherapie im

Alter war, beschrieben. Beide schildern den mühseligen Weg aus Depression und Suizidgedanken. Nach vierjähriger Behandlung hat Frau Schweizer zu neuer und dauerhafter Lebenszufriedenheit gefunden.

2019 haben die Schriftstellerin Annelie Sand (Pseudonym) und der bekannte Psychoanalytiker Paul L. Janssen gemeinsam ein Buch verfasst (*Ich bin der Rede wert: Dialog über eine Psychoanalyse*), in dem beide aus ihrer Perspektive Einblick in diese 400 Sitzungen umfassende Psychoanalyse geben. Tilmann Moser dazu in seiner Besprechung des Buchs: »Der Analytiker wird sichtbar und einfühlbar in seiner eigenen Reifung und menschlichen Tiefe, die Patientin im Staunen des tief berührten Lesers über ihr schreibendes wie verstehendes Ausholen bis an die Grenzen des Sagbaren: ein platonisch bleibender Liebesroman wie ein glänzendes Lehrbuch« (Moser 2020).

2021 hat die Psychotherapeutin S. Altmeyer ein Buch über ein Therapieexperiment, nämlich eine stationäre EMDR-Intensivtherapie mit einer komplex traumatisierten Patientin, veröffentlicht, das diese fünftägige Behandlung mit jeweils vier bis acht Therapiestunden täglich beschreibt. Auch dieses Buch besteht zu weiten Teilen aus Therapieprotokollen – sowohl der Therapeutin wie auch der Patientin – über die einzelnen Sitzungen. In unserem Kontext ist es aber nicht weiterführend, da die Behandlung extrem strukturiert abgelaufen ist und schon vor den Sitzungen genau besprochen wurde, welches von den 16 Traumata, die die Patientin in ihrem Leben erlitten hatte, mittels EMDR bearbeitet werden würde. Wie bei Yaloms Therapie findet man allerdings auch hier ein extrem tragfähiges, emotional zugewandtes, vertrauensvolles Verhältnis der beiden als Basis für den Erfolg, der sich einstellte.

2022 hat der Psychoanalytiker Leopold Morbitzer in seinem Buch *Sonnyboy* die sehr bewegende, acht Jahre umfassende vierstündige psychoanalytische Behandlung eines jungen Juristen dargestellt, der (Felix Schreiber [Pseudonym]) seinerseits sein Erleben der Therapie beschreibt.

> Im Vorfeld der Behandlung hatte Schreiber in depressiver Verfassung seine Arbeit und alle sozialen Kontakte aufgekündigt und hauste in einem Zustand zwischen Leben und Tod ganz zurückgezogen – ein Buch nach dem anderen verschlingend – in einem Einzimmerappartement. Seine frühe Biografie war von einer »toten Mutter« und permanenten Verlusten geprägt. Gab es einmal ansatzweise eine Hoffnung auf Beziehung, woran sich das Kleinkind wie an einen Strohhalm zu klammern versuchte, hatte sich diese genauso schnell wieder aufgelöst, so dass Herr Schreiber viele Jahre sein Heil im Sich-Anpas-

sen und »Sunny-boy«-Spielen suchte, bis diese Abwehr schließlich zusammenbrach. Dieser relationale Komplex reproduzierte sich permanent auch in der psychotherapeutischen Arbeit. Wagte sich der Patient vorsichtig aus seinem Schneckenhaus, zog er sich aus Angst, dass das nicht gutgehen werde (implizites Beziehungswissen), ebenso schnell wieder zurück. Jahrelang war Hoffnung in der Analyse für ihn ein extremes Gefahrensignal! Er und sein Analytiker verstrickten sich immer wieder in das Übertragungs-/Gegenübertragungsgeschehen, aus dem der Therapeut sich durch ständige Rückversicherung in Supervision, Intervision und Studium der Schriften altvorderer Psychoanalytiker zu befreien suchte, der Patient durch das Studium anspruchsvoller schöngeistiger Literatur. Dem Analytiker gegenüber äußerte der Patient eines Tages, dass eine Stunde Analyse viel zu wenig für ihn sei, er brauche 24 Stunden.

Immer mehr kamen Affekte in die Stunden, schließlich erbarmungslose Wut. Der Analytiker fürchtete einmal um sein Leben, ein andermal, als der Patient unvermittelt aufsprang und das Fenster öffnete, dass sich dieser aus dem Fenster stürzen und seinem Leben ein Ende setzen würde. Patient: »Ich fühle mich da draußen wie ein Rehkitz unter lauter Löwen. Ich habe so entsetzliche Angst«. Er halte das kaum noch aus und wolle endlich tot sein … Im sechsten Jahr der Analyse steigerte sich seine Verzweiflung noch, dass sich nie etwas ändern, er nie mit Menschen klarkommen werde. Er hoffe, Krebs zu bekommen, um endlich, endlich sterben zu dürfen.

In dem Maße, in dem der Analytiker schließlich selbst an den Punkt kam, dass er dachte, dass sich vielleicht niemals etwas ändern werde, und dies auch dem Patienten mitteilte, kam es zu Entwicklungsschritten. Der Patient fasste zunehmend Vertrauen zu seinem Analytiker und wagte auch im Äußeren Veränderungen. Schließlich verliebte er sich erstmals, heiratete diese Frau, wurde Vater von Stiefkindern und nahm seine Arbeit als Jurist wieder auf.

Herr Schreiber selbst stellte den Therapieverlauf anhand eindrucksvoller Träume aus der Zeit der Therapie dar. Sehr deutlich wurde in seinem Bericht auch, wie wichtig es für ihn war, seine Biografie mit Hilfe seines Therapeuten zu entschlüsseln, und wie langsam ein tragfähiges Band zwischen ihm und seinem Therapeuten gewachsen war, das es ihm ermöglichte, eine grundlegende emotionale Neuerfahrung mit ihm zu machen und diese in seinem Leben umzusetzen.

Entwicklung und Ergebnisse bilateraler Psychotherapieprozessforschung

Die Wahrnehmung der Therapiesitzungen vonseiten der Therapeuten und der Patienten wird in der *empirischen Psychotherapieprozessforschung* seit Ende der 1960er Jahre wissenschaftlich untersucht, indem man das Erleben beider an der Therapie Teilnehmenden unmittelbar nach jeder Sitzung mit einem Fragebogen (Stundenbogen) erfasst. Orlinsky und Howard waren wohl die ersten, die eine Forschungsmethodik zur empirischen Untersuchung von Therapieprozessen entwickelten und so versuchten, die Wirkfaktoren einer Psychotherapie herauszudestillieren. 1967 veröffentlichten sie ihre Ergebnisse in einem Artikel mit dem Titel »The good therapy hour«. Ziel ihres Projekts war es, »das Wesentliche des Psychotherapieprozesses mit empirischen Mitteln aufzuspüren, das komplexe Thema der Therapiebewertung zu durchdringen und die Kriterien zu erhellen, mit denen Patienten und Therapeuten Therapieansätze bewerten« (ebd., S. 621; Übers. T. P.). Kurz gesagt, versuchten Orlinsky und Howard (1967), die wichtigsten Merkmale der therapeutischen Beziehung und Interaktion zu quantifizieren, um vorherzusagen, welche Faktoren zu einer »guten« Psychotherapiestunde beitrügen. Zur Bewältigung der schwierigen Aufgabe, den Psychotherapieprozess zu quantifizieren, entwickelten sie einen Fragebogen zur Therapiesitzung (Therapy Session Report, TSR), der sowohl vom Therapeuten als auch vom Patienten ausgefüllt werden musste. Damit wurden Aspekte der Interaktion wie der Inhalt der Sitzung, die Bewertung der Beziehung, die affektiven Reaktionen von Therapeut und Patient sowie die Motivation beider Teilnehmer erfasst. In der Folge wurde der TSR in einer Reihe von Studien über den Psychotherapieprozess angewendet, insbesondere zur Untersuchung der vorzeitigen Beendigung einer Psychotherapie (Levine & Herron 1990), des frühen Sitzungsverlaufs in psychodyamischen Psychotherapien (Kolden 1996), der Psychotherapie mit persönlichkeitsgestörten Patienten (Kolden & Klein 1996) und der Prozessunterschiede in Lang- und Kurzzeit-Psychotherapien (Horn-George & Anchor 1982).

In unserem Kontext sind einige Ergebnisse besonders interessant. So stellte Saunders (2000) fest, dass die Qualität einer Sitzung sowohl mit der Motivation der Patienten als auch mit seiner Wahrnehmung der therapeutischen Situation als »freundlich und bestätigend« zusammenhing. Darüber hinaus ergab sich, dass die Empfindung der Patienten, angehört und verstanden zu werden, stark mit Symptomreduktion und Verringerung des Leidensdrucks korrelierte. Diese Studie ist insofern bedeutsam, als sie die Beziehung zwischen therapeutischer Allianz, Produktivität der Sitzung und Symptomreduktion *nur* aus der Patientenperspektive untersuchte.

In der Folgezeit entwickelten Strupp et al. in Anlehnung an den TSR die Vanderbilt Psychotherapy Process Scale (VPPS), ein Instrument zu noch objektiverer Bewertung ergebnisbezogener Psychotherapieprozessvariablen. Die VPPS wurde in der Folgezeit mehrfach überarbeitet und umfasst nun acht Subskalen: Patientenbeteiligung, Feindseligkeit des Patienten, negative Einstellung des Therapeuten, Wärme und Freundlichkeit des Therapeuten, exploratives Verhalten des Patienten, Exploration des Therapeuten, psychische Belastung des Patienten und Abhängigkeit des Patienten (O'Malley et al. 1983).

In einer Studie zur vorzeitigen Beendigung von Therapien (Piper et al. 1999) fand man heraus, dass ein schlechterer (im engl. Original *poorer)* therapeutischer Prozess ein Prädiktor für die vorzeitige Beendigung einer Psychotherapie war. Ein anderes Forscherteam stellte fest, dass die Ergebnisse dann, wenn die Therapeuten geschult wurden, sich streng an ein Manual für psychodynamische Behandlung zu halten, bescheiden waren, da sich die Therapeuten nicht flexibel auf ihre Patienten einstellten, woraus eine Störung der therapeutischen Allianz und des Therapieprozesses resultierte (Henry et al. 1993). Bachelor (1991) hat mit der VPPS herausgefunden, dass das Ergebnis einer Behandlung mit der Qualität der therapeutischen Beziehung korreliert, wobei diese deutlich treffsicherer durch Patienten als durch ihre Therapeuten erfasst wird. In der aufwendigen Katamnesestudie von Leuzinger-Bohleber et al. (2001), bei der gleichermaßen Therapeuten und Patienten über ihre Behandlung befragt wurden, zeigte sich, dass die Schilderungen von Analytikern und ihren Patienten bei »genügend guten« Behandlungen bis in wesentliche Details übereinstimmten, während sie bei relativ schlecht verlaufenen Behandlungen wie unverbunden nebeneinanderstanden. Die geringste Übereinstimmung fand sich – wie nicht anders zu erwarten (s. u.) – bei »wenig erfolgreichen« Therapien, wobei hier Patienten mit schweren strukturellen Störungen überwogen. In all diesen Studien wird deutlich, wie wichtig das Erleben und eine positive Beurteilung der Beziehung gerade aus der Sicht der Patienten ist, was im Umkehrschluss hervorhebt, wie wichtig eine möglichst passgenaue Einstellung des Therapeuten auf den Patienten ist.

Mittlerweile wird in der Psychotherapieprozessforschung das vor 40 Jahren von Stiles (1980) entwickelte Session Evaluation Questionnaire (SEQ) international am häufigsten verwendet (Hartmann et al. 2013):

»Mit den zwei Faktoren Tiefe (*depth*) und Fluss (*smoothness*) wird der Sitzungsverlauf erfasst (*in session*), mit den zwei weiteren Faktoren Positivität (*positivity*) und Aufregung (*arousal*) das unmittelbare Ergebnis der Sitzung (*post session*). [...] Stiles et al. (2002) berichten unterschiedlich starke Zusammenhänge der Prozessskalen Tiefe und Fluss mit dem Langzeitergebnis von Psychotherapien. Flache [...] Sitzungen zu Beginn einer Therapie wurden als Risiko für einen frühen Therapieabbruch identifiziert (Tryon, 1990). Eine Studie fand, dass ein höherer [dialogischer] Fluss in Sitzungen mit gutem Erfolg verbunden ist (Stiles et al. 1990). Eine weitere Studie von Mallinckrodt (1993) konnte Zusammenhänge von sowohl Tiefe als auch Fluss mit der therapeutischen Allianz und dem späteren Therapieergebnis zeigen.
Die Beurteilerperspektive (Therapeut oder Patient) spielt eine starke Rolle: In einer weiteren Studie von Samstag, Batchelder, Muran, Safran & Winston (1998) war nur die Beurteilung des Sitzungsprozesses aus der Therapeutenperspektive prädiktiv für das Behandlungsergebnis« (Hartmann et al. 2013, S. 46).

Letzteres steht im Widerspruch zu den oben genannten von Bachelor gefundenen Ergebnissen und auch jenen, die Leuzinger-Bohleber beschrieben hat. Sie hebt nur hervor, dass die an ihrer Studie beteiligten Analytiker zu deutlich strengeren und damit bescheideneren Wertungen kamen als die Patienten. Im Ergebnis zeigen diese Studien, dass die Faktoren *Tiefe* und *Fluss* bei Patienten einen positiven Einfluss auf deren *Erleben von Verbundenheit* und ihre Möglichkeit, *emotional intensiv* (= arousal) zu erleben, haben.

In ihrer eignen Untersuchung kommen Hartmann et al. 2013 (S. 57) hingegen zu folgendem Ergebnis: »Wir stellten eine nur geringe Übereinstimmung von Patienten- und Therapeutensicht auf die Sitzung und das emotionale Sitzungserleben fest«. Wie schon bei Yalom deutlich wird, bewegen sich Therapeuten und Patienten in derselben Welt, befinden sich darin aber oft an unterschiedlichen Orten. »Therapeuten konnten sich in das Erleben und Verarbeiten einer einzelnen Sitzung durch die Patienten nur bedingt einfühlen. [...] [Sie] konnten aber gut erkennen, wie Patienten die Therapie im Durchschnitt mehrerer Sitzungen erlebten« (ebd., S. 57 f.).

Hartmann et al. (2013) betonen zu Recht, dass die Divergenzen zwischen Therapeuten- und Patientensicht im Grunde nicht problematisch sind, wie man meinen könnte, sondern geradezu zu erwarten sind! Denn, »wenn Patienten in Sitzungen zum Beispiel störungsrelevante Themen durcharbeiten, dann sind dysphorische Gefühle nach einer Sitzung durchaus möglich und nicht zwangsläufig ein Zeichen für eine schlechte Sitzung, [...][sondern könnten ex post] sogar ein Anlass für den Therapeuten [sein], sich gut und effizient zu fühlen« (ebd. S. 57).

Die geschilderten Ergebnisse der bilateralen Prozessforschung zeigen, zusammenfassend, dass es auch aus Patientensicht (vgl. Kap. 2) die Faktoren *Tiefe und Fluss* des Dialogs und *positiv erlebte Beziehung* mit Raum für *intensive Emotionalität* sind, die mit einer positiven Erfolgsbeurteilung der Behandlung einhergehen.

Das Bisherige grundsätzlich bestätigend sei noch – ohne weiteren Kommentar – auf Ergebnisse hingewiesen, die auf dem »18. Hamburger Symposium Persönlichkeitsstörungen« am 2.9.2022 von Prof. Bernhard Strauß aus Jena in seinem Vortrag »Vom Tadel der Therapeut:innen« vorgetragen wurden. Er führte zusammenfassend aus, dass Psychotherapeuten und -therapeutinnen

- nur moderat mit den Klienten übereinstimmen, wenn sie die Qualität der therapeutischen Beziehung einschätzen (z. B. Tryon et al. 2007);
- nur zu ca. 40 % mit den Klienten bei der Bewertung dessen übereinstimmen, was in Sitzungen wichtig war, und
- die Bedeutung der Therapietechnik überschätzen (Timulak 2008);
- nicht gut bei der Vorhersage des Therapieergebnisses sind (nur bei einem von 44 Patienten, deren Befinden sich verschlechterte, wurde dies laut Lambert & Ogles (1997) korrekt vorhergesagt);
- Therapiesituationen oft völlig anders wahrnehmen als ihre Klienten und
- dazu tendieren, ihre eigene Wirksamkeit zu überschätzen (90 % aller Therapeuten ordnen sich selbst den Top 25 im jeweiligen Versorgungssystem zu [Worthen & Lambert 2007]).

Darstellung und Erklärung unterschiedlicher Sichtweisen von Therapeuten und ihren Patienten

Zur Illustration zunächst ein paar Beispiele für die manchmal gänzlich unterschiedliche Wahrnehmung von Patient und Therapeut, anhand derer versucht wird, dieses Phänomen einzuordnen und zu erklären.

Den Anfang macht ein Erlebnis von S. Mentzos: »Als junger Stationsarzt [in der Psychiatrischen Klinik des Universitätsklinikums Epppendorf in Hamburg unter Leitung von Prof. Bürger-Prinz] pflegte ich mir jeden Morgen in der unruhigen geschlossenen Abteilung vor der Hauptvisite die in der Nacht eventuell neu angekommenen Patienten anzusehen. Eines Tages ging ich allein in das Zimmer einer

Patientin, die in der Nacht in einem sehr unruhigen, akut psychotischen Zustand aufgenommen worden war, um mir einen ersten Eindruck zu verschaffen. Die Patientin [...] saß hocherregt in ihrem Bett und redete verworren. Als sie mich sah, fing sie an, laut die Schwestern zu rufen, sie sollten schnell kommen, weil der Arzt (also ich) verrückt geworden sei und man ihm schnell helfen müsse« (Mentzos 2002, S. 9). In diesem Beispiel ist das unterschiedliche Erleben der Situation ganz offensichtlich. Mentzos liefert auch eine Erklärung dafür: In ihrer *psychotischen Verfassung* projiziert die Patientin ihr eigenes Leid auf ihn, was sie entlastet. Gerade bei Menschen mit schwersten strukturellen Störungen – hier: Zerfall des Selbst – findet man sehr oft gänzlich unterschiedliche Wahrnehmungen einer Situation. Nur am Rande sei in diesem Kontext erwähnt, dass die Psychosenpsychotherapie seit 2014 Kassenarztleistung ist.

Unterschiedliche Wahrnehmungen finden sich auch *bei strukturellen Störungen auf Borderline-Niveau*. Hierfür zwei Beispiele:

Sachsse berichtet Folgendes: »Frau D. ist seit einigen Wochen auf der offenen Psychotherapiestation. Wir haben inzwischen zweimal wöchentlich einen halbstündigen Termin. Heute ist ihr Termin mal wieder so zu Ende gegangen: ›Ja, Frau D., unsere Zeit ist für heute um. Auf Wiedersehen.‹ – Müdes, resigniertes Lächeln. ›Auf Wiedersehen? Mal sehen.‹ – Ich bin sowohl wütend als auch besorgt. Abends kurz vor 19 Uhr, wenn das Pflegepersonal die Station verläßt, rufe ich nochmal an. Frau D. beschäftigt mich weiter, und ich will nicht den ganzen Abend an sie denken. ›'n Abend, Schwester Brigitte. Sagen Sie, wie geht es eigentlich Frau D.?‹ – ›Die spielt Tischtennis und ist heute so ganz locker. Nach dem Gespräch mit Ihnen ging es ihr recht gut. Wieso?‹« (Sachsse 2008, S. 155) Auch hier liegt offensichtlich eine gänzlich unterschiedliche Wahrnehmung der Therapiesitzung vor. Sachsse erklärt das Verhalten der Patientin mit einer sie entlastenden projektiven Identifikation auf den Therapeuten.

Das folgende Beispiel unterschiedlichen Erlebens einer therapeutischen Sitzung stammt von M. Hirsch, der es zur Veranschaulichung einer »negativen therapeutischen Reaktion« verwendet hat. »Eine Borderline-Patientin, die an einem schweren Diabetes mellitus sowie an massiver Bulimie litt, ging nach einem ersten Vorgespräch, in dem sie nach meiner Meinung weitgehend angenommen und ein Stück weit, was nämlich ihre Opferrolle in Partnerbeziehungen betraf, verstanden worden war, schnurstracks in ein nahes Café und aß große Mengen an Kuchen, der wie Gift für sie als Diabetikerin war« (Hirsch 2001, S. 38).

Bei Störungen auf *neurotischem Niveau* sind solche Unterschiede in der Wahrnehmung kaum zu beobachten, allenfalls in dem oben von Hartmann et al. (2013)

beschriebenen Sinne. Denn natürlich bedeutet die Aufforderung, einem Fremden alles zu sagen, was einem in den Sinn kommt, und gerade auch über Ängstigendes und Beschämendes zu sprechen, für jeden Menschen, nicht nur für Patienten, zunächst einmal eine große und beängstigende Herausforderung, die oft genug erst einmal Widerstand mobilisiert.

All das lässt den Schluss zu, dass mit der Schwere einer strukturellen Störung auch das Ausmaß an unterschiedlichem Erleben von zwei Menschen in derselben Situation deutlich zunimmt. Man kann diesen Sachverhalt gut mit der Mentalisierungstheorie begreifen. Wenn es zum Versagen reifer reflexiver Mentalisierung beim Patienten kommt, dann verzerrt sich entsprechend auch seine Wahrnehmung der Therapiestunden, des therapeutischen Prozesses und seines Gegenübers. Besonders gravierend ist dies bei der Regression auf den teleologischen oder den Äquivalenzmodus, Modi also, die für Störungen auf Borderline-Niveau typisch und oft ja auch mit erheblichem Agieren verbunden sind. Hinzu kommt, dass hier die Patienten oft auf keinen »epistemic trust«* (Fonagy & Allison 2014) zurückgreifen können. Dieses Vertrauen aber ist nach Fonagy der Dreh- und Angelpunkt von Psychotherapie, denn ohne diese Fähigkeit zu vertrauen kann sich nur schwer eine tragfähige Patient-Therapeut-Allianz entwickeln.

Auch bei *Trauma-Patienten* kann es zu eingeengter oder verzerrter Wahrnehmung kommen, wenn in der Therapie traumatisches Erleben reaktualisiert wird und der Patient im schlimmsten Fall dissoziiert oder in einen andersartigen Ausnahmezustand (z. B. Panikattacke) gerät.

Allerdings können auch Therapeuten durch ihr Verhalten zu Verwirrung und in der Konsequenz zu verzerrter Wahrnehmung beitragen. Die Forschung hat nachgewiesen, dass mangelnde Absprachen über das gemeinsame Therapieziel und den Weg dorthin, fehlende Empathie oder gar eine ablehnende Haltung gegenüber einem Patienten die häufigsten *Therapeuten*faktoren sind, die zum Scheitern einer psychodynamischen Psychotherapie führen. Negative Emotionen bis hin zur Feindseligkeit des Therapeuten wiederholen zentrale entwicklungsgeschichtliche, zwischenmenschliche Erfahrungen, die ursprünglich zu den aktuellen Problemen des Patienten geführt haben. Dadurch werden die negativen, hoffnungslosen und von Selbsthass erfüllten Bilder und Gedanken, die den Patienten dazu veranlasst haben, sich in Therapie zu begeben, für ihn in der Therapie erneut

* Nur *epistemic trust* (epistemisches Vertrauen) emöglicht Menschen soziales Lernen in ständig wechselnden sozialen oder kulturellen Kontexten und erlaubt es ihnen, von den Fähigkeiten und Möglichkeiten ihrer sozialen Umgebung zu profitieren, d. h. auf implizite Weise selbst Bewältigungmodi der wechselhaften Umwelt zu entwickeln.

bestätigt. Denn wenn Patienten schlecht von sich selbst denken und ausgerechnet ihr Therapeut nun auch wieder schlecht von ihnen zu denken scheint, wird so das frühere Erleben als völlig korrekt und angemessen bestätigt (Gold & Stricker 2011).

Eine Steigerung unangemessenen Therapeutenverhaltens besteht darin, dass diese missbräuchlich mit ihren Patienten umgehen (Sachsse 2011, S. 92 ff.). Auf den nicht gerade seltenen sexuellen Missbrauch von Patienten durch ihre Therapeuten wurde bereits hingewiesen (S. 39 f.). Noch weit häufiger ist der *narzisstische Missbrauch* von Patienten. Dass hier Therapeuten- und Patientenperspektive extrem auseinanderdriften oder im Gegenteil bis zur totalen Identifizierung kollusiv zusammenfließen, bedarf wohl keiner weiteren Ausführungen.

Zusammenfassung

Wie dargestellt lässt sich zeigen, dass die Patientenperspektive das Ergebnis der gemeinsamen psychodynamischen Arbeit auf recht unterschiedliche Weise beeinflusst. Erfährt sich der Patient als vom Therapeuten positiv wahr- und angenommen und findet sich in der Beziehung ausreichend Gelegenheit, dass er sich emotional intensiv erleben kann, so beurteilen Patienten ihre Therapie in der Regel als effektiv und schildern eine Abnahme ihrer Symptome. Diesen Zusammenhang legt eine Vielzahl von entsprechenden Studien nahe. Kommt es aufgrund des Schweregrades der strukturellen Gestörtheit zu (teilweise erheblichen) Differenzen in der Einschätzung beider, was die Qualität der Beziehung angeht, so ist das keineswegs zwangsläufig ein Prädiktor für einen negativen Ausgang der Behandlungsmaßnahme. Ist hingegen festzustellen, dass dem Therapeuten die Einnahme einer wertschätzenden und/oder kurativ wirksamen Haltung misslingt, so ist mit relativ großer Wahrscheinlichkeit davon auszugehen, dass die therapeutische Arbeit wenig oder gar keinen Erfolg haben wird.

Zusammenfassend kann man sagen, dass die Patientenperspektive, also das Wahrnehmen, Erleben und Handeln des Patienten, den therapeutischen Prozess entscheidend prägt, im Sinne gemeinsamen Vorankommens ebenso wie in jenem der Stagnation. Und diese seine Wahrnehmung wird nicht nur durch seine impliziten Erfahrungen, sondern im Hier und Jetzt der therapeutischen Situation ebenso durch den Therapeuten und dessen Verhalten beeinflusst. Intersubjektivität ist eben keine Einbahnstraße.

KAPITEL 12

Resümee

Subjektiv und intersubjektiv gegen die Macht der relationalen Komplexe

ELKE REINKEN, CHRIS JAENICKE, MICHAEL KLÖPPER, THEO PIEGLER, GEORG TEẞMANN, JOHANNES WARNEBOLDT

Die psychodynamische Psychotherapie ist ein nachhaltig wirksames Verfahren der Behandlung psychogener Erkrankungen. Die der Methode zugrunde liegenden ›Basics‹ lassen sich darüber hinaus auch im Bereich der Beratung und des Coachings anwenden. Die ›Basics‹ der Methode beruhen auf Grundprinzipien dessen, was das konstitutionelle Selbst des Kindes von Geburt an in sicheren und kontinuierlichen Beziehungen mit Pflegepersonen benötigt, um sich in einem Jahre dauernden Prozess zum komplex strukturierten reifen Selbst zu entwickeln. Von diesen Grundprinzipien unterscheiden sich die ›Basics‹ insofern, als Therapeuten im Fall der Behandlung Erwachsener ihre Aufmerksamkeit darauf richten, das Selbst ihrer Patienten auf Störungen innerhalb der Selbststruktur zu untersuchen. Dabei zeigt sich im Behandlungsverlauf rasch, dass die therapeutische Arbeit an vermuteten oder erkennbaren Störungen der Struktur des Selbst nicht so einfach und direkt möglich ist. Die menschliche Psyche lässt sich nicht reparieren wie eine Mechanik oder operieren wie der menschliche Körper.

Vielmehr ist die Psyche des Menschen als ein komplex strukturiertes System zu begreifen, ebenso wie das *Selbst* (vgl. Kap. 4), das geprägt ist durch die Erfahrungsgeschichte seiner Beziehungen, durch die Entfaltung der ihm innewohnenden konstitutionellen Anlagen, Funktionen und Fähigkeiten sowie durch die ihm eigenen Prinzipien der Selbstorganisation. Das lebenslange Zusammenspiel dieser die Grundwesenszüge des Systems ›Selbst‹ stets prägenden Strukturelemente erfordert im Fall der Psychotherapie, d.h. der Behandlung der *Störung* seiner Struktur, eine Herangehensweise, die eben der Beschaffenheit dieser Struktur und den Bedingungen von deren Entwicklung Rechnung trägt. Mit den Texten in unserem Buch stellen wir uns der Aufgabe, zumindest einige der Möglichkeiten einer Herangehensweise zu beschreiben, mit deren Hilfe Störungen in der Struktur des Selbst so transformiert werden können, dass es der Realisierung seiner konstitutionellen Anlagen – dem wahren Selbst im Sinne von Winnicott (2002) – wieder näherkommen kann.

Wir vertreten mit unseren Texten die bekannte Auffassung, dass es keine einheitliche Theorie und Methode der psychodynamischen Behandlung psychogener Erkrankungen gibt. Gleichwohl meinen wir, dass es erkennbare Gemeinsamkeiten in der Praxis der Psychotherapie gibt. Diese Gemeinsamkeiten werden im ersten Teil unseres Buches als ›Basics‹ der Methode beschrieben. Den Leser mag während der Lektüre irritiert haben, dass wir bezüglich dieser ›Basics‹ in unseren Texten keine einheitliche Terminologie verwenden. Das ist in der Historie der Entwicklung unserer Texte begründet. Die zeitlich parallele Arbeit an der Entwicklung unserer Buchbeiträge hat nicht immer die Möglichkeit gegeben, uns über die differenzielle Entwicklung unserer Begriffe auszutauschen. Dennoch dürfte es erkennbar sein, dass die von M. Klöpper beschriebenen Grundmodi der Praxis in der Arbeit aller Co-Autoren auftauchen. Denn wir arbeiten z. T. seit mehr als zwei Jahrzehnten in vielfältigen Bezügen zusammen und teilen die Auffassung der Arbeit mit diesen Modi. Jedoch lässt es sich nicht leugnen, dass wir sie alle recht subjektiv und damit unterschiedlich handhaben und auch benennen. Darin erkennen wir aber kein grundsätzliches Problem.

Die Subjektivität therapeutischer Stile

Denn in ebendieser subjektiven Handhabung der Praxis ist nach unserer Auffassung ein zentraler Wesenszug der Ausübung von psychodynamischer Psychotherapie zu sehen. Schließlich ist es ja gerade *ein* Ziel der Methode, das Selbst unserer Patienten dabei zu unterstützen, dass es seine ihm eigenen maladaptiven Arbeitsmodi und die ihm innewohnenden pathologischen Strukturelemente emotional und reflexiv erfassen kann, um mit Hilfe dieser Arbeit wieder Zugang zu seinen konstitutionellen Wurzeln zu finden. Nur so kann es dem Patienten gelingen, sich in der ihm innewohnenden Subjektivität und Individualität zu entfalten. Um diesen Prozess transformativer Änderungsschritte des Patienten begleiten zu können, bedarf es vor allem der Fähigkeit und der Erfahrung des Therapeuten selbst, seiner Subjektivität im eigenen Selbst Raum gegeben zu haben. Ohne

Subjektivität gibt es keine Intersubjektivität (s. Kap. 4), und ohne Intersubjektivität kann sich auch keine Subjektivität entfalten. DAS bildet sich in der therapeutischen Praxis ab, gerade auch in der verwendeten Wortwahl. Und so sollte es den Leser nicht irritieren zu entdecken, dass wir häufiger nicht die gleichen Begriffe verwenden. Bezogen auf die Anwendung der ›Basics‹ ist entscheidend, dass sie *inhaltlich* zur Anwendung kommen.

Wir sind davon überzeugt, dass es für den therapeutischen Erfolg unserer Arbeit von großer Bedeutung ist, dass »wir uns zeigen ... bis in die eigenen Abgründe ... und DAS ist ein Faktor, der entscheidend sein kann dafür, dass die Kreation von Neuem gelingt.« So die Auffassung von E. Reinken während unserer Besprechung des Inhaltes dieses Kapitels. Erst wenn es uns gelingt, unsere Patienten spüren zu lassen, wie wir selbst mit unseren eigenen Einfällen, Fantasien und Gefühlen umgehen, erfährt der Patient uns in der Begegnung als authentisch. Das bedeutet nicht, dass Therapeuten sich in ihrem persönlichen Leben und Erleben außerhalb der therapeutischen Situation ›enthüllen‹ und von sich berichten sollen! Die Regeln der Abstinenz, insbesondere des Verzichts auf die Befriedigung eigener Bedürfnisse, gelten für uns weiterhin. Vielmehr geht es um die Wahrhaftigkeit *im* Erleben und Verarbeiten des mit dem Patienten *geteilten Moments*. In solchen Momenten sind die Erfahrungen des Patienten mit seinem Therapeuten enthalten, die auf implizite Weise Wirkung entfalten: Nicht *was* er über seinen Therapeuten erfährt, ist für den therapeutischen Prozess bedeutsam, sondern *dass* er wieder und wieder erlebt, *wie* der Therapeut emotionale Situationen verarbeitet (Kap. 6). Das lässt implizites Beziehungswissen entstehen und stößt die Selbstorganisation im System ›Selbst‹ zu transformativen Schritten an.

Wenn wir davon sprechen, ›uns zu zeigen‹, so beinhaltet dieses Sich-Zeigen, dass das für Therapeuten gar nicht zu vermeiden ist; und dessen sollten wir uns bewusst sein. Unsere Patienten erfassen uns nicht nur mit ihren Funktionen der Wahrnehmung, sondern sie interpretieren uns auch zugleich und erschaffen ihr inneres Abbild in Gestalt einer spontanen Repräsentation, ohne dass dem eine bewusste Intention zugrunde liegt. Implizites gegenseitiges Erfassen und die Bildung von Repräsentation bilden die Grundlage jeglicher Begegnung! Das ist der Ausdruck dessen, dass das Selbst mit seinen Ich-Funktionen und seiner Selbstorganisation (Kap. 4) ständig aktiv ist und sein momentan-situatives Erleben kontinuierlich gemäß seinen strukturellen Gegebenheiten (angemessen oder unangemessen) verarbeitet.

Zeigten wir uns als TherapeutInnen nicht in unserer Subjektivität authentisch, so präsentierten wir unseren PatientInnen ein falsches, jedenfalls aber nicht unser wahres Selbst. Die Möglichkeit, mit unserem Gegenüber an der Entdeckung seiner Subjektivität und der Entfaltung seiner Individualität zu arbeiten, wäre schwer beeinträchtigt. Auf der Kehrseite müssen wir davon ausgehen, dass unsere PatientInnen im Laufe des therapeutischen Prozesses immer besser erfassen, wie wir ›ticken‹. Das heißt, sie erfassen auf implizite Weise die Modalitäten unserer Grundmuster der psychischen Verarbeitung (Kap. 6: Achtsamkeit, Symbolisierung, Mentalisierung, Kontextualisierung) in zunehmend feiner Differenzierung und sie begreifen, was wir mit Blick auf die Entfaltung ihrer individuellen Subjektivität für wichtig halten. Damit erfassen sie unsere ›private Philosophie‹, unseren kontextuellen Rahmen dessen, was wir für die Entfaltung eines wahrhaftig eigenen Lebens und Lebensweges als wichtig erachten.

An dieser Stelle wird auch die Wahl der Theorien, mit denen Therapeuten arbeiten, wichtig. Denn im Pluralismus psychoanalytischer und psychodynamischer Theorien sind nicht allein wissenschaftlich entwickelte Erkenntnisse formuliert, sondern auch individuell unterschiedliche Überzeugungen davon enthalten, wie Gesundheit und Krankheit der Psyche des Menschen zu verstehen und zu behandeln sind. Therapeuten brauchen eine kohärente Theorie, mit deren Hilfe diese Zusammenhänge zu verstehen sind, als Hintergrund für ihre praktische Arbeit. Das wiederum ist für den Patienten insofern von Bedeutung, als er spüren können muss, dass die ›private Philosophie‹, mit der sein Therapeut ihm begegnet, in sich stimmig, zusammenhängend und beständig ist. Das auf implizite Weise nachvollziehbar erfassen zu können stellt für den Patienten einen nicht bewussten Teilaspekt der Gewähr für eine sichere Bindung in der therapeutischen Beziehung dar. Und das wiederum erfordert, dass Therapeuten solche Theorien brauchen, die sich stimmig in ihre ›private Philosophie‹ und ihr subjektives Empfinden von Passgenauigkeit einfügen. Aller begründeten Rationalität und Wissenschaftlichkeit zum Trotz wählen Psychotherapeuten ihre Theorien nämlich auch nach subjektiven Kriterien aus.

Wir, die AutorInnen dieses Buches, zeigen Ihnen, unseren Leserinnen und Lesern, in unseren Texten, welche Theorien aus dem großen Corpus ihrer Vielfalt uns in der Praxis der Behandlung im Hintergrund Sicherheit und Orientierung bei der Arbeit geben. Diese Theorien nutzen wir im Laufe der Behandlung des Patienten auch als Narrativ, mit dessen Hilfe wir aufzeigen, dass die zeitweilige Widersprüchlichkeit im Selbsterleben zu einem kohärenten Ganzen gehört. So sind beispielsweise das *Innere Kind* oder das *Ich*, welches sich in wechselnden *Ego-States* (Selbstzuständen) erlebt, solche Narrative, die – indem sie sich im Verlauf der Behandlung schließlich als kohärent anfühlen – dem Patienten die Gewähr geben, dass auch er für sich einen Weg zu seiner inneren Kohärenz, seinem Gefühl des Ganz-Seins findet. Und sie, die Verbundenheit mit diesem ›Kanon‹ eigener Theorien aus dem ›großen Liederbuch‹ des Theorienpluralismus, ist es, die Therapeutinnen und Therapeuten die Überzeugung geben kann, das *subjektiv passende theoretische Narrativ* gefunden zu haben, mit dessen Hilfe die therapeutische Arbeit leicht(er) ›von der Hand‹ geht. – Jedenfalls wurde uns AutorInnen, deren Wirken über eine unterschiedliche Anzahl an Jahrzehnten gereift ist, über unsere gemeinsame Arbeit sinnierend deutlich, dass es zu Beginn der therapeutischen Praxis komplexer Theorien bedarf, um sich dem Verständnis des Patienten zu nähern. Erst durch die Reifung der eigenen therapeutischen Arbeit und des Alters wird es langsam möglich, sich auf das sinnlich ganzheitliche Wahrnehmen der Szenen im Beziehungsgeschehen einzulassen und sich *davon* mitnehmen zu lassen (statt am Narrativ zu ›hängen‹), ehe vor dem jeweiligen theoretischen Hintergrund mentalisierungsfähige Bilder und Verständnisse entstehen.

Intersubjektivität und implizites Geschehen in unseren Praxen

Wirft man als interessierter Leser einen Blick auf die Vielfalt der Literatur zur psychoanalytischen Theorie der Intersubjektivität (ein Überblick findet sich bei Altmeyer & Thomä 2006), so zeigt sich der bereits im ersten Kapitel erwähnte Spannungsbogen, wie er die sehr unterschiedlichen Denkschulen mit entsprechenden Behandlungskonzepten (vgl. auch Nagell 2022, Bohleber 2006) umschließt. Es war nicht unser Ziel, uns mit dieser Vielfalt intersubjektiver Theorien und Behandlungskonzepte auseinanderzusetzen. Vielmehr wollten wir unsere praktische Arbeit in ihrer vielfältigen Ausgestaltung in *unserer* Art von intersubjektivem Grundverständnis beschreiben und der Frage nachgehen, wie der intersubjektive Beziehungsansatz dazu beiträgt, dass psychodynamische Psychotherapie wirksam ist. Dabei sind wir uns in unserem Verständnis des intersubjektiven Geschehens während der Behandlung wohl bei Beebe und Lachmann (2006) am nächsten, wenngleich auch stets daran orientiert, wie ›das Andere‹ im ›Eigenen‹, das Subjektive und Individuelle seine Entfaltung finden kann (s.u.). Und von ebendiesem Eigenen findet sich viel in unseren Arbeitsstilen: Ohne das, so unsere Überzeugung, geht die Arbeit des Psychotherapeuten nicht.

In ihrem »dyadischen Systemansatz« vertreten Beebe und Lachmann die Auffassung, dass »innere wie Beziehungszusammenhänge […] gemeinsam erzeugt [werden] und als *gleichermaßen* bedeutsam [anzusehen sind]. Jene Prozesse, die das Selbst und den anderen regulieren, entstehen in ein und demselben Vollzug, sie durchdringen einander gegenseitig: Intrapsychische und Beziehungsdimension bzw. Regulierung des Selbst und Regulierung des anderen sind zwei Seiten einer Medaille« (ebd., S. 124). Das heißt, im unmittelbaren Anschluss an das im 4. Kapitel beschriebene Konzept des Selbst wird mit diesem Ansatz verständlich, dass jene Entwicklungsprozesse, wie sie *im Selbst* erfolgen, und jene, wie sie *in der Beziehung* ablaufen, zugleich eigenständige *und* einander reziproke, sich ständig gegenseitig beeinflussende Prozesse sind. Die beiden Beteiligten dieses dyadischen Systems kommunizieren währenddessen im impliziten und expliziten Modus miteinander, wobei aber stets zu erkennen ist, dass selbst der Sprech*handlung* implizite Botschaften inhärent sind (ebd., S. 125). Diese Zusammenhänge zu beachten hat in der Behandlungspraxis zur Folge, dass weit mehr als das gesprochene Wort beachtet werden muss, nämlich der »gesamte Kontext [...], in dem Psychoanalytiker ihr Handwerk ausüben« (ebd., S. 133). Und so heben Beebe und Lachmann hervor:

> »Der dyadische Systemansatz verbindet den ›expliziten‹ mit dem ›impliziten‹ Kommunikationsmodus, indem er im psychoanalytischen Prozess die symbolische Ebene der Vorstellungen mit der nicht-symbolischen, auch Gefühle umfassenden prozeduralen Handlungs-/Wahrnehmungsebene vermittelt« (ebd., S. 135; im Original kursiv hervorgehoben).

Bezogen auf »therapeutisches Handeln« betonen sie weiter: »Gerade weil implizite Kommunikation nur zu einem relativ geringen Teil in sprachlicher Form stattfindet, dringen ihre Wirkungen umso stärker durch und beeinflussen die Bildung psychischer Strukturen potentiell umso mehr« (ebd., S. 136).

Warum ist diese sehr knappe Darstellung des Verständnisses der Behandlungspraxis von Beebe und Lachmann hier im Kontext des Rückblicks auf unsere Texte noch einmal wichtig? Weil wir aus unserer Erfahrung als Dozenten und Supervisoren in der Ausbildung unserer Kandidaten davon wissen, wie schwierig es ist, komplexe Theorien in der Praxis als hilfreich zu erleben. Und weil wir glauben, dass einige Facetten aus unseren Fallgeschichten ermöglichen, aufzuzeigen, wie solche hochkonzentrierten Sätze der Theorie wie der oben zitierte in der Praxis ihre Umsetzung finden.

J. Warneboldt beschreibt im siebten Kapitel, wie er an sich beobachtet hat, dass er auf seinen Patienten reagiert. Es war kein explizites Narrativ, das ihn zu dem Empfinden gebracht hat, in sich – wie in einem Kaleidoskop mit sich ständig verschiebenden Bildern – rasch wechselnde Zustände zu erfassen. Es war kein dramatisches Erleben der Szene mit seinem Patienten, das ihn dem Gefühl nahebrachte, als könnte er innerlich fragmentieren. Vielmehr waren es implizit erfasste Schwingungen, auf die er reagiert hat. Diese Schwingungen symbolisiert der Autor schrittweise als Ausdruck des »Nicht-Repräsentierten« (nach Leuzinger-Bohleber 2014) zunächst durch das Versprachlichen des Erlebens eigener Sub-Selbste (vgl. E. Reinken, S. 297ff.). Anhand dieser Mentalisierung gelingt es ihm dann, Substrukturen des Selbst (vgl. Kap. 4) im Sinne der Ego-States des Patienten zu erkennen, die als kohärente Muster wiederkehrend den Kontakt im intersubjektiven Raum prägten, ohne vom Patienten bereits wahrgenommen und symbolisiert werden zu können. Wie schon im Bild des Kaleidoskops leitmotivisch signalisiert, findet der entscheidende Schritt des Symbolisierens und Mentalisierens im Therapeuten dadurch statt, dass er zu seiner kreativen Spielfähigkeit zurückfindet. Erleichtert wird dieser Schritt durch die persönlichen künstlerischen Erfahrungen des Therapeuten. Im spielerischen Verstehen fördert er seine Verbindung zum »klugen Unbewussten« (Dijksterhuis 2010). Durch das »multiperspektivische Spiel« (Warneboldt, Kap. 7) mit den metapsychologischen Modellen unter Integration seines Zweifelns gewinnt der Therapeut eine kreative bzw. mentale Freiheit zurück, die kraft- und lustvoll die konstruktive Begegnung im intersubjektiven Raum befeuert.

Dergleichen machtvolle Zustände der Gegenübertragung verstehen wir als *Resonanz*-Phänomen. In den Worten von Beebe und Lachmann ist es das Ergebnis eines ›co-kreierten regulativen Geschehens‹, worin vom Patienten erlebte Selbstzustände nicht symbolisiert, d.h. nicht in Sprache umgesetzt werden können, wohl aber nicht bewusst handlungsdialogisch in die Beziehung eingebracht und vom Therapeuten *implizit* aufgenommen werden: Der Selbstzustand des einen reguliert auf dem Weg der Beziehung den Selbstzustand des anderen. Der andere, in diesem Fall der Therapeut, erfasst das implizit Aufgenommene achtsam in der Weise, dass er wahrnimmt, wie sein Selbsterleben sich wandelt, und unternimmt den Versuch, seinen Selbstzustand körperlich, bildlich, szenisch oder begrifflich zu erfassen. So wie sich in einem Kaleidoskop die Bilder bei der kleinsten Bewegung verändern, verändert sich im Selbst des Therapeuten dessen Zustand, sobald sich in seinem Patienten ein Wandel vollzieht. Das Geschehen ist noch nicht in Worte zu fassen, wohl aber sensorisch zu erspüren. All das nennen wir *Resonanz*, und sie ist die Folge eines wechselseitig erfolgenden Mikroprozesses, der in beiden Beteiligten der therapeutischen Dyade stattfindet.

Allerdings kann das Resonanzgeschehen in Beziehungen auch von Aversion bestimmt und durch ganz unterschiedliche Intentionen motiviert sein. Dann besteht die meist langfristige Aufgabe des Therapeuten darin, mit dem Patienten zu erarbeiten, welches die dynamisch unbewusste oder implizit erworbene nicht bewusste Bedeutung dieser Aversion ist. Im achten Kapitel arbeitet G. Teßmann mit seiner Patientin genau daran, dass ihr unbewusste Selbstzustände des *Inneren Kindes* (eine Metapher für die ›Welt der Repräsentanzen‹ des Selbst) und die mit ihnen verbundenen Ängste für ihre Aversion verantwortlich sind; Aversion ist hier eine *Form des Widerstands*, mit dem die Patientin sich vor dem bewussten gefühlsmäßigen Kontakt mit verletzten und bis in die Gegenwart verletzlichen kindlichen Selbstzuständen schützt. Im gegenseitigen Aufeinander-Reagieren kann sie eine emotional berührende Beziehung, für die der Therapeut Raum zur Verfügung stellt, noch nicht zulassen. Denn das birgt für sie die Gefahr einer Verletzung oder gar Beschämung, besonders am Beginn der Behandlung. Sie hat sich – in den Worten von Beebe und Lachmann – offenbar schon lange gegenüber der Möglichkeit verschlossen, sich aus einer ihr unbewussten Angst in Beziehungen dem Wirken ihres ›dyadischen Selbstsystems‹ zu überlassen. Der andere darf sie immer dann, wenn es um Gefühle geht, die sie verletz- und verwundbar machen, emotional nicht berühren, selbst ihrem bewussten Wunsch nach einer intimen Beziehung zum Trotz. Teßmann beschreibt, wie er geradezu darum kämpft, dass die Patientin sich seinen Bemühungen, die ihr unbewussten Hintergründe mit ihm zu untersuchen, öffnen möge. Unsere LeserInnen können in kleinsten Schritten verfolgen, wie er immer von Neuem in seiner stillen emotional-mentalen Arbeit darum ringt, ein Verständnis für das Widerstandsphänomen zu entwickeln. Detailliert stellt er seine Verwicklung in das Widerstandsgeschehen und den inneren Prozess dar, in dem es ihm schließlich gelingt, sein Co-Agieren in dessen Komplexität und verschiedenen Aspekten genauer zu begreifen.

In Darstellungen wie diesen zeigen wir uns unseren LeserInnen auch mit unseren Schwierigkeiten oder gar den uns unvermeidlich innewohnenden Schwächen. Chris Jaenicke weist ausdrücklich darauf hin, dass er »Subjektivität und Begrenzung als synonym betrachtet« und dass er »die Rolle des Scheiterns und der Fehlbarkeit als ein zentrales und legitimes Charakteristikum des Menschseins – und par excellence des Therapeuten sowie des therapeutischen Prozesses« – versteht (Kap. 10, S. 327). Wir halten Momente wie diese für im therapeutischen Prozess konstitutiv und erinnern daran, dass es gerade die impliziten Erfahrungen in der Beziehung mit dem Therapeuten sind, die dem Selbst des Patienten neue Möglichkeiten eröffnen: Wie anders als in Momenten der Peinlichkeit oder der Scham seitens des Therapeuten kann der Patient in authentischer Weise miterleben, wie es möglich ist, derartig schwierige Affekte oder Selbstzustände zu bewältigen?

In diesem Buch schildern J. Warneboldt und G. Teßmann, wie sie jeweils *makro-szenische* Herausforderungen *mikroprozesshaft* mit einem intersubjektiven Verständnis des Beziehungsgeschehens der Gegenwart wie auch der Vergangenheit zu bewältigen versuchen. Dem liegt unverkennbar die theoriebasierte Vorstellung zugrunde, dass die Organisation des Selbst ihrer Patienten *Modi der Anpassung* an die Bedingungen der Zeit ihrer frühen Entwicklung ausgebildet hat, welche den Sinn haben, das *erlebende Selbst* (Abb.1 in Kap.4, S.101) vor nicht erträglichen Erschütterungen während der Lebensgeschichte zu schützen. Und die beiden Autoren zeigen, wie ihr zunehmendes Verständnis eigener *Selbstzustände der Gegenübertragung* ihnen schließlich dabei behilflich war, ein erstes makro-szenisches Verständnis (üblicherweise sprechen wir in diesen Zusammenhängen vom psychodynamischen Verständnis) zu entwickeln. Die Bilder vom Frühgeborenen im Brutkasten halfen dem einen, ein warmes Verständnis für die Untergangsangst seines Patienten zu finden. Und die Entdeckung des anderen, sich in einem Co-Agieren aus Gründen unerträglich und unzumutbar erscheinender Scham mit seiner Patientin im Widerstandsenactment verwickelt zu haben, öffnete diesem therapeutischen Paar den Raum für Schritte aus dem Widerstand heraus und ermöglichte der Patientin damit ein vorsichtiges Zulassen ihrer Traurigkeit.

Das sind Beispiele für ein Makro-Verständnis psychodynamischer Zusammenhänge mit Hilfe eines intersubjektiven Theoriemodells, wie Beebe und Lachmann es beschreiben. Schaut man aber genauer hin, so geht es den beiden Autoren vor allem darum, im allzeitigen *Mikro-Geschehen* des therapeutischen Prozesses mit der dualen Systemtheorie zu arbeiten (vgl. Beebe & Lachmann 2004). Ein Blick auf die Arbeit von E. Reinken kommt dieser Art des Arbeitens sehr nahe. Dabei verbindet sie diese stets mit der Methode der Ego-State-Therapie. Diese Arbeitsmethode ermöglicht es, dass durch die authentische Beziehungsgestaltung mit der Person als Ganzer ebenso wie mit den ›Sub-Selbsten‹, den Ego-States, ständig neue implizite Beziehungserfahrungen der Patientin entstehen.

Elke Reinken nimmt ihre Leser mit in »Anteil[e] von mir«, welche »mit den abgespaltenen, wütend aufbegehrenden kindlichen Gefühlen der Patientin in Resonanz gegangen« (Kap.9, S.283f.) waren. Hier wie immer wieder in ihrem Text gewährt sie Einblick in ihre Innenwelt, macht das aber nicht aus Gründen des ›Sich-zur-Schau-Stellens‹, sondern um unseren LeserInnen zu zeigen, was es heißt, in der stillen emotional-mentalen Arbeit mit den Phänomenen der Gegenübertragung im Dienste der Patientin unbewusste Zusammenhänge zu ergründen. Bei der Lektüre ihres Textes lässt sich nachvollziehen, bis in welche intimen Abgründe die Arbeit mit der Gegenübertragung führen kann. Und auch hier erfahren unsere LeserInnen wieder, wie lange diese Arbeit dauern kann, ehe es gelingt, zu treffenden unbewussten Zusammenhängen vorzudringen. Ferner erfahren wir als LeserIn ihres Textes, welche vielfältigen Nuancen des emotionalen Erlebens von Moment zu Moment auftauchen: Viele Mikro-Momente reihen sich aneinander und verbinden sich schließlich zu einer *Gestalt,* der *schwarzen Frau.* Unsere LeserInnen haben in diesem Text die seltene Gelegenheit, die stille emotional-mentale Arbeit einer Therapeutin in vielen Mikroschritten zu verfolgen, und können dabei die analytische Entdeckung eines »fremden Selbst« (Fonagy et al. 2004) als Ergebnis einer transgenerationalen Weitergabe nachempfinden.

Den Anderen in seiner Subjektivität auftauchen lassen

Im Behandlungsbericht von Elke Reinken ist es spannend zu lesen, dass und wie sie den Schritt über die Analyse des Vergangenheitsunbewussten hinausgeht und ihre Patientin anregt, den Blick in eine bislang ungelebte Variante ihres Seins zu werfen, der ihr in der Zukunft zur Verfügung stehen könnte: *Die drei vom Gatter,* welche die »Aspekte des vitalen, autonomen, neugierigen und lustvollen konstitutionellen Selbst in ihr dar[stellen]« (Kap. 9, S. 309). Sie waren dem »ängstliche[n] Mädchen, diese[m] kindliche[n], verletzte[n] Ego-State«, zu Beginn der Erforschung seines Binnenraumes noch gar nicht bekannt gewesen, sondern ›schlummerten‹ verdrängt im Unbewussten. Der Therapeutin waren *die drei* in Erinnerung geblieben, denn sie hatte erfasst, dass darin die von der *schwarzen Frau* blockierte Vitalität am Leben geblieben war.

Wenn wir uns den Grundgedanken, wie er sich durch unser Buch zieht, vor Augen führen, so kann deutlich werden, warum Zusammenhänge wie dieser in der Arbeit von Elke Reinken beschriebene so grundsätzlich für alle Formen psychodynamischen Arbeitens wichtig sind:

Der Mensch wird geboren mit einer individuellen vitalen Ausstattung, die wir metapsychologisch betrachtet im *konstitutionellen Selbst* verorten. Wie in Kapitel 4 dargestellt reift das Selbst in einer Abfolge von Phasen zum adulten Selbst mit seiner dualen Struktur. Im Fall des Gelingens dieser Reifungsentwicklung entfalten sich die im konstitutionellen Selbst ursprünglich angelegten Anlagen zu einem vitalen motivationalen Antriebserleben des Selbst und zur subjektiv-individuellen Charakteristik der Persönlichkeit; die Vitalität der Person kann sich im regulierten Gefüge des Selbstsystems entfalten. Den meisten Patienten, denen wir in unseren Praxen begegnen, ist eine solche Entfaltung ihres konstitutionellen Selbst zur Vitalität nicht gelungen. Eine komplexe *implizit erworbene Beziehungserfahrung* mit den prägenden Primärpersonen hat ihren Niederschlag in den Repräsentanzen des Selbst gefunden, prägt die unbewussten Modi der Anpassung an die Umwelt und verhindert (als relationaler Komplex, Kap. 4) so, dass einst als heikel oder sanktioniert erlebtes motivationales Streben den Weg ins Bewusstsein findet. Der psychische Weg, der zur Entfaltung eines zufriedenen und als sinnvoll erlebten Ich-Empfindens führt (vgl. in Abb. 1 in Kap. 4, S. 101: das *empirisch-kategoriale Selbst*), ist den meisten unserer Patienten verstellt.

Dieses Ich-Empfinden als bewusst empfundenes *Identitätsgefühl* ist nicht identisch mit dem Selbstzustand, wie er von Moment zu Moment wechselnd erlebt wird. Vielmehr geht es immer auch einher mit dem Gewahrsein dessen, *anders* als der Andere zu sein. Ist also das reifende Selbst einerseits darauf angewiesen, im Gegenüber einen Anderen zu haben, der die Entwicklung seines Ich-Empfindens z. B. mit seiner Selbstobjekt-Funktion unterstützt, so benötigt dieses sich entwickelnde Empfinden andererseits doch zugleich die Möglichkeit der Erfahrung, anders zu sein als der Andere ihm gegenüber.

Bohleber (2006, S. 203 ff.) vertritt die Auffassung, dass es »vielen Intersubjektivitätskonzeptionen vorwiegend nordamerikanischer Provenienz [...] an einem zureichenden Verständnis der Position des Anderen in der intersubjektiven Beziehung [mangelt]« (S. 214). Unter Hinweis auf die philosophische Konzeption von Emmanuel Lévinas betont er: »Das absolut Andere ist aber der andere Mensch, dessen Fremdheit [...]. Der Andere ist nicht das Alter Ego, sondern er ist anders im strengen Sinne des Begriffs. [...] Diese absolute Andersheit ermöglicht dem Ich jene neue, ihm alleine nicht zugängliche Erfahrung, die [...] sich in der sozialen Begegnung mit dem Anderen ereignet« (ebd.). Das bedeutet für das Verständnis der Entwicklung der im *konstitutionellen Selbst* angeborenen Anlagen und deren Entfaltung im Ich-Erleben, dass eben die Bedingungen für das Gelingen dieses Prozesses erfasst werden müssen. Und mehr noch brauchen wir für die Behandlung Konzeptionen, die darauf abzielen, dem Patienten die vitale Belebung seines subjektiven und individuellen Ich-Erlebens auf der Basis der ihm gemäßen Anlagen zu ermöglichen.

Der Skepsis von Bohleber möchten wir Stolorow gegenüberstellen, der betont, dass das kontextuelle Verständnis keinesfalls die Individualität des Anderen ignoriert. Im Gegenteil, Kontextualität stelle gerade die Vorbedingung dafür dar, dass

Individualität entstehen kann. Das subjektive und das intersubjektive Feld seien beide ursprünglich, d. h. keines von beiden sei vor dem anderen da, vielmehr existierten beide gleichzeitig. Und sie würden einander bedingen in einer spiralförmigen Bewegung. Wenn Bohleber im Konzept vom Alter Ego einen Beleg dafür sehen sollte, dass darin der Andere nicht als kategorial anderer existiere, so kann das seinem Blick auf die Selbstpsychologie entsprechen. Chris Jaenicke hingegen betont, dass die Intersubjektivitätstheorie diese Begrifflichkeit nicht in ihre Theorie einbezieht. In diesem Zusammenhang spielt Gadamer eine große Rolle in der Theorie der Intersubjektivität. So etwa der Gedanke, dass man ja nur, indem man die Fremdheit des Anderen akzeptiere, auf die Voreingenommenheit der eigenen Subjektivität kommen kann. – Uns ist letztlich vor allem wichtig zu vermitteln, dass Intersubjektivität in der therapeutischen Beziehung als a priori gegeben verstanden wird.

In Kapitel 4 hat Michael Klöpper beschrieben, dass mit dem Auftauchen des *verbalen Selbst* die Erfahrung verbunden ist, dass die nicht-bewusste Illusion des Kindes verloren geht, mittels Handlungssprache sei eine vollumfängliche Kommunikation innerer Zustände gewährleistet. Stattdessen taucht mit der zunehmenden Fähigkeit zur verbalen Kommunikation immer häufiger die Erfahrung auf, wie schwierig mit deren Hilfe die Verständigung über Selbstzustände ist. Es kann zwar mit der dyadischen Systemtheorie vorstellbar werden, dass gerade auch über Erfahrungen von ›disruption and repair‹ dem Kind zahlreiche Anstöße gegeben werden, die Andersheit des Anderen zu erfahren und dass daraus schrittweise die Entdeckung der eigenen Andersheit gegenüber dem Anderen hervorgeht und schließlich auch ins Selbst integriert wird. Aber die Frage, die in unserem Kontext reflektiert werden muss, ist die, wie der *Patient* seinen Weg zur Akzeptanz seiner Andersheit und der Entfaltung seiner konstitutionellen Anlagen im Erleben und Empfinden seiner Ich-Identität findet.

Elke Reinken zeigt in ihrer Arbeit mit den *drei vom Gatter* einen möglichen Weg auf, wie dem verständnisvollen Miteinander des Prozesses eine Form der *Herausforderung zum Ich-Sein* gegenübergestellt werden kann. Und sie zeigt weiter, wie mit diesem Ansatz in kreativer Weise Symbolisierungs- und Mentalisierungsschritte der Patientin angeregt werden können, um ihr wieder Zugang zu den Anlagen ihres konstitutionellen Selbst zu ermöglichen.

Ein ähnliches Vorgehen ist in Kapitel 8 bei Georg Teßmann zu lesen, wenn er, Körner zitierend, die Metaphern des *Sich-gegen-die-Strömung-* oder des *Sich-in-den-Weg-Stellens* benutzt. In den ständig wechselnden Positionen seiner Patientin und von ihm selbst tauchen immer neue Selbstzustände auf und bekannte wiederholen sich wie ein Reigen von Vergangenem im Gegenwärtigen, dem kaum ein Entkommen in Andersheit möglich zu sein scheint, es sei denn, der Therapeut schwimmt in diesem Strom *nicht* mehr mit, sondern stemmt sich dagegen und unterbricht den Reigen. In diesen Momenten tritt er als ein Anderer in Erscheinung. Er ›spielt nicht mehr mit‹ und gibt einen »Anstoß zur Veränderung« (Körner 2018, S. 63). Das stellt für die Patientin eine Herausforderung zum Ich-Sein oder genauer zum Ich-Werden dar.

Es ist uns wichtig, auf diesen Aspekt der verpassten Subjektivität, des verfehlten Ich-Empfindens – das Verpassen des »wahren Selbst« im Sinne von Winnicott – im Verstehen der Psychodynamik und des Prozesses der Behandlung hinzuweisen. Denn sonst würden der in die *Zukunft* der Patienten gerichtete Blick und die Arbeit an der Entfaltung ihres aufgrund von pathologischen Anpassungsmodi brachliegenden Potentials, wie es im konstitutionellen Selbst angelegt ist, zu kurz kommen. Die Chance der Patienten, in der therapeutischen Beziehung das eigene Anders-Sein (als bisher und als der Therapeut) zu entdecken, kann mit dem ständig wiederholten Blick in dessen Vergangenheit ja auch verpasst werden!

Praxisbezogene, kasuistische Texte aus der Sicht der Psychotherapieforschung

Psychotherapieforschung auf der einen Seite und die Herangehensweise dieses Buches an psychotherapeutische Prozesse auf der anderen Seite sind zwei gänzlich unterschiedliche Zugangswege zu dem beiden gemeinsamen Sujet: »Wie kann Psychotherapie möglichst erfolgreich ihre Wirkung entfalten«. Wissenschaftliche Forschung kann nur *Äußerliches*, Phänomenologisches erfassen, messen und vergleichen, wohingegen die theoretisch fundierten Ausführungen in diesem Buch und die je subjektive mentale Arbeit der Psychotherapeuten, die kasuistische Beiträge in diesem Rahmen präsentieren, gleichsam *vom Inneren* ausgehen. Gleichwohl können sich beide Sichtweisen treffen.

Schon die erste Kasuistik in diesem Buch, jene von Herrn L., der sich in einer für ihn nur schwer zu ertragenden Verfassung an den Herausgeber dieses Buches, seinen Psychotherapeuten aus früheren Zeiten, wandte, bestätigt in beeindruckender Weise die Aussagen des Psychotherapieforschers Wampold.

Da sucht ein Patient in seiner Not seinen ehemaligen Therapeuten noch einmal auf, mit dem er einst so gute Erfahrungen gemacht hatte und zu dem er Vertrauen hat. Er hat ein Anliegen, er will verstehen, was mit ihm los ist. Der Therapeut lässt sich vom Leid seines Patienten berühren, das bei ihm eine Reihe eigener lebensgeschichtlicher Erfahrungen aufsteigen lässt, die Therapeut und Patient in emotional bewegender Weise immer näher bringen. Aus dem anfänglichen »moving along« wird ein emotionaler Begegnungsmoment, eine emotionale Neuerfahrung, die bei dem Patienten innere, aus seiner Kindheit stammende Arretierungen löst und völlig ungeahntes, neues implizites Wissen generiert – verhält sich der Therapeut ihm gegenüber doch völlig anders, als es seine Ursprungsfamilie vermochte und es in der geschilderten Szene seiner jetzigen Familie möglich war. Diese bewegende Neuerfahrung wurde für den Patienten möglich durch die kontextuellen Basics, die Wampold beschreibt: die gute Zusammenarbeit von Patient und Therapeut, ihre beiderseitigen intensiven Bemühungen zu verstehen, was da los war, ihre gute Arbeitsbeziehung und die wertschätzende sowie empathische und absolut authentische Haltung des Therapeuten. All das erreicht auch den Leser, der die Vignette bewegt mit Herz und Hirn zur Kenntnis nimmt! Da spiegelt sich unmittelbar etwas wider, wie uns dies aus Supervisionen geläufig ist. Aus Sicht der Psychotherapieforschung ist das das A und O, wenn Entwicklungsschritte gelingen sollen, freilich therapeutenseitig auch durch die je subjektiven, von tiefer Überzeugung getragenen psychodynamischen Überlegungen bestimmt. Ohne diese geht es nicht! Was da geschieht, ist unendlich viel mehr als nur kognitives Verstehen.

Es ist jenes kaum in Worte zu Fassende, das erfolgreiche Therapeuten zu allen Zeiten bewegte. Schon bei Freud (1915e, S. 293) findet sich die Aussage: »Es ist sehr bemerkenswert, daß das *Ubw* eines Menschen mit Umgehung des *Bw* auf das *Ubw* eines anderen reagieren kann.« Und Helene Deutsch, die das Phänomen ebenso wenig wie Freud konkreter zu fassen vermochte, spricht 1926 von »okkulten Vorgängen während der Psychoanalyse«. Sandor Ferenczi berichtete bereits 1910 von dem Faszinosum, das er in seinen Analysen erlebte, aber ebenfalls nicht recht einzuordnen vermochte, an Freud: »Eine interessante Neuigkeit in der Übertragungsgeschichte. Denken Sie sich, ich bin ein großer Wahrsager resp. Gedankenleser! Ich lese (in meinen freien Assoziationen) die Gedanken meiner Patienten. Die zukünftige Methode muß daraus Nutzen ziehen. […] komme ich nach Wien, so will ich mich als ›Hofastrologe der Psycho-Analytiker‹ vorstellen« (Sandor Ferenczi in seinem Brief an S. Freud vom 11. 11. 1910, Freud & Ferenczi 1993). 1915 äußert er in seinem Aufsatz »Psychogene Anomalien der Stimmungslage«: »Es handelt sich hier meiner Ansicht nach um einen der so häufigen Fälle, die ich als ›Dialoge der Unbewussten‹ zu nennen pflege, wo nämlich die Unbewußten zweier Personen sich vollkommen verstehen und sich gegenseitig zu verstehen geben, ohne daß das Bewußtsein beider auch nur eine Ahnung davon hätte« (Ferenczi 1915, S. 25 f.).

Crowther und Schmidt charakterisieren diese besonderen Momente detaillierter. Es seien solche, »in denen es eine plötzliche Erkenntnis gibt, eine gemeinsame Bewusstseinserweiterung, die durch das Auftauchen eines Gedankens oder Bildes hervorgerufen wird und die Qualität der Beziehung zwischen Patient und Analytiker tiefgreifend verändert. Entweder der Patient oder der Analytiker denkt und/oder sagt etwas, das sich nicht wie von einem der beiden übernommen anfühlt; vielmehr hat man den Eindruck, dass die Bedingungen so waren, dass es entstehen konnte. Die gefühlsmäßige Atmosphäre der Sitzung wird durch das Bewusstsein, dass etwas Größeres als das Ego oder der rationale Verstand am Werk ist, verändert. Eine der Arten, wie wir über diese Phänomene nachgedacht haben, lässt sich mit ›Zuständen von Gnade‹ beschreiben. Damit meinen wir Zustände, in denen man sich mit einem Verständnis beschenkt fühlt, das nicht erarbeitet, sondern eingetroffen ist« (Crowther & Schmidt 2015, S. 54 f.; Übers. T. P.). Weiter führen die genannten Autoren aus: »Es gibt eine Reihe von psychoanalytischen Autoren, die auf unterschiedliche Weise von diesen Phänomenen sprechen, wie z. B. Bion (1962) ›Gedanken vor dem Denken‹, Bollas (1987) ›ungedachtes Wissen‹, Money-Kyrle (1971) ›Wiedererkennungen‹, Stern et al. (2002) ›Momente der Begegnung‹ und Tronick (1998, 2007) ›dyadische Bewusstseinserweiterung‹. Die Jungsche Schule erforscht sie in Bezug auf Erfahrungen des Selbst, hier sind insbesondere Konzepte wie Cambrays (2006) ›Bedeutung, die als Emergenz erlebt wird‹ und ›Aha-Gefühle‹, Meredith-Owens (2008) ›archetypische Andeutungen‹ und Colmans (2013) ›verrückte Gedanken‹ zu nennen [...]. Es sind Erfahrungen [...], die etwas sehr Geheimnisvolles und Unbeschreibliches an sich haben [s. o.: Freud, Ferenczi, Deutsch; d. Verf. T. P.]. Es scheint, dass sie nicht allein auf individuelle Dynamiken reduziert werden können« (Crowther & Schmidt 2015, S. 55). Jung selbst beschrieb diese Phänomene als »einen besonderen psychischen Zustand«, der nicht durch Willenskraft erreicht werden kann (Jung 1948/1951, Abs. 65).

Für alle kasuistischen Beiträge in diesem Buch kann wohl aus Sicht der Psychotherapieforschung das Nämliche gelten wie das für die erste Kasuistik Ausgeführte, wenngleich oft nicht so offensichtlich, da in den Beschreibungen im dialogischen Kontext und Therapieverlauf diese direkt beobachtbaren Phänomene nicht Schwerpunkt der Darstellung sind. Gleichwohl wird auch hier das tiefgehende Ringen um Kontakt und Verstehen sehr eindrucksvoll vor Augen geführt. In den Beiträgen von J. Warneboldt und G. Teßmann beeindruckt das zähe und geduldige Ringen der Therapeuten, um Zugang zu ihren Patienten zu finden, ihnen zu helfen, ihre Widerstände zu überwinden und sie zu Mitarbeit und Mentalisieren zu bewegen, was dann ja auch Schritt für Schritt gelingt.

Der kasuistische Beitrag von Frau Reinken stellt explizit zwei Aspekte heraus, die auch die Psychotherapieforschung für zentral erachtet. Das ist zum einen die Arbeit mit Metaphern – »die schwarze Frau« erscheint schon im Titel ihrer Arbeit – und zum anderen auch hier das Bemühen um eine Förderung der Mentalisierungsmöglichkeiten der Patientin. Schon zu Beginn der Ausführungen der Therapeutin ist davon die Rede, dass die Patientin und sie die Metapher des »inneren Rucksacks« gefunden haben, der für die immer wieder auftauchenden negativen Kräfte der Patientin steht, die dort verstaut werden. Dann taucht das Bild der »Päckchenpackerin« auf und schließlich die zentrale Metapher der »schwarzen Frau«. Später ist vom »mit der Nase darauf stoßen« und den »inneren Stromschnellen« etc. die Rede. Im weitesten Sinne mentalisierend erschließt sich der Patientin im therapeutischen Miteinander ihr transgenerational überkommenes/übernommenes Dilemma, das sie im therapeutischen Kontext verarbeitet, so dass sie zunehmend mehr ihre vitalen Kräfte entfalten kann.

Der Beitrag von Chris Jaenicke verdeutlicht, dass Psychotherapie, wenn sie intersubjektiv ausgestaltet ist, immer bei beiden Akteuren, Therapeut wie Patient, Veränderungen bewirkt. Intersubjektive Begegnung kann per se nie eine Einbahnstraße sein.

Schließlich sei noch angemerkt, dass die im Buch vertretenen psychodynamischen PsychotherapeutInnen ihre Arbeit mit ganz unterschiedlichem theoretischen Rüstzeug durchführen. Das Spektrum reicht von »moderner« Psychoanalyse über »Arbeit mit dem Inneren Kind« und »Ego-State-Therapie« bis hin zu praktizierter »Intersubjektivität«. Alle Therapeuten sind mit ihrer Fundierung, von deren Wirksamkeit sie fest überzeugt sind, erfolgreich, was eine eindrucksvolle Bestätigung der Wampoldschen Aussage der Psychotherapieforschung darstellt, nämlich dass viele Wege nach Rom führen, wenn man nur die kontextuellen Faktoren angemessen berücksichtigt! Das Dodo-bird-Verdikt (Saul Rosenzweig, 1936) der wohl meisten Psychotherapieforscher bestätigt sich damit auch noch nach vielen Jahrzehnten.

Heikel aber wahr – die Bedürfnisse des Therapeuten

Wir waren während unseres Treffens zur Vorbereitung dieses Abschlusskapitels überrascht, dass uns alle der Text von Chris Jaenicke in Kapitel 10 ähnlich angesprochen und nachdenklich gemacht hat. Wir stimmten überein, dass die Selbstobjekt-Bedürfnisse von uns Therapeuten, die sich gleichsam in unserer Arbeit verstecken, ein Thema sind, dem wenig Aufmerksamkeit geschenkt wird. Warum? Nur deswegen, weil es ein Tabu ist? Tabuisiert, weil durch die Gebote der Abstinenz und Neutralität streng geregelt? Oder tabuisiert, weil in unserer Berufsgruppe von vielen nicht zwischen objekt-gerichteten und Selbstobjekt-Bedürfnissen unterschieden wird? Legt Jaenicke den Finger auf einen wunden Punkt unserer Berufsgruppe, der nie verheilt, aber stets verborgen wird?

Wir glauben, dass es sich so verhalten kann. Und wir meinen, dass es sinnvoll, ja notwendig ist, dass Chris Jaenicke die Risiken ebenso wie die tatsächlich gelebten Selbstobjekt-Bedürfnisse und auch die persönlichen Schwächen, die allzu menschlichen ebenso wie die für das Wohl unserer Patienten gefährlichen, in dieser Offenheit reflektiert. Anders ist es doch nicht möglich, dass wir Psychotherapeuten und Analytiker die Grenzen im Zulassen der Vielfalt unserer Bedürfnisse erkennen und sie in die *bewusste Verantwortung* nehmen!

Wir möchten aber über das in Kapitel 10 Dargestellte noch einen Schritt hinausgehen und auf ein weiteres Risiko bei der Ausübung unseres Berufes hinweisen. Jaenicke hat beschrieben, dass Patienten auf stille Weise einen Beitrag zur *narzisstischen Regulation* der inneren Homöostase ihres Therapeuten leisten. Das ist ein co-konstruiertes Geschehen, das wir kaum zur Kenntnis nehmen. Dieses Phänomen ist nicht illegitim und widerfährt auch anderen Menschen in ihrem Alltag; ein wahrhaftiges Alltagsphänomen also, das kaum zu vermeiden ist und auch nicht anstößig sein muss – solange es ein immer mal wieder wahrgenommener *Nebeneffekt* der therapeutischen Beziehung bleibt. Allerdings kann dieser Modus der Co-Regulation der narzisstischen Homöostase des Therapeuten zum *Haupteffekt* der Beziehung mit dem Patienten mutieren. Das glauben wir bei einigen alternden Kolleginnen und Kollegen erkennen zu können, die den angemessenen Zeitpunkt zum Ausstieg aus der *Behandlung* von Patienten nicht finden.

Der Umgang mit beruflicher Aktivität im fortschreitenden Alter ist nach unserer Überzeugung eine Herausforderung, die *nur individuell* gemeistert werden kann. Die Besonderheit unseres Berufes bringt es allerdings mit sich, dass wir bei Patientenbehandlungen lange Bindungen mit häufig sogar offenem Ende eingehen. Und das muss bei der Entscheidung über die berufliche Aktivität im fortschreitenden Alter in unserer Berufsgruppe ganz besonders berücksichtigt werden! Denn das Zusammentreffen von zeitweise großer Angewiesenheit des Patienten auf seinen Therapeuten mit dem Einbruch der Leistungsfähigkeit bei diesem oder gar seinem Tod hat Erschütterungen des Patienten zur Folge, die bis hin zu dessen (Re-)Traumatisierung reichen können. Wird jedoch die Stabilisierung des narzisstischen Gleichgewichts zu einem unbewussten oder verdrängten *Hauptbedürfnis* der therapeutischen Tätigkeit im zunehmenden Alter, so droht die Fähigkeit zum kritischen Umgang mit der Verantwortung gegenüber dem Patienten verloren zu gehen, weil dann die Angewiesenheit des Therapeuten auf die Selbstobjekt-Funktion des Patienten unverhältnismäßig geworden ist. – Wir meinen, dass unsere Berufsgruppe diesen Zusammenhängen mehr Aufmerksamkeit widmen sollte.

Die Macht der relationalen Komplexe

Zum Ende unseres Buchtextes wollen wir noch der Frage nachgehen, was wir mit unserer psychodynamischen Psychotherapiearbeit eigentlich erreichen können. Dazu schauen wir noch einmal zurück. Im Prolog zu Teil 2 unseres Buches hat Michael Klöpper vom Erleben der fünf Kolleginnen und Kollegen berichtet, die im Rahmen einer Intervisionssitzung auf sich selbst zurückgeworfen sind. Die ›Gespenster‹ ihrer frühesten Erinnerungen, heftigste emotionale Erfahrungen mit den Eltern der Kindheit, waren ihnen in einer Reihe aufeinanderfolgender affektiv-intensiver Assoziationen ins Bewusstsein gekommen, und sie hatten sich getraut, einander davon zu berichten. In der Sprache der Metapher könnte man sagen, dass auf Serien von Now-Moment-Blitzen das Donnergrollen von Moments of Meeting gefolgt war, um am Ende die Sicht auf eine Reihe relationaler Komplexe freizugeben, die allen das überraschende Gefühl einer ungeahnten Verbundenheit gab.

Was im freien Blick auf die verschiedenen relationalen Komplexe zu erkennen war, waren Traumata, welche die versammelten Kollegen als den frühesten Erfahrungshintergrund ihrer prägenden Beziehungen mit ins Leben genommen haben. Traumatisierte Therapeuten? Sollte das nicht nachdenklich stimmen? Kann man so überhaupt arbeiten?

Die existente Realität antwortet mit einem klaren »Ja!«. Alle Anwesenden waren erfahrene KollegInnen kurz vor dem geplanten Ende ihrer Berufstätigkeit. Weltweit renommierte Analytiker sind Überlebende des Holocaust. Traumaerfahrung schließt die Qualifikation für unseren Beruf nicht aus. Aber sie zeigt uns, dass Traumaerfahrung so zu bewältigen ist, dass man damit selbst als Psychotherapeut erfolgreich arbeiten kann. Wie lässt sich das vor dem Hintergrund der Texte in unserem Buch verstehen?

Selbst wenn die Verfahren der psychodynamischen Psychotherapie nicht zu den auf Traumata spezialisierten Methoden zählt, so stellt sie ihren Patienten doch Möglichkeiten zur Verfügung, diese zu bewältigen. Die Mail meiner Patientin am Ende des sechsten Kapitels mag beispielhaft und ein Zeugnis dafür sein.

Nun geht es uns hier nicht darum zu zeigen, dass Traumata mit Hilfe der psychodynamischen Psychotherapie behandelt werden können. Vielmehr werden die traumatischen Erfahrungen der KollegInnen in der Intervisionsgruppe berichtet, um zu zeigen, was unsere Methode nicht leisten kann: Sie kann die Erinnerung daran ebenso wie die an andere weniger dramatische Erfahrungen, die psychogene Erkrankungen zur Folge haben, nicht löschen. In der Metapher von Michael Klöppers Patientin, die sich als »Paralympic« beschreibt, müssen wir klar sagen, dass ein verlorenes Bein für immer verloren bleibt. Psychotherapie kann, was eigentlich selbstverständlich ist, Geschehenes nicht ungeschehen machen. Und doch wird eben das vereinzelt immer mal wieder illusioniert.

Erfreulicherweise aber können unsere Verfahren etwas ganz anderes! Und das, so hoffen wir, haben wir Ihnen, unseren Leserinnen und Lesern gezeigt. Unsere Patientinnen und Patienten können mit uns neue emotionale Beziehungserfahrungen sammeln, die ihnen in impliziter Weise erfahrbar werden. Und das können sie mit uns gemeinsam gerade im Kontrast zu ihren prägenden Erfahrungen und im Kontext ihrer maladaptierten Modi der Anpassung erleben, *wenn* – und das ist der springende Punkt – es uns gelingt, mit ihnen immer wieder von Moment zu Moment in eine Beziehung zu treten, die es verdient, als *intersubjektiv* bezeichnet zu werden. Dann – und nur dann – entstehen, metapsychologisch gesprochen, im Selbst neue Interaktionsrepräsentanzen, *welche die Modi der Anpassung verändern.* Und es entstehen – in der Sprache der Neuropsychologen formuliert – neue synaptische Verknüpfungen im limbischen System, die neues Selbsterleben ermöglichen. Werden solcherart Neuerfahrungen ausreichend häufig und sicher gebunden erlebt, so verhindern sie, dass die ›Gespenster‹ der Vergangenheit die Gegenwart beherrschen. Diese Veränderungen geben den Weg dafür frei, *dass der innere Kontakt zu den konstitutionellen Anlagen frei wird* und diese die Lebensgestaltung des Patienten prägen dürfen. Dabei treten die Symptome, die ursprünglich Anlass zur Aufnahme der Psychotherapie gaben, so weit in den Hintergrund, dass das Empfinden auftreten kann, sie wären verschwunden.

Eine letzte Vignette, die Aufzeichnung eines Patienten lange nach seiner abgeschlossenen Analyse, soll illustrieren, welche Veränderungen in der Fähigkeit, Krisen zu bewältigen, psychodynamische Psychotherapieverfahren ermöglichen können:

> Ich besuche D. in ihrer neuen Wohnung, um Umzugskartons abzuholen. Nachdem sie mir ihre neuen Räume gezeigt hat, steigen wir in den Keller hinab, um die Kartons von dort hochzuholen. Wir gehen durch das Treppenhaus, das mich in seiner Bauweise augenblicklich an das meiner Kindheit in M. erinnert. Ein kräftiger Geruch von Seifenlauge umfängt uns; D. schimpft darüber. Hinter den gleichen verschlossenen Metalltüren zu den Kellergängen, wie sie mir seit meiner Kindheit bekannt sind, finden sich Holzverschläge wie einst. Ich erzähle kurz von meiner Zeit zwischen 1955 und 1966 in M. Wir gehen durch die Gänge zu D.s Verschlag, holen die Kartons raus und plaudern ein wenig über das für sie in diesem Haus Neue.
> Auf dem kurzen Weg zu mir nach Hause beginnt mich eine düstere Stimmung zu umfangen. Ein drückendes Gefühl legt sich auf mich, eine Mischung aus Traurigkeit und Aussichtslosigkeit macht sich breit, und meine bis eben noch vorhandene Lebendigkeit scheint aus mir herauszulaufen wie Wasser aus einem Eimer, der ein Loch hat. In diese diffus bedrückend-traurige Stimmung mischt sich eine unbestimmte Angst, und die Landschaft um mich herum wirkt plötzlich, als versänke sie im Nebel. Eine leise Verzweiflung packt mich, ich erinnere mich an die vielen Male in meinem Leben, als diese Gefühle mich für einen Tag oder länger gepackt und gelähmt hatten. Ich fühle mich plötzlich irgendwie hilflos, wie ein zappelnder Fisch auf dem Trockenen, nicht wissend, ob und wie ich dem Gefühl entkommen kann. Es hat mich tatsächlich plötzlich und unerwartet gepackt, und davon befallen zu sein, erschrickt mich und lässt mich in einem traurig sein. Es ist, als hätte mich ein Taumeln ergriffen. Und das lässt die Angst noch weiter steigen.
> Zu Hause angelangt begebe ich mich auf die Suche danach, was es für eine Stimmung ist, die mich gerade befallen hat. Ich weiß nur zu genau, dass ich diese Gefühlslage als einen mich komplett ausfüllenden Gefühlszustand bereits seit meiner Kindheit oder Jugend kenne. Nie war es mir bislang gelungen zu begreifen, was mich in solchen Momenten derart packte, dass ich in eine derartige Gefühlslage geriet, die mich wie total zu umhüllen vermag. Aber jetzt, so scheint mir, geschieht etwas Anderes. Die Erinnerung an den Geruch der Seifenlauge, wie ich sie eben in diesem Treppenhaus eingeatmet

habe, lässt plötzlich wohlbekannte Szenen aus meiner Kindheit in mir aufsteigen.

In meinem achten Lebensjahr waren wir aus der dörflichen Idylle von G. umgezogen in den kriegszerstörten, schnell hochgezogenen Stadtteil M., aus dem kleinbürgerlichen Wäscherei-Geschäftshaus ins spießbürgerliche Etagen-Neubauhaus. Bislang in einer von den Zerstörungen des Krieges nahezu unberührt gebliebenen Einfamilienhaus-Straße aufgewachsen, war ich nun als Kind zum Spielen in einen Etagenhaus-Hinterhof-Kessel geraten, der mir Unsicherheit und Angst bescherte. Hier war freitags regelmäßig Waschtag. Am Abend zuvor musste die Wäsche in großen Holzbottichen eingeweicht werden. Meine Mutter hatte Angst, allein in den Keller zu gehen und die notwendige Arbeit zu erledigen. Es war meine Aufgabe, sie zu begleiten, voranzugehen und das Licht anzumachen. Ich musste die Bottiche mit Wasser füllen und die Wäsche mit einem groben Stock ins Seifenwasser drücken. Bis dahin hatte diese Arbeit des Wäschewaschens mein Großvater erledigt, ein stattlicher, kräftiger Mann, der im Wäscherei-Betrieb und auf dem Trockenhof der Herr der Lage war. Dort war meine Mutter während des Krieges untergekommen und danach auch mein Vater. Das war wohl geschehen, weil meine Mutter – so die Familiensage – es aus Angst nicht geschafft hatte, mit meinem älteren Bruder allein in ihrer Etagenwohnung zu leben. Wie oft hatte sie mir als Kleinkind von den Bombenangriffen erzählt, davon, wie sie aus dem Dachfenster die brennenden Häuser um sich herum gesehen hatte. Seit dem Umzug standen wir nun freitags gemeinsam im Waschkeller, erledigten jene Arbeit, die bis dahin ihr Vater gemacht hatte, und ich stand ihr in ihrer Angst bei.

All dies fällt mir schlagartig ein, als ich zu Hause wieder meinen sicheren Boden unter den Füßen habe. Ich denke an meine Mutter, damals in den fünfziger Jahren, und frage mich, wie sie sich wohl in dieser Etagenwohnung gefühlt haben mag. Ich weiß bereits seit langem von mir, dass ich, der damals Achtjährige, eine Kindheits-Depression hatte. Nur voller Angst konnte ich damals zur Schule gehen, ich begriff den Lernstoff kaum und kann mich gut an mein Unglücklichsein in dieser Zeit erinnern. Aber was war zu der Zeit mit meiner Mutter? War auch sie, woran ich bislang noch gar nicht gedacht hatte, damals depressiv? Hat sie den Wegzug aus ihrem Elternhaus, aus der schützenden Atmosphäre ihrer Kindheit und jungen Erwachsenen-Jahre genauso wenig verkraftet wie ich? War meine Depression auch ihre Depression? Hatte ich eine Co-Depression? Ich weiß es nicht.

Jedenfalls aber passt der Gefühlszustand, in dem ich eben war, zu jenen Gefühlen, die ich aus den Zeiten im Waschkeller mit meiner Mutter erinnere, jedenfalls in meiner Erinnerung dorthin verorte. Und wenn ich jetzt drüber nachdenke, so weiß ich nicht, ob ich damals wie heute meine oder ihre Gefühle empfinde.
Der Blick aus dem Fenster in die Feldmark vor meiner Haustür hilft mir, nach einigen Minuten den Spuk der Gefühle hinter mir lassen zu können. Die Vitalität, die ich zuvor bereits am Morgen gespürt hatte, hält wieder in mir Einzug.

Solcherart *Fähigkeit zur Bewältigung* der Wiederkehr eines relationalen Komplexes kann mit den Verfahren der psychodynamischen Psychotherapie erreicht werden. Zugleich soll diese Vignette aber auch die *Macht* der relationalen Komplexe zeigen, die ihnen selbst nach erfolgreichen Psychotherapien immer mal wieder zum Durchbruch verhelfen kann.

Wir danken Ihnen für Ihre interessierte und aufmerksame Lektüre unserer Texte.

Elke Reinken
Chris Jaenicke
Michael Klöpper
Theo Piegler
Georg Teßmann
Johannes Warneboldt

Anhang

Endnoten

2 Was hilft? – Theorie, Empirie, Fakten (Theo Piegler)

1 Der Wissenschaftliche Beirat Psychotherapie nach § 11 PsychThG kam in seinen Gutachten vom 30.09.1991 und vom 11.09.2000 zu dem Ergebnis, dass die wissenschaftliche Anerkennung der Gesprächspsychotherapie für folgende Anwendungsbereiche der Psychotherapie bei Erwachsenen festgestellt werden konnte: Affektive Störungen, Angststörungen, Anpassungsstörungen, somatische Krankheiten und Belastungsstörungen (F43).

2 Diese Übersetzung, die sich im Deutschen eingebürgert hat, trifft überhaupt nicht das, was Balint mit »drug« in seiner Publikation von 1957 gemeint hat. Der Arzt ist für ihn nicht eine Droge, die abhängig macht, sondern das Medikament, das hilft!

3 Sicher kommt es auch zu einer Verbesserung in der Fähigkeit zu mentalisieren, denn Mentalisierung ist ein bei *allen* therapeutischen Ansätzen – wenn auch von Wampold nicht eigens erwähnter – wichtiger »common factor«. Die Mentalisierungsfähigkeit, erfasst mit der »reflective functioning scale«, nimmt generell, insbesondere aber bei psychodynamischen Ansätzen, im Verlauf der Therapie deutlich zu! (Hörz-Sagstetter et al. 2015, S. 482 f.)

4 Diese Aussage findet sich in dieser Form auch in einem Brief S. Freuds an C. G. Jung vom 06.12.1906 (zit. n. Kaufhold 1994, S. 432), und diese Haltung durchzieht, oft unausgesprochen, bis heute die Arbeit vieler Psychoanalytiker. Ferenczi, Winnicott, Kohut und Loewald haben *expressis verbis* ausgeführt, »dass die Liebe des Arztes den Patienten heilt (vgl. Weinstein 2007 u. Atwood 2017 [2012])« (Doering et al. 2018, S. 54). Vgl. auch die Publikation von Krutzenbichler & Essers (2010) über die sog. Übertragungsliebe.

3 Die Bedeutung des Unbewussten in der psychodynamischen Psychotherapie (Michael Klöpper)

1 Unter *Triangulation* versteht man die Erfahrung des Kindes in Beziehung mit einem psychisch gesunden Elternpaar, das in der Lage ist, sich gegenüber dem Kind in der Weise zu separieren, dass der eine der beiden dem Kind emotional beisteht, wenn es in der Beziehung mit dem anderen der beiden zu einer Unterbrechung der sicheren Bindung, also zu einer Enttäuschung kommt. Dann benötigt das Kind die Begleitung des einen, um die negativen Gefühle in der Beziehung zum anderen zu bewältigen. Macht das Kind eine solche Erfahrung mit dem Elternpaar regelhaft, so sprechen wir von einer gelungenen Triangulation.

2 *Dissoziation* ist ein unbewusster Abwehr- und Bewältigungsmechanismus des Selbst, der die Aufgabe hat, unerträgliche Erinnerungen und Erfahrungen aus dem Bewusstsein fernzuhalten. Die darin enthaltenen Gefühlszustände sind von ihrem räumlichen, zeitlichen und beziehungsmäßigen Kontext vollständig isoliert. Allerdings kann die Dissoziation zeitweise versagen, sodass die dissoziierten Inhalte erneut erlebt werden. Aufgrund ihres zusammenhanglos anmutenden Charakters und ihres in der Regel plötzlichen Auftretens sind sie in besonderer Weise ängstigend und werden als äußerst bedrohlich erlebt. Erst wenn es gelingt, sie im ursprünglichen Kontext begreifen zu können, verlieren sie ihren Bedrohungscharakter.

3 Diese beiden Autoren sind ein schönes Beispiel für die Kooperation von praktisch psychotherapeutisch Tätigen mit experimentell forschenden Universitätslehrern. Während Lachmann als täglich vollzeitig arbeitender Analytiker in eigener Praxis tätig ist, arbeitet Beebe, ebenfalls Analytikerin, als experimentell forschende Entwicklungspsychologin. Beide treffen sich seit über 40 Jahren regelmäßig einmal wöchentlich für einen halben Arbeitstag, diskutieren ihre klinische und Forschungsarbeit und haben auf diese Weise ein umfassendes Repertoire wissenschaftlicher Veröffentlichungen erarbeitet (persönliche Mitteilung durch F. M. Lachmann, 2005, New York).

5 Die psychodynamische Arbeit (Michael Klöpper)

1 Die Abstinenzregel erlegt beiden, dem Analytiker wie auch dem Analysanden, auf, dass sie im Rahmen der Analyse auf die Befriedigung ihrer Wünsche, Bedürfnisse und Verlangen verzichten. Das bedeutet insbesondere für den Analytiker und analog auch für den Psychodynamiker, dass er darauf verzichtet, seine eigenen Themen, Probleme oder anderweitigen Anliegen (etwa Beziehungswünsche) mit dem Patienten/Klienten zu besprechen oder gar zu agieren.

2 Dieses Verhalten des Kindes wird als Umkehrstrategie bezeichnet. Sie »bedeutet, dass ein Kind, das die Bindungsperson nicht als sichere Basis für Schutz erlebt, eine Strategie entwickelt, wodurch der *Elternteil* in ein Gefühl der Sicherheit gerät, das ihn in die Lage versetzt, dem Kind seinerseits schützend oder hilfreich zur Verfügung zu stehen. Die unbewusste Strategie hat den Sinn der Beruhigung der Eltern mit dem Ziel, dass diese dem Kind beruhigend zur Verfügung stehen können. Anders ausgedrückt: Bindungsverhalten wird hier zu einer Strategie zur Identifizierung von Gefahr in den Eltern und zum Schutz des Selbst davor. Erfährt das Kind die Bindungsperson mit […] regelmäßiger Häufigkeit als nicht schützend oder sogar ihrerseits als Gefahr, so wird diese Erfahrung repräsentiert. Die Repräsentation dieser Erfahrung führt dazu, dass diese Bindungskonstellation künftig in allen bedeutsamen Beziehungen erwartet wird. Der Sinn der Umkehrstrategie des Kindes besteht darin, die gefürchtete Bindungsperson durch das Verhalten so zu beschwichtigen, dass sie ihrerseits zumindest zeitweise in der Lage ist, dem Kind Sicherheit und Beruhigung gebend zur Seite zu stehen« (Klöpper 2014, S. 229).

3 Das im Laufe des Lebens in Beziehungen erworbene Gewissen (in der psychoanalytischen Theorie das *Überich*) sowie selbstentwickelte Idealvorstellungen (metapsychologisch als *Ich*- oder *Selbst-Ideal* bezeichnet) prägen das subjektive Wertesystem des Individuums.

4 Die Begriffe *vergangenheitsunbewusst* und *gegenwartsunbewusst* können im Zuge der Reflexion von Zusammenhängen hilfreich sein, wenn die Unterscheidung wichtig ist,

ob von Vorgängen des Unbewussten in der Gegenwart oder in der Vergangenheit die Rede ist, so wie es im o. a. Kontext der Fall ist.

5 Paul Ornstein war ein amerikanischer Psychoanalytiker und Selbstpsychologe der Generation nach Kohut. Er wurde in Budapest geboren, war als jugendlicher Jude ins KZ deportiert worden und hat dieses überlebt. Danach und noch vor seiner Emigration in die USA hat er in Heidelberg studiert. Seit den späten 1990er Jahren hat er sich getraut, wieder deutschen Boden zu betreten, um interessierten Analytikern und Psychotherapeuten den Zugang zur psychoanalytischen Selbstpsychologie im Rahmen von kasuistischen Seminaren zu ermöglichen. Dabei habe ich ihn kennengelernt.

6 Die strukturbezogene Arbeit ist kontinuierliche Arbeit mit der Gegenübertragung (Michael Klöpper)

1 Das Phänomen der Spiegelung wird von der Säuglingsforschung ebenso wie von der neurophysiologischen Forschung beschrieben. Zwischen Eltern und ihren Kindern hat die Spiegelung von Affekten, Gefühlszuständen und motivationalen Absichten, aber auch von Körperzuständen eine herausragende Bedeutung. Dabei gibt die Pflegeperson die im Kind wahrgenommene Verfassung in einem kommunikativen Modus zurück, etwa durch Wortmalerei oder konkrete Worte, aber auch mit Hilfe von körperlichem und mimischem Ausdruck. Insbesondere im ersten Lebensjahr lernt das Kind auf diese Weise, dass es möglich ist, sich über Fühlzustände auszutauschen. Der Austausch wird dadurch möglich, dass die Pflegeperson aufgrund ihrer Ausstattung mit Spiegelneuronen sowie ihrer Fähigkeit zur Empathie in der Lage ist, den Fühlzustand Anderer wahrzunehmen und darüber in den kommunikativen Austausch zu treten (z. B. Dornes 2000).

2 »Wir halten den Moment der Begegnung für das verändernde Ereignis, welches das implizite Beziehungswissen des Patienten neu ordnet, indem sich der intersubjektive Bereich zwischen Patient und Therapeut neu darstellt; was hierbei entsteht, bezeichnet Tronick als ihren dynamischen Status der Bewusstheit […]. Ein Moment der Begegnung tritt auf, wenn von beiden Ziele von einander ergänzender und passender Handlung sowie von intersubjektiver Anerkennung plötzlich wahrgenommen werden. Momente der Begegnung werden gemeinsam hergestellt und erfordern die Bereitschaft von jedem Partner, etwas Einzigartiges entstehen zu lassen […]. Momente der Begegnung katalysieren sowohl in der Eltern-Kind-Beziehung wie auch in der Psychotherapie eine Veränderung.« (Lyons-Ruth et al. 1998, S. 286; Übers. M. K.)

3 »Etwa ab dem siebten Monat beginnt das Kind zu begreifen, dass es ein inneres Erleben gibt, das hinter dem äußeren Verhalten liegt. Ab dieser Zeit beginnt die Mutter in der Regel ihr Verhalten zu verändern, indem sie sich anders auf die Affekte des Kindes einstellt. Stern (1992, S. 197) nennt dieses Verhalten *Affektabstimmung* (affect attunement). Dabei wird der ›dem Affekt zugrunde liegende Gefühlszustand aufgefangen und wiedergegeben, und zwar in einem anderen Sinnesbereich … Beim affect-attunement, dem Einstellen auf den Affekt eines anderen, wird die emotionale Resonanz automatisch in eine andere Ausdrucksweise umgegossen … Beim Affekt-Einstellen stimmt man sich auf den im Verhalten einer anderen Person zum Ausdruck kommenden Vitalitätsaffekt ein. Es geht nicht darum, welches Verhalten, sondern wie das Verhalten ausgeführt wird. Durch die Ausdrucksweise des gleichen in einer anderen Form zeigte man der anderen Person, dass man ihr Inneres erkannt hat‹ (Köhler, 1990, S. 46).« (Aus: Klöpper 2006, S. 63)

4 Die Entwicklung dieser Fähigkeit beginnt im ersten Lebensjahr: Bereits ab etwa dem 8. Monat verstehen Kinder das Kuckuck-Spiel von Verstecken und Wieder-Auftauchen als metaphorischen Umgang mit der für dieses Entwicklungsalter typischen Verlust- und Fremdenangst. Indem sie das Wieder-Auftauchen mit Freude begrüßen und zunehmend Spaß daran haben, verkraften sie die kleine Angstspannung im Verschwinden und Verstecken immer besser.

5 Nach Stern (1992, S. 83 f., und 2005, S. 252) gibt es neben den kategorialen Affekten (Zorn, Trauer, Freude etc.) eine dritte Art des Erlebens, die sich als individuelle »Qualität« von Erleben und Ausdruck des Affekts beschreiben lässt. »Diese schwer bestimmbaren Qualitäten lassen sich besser mit dynamischen, kinetischen Begriffen charakterisieren wie *aufwallend, verblassend, flüchtig, explosionsartig, anschwellend, abklingend, berstend, sich hinziehend* usw.. […] Der Säugling taucht in diese Vitalitätsgefühle ganz und gar ein.« Stern führt aus (1992, S. 91), dass die »Aktivierungskonturen (als Grundmerkmal der Vitalitätsaffekte)«, wie sie in der Interaktion mit der Mutter gemeinsam entwickelt werden, sehr wahrscheinlich als »amodale Repräsentation« (ebd.) abgespeichert werden. Zusammen mit dem von ihm entwickelten Konzept der RIGs ist davon auszugehen, dass die Vitalitätsaffekte zu den frühesten Repräsentationen co-konstruierter Beziehungserfahrung zwischen Mutter und Kind gehören und dass darin konstitutionelle Eigenheiten der Lebendigkeit des Kindes zum Ausdruck kommen (zit. n. Klöpper 2014, S. 231).

6 Der Begriff *Selbstzustand* steht dem Begriff *Selbsterleben* gegenüber. Während das Selbsterleben eine Perspektive des Betrachters von innen nach innen beschreibt, wird beim Selbstzustand eine Perspektive von außen nach innen eingenommen. Dabei beschreibt der Betrachter, beispielsweise der reflektierende Therapeut, die Verfasstheit des Selbst seines Patienten aus der Perspektive von außen (Klöpper 2014, Kap. III und V).

7 Freud (1914g) hat sich bereits früh damit beschäftigt, dass es »eine besondere Art von überaus wichtigen Erlebnissen [gebe], die in sehr frühe Zeiten der Kindheit fallen und seinerzeit ohne Verständnis erlebt worden sind«. Davon »dürfen wir sagen, der Analysierte *erinnere* überhaupt nichts von dem Vergessenen und Verdrängten, sondern er *agiere* es. Er reproduziert es nicht als Erinnerung, sondern als Tat, er *wiederholt* es, ohne natürlich zu wissen, daß er es wiederholt« (S. 129, Hervorhebungen im Original).

8 Es ist eine spannende und gewiss kontrovers zu führende Debatte, ob Abstinenz und Neutralität auf der einen und Authentizität auf der anderen Seite als gemeinsame Haltungen des Therapeuten zusammenpassen und ob die psychoanalytische/psychotherapeutische Beziehung unter diesen Bedingungen noch als intersubjektiv angesehen werden kann.

7 Botschaften aus dem Bauch (Johannes Warneboldt)

1 Die Analytikerin Marianne Leuzinger-Bohleber (2014) hat zum »Embodiment« und dem »Nicht-Repräsentierten« aus tiefenpsychologisch-analytischer Sicht einen spannenden Artikel in der Zeitschrift *Psyche* geschrieben. Sehr inspirierend zum »verkörperten Schrecken« fand ich das gleichnamige Buch des Traumaforschers Bessel van der Kolk (2015). Differenziert beschrieben wird der Begriff der strukturellen Dissoziation im Buch *Das verfolgte Selbst* von van der Hart, Nijenhuis und Steele (2008).

2 Auf die Bedeutung der Vaterbeziehung gehe ich in meinem Text nicht weiter ein, weil sie im Mentalisierungsprozess der Erstgespräche für mich nur eine untergeordnete

Rolle spielte. Bedeutsam war schon anfangs, dass der Vater in den ersten Gesprächen noch »unsichtbarer« blieb als die Mutter. Im Verlauf der Therapie stellte sich heraus, dass der Vater über sechs Jahre in Verbindung mit einer langen Arbeitslosigkeit depressiv war. In der zweiten Hälfte der Behandlung stand die Vaterbeziehung im Fokus.

3 Eine erhellende Lektüre zum Thema »Geschichte der Säuglingspflege« und zum Einfluss kinderheilkundlicher, pädagogischer und soziologischer Faktoren stellt das Buch *Die Angst vor dem kindlichen Tyrannen* von Miriam Gebhardt (2009) dar.

4 Anregungen für das Verständnis der Kreativität von Therapeut und Patient finden sich u.a. in den Arbeiten zum »klugen Unbewussten« von Ap Dijksterhuis (2010), zum »kreativen Unbewussten« von Bohleber (2013) oder zur »Intuition – das intelligente Unbewusste« von Ermann (2012).

5 Um das in der Kasuistik beschriebene Geschehen in der emergenten Dyade in seiner Komplexität zu verstehen, ist es unabdingbar, die Funktionen von Bewusstem (im weiteren BW) und Unbewusstem (im weiteren Ubw) unter Berücksichtigung moderner neurobiologischer und psychologischer Erkenntnisse (Deneke 1999, Spitzer 2002a, Spitzer 2002b. Schiepek 2011, Grawe 2004, Brunner 2017) zu verstehen. Das Bild des Eisberges, der nur zu einem Zehntel (= BW) aus dem Wasser ragt, hilft nachzuvollziehen, dass nur eine sehr geringe Informationsmenge im Bewussten bearbeitet werden kann. Der größte Teil relevanter Informationen (Bw 60 Bits/sec. versus 11,2 Millionen Bits/sec. im Ubw laut Ap Dijkerhuis) aus innerem Erleben und Umwelt wird unbewusst verarbeitet.
Die Folge dieses großen Unterschieds ist höchst bedeutsam für das Verständnis der kreativen therapeutischen Arbeit: Das Bw arbeitet »seriell« oder linear an einem Prozess, das Ubw kann aufgrund der vergleichsweise sehr hohen Verarbeitungskapazität viele Prozesse parallel bearbeiten. Wie die Erkenntnisse zur Psychologie der Kreativität und zur Neurobiologie des Lernens zeigen, sind diese kreativen Abläufe auch noch untereinander flexibel vernetzt (zugrunde liegende Modelle: Funktion neuronaler Netzwerke, Konnektivität und Plastizität, z.B. Spitzer und Grawe; Auswirkungen der Epigenetik auf die Entwicklung neuronaler Netzwerke über Genexpression und Hormonregulation, Bindungsangebot und hormonelle Auswirkungen auf neurobiologische Prozesse in der Psychotherapie, z.B. Brunner). Genau deshalb sind sowohl im Individuum als auch in der Begegnung im intersubjektiven Raum, in dem ja zwei höchst komplexe »Netzwerke« zusammenwirken, emergente Erkenntnissprünge möglich.

6 Wie beispielweise die psychodynamische-psychoanalytische Mikroanalyse (inspiriert von der psychoanalytischen Säuglings-/Bindungsforschung; Klöpper 2003, 2014), die bilaterale Stimulation von Augenbewegungen in der EMDR-Behandlung (EMDR = Eye Movement Desensitization Reprocessing, Hofmann 2014, Shapiro 2013) oder imaginative Techniken (Reddemann 2004, Reddemann 2011, Sack et al. 2013)

8 Die Arbeit am Widerstand aus intersubjektiver Perspektive (Georg Teßmann)

1 Die Wiedergabe der Therapiesitzungen basiert auf den aus den Therapiesitzungen stammenden handschriftlichen Notizen, in denen die von mir als besonders wichtig empfundenen Aussagen wortwörtlich festgehalten wurden, sowie auf nachträglichen, aber zeitnah niedergeschriebenen Ergänzungen aus dem Gedächtnis.

2 Entgegen der begrifflichen Trennung zwischen *szenischem* und *handlungsdialogischem Geschehen* verstehe ich beides als ein ganzheitliches, nicht voneinander trennbares Gesamtgeschehen. Wie Streeck (2000) konstatiert, ist die Dimension wechselseitigen Handelns in Psychotherapie und Psychoanalyse immer präsent: »Die Übertragung des Patienten ebenso wie die Gegenübertragung des Analytikers und dessen Subjektivität dokumentieren sich in sprachlichen Mitteilungen wie in nichtsprachlichen, körperlichen Gesten; das Sprechen selbst *ist* Handeln und kann für das Gegenüber manchmal viel mehr *Be-Handlung* [dieses ist ein *wechselseitiges Be-handeln*] sein als inhaltliche Mitteilung.« (Streeck 2000, S. 49, Hervorhebung im Original) In diesem fortlaufenden handlungsdialogischen Geschehen reiht sich eine szenische Darstellung an die nächste. Diese sind Darstellungen, »die von Patient und Analytiker gemeinsam auf der Bühne des Behandlungszimmers aufgeführt werden. Zu einer szenischen Darstellung rechne ich deshalb nicht lediglich das Verhalten nur eines der Anwesenden, nicht das Verhalten *entweder* des Patienten *oder* des Psychotherapeuten, sondern das aller Beteiligten, also immer auch das des Psychotherapeuten im Kontakt mit seinem Patienten.« (Ebd., S. 34 f., Hervorhebung im Original) Diese szenischen Darstellungen können kurze, einmalige Ereignisse sein. »Aber auch sich wiederholende oder lang hingezogene Beziehungsmuster können szenische Darstellungen sein.« (Ebd., S. 38)

3 Rudolf (2000) spricht von den Modi der *Verarbeitung* von Konflikten und strukturellen Vulnerabilitäten. Er weist darauf hin, dass der Begriff der Verarbeitung kein genuin psychoanalytischer ist: »Unser Konzept von Verarbeitung schließt die intrapsychischen Konzepte der Abwehr ebenso ein wie die nach außen gerichteten der Anpassung und wird als eine übergeordnete Strategie verstanden. Sie umfasst das gesamte, bereits in der Kindheit einsetzende Bemühen um psychische Homöostase; insbesondere dort, wo frühe zentrale Beziehungskonflikte das Vertrauen in den Wert des eigenen Selbst und die Erreichbarkeit der wichtigen anderen erschüttert haben, müssen Stabilisierungsversuche gefunden werden.« (Rudolf 2000, S. 134 f.)

4 Zu den Entwicklungsaufgaben, die mit dem depressiven Grundkonflikt verbunden sind, gehören nach Rudolf (2010) »Sicherheit und Versorgung finden beim verlässlich verfügbaren Objekt, sich dadurch liebenswert fühlen« und der Erwerb der Grundkompetenz, »mit Hilfe der wichtigen Objekte ein Gefühl von Sicherheit, emotionaler Lebendigkeit, Liebenswertheit, körperlichem Wohlbefinden [zu] erlangen« (Rudolf 2010, S. 33).

5 In der Historie der Psychoanalyse gibt es keine allgemeingültig formulierte Systematik der unbewussten Konflikte, sondern lediglich unterschiedliche Modelle. Ich verwende diejenigen Modelle und Begrifflichkeiten, die mir im Prozess des Verstehens eines Patienten helfen, eine auf seine Individualität zugeschnittene *Psychodynamik* zu formulieren.

6 Zur Erinnerung an einen wichtigen Aspekt meines Gegenübertragungsverständnisses: »[…] Gegenübertragung ist kein ›Echo‹ und auch nicht das objektive Instrument, um die Übertragung zu vermessen, sondern eine komplexe Mischung aus eigener Übertragung und einer auch unbewusst gestalteten Antwort auf die Übertragung des Patienten.« (Körner 2013, S. 60)

7 Racker (2017) unterscheidet eine *komplementäre* von einer *konkordanten Identifizierung*. Wöller und Kruse (2001) erklären den Unterschied wie folgt: Erstere liegt vor, wenn »[…] Sie in Ihrer Gegenübertragungsphantasie affektiv auf den Patienten so reagieren und so mit ihm umgehen, wie ein früherer oder aktueller Beziehungspartner wahr-

scheinlich auf den Patienten reagiert hat oder mit ihm umgegangen ist […]« (ebd., S. 179). Letztere liegt vor, wenn Sie […] affektiv auf den Patienten so reagieren, wie der Patient wahrscheinlich auf wichtige frühe oder aktuelle Beziehungspartner reagiert hat oder reagiert […]« (ebd., S. 179).

8 Da es so etwas wie ein *Inneres Kind* nicht wirklich gibt, ist es sinnvoll, mit Herbold und Sachsse (2007) von dem *sogenannten Inneren Kind* zu sprechen. Wie beim Konzept des strukturellen Selbst handelt es sich auch hier um eine Symbolgestalt, ein Konstrukt oder eine Metapher. Es gibt dabei nicht das eine *Innere Kind*, sondern je nach Situation mit der in ihr bestehenden Beziehungskonstellation und der damit verbundenen Altersregression eine Vielzahl von *Inneren Kindern* oder, wie Reddemann (Reddemann 2004, Reddemann 2011) sie auch nennt, *jüngeren Ichs* oder *kindlichen Anteilen*. Diese Verbildlichungen und Personifizierungen können ein gutes Hilfsmittel sein, um das Selbsterleben und -gefühl zu beschreiben und um es sich mentalisierend bewusstzumachen. Eine vertiefte theoretische Darstellung der Arbeit mit Selbstanteilen findet sich in Kapitel 9, in dem Elke Reinken ihre therapeutische Arbeit mit Ego-States, den Sub-Selbsten, beschreibt.

9 An dieser Stelle möchte ich einen Satz aus dem Abschnitt »Übertragungsdeutungen gegenüber Deutungen außerhalb der Übertragung« in Wurmsers Buch *Scham und der böse Blick* zitieren: »Die Arbeit muss immer am Lebendigen erfolgen, um zu wirken. Das Lebendige ist dort, wo jetzt die Affekte sind, also in den jetzigen Beziehungen und Erlebnissen. Aber zumeist verengt man dieses Verstehen heute auf das, was sich zwischen dem Analytiker und dem Patienten abspielt.« (Wurmser 2019, S. 17)

10 Den Begriff des *Begegnungsmoments* (= *moment of meeting*) übernehme ich hier von der Boston Change Process Study Group. Sie sieht diesen Begriff als Schlüsselkonzept und versteht darunter »jene emergente Eigenschaft des von uns als ›Vorangehen‹ bezeichneten Prozesses, die die intersubjektive Umwelt und damit das implizite Beziehungswissen verändert. Kurz, das Vorangehen besteht aus einer Aneinanderreihung von ›Gegenwartsmomenten‹ [›present moments‹], den subjektiven Einheiten, welche die kleinen Richtungsveränderungen im Prozess des Vorangehens markieren. Manchmal laden sich Gegenwartsmomente affektiv auf und werden zum Brennpunkt für den therapeutischen Prozess. Diese Augenblicke bezeichnen wir als ›now moments‹. Wenn ein solcher ›Jetzt-Moment‹ ergriffen wird, d. h., wenn beide Partner mit einer authentischen, spezifischen persönlichen Reaktion auf ihn reagieren, wird er zu einem ›Moment der Begegnung‹. Dies ist die emergente Eigenschaft, die den subjektiven Kontext verändert.« (Stern et al. 2012, S. 31 f.) Diese Momente der Begegnung müssen keine emotional hochintensiven Momente sein. Therapeutische Veränderung vollzieht sich gleichermaßen in den ruhigeren Momenten des klinischen Prozesses (vgl. ebd., S. 106 ff.). Vergleiche dazu die Ausführungen von Michael Klöpper in Kapitel 5 im Abschnitt »Hilfsmittel der psychodynamischen Arbeit«.

11 Mit Augenhöhe ist die Gleichwertigkeit gemeint, die aber nicht die Asymmetrie in der therapeutischen Beziehung aufhebt, in der einer der Beteiligten derjenige ist, der wegen seiner Schwierigkeiten, seines Leidens Hilfe, Unterstützung sucht, und der andere in der professionellen Rolle des Therapeuten den Auftrag hat, diese Hilfe und Unterstützung zur Verfügung zu stellen.

12 Hier gehe ich Schritte, über die Greenson (2007) sagt, dass der Analytiker sie gemeinsam mit seinem Patienten zu gehen versucht: »Kurz gesagt, es ist unsere Aufgabe, den Patienten dazu zu bringen, daß er versteht: *daß* er Widerstand leistet, *warum* er Wider-

stand leistet, *wogegen* er Widerstand leistet und *auf welche Weise*« (Greenson 2007, S. 116, Hervorhebung im Original). Für mich stellt diese Benennung der Schritte in der Arbeit am *Widerstand* ein hilfreiches Instrumentarium zur Verfügung, um mich bezüglich der Frage zu orientieren, was ich in meiner therapeutischen Arbeit in den jeweiligen Situationen tue oder besser nicht tue.

13 Das *gute Objekt* verstehe ich im Sinne des Konzepts der *Internalisierung von Objekten,* wie dies in der psychoanalytischen Objektbeziehungstheorie beschrieben wird. Der *Prozess der Internalisierung* schließt die mit den Objekten gemachten Erfahrungen mit ein. »Überwiegen dabei die positiven Erfahrungen, so entsteht schließlich ein benignes ›internalisiertes Objekt‹, was von dem Betreffenden als eine Art beruhigende, tröstende, stärkende, allenfalls wohlmeinend kritische, aber auch dann empathische, tragende, ermutigende ›innere Stimme‹, als ein innerer Zuspruch erlebt wird. Mit zunehmender Assimilation nimmt er immer mehr den Charakter der eigenen inneren Überzeugung mit allen diesen positiven Qualitäten an.« (Mentzos 2011, S. 44, Anm.)

14 In meinem Verständnis des Arbeitens *in* der Übertragung beziehe ich mich auf Körner (2015). In der Übertragung dialogisch zu arbeiten, bedeutet, »dass der Analytiker die Übertragung als eine von beiden Seiten gestaltete Szene auffasst und anspricht« (Körner 2015, S. 130). Wenn der Analytiker *in* der Übertragung deutet, verlässt er seine sichere Rolle als Beobachter und Kommentator und formuliert seine Mitwirkung in der Gestaltung der Beziehung aus seinem Erleben heraus: »[...] das Ziel ist, dass er [der Patient] versteht, wie er seine Welt subjektiv gestaltet und dabei andere Menschen – insbesondere seinen Analytiker – zur Lösung seiner inneren Konflikte einbezieht, also verwendet« (ebd., S. 120). Im Unterschied zu Deutungen *in* der Übertragung sind Deutungen *an* der Übertragung »Interventionen, die wie von außen das Übertragungsgeschehen benennen«. Sie wirken »distanzierend, wie in einer Betrachtung von außerhalb der Situation. [...]. Der Analytiker ist nur zufällig der Anwesende, er ist der distanzierte Beobachter, der zur Entfaltung der Übertragung nichts beigetragen haben soll« (ebd., S. 130).

15 Ich orientierte mich hier an dem Modell der Grundkonflikte nach Rudolf (2010). Sein Verständnis des *depressiven Grundkonflikts* (etwa zweites Halbjahr bis zweites Lebensjahr) wurde schon zitiert. Beim *Grundkonflikt der Autonomie* (etwa zweites bis drittes Lebensjahr) geht es um die *Entwicklungsaufgabe,* »unter Voraussetzung sicherer Objektbindung unabhängig nach eigenem Willen handeln und entscheiden, daran festhalten, sich damit durchsetzen, sich abgrenzen, explorieren, dominieren, Macht und Willkür ausüben [zu] können« (Rudolf 2010, S. 33), sowie um den Erwerb der *Grundkompetenz,* »der eigenen Neugierde folgend mit Funktionslust selbstbestimmt wollen und handeln [zu] können« (ebd.). Beim *Grundkonflikt der Identität* (etwa drittes bis sechstes Lebensjahr) geht es um die *Entwicklungsaufgabe,* »als Selbst in einer eigenen psychosexuellen und sozialen Rolle authentisch sein [zu] dürfen und entsprechend variable Beziehungen leben [zu] können« (ebd., S. 32), sowie um den Erwerb der *Grundkompetenz,* »über eine eindeutige psychosexuelle und soziale Identität des Selbst verfügen [zu] können und darin anerkannt [zu] werden« (ebd.).

9 Die schwarze Frau (Elke Reinken)

1 Eine vertiefte Spurensuche und Darstellung der Untersuchungen und Entdeckungen Federns wie auch der weiteren Entwicklung der Ego-State-Therapie findet sich z. B. bei Federn (2017), Watkins & Watkins (2019), Peichl (2013a), Fritzsche (2013).

2 Vertiefende Ausführungen über die Theorie und Techniken der Ego-State-Therapie finden sich z. B. bei Fritzsche (2013, 2021), Peichl (2012), Cronauer & Leutner (2021).

3 Heller bezieht in seinem sowohl analytisch-psychodynamischen als auch körpertherapeutischen Ansatz (Neuroaffektives Beziehungsmodell) zur Behandlung von Entwicklungstraumata neben der Bindungstheorie auch neurowissenschaftliche Aspekte mit ein. Er beschreibt, wie frühe Entwicklungstraumata durch massive Unterbrechungen des feinfühligen Kontakts, der Einstimmung und Regulation der Kernbedürfnisse im psychophysischen System zu Notreaktionen und zu einer Aktivierung und Dysregulation im autonomen Nervensystem und der hormonalen Balance führen. Heller und LaPierre (2014) beschreiben die Vorgänge bei sehr frühem Schock und Bindungstraumen: »Die unaufgelöste hohe Erregung wird zur Quelle einer erbarmungslosen, namenlosen Furcht – das ständige Gefühl, dass von irgendwoher Verhängnis droht.« (Ebd., S. 59) Bei anhaltenden traumatischen Beziehungserfahrungen in Form von unzureichender Einstimmung, Bindungsabbrüchen und Entbehrungen kommt es auf physiologischer Ebene zunächst zu Protest, Wut und zunehmend verzweifelter innerer Not in einer entgleisenden oder chronischen Überaktivierung des sympathischen Nervensystems. »Bleibt die Erfüllung seiner Bedürfnisse chronisch aus, gibt das Baby psychisch und körperlich auf. Dieser primär parasympathisch gesteuerte Zustand, in dem das Baby fortan schlaff in sich zusammensackt, bedeutet eine tiefe Resignation. Aus dieser Resignation entsteht eine psychobiologische Depression und das Gefühl, es sei aussichtslos zu erwarten, dass die eigenen Bedürfnisse je erfüllt würden«. (Ebd., S. 72) »Säuglinge und Kleinkinder geben es auf, Fürsorge und Liebe einzufordern.« (Ebd.) Heller und LaPierre beschreiben, wie das Baby in eine parasympathisch dominierte Erstarrungsreaktion fällt, es »einfriert« und Überlebensstrukturen entwickelt, aus denen heraus eigene Bedürfnisse nicht mehr wahrgenommen und abgespalten werden.

4 Küchenhoff (1990) beschreibt, wie traumatische Erfahrungen in den ersten Lebensmonaten zu einer »traumatischen Identität oder traumatischen Identitätsbildung« führen (ebd., S 18). »Je nach Entwicklung identifikatorischer Ich-Funktionen wird diese Identitätsbildung variieren.« (Ebd.) »Introjektion bedeutet also, daß das Kind in der Abwesenheit der Eltern sich so verhält, als wären sie anwesend.« (Ebd.) »Der Aggressor, der das Trauma hervorruft, wird Bestandteil des verfolgenden, strafend agierenden Über-Ichs«, zitiert Küchenhoff (1990, S. 19) Ferenczi (1933).

5 In diesem Zusammenhang kann die Entwicklungsgeschichte der wütenden Affekte nachvollzogen werden, wie Lichtenberg (1991b) sie beschreibt. Es wird an dieser Stelle nachvollziehbar, wie diese gesunden assertiven und aggressiven Durchsetzungsaffekte der Patientin dadurch, dass sie verboten werden, zu verzweifelter ohnmächtiger Wut werden, wie später in meinen Gegenübertragungsgefühlen zu spüren.

10 Eine intersubjektive Untersuchung der Bedürfnisse der Psychotherapeuten (Chris Jaenicke)

1 Selbstobjekt-Bedürfnisse im Patienten dienen dazu, durchkreuzte oder arretierte Entwicklungsbestrebungen in der Beziehung zum Therapeuten wieder aufzunehmen und zu stabilisieren. Sie können aber auch eine Reaktion von Therapeuten erfordern, die den Zweck erfüllen soll, ein Gegengift zu auslöschenden Erfahrungen zu sein. Im ersten Fall liegt der Fokus auf Defiziten der Vergangenheit. Im zweiten Fall suchen die Patienten ein Gegenmittel zu gegenwärtigen auslöschenden Erfahrungen. Im Allgemeinen dienen

Selbstobjekt-Bedürfnisse der Aufrechterhaltung von Kohäsion und der Stärkung des authentischen Selbsterlebens. Insofern haben wir alle solche Bedürfnisse.

11 Der psychotherapeutische Prozess aus Patientenperspektive (Theo Piegler)

1 Freud-Zitat aus der 18. Vorlesung der *Vorlesungen zur Einführung in die Psychoanalyse* (Freud 1916–1917a), S. 295.

Literaturverzeichnis

Abel-Wanek, U (2013) Placebo – Wissenschaft und Voodoo. *Pharmazeutische Zeitung*, Ausgabe 05/2013. Im Internet: https://www.pharmazeutische-zeitung.de/ausgabe-052013/wissenschaft-und-voodoo/ (Zugriff: 14.11.2022).

Adler, A (1991) *Kindererziehung*. Frankfurt a.M.: Fischer.

Akoluth, M (2004): *Unordnung und spätes Leid. Bericht über den Versuch, eine misslungene Analyse zu bewältigen. Würzburg*: Königshausen & Neumann.

Alexander, F, French TM et al. (1946) *Psychoanalytic therapy: Principles and application.* New York: Ronald Press.

Altmeyer, M (2000) *Narzissmus und Objekt. Ein intersubjektives Verständnis der Selbstbezogenheit.* Göttingen: Vandenhoeck & Ruprecht.

Altmeyer, M & Thomä, H (2006) *Die vernetzte Seele. Die intersubjektive Wende in der Psychoanalyse.* Stuttgart: Klett-Cotta.

Altmeyer, S (2021) *Der Guhl, das ganz Kleine und die tentakeligen Monster. Systemisches Protokoll einer EMDR-Intensivtherapie.* Düren: Shaker Verlag.

Antoch, RF (2001) Über Sinn und Unsinn des Begriffs »Gemeinschaftsgefühl« oder: Adlers verfehlte Theorie der Macht. In: U. Lehmkuhl (Hg.) *Abschied und Neubeginn, Kontinuität und Wandel in der Individualpsychologie.* München: Ernst Reinhardt, 25–44.

Arbeitskreis OPD (2006) *Operationalisierte Psychodynamische Diagnostik OPD-2. Das Manual für Diagnostik und Therapieplanung.* Bern: Huber.

Argelander, H (1970) *Das Erstinterview in der Psychotherapie.* Darmstadt: Wissenschaftliche Buchgesellschaft.

Aron, L (1996) *A meeting of minds. Mutuality in psychoanalysis.* Hillsdale, N.J.: The Analytic Press.

Atwood, GE (2017 [2012]) *Der Abgrund des Wahnsinns.* Gießen: Psychosozial-Verlag.

Bacal, HB & Thomson, PG (1996) The psychoanalyst´s selfobject needs and the effect of their frustration on the treatment: A new view of countertransference. In: Goldberg, A (Hg.) *Basic ideas reconsidered.* (Progress in self psychology, Bd. 12) Hillsdale, NJ: Analytic Press, 17–35.

Bachelor, A. (1991). Comparison and relationship to outcome of diverse dimensions of the helping alliance as seen by client and therapist. *Psychotherapy: Theory, Research, Practice, Training* 28 (4), 534–549.

Balint, M (1957) *The doctor, his patient and the illness.* London: Pitman.

Baldwin, SA & Imel, ZE (2013) Therapist effects: Findings and methods. In: MJ Lambert (Hg.) *Bergin and Garfield's handbook of psychotherapy and behavior change.* 6. Aufl. Hoboken: Wiley, 258–297.

Baranger, M & Baranger, W (2018) Die analytische Situation als dynamisches Feld. *Psyche – Z Psychoanal* 72, 739–784.

Baskin, TW, Tierney, S, Minami, T & Wampold, BE (2003) Establishing specifity in psychotherapy: A meta-analysis of structural equivalence of placebo controls. *Journal of Consulting and Clinical Psychology 71*, 973–979.

Bateman, A & Fonagy, P (2008) 8-year follow-up of patients treated for borderline personality disorder: Mentalization-based treatment versus treatment as usual. *Am J Psychiatry* 165, 631–638.

Beebe, B & Lachmann, FM (1988). The contributions of mother-infant mutual influence to the origins of self- and object-representations. *Psychoanalytic Psychology* 5, 305–337.

Beebe, B & Lachmann, FM (2002) *Infant research and adult treatment. Co-constructing interactions.* Hillsdale, N.J.: The Analytic Press.

Beebe, B & Lachmann, FM (2004) *Säuglingsforschung und die Psychotherapie Erwachsener. Wie interaktive Prozesse entstehen und zu Veränderungen führen.* Stuttgart: Klett-Cotta.

Beebe, B & Lachmann, FM (2006) Die relationale Wende in der Psychoanalyse. Ein dyadischer Systemansatz aus Sicht der Säuglingsforschung. In: Altmeyer, M & Thomä, H (Hg.) *Die vernetzte Seele. Die intersubjektive Wende in der Psychoanalyse.* Stuttgart: Klett-Cotta, 122–159.

Beecher, H (1955) The powerful placebo. *JAMA* 17, 1602–1606.

Benecke, C (2014) *Klinische Psychologie und Psychotherapie. Ein integratives Lehrbuch.* Stuttgart: Kohlhammer.

Benjamin, J (1995) *Like subjects, love object.* New Haven, Ct: Yale University Press.

Berns, U (2004) Spezifische psychoanalytische Interventionen – kaum wirksam, doch unverzichtbar. *Forum der Psychoanalyse* 3, 284–299.

Berns, U & Berns, I (2004) Stellungnahme zum Artikel von Döpfner »Wie wirksam ist Kinder- und Jugendlichenpsychotherapie?«. *Psychotherapeutenjournal 1,* 38–43.

Besser, L-U (2002) Vom Vergessen und Wiederholen medizinischer Traumata zum heilsamen Erinnern *S.177-197.* In: Sachsse, U, Özkan, I & Streeck-Fischer, A (Hg.) *Traumatherapie – Was ist erfolgreich?* Göttingen: Vandenhoeck & Ruprecht, 177–197.

Beutel, ME, Doering, S, Leichsenring F & Reich, G (2010) *Psychodynamische Psychotherapie.* Göttingen: Hogrefe.

Bion, W (1962) A theory of thinking. *International Journal of Psycho-Analysis* 43, 306–10.

Blanck, G & Blanck, R (1978) *Angewandte Ich-Psychologie.* Stuttgart: Klett-Cotta.

Böker, H, Hartwich, P & Northoff, G (2016) *Neuropsychodynamische Psychiatrie.* Berlin, Heidelberg: Springer.

Bohart, A & Wade, A (2013) The client in psychotherapy. In: Lambert, MJ (Hg.) *Handbook of psychotherapy and behavior change.* New York: Wiley. 219–257.

Bohleber, W (2006) Intersubjektivismus ohne Subjekt? Der Andere in der psychoanalytischen Tradition. In: Altmeyer, M & Thomä, H (Hg.) *Die vernetzte Seele. Die intersubjektive Wende in der Psychoanalyse.* Stuttgart: Klett-Cotta, 203–226.

Bohleber, W (2013) Editorial: Der psychoanalytische Begriff des Unbewussten und seine Entwicklung, *Psyche – Z Psychoanal* 67, 807–816.

Bohleber, W (2018) Übertragung – Gegenübertragung –Intersubjektivität. Zur Entfaltung ihrer intrinsischen Komplexität. *Psyche – Z Psychoanal* 72, 702–733.

Bohleber, W (2022) Das Selbst als mentaler Akteur – Ein vernachlässigtes Konzept der Psychoanalyse. *Forum der Psychoanalyse* 38, 17–32.

Bohleber, W & Drews, S (2001). *Die Gegenwart der Psychoanalyse – die Psychoanalyse der Gegenwart.* Stuttgart: Klett-Cotta.

Bollas, C (1987) *The shadow of the object: Psychoanalysis of the unthought known.* London: Free Asssociation Books. (Dt.: *Der Schatten des Objekts. Das ungedachte Bekannte: Zur Psychoanalyse der frühen Entwicklung.* 5. Aufl. Stuttgart: Klett-Cotta 2020.)

Boll-Klatt, A & Kohrs, M (2014) *Praxis der psychodynamischem Psychotherapie. Grundlagen – Modelle – Konzepte.* Stuttgart: Schattauer.

BCPSG (Boston Change Process Study Group) (2014) Enactment und das Auftauchen einer neuen Beziehungsorganisation. *Psyche – Z Psychoanal* 68, 971–996.

Bräutigam, W (1983) Beziehung und Übertragung in Freuds Behandlungen und Schriften. *Psyche – Z Psychoanal* 37, 116–129.

Brandchaft, B et al. (2015) *Emanzipatorische Psychoanalyse – Systeme pathologischer Anpassung – Brandchafts Konzept der Intersubjektivität.* Frankfurt a. M.: Brandes & Apsel.

Brisch, KH (2022) *Bindungsstörungen. Von der Bindungstheorie zur Therapie.* (19., überarb. u. erw. Aufl.; 1. Aufl. 1999). Stuttgart: Klett-Cotta.

Brisch, KH & Hellbrügge, T (Hg.) (2003) *Bindung und Trauma – Risiken und Schutzfaktoren für die Entwicklung von Kindern.* Stuttgart: Klett-Cotta.

Brunner, J (2017) *Psychotherapie und Neurobiologie – Neurowissenschaftliche Erkenntnisse für die psychotherapeutische Praxis.* Stuttgart: Kohlhammer.

Buchheim, A, Viviani, R, Kessler, H, Kächele, H, Cierpka, M, Roth, G, George, C, Kernberg, OF, Bruns, G & Taubner, S (2012) Changes in prefrontal-limbic function in major depression after 15 months of long-term psychotherapy. *PloS One* 3, e33745.

Buchholz, M & Gödde, G (2013) Balance, Rhythmus, Resonanz: Auf dem Weg zu einer Komplementarität zwischen ›vertikaler‹ und ›resonanter‹ Dimension des Unbewussten. *Psyche – Z Psychoanal* 67, 844–880.

Busch, W (1865) *Max und Moritz*: München: Verlag Braun und Schneider, zit. n. www.wilhelm-busch.de 2022.

Cambray, J (2006) Towards the feeling of emergence. *Journal of Analytical Psychology* 51, 1–20.

Cardinal, M (1977): *Schattenmund. Roman einer Analyse.* München: Rogner & Bernhard.

Castonguay, LG & Hill, CE (2017) *How and why are some therapists better than others. Understanding therapist effects.* Washington, D. C.: APA Books.

Cierpka, M, Kast, V & Hennigsen, P (2015) Zeit in der psychodynamischen Psychotherapie. Psychodynamische Kurz- vs. Langzeittherapie. *Psychotherapeut* 60, 94–101.

Clarkin, JF, Yeomans, FE & Kernberg, OF (2001) *Psychotherapie der Borderline-Persönlichkeit. Manual zur Transference-Focused-Therapy (TFP).* Stuttgart, New York: Schattauer.

Colman, W (2013) Reflections on knowledge and experience. *Journal of Analytical Psycholgy* 58, 200–18.

Cologon, J (2013) *Therapist reflective functioning, Therapist attachment and therapist effectiveness.* Dissertation, Queensland University of Technology. Brisbane/Queensland. https://eprints.qut.edu.au/63779/1/John_Cologon_Thesis.pdf (Zugriff: 9. 11. 2022).

Cremerius J (1981) Freud bei der Arbeit über die Schulter geschaut. Seine Technik im Spiegel von Schülem und Patienten. *Jb Psychoanal,* Beiheft 6, 123–158.

Cronauer, E & Leutner, S (2021) *Traumatherapie-Kompass: Begegnung, Prozess und Selbstentwicklung in der Therapie mit Persönlichkeitsanteilen.* Göttingen: Vandenhoeck & Ruprecht.

Crowther, C & Schmidt, M (2015) States of grace: Eureka moments and the recognition oft he unthought known. *Journal of Analytical Psychology* 60 (1), 54–74.

Dana, D (2019) *Die Polyvagal-Theorie in der Therapie. Den Rhythmus der Regulation nutzen.* Lichtenau/Westfalen: Probst.

de Monte, D (2015) Neurowissenschaftliche Aspekte der therapeutischen Beziehung. Im Internet: https://damirdelmonte.de/files/delmonte_neurowissenschaftl_aspekte_der_therapeutischen_beziehung.pdf (Zugriff: 16.11.2022).

Deneke, F-W (1999) *Psychische Struktur und Gehirn. Die Gestaltung subjektiver Wirklichkeiten.* Stuttgart, New York: Schattauer.

Deutsch, H (1926) Okkulte Vorgänge während der Psychoanalyse. *Imago* 12, 418–433.

Diederichs, P, Frommer, J & Wellendorf, F (Hrsg.)(2011) *Äußere und innere Realität. Theorie und Behandlungstechnik der Psychoanalyse im Wandel.* Stuttgart: Klett-Cotta.

Dijksterhuis, A (2010) *Das kluge Unbewusste. Denken mit Gefühl und Intuition.* Stuttgart: Klett-Cotta.

Doering, S, Hartmann, H-P & Kernberg, OF (2018) *Narzissmus. Grundlagen – Störungsbilder – Therapie.* Stuttgart: Schattauer.

Dornes, M (1993a) Psychoanalyse und Kleinkindforschung. Einige Grundthemen der Debatte. *Psyche – Z Psychoanal* 47, 1116–1152.

Dornes, M (1993b) *Der kompetente Säugling. Die präverbale Entwicklung des Menschen.* Frankfurt a. M.: Fischer.

Dornes, M (1998) Bindungstheorie und Psychoanalyse: Konvergenzen und Divergenzen. *Psyche – Z Psychoanal* 52 (4), 299–348.

Dornes, M (2000) Affektspiegelung – Zur symbol- und identitätsbildenden Funktion früher Interaktion. In: Streeck, U (Hg.) *Erinnern, Agieren und Inszenieren. Enactments und szenische Darstellungen im therapeutischen Prozeß.* Göttingen: Vandenhoeck & Ruprecht, 59–85.

Dornes, M (2006) *Die Seele des Kindes – Entstehung und Entwicklung.* Frankfurt a. M.: Fischer.

Drigalski, D. von (1979): *Blumen auf Granit. Eine Irr- und Lehrfahrt durch die deutsche Psychoanalyse.* Frankfurt a. M.: Ullstein.

Duncan, B, Miller, S, Wampold, B & Hubble, M (2010) *The heart and soul of change: Delivering what works in therapy,* 2. Aufl. Washington, D. C.: American Psychological Association.

Elvy, M (2011) *Therapist intersubjective negotiation as a predictor of therapeutic change.* Ann Arbor: Proquest, Uni Dissertation Publishing.

Emde, RN (1991) Die endliche und die unendliche Entwicklung. *Psyche – Z Psychoanal* 45, 745–779 u. 890–913.

Erdheim, C (1985) *Herzbrüche. Szenen aus der psychotherapeutischen Praxis.* Wien u. a.: Löcker.

Ermann, M (2012) Intuition – das intelligente Unbewusste. Plenarvortrag im Rahmen der 62. Lindauer Psychotherapiewochen, im Internet: https://www.lptw.de/archiv/vortrag/2012/ermann-michael-intuition-das-intelligente-unbewusste-lindauer-psychotherapiewochen2012.pdf (Zugriff: 15.8.2022).

Ermann, E (2014) *Der Andere in der Psychoanalyse. Die intersubjektive Wende.* Stuttgart: Kohlhammer.

Euler, S & Walter, M (2020) *Mentalisierungsbasierte Psychotherapie (MBT).* 2. Aufl. Stuttgart: Kohlhammer.

Eysenck, HJ (1952) The effects of psychotherapy: An evaluation. *Journal of Consulting Psychology* 16, 319–324.

Federn, P (2017) *Ich-Psychologie und die Psychosen* [1956]. Frankfurt a. M.: Suhrkamp.
Ferenczi, S (1909) Introjektion und Übertragung. In: *Jahrbuch für psychoanalytische und psychopathologische Forschungen,* Bd. 1, Leipzig, Wien: Deuticke.
Ferenczi, S (1915) Psychogene Anomalien der Stimmungslage. *Internationale Zeitschrift für Psychoanalyse* 3 (1), 25–28.
Ferenczi, S (1929) *Relaxationsprinzip und Neokatharsis.* In: Ferenczi, S (1984) *Bausteine zur Psychoanalyse III: Arbeiten aus den Jahren 1908–1933.* Bern: Huber. 468–489.
Ferenczi (1933) Sprachverwirrung zwischen den Erwachsenen und dem Kind. In *Schriften zur Psychoanalyse,* Bd. II. Frankfurt a. M.: Fischer 1972, 303–316.
Fiedler, P (2013) *Dissoziative Störungen.* (Fortschritte der Psychotherapie, Bd. 17) Göttingen: Hogrefe.
Fonagy, P (2003) *Bindungstheorie und Psychoanalyse.* Stuttgart: Klett-Cotta (4. Aufl. 2018).
Fonagy, P (2010) Veränderungen der klinischen Praxis: Wissenschaftlich oder pragmatisch begründet? In: Münch, K, Munz, D & Springer, A (Hrsg.) *Die Psychoanalyse im Pluralismus der Wissenschaften.* Gießen: Psychosozial-Verlag, 33–82.
Fonagy, P (2015) The effectiveness of psychodynamic psychotherapies: An update. *World Psychiatry* 14, 137–150.
Fonagy, P & Allison, E (2014) The role of mentalizing and epistemic trust in the therapeutic relationship. *Psychotherapy: Theory, Research, Practice, Training* 51 (3), 372–380.
Fonagy, P & Target, M (2002) Neubewertung der Entwicklung der Affektregulation vor dem Hintergrund von Winnicotts Konzept des ›falschen Selbst‹. *Psyche – Z Psychoanal* 56, 839–862.
Fonagy, P & Target, M (2006) *Psychoanalyse und die Psychopathologie der Entwicklung.* Stuttgart: Klett-Cotta (5. Aufl. 2020).
Fonagy, P, Gergely, G, Jurist, E & Target, M (2004) *Affektregulierung, Mentalisierung und die Entwicklung des Selbst.* Stuttgart: Klett-Cotta (8. Aufl. 2022).
Fonagy, P, Roth, A & Higgitt, A (2005a) Psychodynamic psychotherapies: Evidence-based practice and clinical wisdom. *Bulletin of the Menninger Clinic* 69, 1–58.
Fonagy, P, Roth, A & Higgitt, A (2005b) The outcome of psychodynamic psychotherapy for psychological disorders. *Clinical Neuroscience Research* 4, 367–377.
Frank, C & Weiß, H (2007) *Projektive Identifizierung.* (3. Aufl. 2017) Stuttgart: Klett-Cotta.
Frank, J (1961) *Persuasion and healing. A comparative study of psychotherapy.* Baltimore: John Hopkins University Press.
Freud, A (1936) *Das Ich und die Abwehrmechanismen.* Frankfurt a. M.: Fischer.
Freud, S (1905e) Bruchstück einer Hysterie-Analyse. Der Fall Dora. *GW V,* 1–119.
Freud, S (1909b) Analyse der Phobie eines fünfjährigen Knaben [»Der kleine Hans«]. *GW VII,* 241–377.
Freud, S (1909d) Bemerkungen über einen Fall von Zwangsneurose [Der »Rattenmann«]. *GW VII,* 379-463.
Freud, S (1910d) *Die zukünftigen Chancen der psychoanalytischen Therapie. GW VIII,* 104–115.
Freud, S (1912e) Ratschläge für den Arzt bei der psychoanalytischen Behandlung. *GW VIII,* 376–387.
Freud, S. (1914 g) Erinnern, Wiederholen und Durcharbeiten. *GW XII,* 126–136.
Freud, S (1915e) Das Unbewußte. *GW X,* 264–303.
Freud, S (1916–1917a) *Vorlesungen zur Einführung in die Psychoanalyse. GW XI.*
Freud, S (1919a) Wege der psychoanalytischen Therapie. *GW XII,* 183–194.

Freud, S (1921c) Massenpsychologie und Ich-Analyse. *GW XIII*, 71–161.
Freud, S (1923b) Das Ich und das Es. *GW XIII*, 237–289.
Freud, S. (1933a) *Neue Folge der Vorlesungen zur Einführung in die Psychoanalyse. GW XV.*
Freud, S. (1950c) Entwurf einer Psychologie [1895]. *GW Nachtragsband*, 387–477.
Freud, S & Ferenczi, S (1993) *Briefwechsel*. Bd. I/1: 1908–1911. Wien u. a.: Böhlau.
Frederick, C (2007) Ausgewählte Themen der Ego-State-Therapie. *Hypnose, Zeitschrift für Hypnose und Hypnotherapie – Ego State Therapie* 2, 5–99.
Fritzsche, K (2013) *Praxis der Ego-State-Therapie*. Heidelberg: Carl-Auer.
Fritzsche, K (2021) *Ego-State-Therapie bei Traumafolgestörungen. Handbuch für die Praxis.* Heidelberg: Carl-Auer.
Fritzsche, K & Siebers, M (2020) Ego-State-Therapie. *Psychotherapie Aktuell*, 12 (4), 35–41.
Gaensbauer, TJ (2014) Frühes Trauma und seine Repräsentation über die Lebensspanne vom frühkindlichen Stadium bis zum Beginn des Erwachsenalters – eine Falldarstellung. *Psyche – Z Psychoanal* 68, 997–1029.
Gebhardt, M (2009) *Die Angst vor dem kindlichen Tyrannen. Eine Geschichte der Erziehung im 20. Jahrhundert.* München: Deutsche Verlags-Anstalt.
Gergely, G & Watson, JS (2004) Die Theorie des sozialen Biofeedbacks durch mütterliche Affektspiegelung. Die Entwicklung von emotionaler Selbstbewusstheit und Selbstkontrolle im Säuglingsalter. *Selbstpsychologie* 5, 143–194.
Gödde, G (2018) *Mit dem Unbewussten arbeiten.* Göttingen: Vandenhoeck & Ruprecht.
Gold, J & Stricker, G (2011) Failures in psychodynamic psychotherapy. *Journal of Clinical Psychology* 67 (11), 1096–1105.
Grawe, K (1992) Psychotherapieforschung zu Beginn der neunziger Jahre. *Psychologische Rundschau* 43, 132–162.
Grawe, K (2004) *Neuropsychotherapie*. Göttingen: Hogrefe.
Greenson, RR (2007) *Technik und Praxis der Psychoanalyse*. 9. Aufl. Stuttgart: Klett-Cotta.
Grissom, RJ (1996) The magical number .7 ± .2: Meta-meta-analysis of the probability of superior outcome in comparisons involving therapy, placebo, and control. *Journal of Consulting and Clinical Psychology* 64 (5), 973–982.
Grossmann, KE & Grossmann, K (Hg.) (2003) *Bindung und menschliche Entwicklung: John Bowlby, Mary Ainsworth und die Grundlagen der Bindungstheorie*. Stuttgart: Klett-Cotta.
Grotstein, J (2009) »*But at the same time and on another level.*« Bd. 2: *Clinical applications in the Kleinian/Bionian mode*. London: Karnac.
Grundmann, E (2009) Berichte und Erzählungen von PatientInnen. Ein Perspektivenwechsel. In: Kächele, H &. Pfäfflin, F (Hg.) *Behandlungsberichte und Therapiegeschichten. Wie Therapeuten und Patienten über Psychotherapie schreiben*. Gießen: Psychosozial-Verlag, 137–164.
Guntrip, H (1997) Meine analytische Erfahrung mit Fairbairn und Winnicott. Wie vollständig ist das Ergebnis analytischer Psychotherapie? *Psyche – Z Psychoanal* 51, 676–699. Ursprünglich: Guntrip, H. (1975) My experience of analysis with Fairbairn and Winnicott: How complete a result does psycho-analytic therapy achieve? *International Review of Psycho-Analysis*, 2 (2), 145–156.
Hartmann, A, Leonhart, R, Hermann, S, Joos, A, Stiles, WB & Zeeck, A (2013) Die Evaluation von Therapiesitzungen durch Patienten und Therapeuten. *Diagnostica* 59 (1), 45–59.
Hau, S (2014) Psychotherapie. Ein hyperkomplexer Prozess. *Psychologie & Gesellschaftskritik* 38, 69–89.

Heimann, P (1950) On countertransference. *International Journal of Psychoanalysis*, 31, 81–84.
Heller, L & LaPierre, A (2014) *Entwicklungstrauma heilen*. 3. Aufl. München: Kösel-Verlag.
Henry, WP, Strupp, HH, Butler, SF et al. (1993) Effects of training in time-limited dynamic psychotherapy: Changes in therapist behavior. *Journal of Consulting and Clinical Psychology* 61, 434–440.
Herbold, W & Sachsse, U. (2007): *Das so genannte Innere Kind*. Stuttgart: Schattauer.
Hirsch, M (2001) Negative therapeutische Reaktion als Objektbeziehungsgeschehen. In: Mayr, U (Hg.) *Wenn Therapien nicht helfen. Zur Psychodynamik der »negativen therapeutischen Reaktion«*. Stuttgart:: Pfeiffer bei Klett-Cotta, 25–51.
Hörz-Sagstetter, S, Mertens, W, Isphording, S, Buchheim, A & Taubner, S (2015) Changes in reflective functioning during psychoanalytic psychotherapies. *J Am Psychoanal Assoc* 63, 481–509.
Hofmann, A (2014) *EMDR – Praxishandbuch zur Behandlung traumatisierter Menschen*. Stuttgart: Thieme.
Horn-George, JB & Anchor, KN (1982) Perceptions of the psychotherapy relationship in long versus short-term therapy. *Professional Psychology: Research and Practice* 13, 483–491.
Huber, D & Klug, G (2016) Münchner Psychotherapiestudie. *Psychotherapeut* 61, 462–467.
Huber, M (2010) *Multiple Persönlichkeit. Seelische Zersplitterung nach Gewalt*. Paderborn: Junfermann.
Hübner, W (2011) Analytische Geschenke und anderes – Wie aktiv dürfen wir sein? In: Diederichs, P, Frommer, J & Wellendorf, F (Hg.) *Äußere und innere Realität*. Stuttgart: Klett-Cotta, 109–125.
Jacobson, E (1973) *Das Selbst und die Welt der Objekte*. Frankfurt a. M.: Suhrkamp.
Jaenicke, C (1987) Kohut's concept of cure. *The Psychoanalytic Review* 74 (4), 537–548.
Jaenicke, C (2006) *Das Risiko der Verbundenheit – Intersubjektivitätstheorie in der Praxis*. Stuttgart: Klett-Cotta. (Unveränderte Neuaufl., Gießen: Psychosozial-Verlag 2021.)
Jaenicke, C (2010) *Veränderung in der Psychoanalyse. Selbstreflexionen des Analytikers in der therapeutischen Beziehung*. Stuttgart: Klett-Cotta.
Jaenicke, C (2014a) *Die Suche nach Bezogenheit. Eine intersubjektiv-systemische Sicht*. Frankfurt a. M.: Brandes & Apsel.
Jaenicke, C (2014b) Die Entstehung und Entwicklung der Intersubjektivitätstheorie. In: Potthof, P & Wollnik, S (Hg.) *Die Begegnung der Subjekte. Die intersubjektiv-relationale Perspektive in Psychoanalyse und Psychotherapie*. Gießen: Psychosozial-Verlag, 63–78.
Jaenicke, C (2017a) »I've got news for you«: Life themes and the therapeutic relationship«. *Psychoanalysis, Self and Context* 12 (1), 78–90.
Jaenicke, C (2017b) Individuelle Lebensthemen in der therapeutischen Beziehung: zwei Schattenmänner. In: Harms, A & Hartmann, H-P (Hg.) *Einsamkeit – Bedeutung und klinisches Verständnis aus psychoanalytischer Sicht*. Frankfurt a. M.: Brandes & Apsel, 28–45.
Jaffe, J, Beebe, B, Feldstein, S, Crown CL & Jasnow, MD (2001) Rhythms of dialogue in infancy: Coordinated timing in development. *Monographs of the Society for Research in Child Development* 66 (2). i–viii, 1–132.
Janet, P (1889) *L'automatisme psychologique*. Paris: Félix Alcan (Reprint: Paris: Société Pierre Janet 1973).
Johnson-Laird, PN (1983) *Mental models: Towards a cognitive science of language, inference and consciousness*. Cambridge, U. K.: Cambridge University Press.

Jung, CG (1948/1951) The self. In: Ders. *Aion. Researches into the phenomenology of the self*, Collected Works, Bd. 9/II, 23–35.

Kächele, H (1970) Der Begriff »psychogener Tod« in der medizinischen Literatur. *Zeitschrift für Psychosomatische Medizin und Psychoanalyse* 16, 105–129 u. 202–222.

Kächele, H & Pfäfflin, F (2009) *Behandlungsberichte und Therapiegeschichten*. Gießen: Psychosozial-Verlag.

Kämmerer, W (2016) *Auf der Suche nach dem Wort, das berührt – Intersubjektivität und Focus im psychosomatischen Dialog*. Berlin, Heidelberg: Springer.

Kämmerer, W (2021) Intersubjektivität. Das gemeinsame Dritte. Unveröffentlicht.

Kahlenberg, E (2010) Aus den Augen – noch im Sinn? Vom Selbst in Anderen. *Psyche – Z Psychoanal* 64 (1), 59–85.

Kaufhold, R (1994) Leben und Sterben von Bruno Bettelheim. *Kinderanalyse* 4, 428–446.

Kennel, R & Reerink, G (2015) *Klein – Bion. Eine Einführung*. 4. Aufl. Frankfurt a. M.: Brandes & Apsel.

Kernberg, OF (1988) *Borderline-Störungen und pathologischer Narzißmus*. 3. Aufl. Frankfurt a. M.: Suhrkamp.

Kernberg, OF (1992) *Objektbeziehungen und Praxis der Psychoanalyse*. Stuttgart: Klett-Cotta.

Kirsch, I (2016) Der Placeboeffekt in der antidepressiven Behandlung. *Verhaltenstherapie* 26, 55–61.

Klose M (2012) *»Ich wollte leben« – Abenteuer einer Psychoanalyse 1983–1996*. Darmstadt: Justus-von-Liebig-Verlag.

Klöpper, M (2003) Psychotherapie in Entwicklung – Entwicklung in der Psychotherapie. Neue Aspekte zum Verständnis der Veränderung in der tiefenpsychologischen Psychotherapie. In: Kruse, G (Hg.) *Werte im Wandel – Wandel als Wert*. (Impulse für die Psychotherapie, Bd. 8) Hannover: Hannoversche Ärzte-Verlags-Union, 199–240.

Klöpper, M (2006) *Reifung und Konflikt. Säuglingsforschung, Bindungstheorie und Mentalisierungskonzepte in der tiefenpsychologischen Psychotherapie*. Stuttgart: Klett-Cotta.

Klöpper, M (2014) *Die Dynamik des Psychischen – Praxishandbuch für das Verständnis der Beziehungsdynamik*. Stuttgart: Klett-Cotta.

Klöpper, M (2018) Empathie. In: Gödde, G & Zirfas, J (Hg.) *Kritische Lebenskunst – Analysen, Orientierungen, Strategien*. Stuttgart: Metzler, 276–283.

Köhler, L (1984–85) On selfobject countertransference. *The Annual of Psychoanalysis* 12–13, 39–65.

Köhler, L (1990) Neuere Ergebnisse der Kleinkindforschung. Ihre Bedeutung für die Psychoanalyse. *Forum Psychoanal* 6, 32–51.

Köhler, L (1997) *Neuere Erkenntnisse der Entwicklungspsychologie der ersten drei Lebensjahre*. Unveröffentlichtes Manuskript.

Köhler, L (1998) Einführung in die Entstehung des Gedächtnisses. In: Koukkou, M, Leuzinger-Bohleber, M & Mertens, W (Hg.) *Erinnerung von Wirklichkeiten. Psychoanalyse und Neurowissenschaften im Dialog*. Bd. 1: *Bestandsaufnahme*. Stuttgart: Verlag Internationale Psychoanalyse, 131–222.

Köhler, L (2004) Frühe Störungen aus der Sicht zunehmender Mentalisierung. *Forum Psychoanal* 20, 158–174.

König, K (1993) *Gegenübertragungsanalyse*. Göttingen: Vandenhoeck & Ruprecht.

Körner, J (2013) *Abwehr und Persönlichkeit*. Stuttgart: Kohlhammer.

Körner, J (2015) *Die Deutung in der Psychoanalyse*. Stuttgart: Kohlhammer.

Körner, J (2018) *Die Psychodynamik von Übertragung und Gegenübertragung.* Göttingen: Vandenhoeck & Ruprecht.

Kohut, H (1987) *Wie heilt die Psychoanalyse?* Frankfurt a. M.: Suhrkamp.

Kohut, H (1988a) *Narzißmus. Eine Theorie der psychoanalytischen Behandlung narzißtischer Persönlichkeitsstörungen.* 6. Aufl. (1. Aufl. 1973) Frankfurt a. M.: Suhrkamp.

Kohut, H. (1988b). *Die Heilung des Selbst.* Frankfurt a. M.: Suhrkamp.

Kolden, GG (1996) Effective microprocesses in early sessions of dynamic psychotherapy. *Journal of Psychotherapy Research and Practice* 5 (2), 122–131.

Kolden, GG & Klein, MH (1996) Therapeutic process in dynamic therapy for personality disorders: The joint influence of acute distress and dysfunction and severity of personality pathology. *Journal of Personality Disorders* 10, 107–121.

Krause, R (1997) *Allgemeine psychoanalytische Krankheitslehre.* Bd. 1: *Grundlagen.* Stuttgart: Kohlhammer.

Krause, R (2012) *Allgemeine psychodynamische Behandlungs- und Krankheitslehre.* Stuttgart: Kohlhammer.

Krutzenbichler, HS & Essers, H (2010) *Übertragungsliebe.* Gießen: Psychosozial-Verlag.

Küchenhoff, J (1990) Die Repräsentation früher Traumata in der Übertragung. *Forum der Psychoanalyse* 6, 15–31.

Lambert, MJ (2013) *Bergin and Garfield's Handbook of Psychotherapy and Behavior Change.* New York: John Wiley & Sons.

Lambert, MJ & Barley, DE (2002) Research summary on the therapeutic relationship and psychotherapy outcome. In: Norcross, JC (Hg.) *Psychotherapy relationships that work.* New York: Oxford University Press.

Lambert, M & Ogles, B (1997) The effectiveness of psychotherapy supervision. In: Watkins, C & Edward, J (Hg.) *Handbook of psychotherapy supervision.* New York: John Wiley & Sons, 421–446.

Leichsenring, F & Steinert, C (2017) Is cognitive behavioral therapy the gold standard for psychotherapy?: The need for plurality in treatment and research. *JAMA* 318, 1323–1324.

Leichsenring, F, Steinert, C & Crits-Christoph, P (2018) On mechanisms of change in psychodynamic therapy. *Z Psychosom Med Psychother* 64, 16–22.

Lenz, S (1968) *Deutschstunde.* Hamburg: Hoffmann und Campe.

Leutner, S (2021) The concept of ego-state: From historical background to future perspectives. *European Journal of Trauma & Dissociation* 5 (4); Artikel 100184.

Leutz, G (1974) *Psychodrama – Theorie und Praxis.* Heidelberg: Springer.

Leuzinger-Bohleber, M (2014) Den Körper in der Seele entdecken – Embodiment und die Annäherung an das Nicht-Repräsentierte. *Psyche – Z Psychoanal* 68, 922–950.

Leuzinger-Bohleber, M, Stuhr, U, Rüger, B & Beutel, M (2001) Langzeitwirkungen von Psychoanalysen und Psychotherapien: Eine multiperspektivische, repräsentative Katamnesestudie. *Psyche – Z Psychoanal* 55 (3), 193–276.

Levine, SW & Herron, WG (1990) Changes during the course of the psychotherapeutic relationship. *Psychological Reports* 66, 883–897.

Lichtenberg, JD (1991a) *Psychoanalyse und Säuglingsforschung.* Berlin, Heidelberg: Springer.

Lichtenberg, JD (1991b). Motivational-funktionale Systeme als psychische Strukturen. *Forum der Psychoanalyse* 7, 85–97.

Lichtenberg, JD, Lachmann, FM & Fosshage, JL (2000) *Das Selbst und die motivational funktionalen Systeme. Zu einer Theorie psychoanalytischer Technik.* Frankfurt a. M: Brandes & Apsel.

Liljenfors, R & Lundh, L-G (2015) Mentalization and intersubjectivity towards a theoretical integration. *Psychoanalytic Psychology* 32, 36–60.

Löffler-Stastka, H (2012) Geschichte und Entwicklung der Psychotherapieforschung, ihre unterschiedlichen Forschungsparadigmen und Zielsetzungen. In: Österreichisches Bundesministerium für Gesundheit (Hg.) *Psychotherapieforschung: Wissenschaftliche Beratung und Vernetzung*. Tagungsband zum Workshop 2012. Wien: Gesundheit Österreich GmbH, 13–19.

Lorenzer, A. (2002) *Die Sprache, der Sinn, das Unbewußte*. Stuttgart: Klett-Cotta.

Luborsky, L, Auerbach, AH, Chandler, M, Cohen, J & Bachrach, HM (1971) Factors influencing the outcome of psychotherapy: a review of quantitative research. *Psychological Bulletin* 75, 145–185.

Luborsky, L, Singer, B & Luborsky, L (1975) Comparative studies of psychotherapies: Is it true that »everyone has won and all must have prices«? *Archives of General Psychiatry* 32, 995–1008.

Lund, L-G (1998) Normal suggestion. An analysis of the phenomenon and its role in psychotherapy. *Clinical Psychology & Psychotherapy* 5, 24–38.

Lyons-Ruth, K, Bruschweiler-Stern, N, Harrison, AM. Morgan AC, Nahum, JP, Sander, L, Stern, DN & Tronick, EZ (1998) Implicit relational knowing: Its role in development and psychoanalytic treatment. *Infant Mental Health Journal* 19 (3), 282–289.

Mallinckrodt, B (1993) Session impact, working alliance, and treatment outcome in brief counseling. *Journal of Counseling Psychology* 40 (1), 25–32.

Mentzos, S (2002) *Psychodynamische Modelle in der Psychiatrie*. Göttingen: Vandenhoeck & Ruprecht.

Mentzos, S (2003) *Neurotische Konfliktverarbeitung. Einführung in die psychoanalytische Neurosenlehre unter Berücksichtigung neuer Perspektiven*. Frankfurt a. M.: Fischer.

Mentzos, S (2011) *Depression und Manie. Psychodynamik und Therapie affektiver Störungen*. 5. Aufl. Göttingen: Vandenhoeck & Ruprecht.

Meredith-Owen, W (2008) »Go! sterilize the fertile with thy rage«. Envy as embittered desire. *Journal of Analytical Psychology* 53, 459–80.

Mertens, W (1990) *Einführung in die psychoanalytische Therapie*. Bd. 2. Stuttgart: Kohlhammer.

Mertens, W (1991) *Einführung in die psychoanalytische Therapie*. Bd. 3. Stuttgart: Kohlhammer.

Mertens, W (1993) *Einführung in die psychoanalytische Therapie*. Bd. 2. Stuttgart: Kohlhammer. 2. Aufl.

Mertens, W (2000) *Einführung in die psychoanalytische Therapie*. Bd. 1. Stuttgart: Kohlhammer. 3. Aufl.

Mertens, W (2009) *Psychoanalytische Erkenntnishaltungen und Interventionen. Schlüsselbegriffe für Studium, Weiterbildung und Praxis*. Stuttgart: Kohlhammer.

Mertens, W (2013) Das Zwei-Personen-Unbewusste – unbewusste Wahrnehmungsprozesse in der analytischen Situation. *Psyche – Z Psychoanal* 67, 817–843.

Meyer, A-E (1990) Eine Taxonomie der bisherigen Psychotherapieforschung. *Zeitschrift für Klinische Psychologie* 19, 287–291.

Milch, W (2001) *Lehrbuch der Selbstpsychologie*. Stuttgart: Kohlhammer.

Money-Kyrle, R (1971) The aim of psycho-analysis. *International Journal of Psycho-Analysis* 52, 103–106.

Morbitzer, L (2022) *Sonnyboy – Die Angst vor dem Zusammenbruch.* Frankfurt a. M.: Brandes & Apsel.
Moser, T (1974) *Lehrjahre auf der Couch. Bruchstücke meiner Psychoanalyse.* Frankfurt a. M.: Suhrkamp.
Moser, T (2020) Pas de deux einer Schriftstellerin und eines Analytikers. *Ärzteblatt PP,* 5, 233.
Münch, K, Munz, D & Springer, A (Hg.) (2010) *Die Psychoanalyse im Pluralismus der Wissenschaften.* Gießen: Psychosozial-Verlag.
Nagell, W (2022) Beteiligt und betroffen. Ethische Implikationen in unterschiedlichen intersubjektiven Behandlungskonzeptionen. *Psyche – Z Psychoanal* 76, 402–428.
Ogden, T (1994) *Subjects of analysis.* Northwale, NJ: Aronson.
Okiishi, J, Lambert, M, Nielsen, S & Ogles, BM (2003) Waiting for supershrink: An empirical analysis of therapist effects. *Clinical Psycholgy & Psychotherapy* 10, 361–373.
O'Malley, SS, Suh, CS & Strupp, HH (1983) The Vanderbilt Psychotherapy Process Scale: A report on the scale development and a process-outcome study. *Journal of Consulting and Clinical Psychology* 51, 581–586.
Orange, DM (2004) *Emotionales Verständnis und Intersubjektivität. Beiträge zu einer psychoanalytischen Epistemologie.* Frankfurt a. M.: Brandes & Apsel.
Orange, DM, Atwood, GE & Stolorow, RD (2001) *Intersubjektivität in der Psychoanalyse. Kontextualismus in der psychoanalytischen Praxis.* Frankfurt am Main: Brandes & Apsel.
Orlinsky, DE & Howard, KI (1967) The good therapy hour: Experiential correlates of patients' and therapists' evaluations of therapy sessions. *Archives of General Psychiatry* 16, 621–632.
Overbeck, G (1997) *Der Koryphäenkiller.* Frankfurt a. M.: Suhrkamp.
Paulsen, S (2014) *Trauma und Dissoziation mit neuen Augen sehen. Ego-State-Therapie und EMDR bei DIS und PTBS.* Lichtenau/Westfalen: Probst.
Peichl, J (2007) *Innere Kinder, Täter, Helfer & Co. Ego-State-Therapie des traumatisierten Selbst.* Stuttgart: Klett-Cotta (6. Aufl. 2017).
Peichl, J (2012) *Hypnoanalytische Teilearbeit. Ego-State-Therapie mit inneren Selbst-Anteilen.* Stuttgart: Klett-Cotta.
Peichl, J (2013a) *Die inneren Trauma-Landschaften.* 2., überarb. Aufl. (1. Aufl. 2007) Stuttgart: Schattauer.
Peichl, J (2013b) *Innere Kritiker, Verfolger und Zerstörer. Ein Praxishandbuch für die Arbeit mit Täterintrojekten.* Stuttgart: Klett-Cotta.
Peichl, J (2018) *Integration in der Traumatherapie: Vom Opfer zum Überlebenden.* Heidelberg: Carl Auer.
Piegler, T (2003) Macht, Ohnmacht und Machtmissbrauch in psychotherapeutischen Beziehungen. *Psychotherapie Forum* 11, 106–112.
Piegler, T (2015) Geschichte der Psychoanalyse. In: Heiland, K (Hg.) *Jazz und Psychoanalyse.* Gießen: Psychosozial-Verlag, 49–92.
Piegler, T (2020) Psychische Infektion. In: Heiland, K (Hg.) *Prinzip Infektion.* Gießen: Psychosozial-Verlag, 77–96.
Piper, WE, Ogrodniczuk, JS, Joyce, AS et al. (1999) Prediction of dropping out in time-limited interpretive individual psychotherapy. *Psychotherapy: Theory, Research, Practice, Training* 36 (2), 114–122.
Plassmann, R (2022) Gegenwartsmoment, Transformationsprozess und Deutungstechnik. *Forum Psychoanal* 38, 159–176.

Porges, SW (2010) *Die Polyvagal-Theorie. Neurophysiologische Grundlagen der Therapie.* Paderborn: Junfermann.

Rabung, S & Leichsenring, F (2016) Evidenz für Psychodynamische Langzeittherapie. *Psychotherapeut* 61, 441–446.

Racker, H. (1953) Contribution to the problem of counter-transference. *International Journal of Psycho-Analysis* 34, 313–324.

Racker, H (2017). *Übertragung und Gegenübertragung. Studien zur psychoanalytischen Technik.* 1. Ausg. 1959. München. Basel: Ernst Reinhardt.

Radebold, H & Schweizer, R (1996) *Der mühselige Aufbruch. Über Psychoanalyse im Alter.* Frankfurt a. M.: Fischer.

Radebold, H, Bohleber W & Zinnecker, J (2008) *Transgenerationale Weitergabe kriegsbelasteter Kindheiten.* Weinheim und München: Juventa.

Reddemann, L (2004) *Imagination als heilsame Kraft. Zur Behandlung von Traumafolgen mit ressourcenorientierten Verfahren.* 10. Aufl. Stuttgart: Pfeiffer bei Klett-Cotta (23. Aufl. 2022).

Reddemann, L (2011) *Psychodynamisch Imaginative Traumatherapie. PITT – Das Manual.* 6., vollst. überarb. Aufl. Stuttgart: Klett-Cotta.

Reuter, L, Bengel, J & Scheidt, CE (2014) Therapie-Non-Response in der psychosomatischen Krankenhausbehandlung und Rehabilitation: Eine systematische Übersicht. *Z Psychosom Med Psychother* 60, 121–145.

Rosenzweig, S (1936) Some implicit common factors in diverse methods of psychotherapy: »At last the Dodo said, ›Everybody has won and all must have prizes‹.« *American Journal of Orthopsychiatry* 6, 412–415.

Roth, A & Fonagy, P (1996) *What works for whom?* New York: Guilford Press.

Roth, G (2006) Das Gehirn auf der Couch. Neurobiologie und Psychoanalyse. In: Spitzer, M & Bertram, W (Hg) *Braintainment. Expeditionen in die Welt von Geist und Gehirn.* Stuttgart, New York: Schattauer.

Rudolf, G (2000) *Psychotherapeutische Medizin und Psychosomatik. Ein einführendes Lehrbuch auf psychodynamischer Grundlage.* 4., überarb. u. erw. Aufl. Stuttgart: Thieme.

Rudolf, G (2004) *Strukturbezogene Psychotherapie. Leitfaden zur psychodynamischen Therapie struktureller Störungen.* Stuttgart: Schattauer.

Rudolf, G (2010) *Psychodynamische Psychotherapie. Die Arbeit an Konflikt, Struktur und Trauma.* Stuttgart: Schattauer.

Sachsse, U. (2008) *Selbstverletzendes Verhalten. Psychodynamik – Psychotherapie. Das Trauma, die Dissoziation und die Behandlung.* 7. Aufl. Göttingen: Vandenhoeck & Ruprecht.

Sachsse, U. (2011) Machen wir uns nichts vor! Lug und Trug in der therapeutischen Beziehung. *Persönlichkeitsstörungen* 15, 92–102.

Sack, M, Sachsse, U & Schellong, J (2013) *Komplexe Traumafolgestörungen – Diagnostik und Behandlung von Folgen schwerer Gewalt und Vernachlässigung.* Stuttgart: Schattauer.

Samstag, LW, Batchelder, ST, Muran, JC, Safran, JD & Winston, A (1998) Early identification of treatment failures in short-term psychotherapy: An assessment of therapeutic alliance and interpersonal behavior. *Journal of Psychotherapy Practice & Research* 7, 126–143.

Sand, A & Janssen, PL (2019) *Ich bin der Rede wert. Dialog über eine Psychoanalyse.* Gießen: Psychosozial-Verlag.

Sandler, A-M & Sandler J (1985) Vergangenheits-Unbewusstes, Gegenwarts-Unbewusstes und die Deutung der Übertragung. *Psyche – Z Psychoanal* 39, 800–829.

Saunders, SM (2000) Examining the relationship between the therapeutic bond and the phases of treatment outcome. *Psychotherapy: Theory, Research, Practice, Training* 37 (3), 206–218.

Schachter, J & Kächele, H (2010) *The couch in psychoanalysis. Contemporary Psychoanalysis* 46,1 439–459.

Schauenburg, H, Buchheim, A, Beckh, K, Nalte, T, Brenk-Franz, K, Leichsenring, F, Strack, M & Dinger, U (2010) *The influence of psychodynamically oriented therapists' attachment representations on outcome and alliance in inpatient psychotherapy.* Psychotherapy Research 20, 193–202.

Schiepek, G (Hg.) (2011) *Neurobiologie der Psychotherapie.* 2. Aufl. Stuttgart: Schattauer.

Schleu, A (2014) Wenn Psychotherapien entglitten sind. Über den professionellen Umgang mit Verwicklungen und Grenzüberschreitungen. In: Schleu, A, Schreiber-Willnow, K & Wöller, W (Hg.) *Verwickeln und Entwickeln – Ethische Fragen in der Psychotherapie.* Bad Homburg: VAS, 39–58.

Schmid, GB (2010) Das psychogene Todessyndrom. In: Ders. (2010) *Tod durch Vorstellungskraft.* 2., aktual. u. erw. Aufl. Wien, New York: Springer, 144–168.

Schmitt, R & Heidenreich, T (2019) *Metaphern in Psychotherapie und Beratung.* Weinheim: Beltz.

Schultz-Venrath, U (2013) *Lehrbuch Mentalisieren.* Stuttgart: Klett-Cotta.

Schulz von Thun, F & Kumbier, D (2008) *Impulse für Beratung und Therapie. Kommunikationspsychologische Miniaturen.* Reinbek b. Hamburg: Rowohlt Verlag.

Schüßler, G (2002) Aktuelle Konzeption des Unbewussten. Empirische Ergebnisse der Neurobiologie, Kognitionswissenschaften, Sozialpsychologie und Emotionsforschung. *Z Psychosom Med Psychother* 48, 193–214.

Schwartz, R (1997) *Systemische Therapie mit der inneren Familie.* Stuttgart: Klett-Cotta. (Vollst. überarb. Neuausgabe 2021).

Seiffge-Krenke, I (2012) *Therapieziel Identität.* Stuttgart: Klett-Cotta (2., überarb. Aufl. 2022).

Seligman, MEP (1995) The effectiveness of Psychotherapy. The consumer reports study. *American Psychologist* 50, 965–974.

Seltzer, LJ, Ziegler, TE & Pollak, SD (2010) Social vocalizations can release oxytocin in humans. *Proc. R. Soc. B.* 277, 2661–2666.

Shapiro, F (2013) *EMDR – Grundlagen und Praxis.* Paderborn: Junfermann.

Shedler, J (2011) Die Wirksamkeit psychodynamischer Psychotherapie. *Psychotherapeut* 56, 265–277.

Siegel, D (2010) *Wie wir werden, die wir sind. Neurobiologische Grundlagen subjektiven Erlebens und die Entwicklung des Menschen in Beziehungen.* 2. Aufl. Paderborn: Junfermann.

Smith, ML & Glass, GV (1977) Meta-analysis of psychotherapy outcome studies. *American Psychologist* 32, 752–760.

Solms, M (2013) Das bewusste Es. *Psyche – Z Psychoanal* 67, 991–1022.

Sommer, T (2020) Geweint habe ich nur zwei Mal – Interview in der *Süddeutschen Zeitung* Nr. 132, 10/11. 6. 2020.

Spehlmann, R (1953) *Sigmund Freuds neurologische Schriften.* Berlin u. a.: Springer.

Spitzer, M (2002a) *Lernen – Gehirnforschung und die Schule des Lebens.* Heidelberg, Berlin: Spektrum Akademischer Verlag.

Spitzer, M (2002b) *Musik im Kopf – Hören, Musizieren, Verstehen und Erleben im neuronalen Netzwerk.* Stuttgart, New York: Schattauer.

Steele, K, Boon, S & Van der Hart, O (2017) *Die Behandlung traumabasierter Dissoziation.* Lichtenau/Westfalen: Probst.

Steiner, J. (1996) The aim of psychoanalysis in theory and practice. *International Journal of Psycho-Analysis* 77, 1073–1083.

Stern, DN (1979) *Mutter und Kind. Die erste Beziehung.* Stuttgart: Klett-Cotta.

Stern, DN (1992) *Die Lebenserfahrung des Säuglings.* Stuttgart: Klett-Cotta (12. Aufl. 2020). (Originalausgabe (1985): *The interpersonal world of the infant. A view from psychoanalysis and developmental psychology.* New York, NY: Basic Books.)

Stern, DN (2005) *Der Gegenwartsmoment. Veränderungsprozesse in Psychoanalyse, Psychotherapie und Alltag.* Frankfurt a. M.: Brandes & Apsel.

Stern, DN, Sander, LW, Nahum, JP, Harrison, AM, Lyons-Ruth, K, Morgan, AC, Bruschweiler-Stern, N & Tronick, EZ (2002) Nicht-deutende Mechanismen in der psychoanalytischen Therapie. Das »Etwas-Mehr« als Deutung. *Psyche – Z Psychoanal* 56, 974–1006.

Stern, DN et al. (2012) *Veränderungsprozesse. Ein integratives Paradigma.* Frankfurt a. M.: Brandes & Apsel.

Stiles, WB. (1980) Measurement of the impact of psychotherapy sessions. *Journal of Consulting and Clinical Psychology* 48, 176–185.

Stiles, WB, Shapiro, DA & Firth-Cozens, JA (1990) Correlations of session evaluations with treatment outcome. *British Journal of Clinical Psychology* 29, 13–21.

Stiles, WB, Gordon, LE & Lani, JA (2002) Session evaluation and the Session Evaluation Questionnaire. In: Tyron, GS (Hg.) *Counseling based on process research: Applying what we know.* Boston: Allyn & Bacon, 325–343.

Stingl, R (1992) *Auf der Couch. Frauen und Männer berichten von ihrer Analyse.* Frankfurt a. M.: Campus.

Stolorow, RD & Atwood, GE (2019) *The power of phenomenology. Psychoanalytic and pohilosophical perspectives.* New York: Routledge.

Stolorow, R, Brandchaft, B & Atwood, G (1987) *Psychoanalytic treatment: An intersubjective approach.* Hillsdale, NJ: Analytic Press.

Stone, H & Stone, S (1994) *Du bist viele. Das 100fache Selbst und seine Entdeckungen durch die Voice-Dialogue-Methode.* München: Heyne Verlag.

Strauß, B (2018) Auf dem Wege zu einem psychotherapeutischen Kernwissen. In: Wampold, BE, Imel, ZE & Flückiger, C (Hg.) *Die Psychotherapie-Debatte.* Bern: Hogrefe, 10–13.

Strauß, B (2019) Innovative Psychotherapieforschung: Wo stehen wir und wo wollen wir hin? *Psychotherapeutenjournal* 18, 4–10.

Streeck, U (2000) Szenische Darstellungen, nichtsprachliche Interaktion und Enactments im therapeutischen Prozeß. In: Streeck, U (Hg.) *Erinnern, Agieren und Inszenieren. Enactments und szenische Darstellungen im therapeutischen Prozeß.* Göttingen: Vandenhoeck & Ruprecht, 13–55.

Streeck, U (2004) *Auf den ersten Blick. Psychotherapeutische Beziehungen unter dem Mikroskop.* Stuttgart: Klett-Cotta.

Sullivan, HS (1953) *The interpersonal theory of psychiatry*. New York: Norton. (Dt.: *Die interpersonale Theorie der Psychiatrie*. Frankfurt a.M.: Fischer 1980.)

Thomä, H (1984) Der Beitrag des Psychoanalytikers zur Übertragung. *Psyche – Z Psychoanal* 38, 29–62.

Timulak, L (2008) *Research in psychotherapy and counseling*. London: Sage.

Tronick, EZ (1998) Dyadically expanded states of consciousness and the process of therapeutic change. *Infant Mental Health Journal* 19 (3), 290–299.

Tronick, EZ (2007) *The neurobehavioral and social-emotional development of infants and children*. New York: W.W. Norton & Co.

Tryon, GS (1990) Session depth and smoothness in relation to the concept of engagement in counseling. *Journal of Counseling Psychology* 37 (3), 248–253.

Tryon, G, Blackwell, S, Hammel, E (2007) A meta-analytic examination of client-therapist perspectives of working alliance. *Psychotherapy Research* 17 (6), 629–642.

Van der Hart, O, Nijenhuis, E & Steele, K (2008) *Das verfolgte Selbst. Strukturelle Dissoziation und die Behandlung chronischer Traumatisierung*. Paderborn: Junfermann.

Van der Kolk, B (2015) *Verkörperter Schrecken. Traumaspuren in Gehirn, Geist und Körper und wie man sie heilen kann*. Lichtenau/Westfalen: Probst.

Waldron, S, Scharf, RD, Crouse, J, Firestein, SK, Burton, A & Hurst, D (2004) Saying the right thing at the right time: A view through the lens of the Analytic Process Scales (APS). *Psychoanalytic Quarterly* 73, 1079–1125.

Wampold, BE (2001) *The great psychotherapy debate: Models, methods, and findings*. Mahwah, NJe: Lawrence Erlbaum.

Wampold, BE & Imel, ZE (2015) *What do we know about psychotherapy? And what is there left to debate?* Verfügbar unter: http://societyforpsychotherapy.org/what-do-we-know-about-psychotherapy-and-what-is-there-left-to-debate/ (Zugriff: 2.11.2022).

Wampold, BE, Imel, ZE & Flückiger, C (2018) *Die Psychotherapie-Debatte*. Bern: Hogrefe.

Watkins, JG & Watkins, HH (2019) *Ego-States – Theorie und Therapie. Ein Handbuch*. 4. Aufl. (1. Aufl. 2003) Heidelberg: Carl-Auer.

Watson, G (1940) Areas of agreement in psychotherapy. *American Journal of Orthopsychiatry* 10, 698–709.

Weinstein, RS (2007) What heals in psychoanalysis? *Psychoanal Inq* 27, 302–309.

Weiß, H (2007) Projektive Identifizierung und Durcharbeiten in der Gegenübertragung – ein mehrphasiges Modell. In: Frank, C & Weiß, H (Hg.) *Projektive Identifizierung*. (3. Aufl. 2017) Stuttgart: Klett-Cotta, 179 ff.

Will, H (2019) *Psychoanalytische Kompetenzen. Standards und Ziele für die psychotherapeutische Ausbildung und Praxis*. 3. Aufl. Stuttgart: Kohlhammer.

Winnicott, DW (1958) Über die Fähigkeit, allein zu sein. *Psyche – Z Psychoanal* 12, 344–352.

Winnicott, DW (2002) *Reifungsprozesse und fördernde Umwelt*. Gießen: Psychosozial-Verlag.

Winnicott, DW (2020) *Vom Spiel zur Kreativität*. 16. Aufl. Stuttgart: Klett-Cotta.

Wittemann, A (2009) *Die Intelligenz der Psyche. Wie wir ihrer verborgenen Ordnung auf die Spur kommen*. München: Kösel-Verlag.

Wöller, W & Kruse, J (2001). *Tiefenpsychologisch fundierte Psychotherapie – Basisbuch und Praxisleitfaden*. Stuttgart: Schattauer.

Wohlfart, E & Zaumseil, M (2006) *Transkulturelle Psychiatrie – Interkulturelle Psychotherapie*. Heidelberg: Springer.

Wolf, ES (1979) Transference and countertransference in the analysis of disorders of the self. *Contemp. Psychoanal.*,15, 577–594.

Wolf, ES (1980) Empathy and countertransference. In: Goldberg, A (Hg.) (1983) *The future of psychoanalysis*. New York: International Universities Press, 309–326.

Wolf, ES (1998) *Theorie und Praxis der psychoanalytischen Selbstpsychologie*. Frankfurt a. M.: Suhrkamp.

Worthen, V & Lambert, M (2007) Outcome oriented supervision: Advantages of adding systematic client tracking to supportive consultations. *Counselling and Psychotherapy Research*. 7 (1), 48–53.

Wurmser, L (2019) *Scham und der böse Blick. Verstehen der negativen therapeutischen Reaktion*. 3. Aufl. Stuttgart: Kohlhammer.

Yalom, ID & Elkin, G (2001) *Jeden Tag ein bißchen näher*. München: Goldmann (1. Ausg. 1974).

Der Herausgeber, die Autorin und die Autoren

Michael Klöpper, Dr. med., Facharzt für Psychotherapeutische Medizin und Psychoanalytiker (DGPT), ist Gründer, Lehranalytiker, Dozent und Supervisor an der Akademie für Psychoanalyse und Psychotherapie Hamburg und war viele Jahre Mitglied des wissenschaftlichen Leitungsteams der Psychotherapiewoche Langeoog. Er ist in privater Praxis tätig. Veröffentlichungen: *Reifung und Konflikt* (2006), *Die Dynamik des Psychischen* (2014) bei Klett-Cotta; zahlreiche Beiträge in Zeitschriften und Büchern.

Chris Jaenicke, Dipl.-Psych., Psychoanalytiker in eigener Praxis in Berlin. Studium: Heidelberg, psychoanalytische Ausbildung: New York. Lehranalytiker, Supervisor und Dozent der Arbeitsgemeinschaft für Psychoanalyse und Psychotherapie e. V., Berlin. Lehranalytiker und Supervisor der DGPT. Forschungsschwerpunkte und Publikationen: Intersubjektivitätstheorie und Selbstpsychologie. Buchpublikationen: *Das Risiko der Verbundenheit – Intersubjektivitätstheorie in der Praxis* (2021), Psychosozial-Verlag, ursprünglich (2006) Klett-Cotta/Leben Lernen, *Veränderung in der Psychoanalyse. Selbstreflexionen des Analytikers in der therapeutischen Beziehung* (2010), Klett-Cotta, und *Die Suche nach Bezogenheit.Eine intersubjektiv-systemische Sicht* (2014, 2. Aufl. 2021), Brandes & Apsel.

Theo Piegler, Dr. med., Nervenarzt, Facharzt für Psychiatrie und Psychotherapie sowie psychotherapeutische Medizin. Vormals Aufbau und Leitung der Abteilung für Psychiatrie und Psychotherapie des Allgemeinen Krankenhauses bzw. Bethesda-Krankenhauses Hamburg-Bergedorf. Dozent, Supervisor und Lehrtherapeut an verschiedenen Hamburger Aus- und Weiterbildungsinstituten für Psychotherapie. Herausgeber bzw. Autor zahlreicher fachspezifischer sowie Film und Psychoanalyse betreffender Publikationen. In privatärztlicher Praxis tätig.

Dr. med. *Elke Reinken*, Fachärztin für Psychotherapeutische Medizin und Psychoanalytikerin, Traumatherapeutin (DeGPT, PITT), zertifzierte Ego-State-Therapeutin und Supervisorin (EST-DE), EMDR-Therapeutin, seit 2010 niedergelassen in eigener Praxis in Hamburg.

Georg Teßmann, Dipl.-Psych., Psychologischer Psychotherapeut, Psychoanalytiker DGIP/DGPT, Supervisor DGIP und Psychodrama-Therapeut DFP, ist Dozent, Supervisor und Lehrtherapeut an der Akademie für Psychoanalyse und Psychotherapie Hamburg. Er ist in eigener Praxis tätig.

Johannes Warneboldt, Facharzt für Psychiatrie und Psychotherapie, Tiefenpsychologisch fundierte Psychotherapie, Schwerpunkt Traumatherapie (Ego-State-Therapie, PITT, EMDR), niedergelassen in eigener Praxis seit 2008. Beteiligung an Projekten zur Versorgungsforschung, Klinik und Poliklinik für Psychosomatik und Psychotherapie, Universitätsklinikum Hamburg-Eppendorf.

Stimmen zum Buch

»Dieses Buch ist ein gelungener Beleg für eine aktuelle Entwicklung der Theoriebildung in der psychodynamischen Psychotherapie und deren Nutzen für die tägliche Arbeit. Eine Gruppe von Psychoanalytiker:innen und Psychotherapeut:innen begibt sich in einen intensiven Austauschprozess über die Praxis der Behandlung und die ihnen dafür bedeutsamen psychodynamischen Theorien: hier im Wesentlichen eine auf dem Boden der Psychoanalyse basierende Rezeption von Theorien der Intersubjektivität und der Selbstpsychologie, verbunden mit Objektbeziehungstheorien und Theorien der Mentalisierung. Der kollegiale Diskurs sucht Antworten auf die Fragen der Nutzung von Theorien in der Psychotherapie und besonders der Wirkungsweise der psychotherapeutischen Beziehung. Dies geschieht in einem klinischen Austausch über die Behandlungen einzelner Patient:innen. In einer gemeinsamen Diskussion führen sie epistemologisch-theoretische Reflektionen mit der Rezeption und Anwendung empirischer Ergebnisse aus der Säuglingsforschung und der Psychotherapieforschung und den sehr persönlichen Auseinandersetzungen mit ihren therapeutischen Beziehungen zusammen. Herausgekommen ist ein bemerkenswertes Buch klinischer Praxis und Theoriebildung, das zeigt, wie Psychotherapie auf der Basis objektivierender Wissenschaftlichkeit und Anwendung tradierter Theorien in einem kreativen und subjektiven Prozess beider, Patient:in und Therapeut:in, zu einem gelingenden Beziehungsgeschehen werden kann, das zentrale Lebensfragen von Patient:innen klärt und löst. Es ist ein Gewinn für alle Psychotherapeut:innen und Psychoanalytiker:innen mit einem Interesse an relationaler Psychotherapie einschließlich der komplexen Beziehung von Theorie, Wissenschaft und Praxis in einer auf der Psychoanalyse basierenden Psychotherapie.«

Prof. Dr. med. Reinhard Lindner, Fachbereich Humanwissenschaften, Institut für Sozialwesen, Universität Kassel

»Dieses Buch ist für psychodynamische Organsisationsberater und Coaches von Bedeutung. Im ersten Teil gelingt Michael Klöpper das Kunststück, Theorie und Praxis der psychodynamischen Methode kurz, prägnant und nachvollziehbar zu formulieren, so dass alle, die bei ihrer Arbeit psychodynamisch denken und handeln, davon sehr profitieren können. In zahlreichen Behandlungsvignetten beschreibt er sehr schön nachvollziehbar, mit welcher mikroepisodischen Schrittabfolge die Arbeit mit Klienten voranschreiten kann. Darüber hinaus zeigt er feinschrittig auf, wie die stille innere ›emotional-mentale Arbeit‹ des Behandlers erfolgt – lange bevor er die Ergebnisse derselben in den Dialog einführt. So lässt er sich förmlich bei der Arbeit über die Schulter schauen und ermöglicht dem Interessierten zu erfassen, was im Behandler vorgeht, ehe er dafür Worte findet. Diese Form der inneren Arbeit ähnelt der, die in psychodynamischen Beraterinnen und Beratern abläuft, wenn sie mit Einzelnen oder mit Gruppen (Teams) an einem vertieften Verständnis ihrer Anliegen arbeiten.

Im zweiten Teil des Buches lässt sich differenziert nachvollziehen, wie längere Therapieprozesse voranschreiten und welche Herausforderungen dabei zu bewältigen sind. Für Beraterinnen und Berater ist dies eine äußerst anregende Lektüre, weil dabei sehr gut verständlich wird, wie schwierig der ernsthafte Versuch nachhaltiger Veränderung ist – steht uns doch das Unbewusste dabei gern im Weg. Dies intellektuell verstehen und zugleich emotional nachvollziehen zu können, ist nicht nur ein professioneller Gewinn, sondern auch ein echter Genuss. Allen, die organisationsbezogene Beratungsprozesse bis in die Tiefe unbewusster Zusammenhänge verstehen wollen, kann ich dieses Werk sehr empfehlen.«

Dr. med. Rudolf Heltzel, Facharzt für Psychiatrie und Neurologie, Psychoanalytiker (DGPT), Gruppenlehranalytiker (D3G), Gruppenanalytischer Supervisor und Organisationsberater (D3G) sowie Supervisor und Coach (DGSv); er unterhält eine Praxis für Supervision, Coaching und psychodynamische Organisationsberatung deutschlandweit und in Österreich.